老年歯科医学

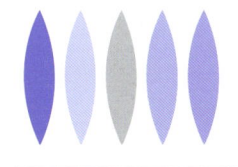

Gerodontology

編集

森戸 光彦
山根 源之
櫻井 薫
羽村 章
下山 和弘
柿木 保明

編集協力

一般社団法人
日本老年歯科
医学会

執筆（執筆順）

鶴見大学名誉教授
森戸 光彦

首都大学東京名誉教授
星 旦二

大阪歯科大学医療保健学部
学部長・教授
小正 裕

大阪歯科大学教授
髙橋 一也

日本大学松戸歯学部
教授
那須 郁夫

東京大学大学院教授
秋下 雅弘

東京医科歯科大学歯学部教授
下山 和弘

日本歯科大学臨床講師
秋本 和宏

元鶴見大学歯学部教授
子島 潤

日本医科大学准教授
田村 秀人

順天堂大学医学部先任准教授
馬場 元

順天堂大学医学部主任教授
新井 平伊

筑波大学名誉教授
飯島 節

日本歯科大学生命歯学部教授
羽村 章

万成病院歯科医長
小林 直樹

大田区開業
細野 純

日本歯科大学新潟病院教授
江面 晃

東京歯科大学教授
櫻井 薫

静岡県立大学食品栄養科学部教授
新井 映子

広島大学大学院准教授
吉田 光由

横浜市立大学市民総合医療センター
リハビリテーション科診療講師
若林 秀隆

東京歯科大学教授
片倉 朗

東京歯科大学名誉教授
山根 源之

聖路加国際病院歯科口腔外科部長
小澤 靖弘

東京都健康長寿医療センター
歯科口腔外科部長
平野 浩彦

東京女子医科大学医学部教授
安藤 智博

東京都健康長寿医療センター
歯科口腔外科部長
山口 雅庸

東京歯科大学准教授
上田 貴之

新潟大学大学院教授
小野 高裕

東京医科歯科大学大学院教授
水口 俊介

東北大学名誉教授
笹野 高嗣

大阪大学大学院教授
池邉 一典

大阪大学大学院助教
松田 謙一

大阪大学歯学部附属病院
榎木 香織

大阪大学名誉教授
前田 芳信

日本歯科大学生命歯学部教授
八重垣 健

駿東郡開業
米山 武義

東京歯科大学講師
竜 正大

鶴見大学歯学部講師
菅 武雄

東京都健康長寿医療センター研究所
枝広 あや子

鶴見大学歯学部非常勤講師
飯田 良平

まんのう町国民健康保険
造田歯科診療所所長
木村 年秀

九州歯科大学教授
柿木 保明

九州歯科大学准教授
辻澤 利行

日本歯科大学
口腔リハビリテーション多摩クリニック
水上 美樹

東京医科歯科大学大学院准教授
戸原 玄

わかくさ竜間リハビリテーション病院
診療部長
糸田 昌隆

九州歯科大学教授
大渡 凡人

昭和大学歯学部講師
石川 健太郎

昭和大学歯学部教授
弘中 祥司

日本歯科大学教授
口腔リハビリテーション多摩クリニック院長
菊谷 武

日本大学歯学部助教
佐藤 光保

日本大学歯学部助教
中山 渕利

日本大学歯学部教授
植田 耕一郎

昭和大学歯学部教授
高橋 浩二

藤田医科大学医学部教授
松尾 浩一郎

陵北病院副院長
阪口 英夫

大阪大学大学院准教授
野原 幹司

日本歯科大学教授
口腔リハビリテーション多摩クリニック
田村 文誉

昭和村国民健康保険診療所歯科長
福島 正義

日本大学名誉教授
川良 美佐雄

鶴見大学歯学部教授
細矢 哲康

昭和大学歯学部教授
佐藤 裕二

日本大学歯学部教授
松村 英雄

日本大学歯学部教授
外木 守雄

多摩北部医療センター
歯科口腔外科医長
潮田 高志

東京歯科大学教授
柴原 孝彦

日本大学歯学部名誉教授
又賀 泉

神奈川歯科大学大学院准教授
岩渕 博史

東京歯科大学臨床講師
浮地 賢一郎

日本大学歯学部教授
大木 秀郎

朝日大学名誉教授
高井 良招

東京都健康長寿医療センター研究所
専門副部長
渡邊 裕

岡山大学大学院准教授
原 哲也

岡山大学大学院教授
皆木 省吾

筑波大学附属病院
つくば予防医学センター
佐々木 裕芳

医歯薬出版株式会社

This book was originally published in Japanese under the title of :

RONEN SHIKA IGAKU
(Gerodontology)

Editors
MORITO, Mitsuhiko, et al.
MORITO, Mitsuhiko
  Emeritus Professor, Tsurumi University

©2015

ISHIYAKU PUBLISHERS, INC.
  7-10, Honkomagome 1 chome, Bunkyo-ku,
  Tokyo 113-8612, Japan

PREFACE to Gerodontology

発刊に向けて

老年歯科医学は，歯科医学のなかで最も新しい学問の一つとして位置づけられている．1973年に A. S. T. Franks と Bjorn Hedegard により，『Geriatric Dentistry』が出版され，その後，Poul Holm-Pedersen と Harald Löe により，『Textbook of Geriatric Dentistry（Munks Gard, Sweden）』が1986年（初版）と1996年（第2版）に出版された．わが国では，渡邊郁馬先生により，1981年に『老年歯科』が教科書として出版された．また，上記の P. H. Pedersen と H. Löe による教科書を翻訳した『高齢者歯科学（渡辺　誠監修，稲葉　繁，高江洲義矩，森戸光彦監訳，永末書店）』が，2000年に出版されている．しかし，現在はそれらすべてが絶版に近い状態となっており，老年歯科医学を学ぼうとする者にとって十分とはいえない環境にある．

一方で，老年人口割合（高齢化率）は26％を超え，2070年には40％に達すると推測されており，ますます老年歯科医学に対する社会的ニーズが高まることは間違いない．本書は，2015年における，わが国における「老年歯科医学＝高齢者歯科医学」の科学的根拠に基づいた学問的，臨床的要請に対応して編纂したものである．

「老年歯科医学＝高齢者歯科学」とは，Gerodontology あるいは Geriatric Dentistry と標される．臨床だけに留まらず，加齢学，社会学，疫学などの，とても幅広い学問体系をもつ．小児歯科医学や小児科学が発育過程におけるさまざまな医学的問題を対象としているのと比較し，加齢現象やそれに伴う機能低下，社会学的位置づけ，看取りまでを範疇としている．「高齢者の歯科医療を行う分野」と表されることがあるが，それだけに留まらないことを理解すべきである．

わが国における学問的活動は1986年に「日本老年歯科医学研究会」が発足し，1990年に現在の「日本老年歯科医学会」に移行した．その流れは，わが国における「老年学（Gerontology）」の発展と歩調を共にしており，1991年日本老年学会に合流した．日本老年学会は，「日本老年医学会」「日本老年社会科学会」「日本基礎老化学会」「日本老年精神医学会」「日本ケアマネージメント学会」「日本老年看護学会」の7学会から構成されている．まさにわが国における「老年学」のオピニオンリーダーといっても過言ではない．

本書は，歯学部学生，研修歯科医師，一般歯科臨床医，歯科衛生士学校学生，歯科衛生士などすべてが対象となるよう配慮した．さまざまな立場で有効に使って頂ければ幸いである．

2015年9月

編集者一同

CONTENTS

序　章　老年歯科医学＝高齢者歯科医学とは ……………………（森戸光彦）　2

I　老年歯科医学（高齢者歯科医学）の基本的事項 …………… 5

1．社会的背景 ……………………………………………〔編集担当：森戸光彦〕6
❶社会環境 …………………………………………………………………… 6
　1−人口統計学的解説 ……………………………………（森戸光彦）　6
　2−死亡原因の推移 ……………………………………………………… 11
　3−健康の概念（健康寿命） …………………………………………… 15
　　コラム：健康長寿のすすめ ………………………………（星　旦二）19
　4−ノーマライゼーション ………………………………（小正　裕）21
　　・ケアホームとグループホーム…21
　5−「寝たきり老人」 ……………………………………（髙橋一也）23
　　・Functional independence measure；FIM…24
　6− QOL ……………………………………………………………… 27
❷社会保障 ………………………………………………（那須郁夫）29
　1−社会保障の概念 ……………………………………………………… 29
　2−社会保障の歴史 ……………………………………………………… 32
　3−わが国の社会保障（現行）の仕組み ……………………………… 33
❸高齢者のための社会保障制度 …………………………………………… 36
　1−わが国の高齢者の保健・医療・福祉施策の動向 ………………… 36
　2−おもな高齢者福祉施策 ……………………………………………… 37
　3−高齢者の健康診査 …………………………………………………… 39
　4−高齢者の医療保険 …………………………………………………… 40
　5−介護保険 ……………………………………………………………… 42
　6−社会福祉事業者 ……………………………………………………… 45
　7−社会福祉の民間活動主体 …………………………………………… 46

2．加齢の科学 ……………………………………………〔編集担当：下山和弘〕48
❶老化とは（生物学的加齢変化） ………………………（秋下雅弘）48
　1−老化の定義 …………………………………………………………… 48
　2−生理的老化と病的老化 ……………………………………………… 48
　3−老化学説 ……………………………………………………………… 49
　4−老化制御 ……………………………………………………………… 50
❷全身的な加齢変化 ………………………………………………………… 51
　1−循環器系 ……………………………………………………………… 52
　2−呼吸器系 ……………………………………………………………… 53
　3−消化器系 ……………………………………………………………… 53
　4−精神神経系 …………………………………………………………… 53
　5−内分泌・代謝系 ……………………………………………………… 54

6－腎泌尿器系 …………………………………………………………… 55
　　7－血液・免疫系 ………………………………………………………… 55
　　8－筋・骨格系 …………………………………………………………… 55
　　9－感覚器系 ……………………………………………………………… 56
❸口腔の加齢変化 ……………………………………………（下山和弘，秋本和宏）57
　　1－歯 ………………………………………………………………………… 57
　　2－歯周組織 ……………………………………………………………… 58
　　3－顎　骨 ………………………………………………………………… 58
　　4－顎関節 ………………………………………………………………… 59
　　5－口腔周囲の筋 ………………………………………………………… 59
　　6－唾液腺 ………………………………………………………………… 59
　　7－口腔粘膜 ……………………………………………………………… 60
　　8－味　覚 ………………………………………………………………… 60
　　9－歯の喪失 ……………………………………………………………… 60
　　10－顔　貌 ………………………………………………………………… 61
　　11－摂食嚥下機能 ………………………………………………………… 61

3．医学的背景 ………………………………………………〔編集担当：森戸光彦〕64
❶高齢者に多い全身疾患 ……………………………………………………… 64
　　1－老年疾患 ……………………………………………………（森戸光彦）64
　　2－循環器疾患 …………………………………………………………… 66
　　　①　高血圧症…（子島　潤）66／②　急性冠症候群…72／③　心不全…（森戸光彦，
　　　子島　潤）76／④　不整脈…79
　　　　・心臓ペースメーカー…82
　　　⑤　心臓弁膜症…83／⑥　感染性心内膜炎…83
　　3－脳血管障害 …………………………………………（森戸光彦，子島　潤）84
　　4－呼吸器疾患 …………………………………………………………… 87
　　5－肝疾患 ………………………………………………………………… 90
　　6－代謝性疾患 …………………………………………………（子島　潤）93
　　7－腎疾患 ………………………………………………（森戸光彦，子島　潤）103
　　8－血液疾患 ……………………………………………（田村秀人，子島　潤）106
　　　・歯科医師としてしっておきたい血液疾患のポイント…（田村秀人）124
　　9－その他の疾患 ………………………………………（森戸光彦，子島　潤）125
　　10－精神神経疾患 ……………………………………………（馬場　元，新井平伊）127
❷高齢者の終末期 ……………………………………………………（飯島　節）134
　　1－高齢者の終末期 ……………………………………………………… 134
　　2－高齢者の終末期医療 ………………………………………………… 136
　　3－高齢者の終末期における水分栄養摂取 ……………………………… 137
　　4－高齢者の終末期における倫理的課題 ………………………………… 137

4．診療環境 …………………………………………………〔編集担当：羽村　章〕141
❶高齢者歯科診療に応じた歯科診療所 …………………………（羽村　章）141
　　1－通院高齢者の状況 …………………………………………………… 141
　　2－高齢歯科患者に必要な新たな歯科対応 ……………………………… 142
　　3－高齢歯科患者の安全対策 …………………………………………… 144

  4−在宅療養を支援する歯科診療所 …………………………………… 145
❷入院下の診療環境 …………………………………………（小林直樹）145
  1−治療体制の確立 ……………………………………………………… 145
  2−治療環境の整備 ……………………………………………………… 147
  3−経口摂取支援のためのシステム構築 ……………………………… 148
  4−ハイリスク患者への対応 …………………………………………… 149
❸在宅での診療環境 ……………………………………………（細野 純）150
  1−はじめに ……………………………………………………………… 150
  2−在宅へのアプローチ ………………………………………………… 150
  3−家族介護者の介護力や医療・介護サービスなどの状況 ………… 150
  4−療養する部屋の環境 ………………………………………………… 152
  5−在宅医療の提供状況 ………………………………………………… 153
  6−在宅療養のステージに伴う診療環境の変化 ……………………… 154
❹施設での診療環境 ……………………………………………（江面 晃）154
  1−口腔ケアでのチームアプローチ …………………………………… 154
  2−介護保険施設での歯科医療 ………………………………………… 155
  コラム：介護保険施設の現状 ……………………………………………… 159

5. 高齢者と栄養 …………………………………〔編集担当：櫻井 薫〕165
❶口腔機能と栄養 ………………………………………………（櫻井 薫）165
  1−高齢者における低栄養の実態 ……………………………………… 166
  2−高齢者における低栄養の原因 ……………………………………… 166
  3−口腔機能の向上と低栄養の改善 …………………………………… 166
  4−特に舌機能の低下について ………………………………………… 167
  5−口腔機能向上のための訓練 ………………………………………… 168
  6−歯科におけるこれからの取り組み ………………………………… 168
❷栄養状態の評価 ………………………………………………（新井映子）168
  1−栄養状態に関係する因子 …………………………………………… 168
  2−栄養状態を評価するための項目と方法 …………………………… 169
  3−簡易な栄養状態の評価法 …………………………………………… 172
❸高齢者の栄養管理 ……………………………………………（吉田光由）172
  1−口腔状態と栄養管理 ………………………………………………… 173
  2−栄養管理 ……………………………………………………………… 174
  3−モニタリングと再評価 ……………………………………………… 175
  コラム：サルコペニア ………………………………………（若林秀隆）179

II 老年歯科医学（高齢者歯科医学）の実際 …………… 181

1. 全身疾患との関連 ……………………………〔編集担当：山根源之〕182
❶医療情報の収集（医療面接，他科への照会）……………（片倉 朗）182
  1−予防とリスクマネジメントを主眼にした情報収集 ……………… 182
  2−医学的問題点の評価 ………………………………………………… 182
  3−高齢者の特徴に配慮した医療面接 ………………………………… 183
  4−医療面接の実際 ……………………………………………………… 184

  5−適切な照会状の記載 ……………………………………………………… 185
❷医療情報の分析と診療時・介入時の注意点 ………………………………… 187
  1−循環器疾患（高血圧症，狭心症，心筋梗塞，抗血栓療法患者）（山根源之）187
  2−脳血管疾患（脳梗塞，脳出血，後遺症）………………………………… 191
  3−呼吸器疾患（気管支喘息，慢性閉塞性肺疾患，肺炎）………………… 193
  4−消化器疾患（肝炎，肝硬変）…………………………………（小澤靖弘）194
  5−代謝・内分泌疾患（糖尿病）……………………………………………… 196
  6−腎疾患（腎不全・人工透析）……………………………………………… 198
  7−精神神経疾患（統合失調症，老年期うつ，認知症）………（平野浩彦）199
  8−血液・免疫疾患 ……………………………………………（安藤智博）204
  9−感覚器の疾患 ……………………………………………………………… 205
  10−その他の疾患 ………………………………………………（山口雅庸）207

2. 口腔機能管理　　　　　　　　　　　　　　　　〔編集担当：櫻井　薫〕212

❶高齢者と口腔機能 …………………………………………………（上田貴之）212
❷咬合と口腔機能の評価 ……………………………………………（小野高裕）215
  1−咬合の評価 ………………………………………………………………… 215
  2−舌機能の評価 ……………………………………………………………… 216
❸咀嚼機能の評価法 …………………………………………………（水口俊介）221
  1−直接的検査法 ……………………………………………………………… 221
  2−間接的検査法 ……………………………………………………………… 225
❹味覚の評価と味覚障害 ……………………………………………（笹野高嗣）228
  1−高齢者の味覚と全身の健康 ……………………………………………… 228
  2−味覚のメカニズム ………………………………………………………… 228
  3−味覚検査法 ………………………………………………………………… 230
  4−味覚障害の症状 …………………………………………………………… 232
  5−味覚障害の原因 …………………………………………………………… 232
  6−味覚障害の治療 …………………………………………………………… 233
❺唾液の評価と分泌障害 ……………（池邉一典，松田謙一，榎木香織，前田芳信）234
  1−唾液腺 ……………………………………………………………………… 234
  2−唾液の役割 ………………………………………………………………… 235
  3−唾液分泌速度 ……………………………………………………………… 235
  4−加齢による変化 …………………………………………………………… 236
  5−ドライマウスとは？ ……………………………………………………… 236
  6−口腔乾燥の評価方法 ……………………………………………………… 236
  7−唾液分泌速度の測定 ……………………………………………………… 236
  8−分泌速度の基準値 ………………………………………………………… 237
  9−口腔乾燥感（xerostomia）の判定 ……………………………………… 237
  10−唾液分泌に影響する因子 ………………………………………………… 238
  11−薬剤とドライマウス ……………………………………………………… 238
  12−高齢者のドライマウスの有病率 ………………………………………… 239
  13−ドライマウスへの対応 …………………………………………………… 239
❻口　臭 ………………………………………………………………（八重垣　健）239
  1−高齢者口臭症のための行動科学 ………………………………………… 239

2－口臭症の分類と診断 …………………………………………………… 240
　　3－口臭原因物質と毒性 …………………………………………………… 241
　　4－口臭の治療 ……………………………………………………………… 242
❼口腔衛生と口腔環境——口腔ケアと肺炎予防 ………………………（米山武義）243
　　1－急峻なわが国の高齢化と高齢者の口腔環境 ………………………… 243
　　2－口腔の特殊性と口腔内微生物 ………………………………………… 243
　　3－在宅，施設，病院における入所者の口腔管理の実態 ……………… 244
　　4－急増する残存歯数（現在歯数）と易感染性の高齢者の増加 ……… 244
　　5－高齢者の健康を脅かす誤嚥性肺炎 …………………………………… 245
　　6－口腔の刺激による嚥下・咳反射の改善 ……………………………… 245
　　7－誤嚥性肺炎予防における歯科の役割 ………………………………… 245
　　8－咽頭細菌と口腔ケア …………………………………………………… 247
　　9－診療室から在宅医療につなぐ ………………………………………… 247
　　10－口腔ケアの質の担保が求められる …………………………………… 247
　　11－効果的な口腔ケアについての留意点 ………………………………… 248
　　12－口腔ケアと咽頭ケアの重要性 ………………………………………… 249
　　13－インプラント治療を受けた患者が要介護状態になったらどうするか …… 249
　　14－終末期における口腔ケアの意義 ……………………………………… 249
　　15－まとめ …………………………………………………………………… 250
❽口腔衛生と口腔環境（口腔湿潤剤，含嗽剤） ………………………（竜　正大）250
　　1－口腔湿潤剤を用いた口腔清掃 ………………………………………… 251
　　2－含嗽剤を用いた口腔清掃 ……………………………………………… 252
　　3－含嗽剤および口腔湿潤剤を用いた口腔清掃の実際 ………………… 255

3. 訪問診療 …………………………………………………〔編集担当：下山和弘〕262
❶訪問診療の基本 ……………………………………………………………（下山和弘）262
　　1－訪問診療とは …………………………………………………………… 262
　　2－診療の目標 ……………………………………………………………… 263
　　3－診療の基本 ……………………………………………………………… 263
❷訪問診療に用いる歯科用器具・機材 …………………………………………… 266
　　1－居宅内での治療に必要な器具・機材等に関する基本的考え方 …… 266
　　2－歯科診療に必要な器具・機材 ………………………………………… 266
❸診療の実際 ………………………………………………………………………… 268
　　1－在　宅 …………………………………………………（菅　武雄，下山和弘）268
　　2－介護老人福祉施設と介護老人保健施設 ……………………（枝広あや子）277
　　3－病　院 ……………………………………………………………（飯田良平）285
　　4－地域連携 …………………………………………………………（木村年秀）290

4. 摂食嚥下障害 ……………………………………………〔編集担当：柿木保明〕299
❶高齢者の摂食嚥下機能の基礎 …………………………………………………… 299
　　1－基礎知識 …………………………………………………………（柿木保明）299
　　2－摂食嚥下障害の病態と原因 …………………………………………… 304
　　3－摂食嚥下機能と栄養状態 ………………………………………（辻澤利行）310
　　4－嚥下食と栄養 ……………………………………………………（水上美樹）311
　　コラム：摂食嚥下機能の発達 …………………………………（柿木保明）314

コラム：摂食機能療法の歴史 …………………………………………… 315
❷ 摂食嚥下機能の検査と評価・診断 ……………………………………… 316
　1－スクリーニング ……………………………………………（戸原　玄）316
　2－精密検査 ……………………………………………………………… 319
　3－評価と診断 …………………………………………………………… 323
❸ 摂食嚥下機能と歯科治療の関連 ………………………………………… 326
　1－歯の役割（義歯の役割を含む）と意義 ……………………（柿木保明）326
　2－舌接触補助床 ………………………………………………（糸田昌隆）329
　　　・症例（器質的運動障害例）…331
❹ 摂食機能療法の進め方 …………………………………………………… 332
　1－リスク管理 …………………………………………………（大渡凡人）332
　2－多職種連携 ………………………………………（石川健太郎，弘中祥司）334
　3－治療計画 ……………………………………………………（菊谷　武）337
　4－再評価 ………………………………………………………………… 339
❺ 摂食機能療法の実際 ……………………………………………………… 339
　1－間接訓練 …………………………………………（佐藤光保，植田耕一郎）339
　2－直接訓練 …………………………………………（中山渕利，植田耕一郎）344
　3－訓練法の選択 ………………………………………………（髙橋浩二）347
❻ 疾患による特徴とリハビリテーション ………………………………… 353
　1－脳卒中後遺症 ………………………………………………（松尾浩一郎）353
　2－進行性神経疾患（神経難病） ………………………………（阪口英夫）355
　3－口腔がん手術後 ……………………………………………（野原幹司）359
　4－認知症 ………………………………………………………（吉田光由）361
　5－廃用症候群 …………………………………………………（田村文誉）364

5. 高齢者に多い口腔疾患 〔編集担当：森戸光彦，山根源之〕373

❶ 歯および歯周病 …………………………………………………………… 373
　1－根面う蝕 ……………………………………………………（福島正義）373
　2－歯周病 ………………………………………………………………… 377
　3－咬耗・摩耗（tooth wear）と歯の破折 ……………………（川良美佐雄）380
　4－歯内療法 ……………………………………………………（細矢哲康）382
❷ 歯の欠損への対応 ………………………………………………………… 386
　1－義歯補綴の考え方 …………………………………………（佐藤裕二）386
　2－クラウン・ブリッジの考え方 ……………………………（松村英雄）389
❸ 軟組織に関連する疾患 …………………………………………………… 393
　1－炎症（膿瘍，蜂窩織炎，菌血症，敗血症） ………………（外木守雄）393
　2－腫瘍および腫瘍類似疾患 ……………………………………………… 397
　　　① 腫　瘍…（潮田高志）397 ／② 腫瘍類似疾患…397 ／a. 義歯性線維腫…（潮田高志）397 ／b. 前癌病変（白板症，紅板症）…（柴原孝彦）398 ／③ 良性腫瘍（繊維腫，脂肪腫，血管腫）…（柴原孝彦）399 ／④ 口腔がん（肉腫および口腔への転移性腫瘍含む），白血病・悪性リンパ腫…（又賀　泉）400
　3－口腔粘膜，皮膚疾患 …………………………………………………… 405
　　　① 口腔カンジダ症…（岩渕博史）405 ／② 口腔扁平苔癬…407 ／③ 義歯性口内炎，口角炎，口角びらん…408 ／④ 口唇疱疹，帯状疱疹…（浮地賢一郎）

409／⑤ アフタ，褥瘡性潰瘍…410／⑥ 舌の疾患（舌炎他）…（山根源之）411

❹ 硬組織に関連する疾患 …………………………………………………………… 413
1－老年性骨折 …………………………………………………………（大木秀郎）413
2－高齢者の顎顔面骨折 ……………………………………………………………… 414
3－顎関節脱臼 …………………………………………………………（高井良招）416
4－BP 製剤関連顎骨壊死，顎骨骨髄炎 ……………………………（山口雅庸）418

❺ 神経疾患 ……………………………………………………………………（渡邊　裕）419
1－三叉神経痛（特発性，帯状疱疹後神経痛），三叉神経麻痺 …………… 419
　・高齢者の帯状疱疹…421
2－顔面神経麻痺（末梢性，中枢性）……………………………………………… 422
3－オーラルジスキネジア………………………………………………………… 424
　・オーラルジスキネジアの発生機序…425

6. それぞれのステージにおける歯科の役割 ………〔編集担当：羽村　章〕430
❶ 急性期診療への参画 ………………………………（平野浩彦，枝広あや子）430
1－急性期病院とは …………………………………………………………………… 430
2－急性期病院の役割 ………………………………………………………………… 430
❷ 回復期・周術期における役割 ……………………（原　哲也，皆木省吾）434
1－周術期口腔管理 …………………………………………………………………… 434
2－回復期口腔管理 …………………………………………………………………… 437
❸ End of life stage（終末期）における歯科のかかわり …………（阪口英夫）438
1－口腔ケアの起源 …………………………………………………………………… 439
2－End of life stage（終末期）における口腔トラブル …………………………… 439
❹ 死への立ち会い
　　──高齢患者の容態急変時の救急対応と連携について ……（佐々木裕芳）442
1－高齢患者の容態急変に対する歯科医師としての対応と他科との連携 ……… 442
2－バイタルサインの概略と重症度，危険度判断の指標 ………………………… 442
3－終末期での急変への対応 ………………………………………………………… 443
　・臨終に際して…449

付

■ 資料：高齢者の歯科疾患の状況 ………………………………………………… 452
■ 口腔ケアという用語について ……………………………………（櫻井　薫）454
■ 老年歯科医学教育基準 …………………………………………………………… 456

序章 Gerodontology

老年歯科医学＝高齢者歯科医学とは

「老い」は，古くから人類の最も大きな興味の的であった．多くの宗教・哲学書や美術においても「若さ」との比較や「老い」への心構え，また「老い」の意味などが語られてきた．自然科学においては，「加齢（aging）」と「老化（senescence）」とに区別して語られることが多い．別の表現では，「加齢に伴う生理的老化」と「臨床症状を伴った病的老化」と解釈されている[1]．自らが，その変化に気付くのは，「若い頃と違って衰えてきた」と感じるときである．しかし加齢変化とは，12歳前後の生殖可能年齢から始まるとの説が主流であることを考えると，ほとんどの人は「加齢変化とともに生きている」といえるのである．しかし，日常生活を営むなかで，「老化した」との認識はほとんどないといえる．社会科学においては，人が老いることによって発生するさまざまな社会現象を評価することで，人口構造の姿から社会のあり方や対応を考える．

「老年歯科医学」とは，生理学的加齢変化を含めた「高齢者における変化」を正しく捉え，臨床に適応させることで社会貢献することにある．

1 老年学のなかの歯科医学

人が歳をとることによって生じる生理学的変化，臨床的変化，行動学的変化，心理的変化などは，現在までいろいろな角度から研究されてきている．また，その変化を伴った人たちを対象とした医療や看護，介護なども同時に研究・開発されてきた．老年歯科医学＝高齢者歯科医学も，そのなかの一つとして発展してきた．患者の社会的背景や生活環境，身体的状況を正しく理解し，口腔の健康を守ることは高齢者歯科医療の主たる目的である．したがって，生理学や病理学を含む基礎老化学，社会的背景や生活環境を捉えるための老年社会科学，全身疾患[*1]（systemic disease）の状態を把握し，その対応を判断するための老年医学などの知識の集積は，高齢者を対象とした歯科医療には欠かせない．

わが国には老年学に関連する七つの学会（日本老年医学会，日本老年社会科学会，日本基礎老化学会，日本老年精神医学会，日本老年歯科医学会，日本老年看護学会，日本ケアマネージメント学会）が構成する「日本老年学会」が組織されており，隔年ごとにすべての学会が同時期に同じ場所で学術大会を開催し，学術的・人的交流を図っている．このように幅広い横断的な研究や医療などが求められているのが老年学の特徴であり，歯科医学も例外ではない．

*1：全身疾患
旧来歯科では，口腔領域以外の疾患を「全身疾患」とよぶ習慣がある．

2　老年歯科医学＝高齢者歯科医学のコンセプト

　これまでの歯科医学は，大胆な表現が許されるなら，う蝕・歯髄・歯周治療を対象とした歯科保存学，欠損や咬合を対象とした歯科補綴学，小児を対象として正常な発育と成長を導く小児歯科学，口腔粘膜疾患や腫瘍，形態異常を対象とした口腔外科学，歯列と咬合を整える歯科矯正学，全身管理を柱とした歯科麻酔学，口腔衛生学あるいは予防歯科学，発生学・組織学を含む解剖学，生化学，生理学，病理学，材料学を含む歯科理工学，画像診断と放射線物理などを中心とする歯科放射線学などから構成されてきたといえる．それぞれが単独の学問体系をもつが，実際にはすべてが連携しあった総合科学である．

　第二次世界大戦が終結した1940年代中盤から1950年代は，世界的に年少人口が爆発的に増加し，小児の健全な発育を目的として「小児歯科学」の充実が求められ，大きな成果を上げてきた．わが国ではすでに老年人口が年少（小児）人口を超えた時代を迎え，高齢者を対象とした歯科医学が社会的ニーズと考えることは自然の流れである．小児期が発達期だとすると高齢期は衰退期と捉えることもできる．人は老化とともにさまざまな機能が低下する．口腔機能も例外ではない．すべての人が死をむかえる直前まで健康でいるためには，口腔機能の維持が必須である．高齢者の口腔機能の維持向上を図るためのすべての方策を含むのが「老年歯科医学＝高齢者歯科医学」である．

3　虚弱高齢者への対応

　一部に，訪問診療が高齢者歯科の真髄であるかのように論じる向きもある．これは，施設介護を主体とする先進諸外国と異なり，わが国では在宅介護に大きく依存しているためと考えられる．介護状態の悪化により，通院できなくなった患者に対する医療サービスとしての訪問診療は，老年歯科医学の欠かせないアイテムの一つであることは間違いない．

　1歳半頃から幼児に対する歯みがき指導が始まる．親が仕上げみがきをしつつ，やがて本人が当たり前のように口腔清掃ができるようになる．その後，優劣の差はあっても人としての欠かせない「日常生活」の一部となる．しかし，病気や衰弱などにより自己みがきが十分に，あるいはまったくできなくなる．歯科医師や歯科衛生士が関与できないと，徐々に悲惨な口腔環境を伴うことが多い．いい換えると，自己による口腔清掃は，「自立」のバロメータの一つでもある．それらの人の生活を維持するためには，歯科医療のかかわりは大きな意味をもつ．そこには，前段に挙げたこれまで行われてきた「歯科医療」とは様相の異なる状況が存在する．口腔機能の改善以前の問題として，口腔内の衛生状態を健全に保つことは，歯科がかかわるべき大きなジャンルである．

4 多職種連携（チーム医療）

　近年，摂食嚥下リハビリテーションに歯科が関与するようになり，医科などとの連携が求められている．以前から，全身疾患に由来する口腔内症状や顎顔面の腫瘍に関連しての全身管理や医科との連携が必要とされてきた．摂食嚥下障害においては，嚥下の前段階としての口腔衛生管理と口腔機能管理がリハビリテーションの成否を大きく左右することが常識となっている．また，低栄養状態への対応では口腔機能管理が欠かせないと認識されている．NST（栄養サポートチーム）やSST（嚥下サポートチーム）において歯科医師と歯科衛生士は欠かせないメンバーとして位置づけられている．したがって，嚥下機能の評価や低栄養への理解と対応も重要な項目として加えられることになる．

　ほとんどの高齢者は，一つ以上の全身疾患を有している．歯科医療を施すにあたり，それらの疾患を悪化させたり，発作を招いたりすることのないよう注意を払わなくてはならない．そのためには歯科医師や歯科衛生士自身が，全身状態を正しく把握し，安全な歯科治療を行うための方策を組み立てなくてはならない．そのため医師や看護師との積極的な連携が必要となる．後期高齢者のうち90歳以上では，認知症の患者が増加するといわれており，認知症を含む精神疾患をもつ患者への対応も重要な課題である．

5 高齢者にふさわしい口腔環境

　加齢とともに口腔機能が低下するが，そのことを中高年の段階で予測することは極めて困難である．高齢期における口腔機能低下を正しく周知し，その予防と対策を提案することも老年歯科医学の役割と考える．患者のためを思い，最善の治療を施したにもかかわらず，そのことが口腔環境を悪化させることすらあることを伝えるのは，これまでの歯科治療を一部否定することにつながる可能性もあるが，議論を提供する役割は大きい．ネガティブな展開に抵抗を感じるのは当然であるが，しっかりとしたエビデンスをベースに科学的な提案をするのも老年歯科医学の大きな使命の一つと考える．

（森戸光彦）

文献

1) 井口昭久編：これからの老年学―サイエンスから介護まで―．名古屋大学出版会，愛知，2000.

I

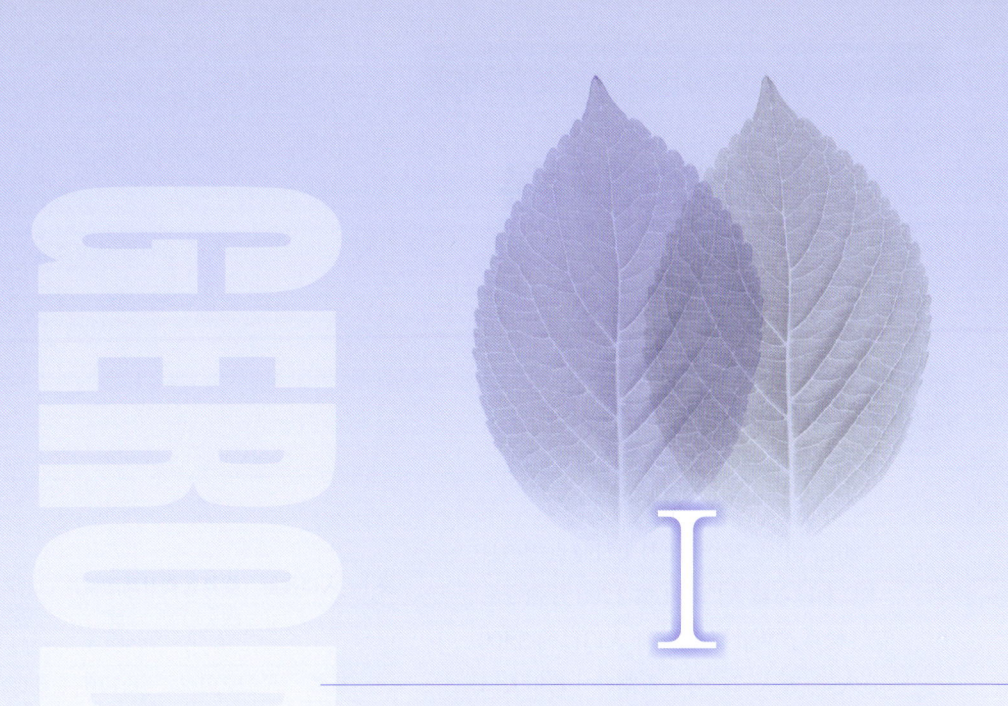

老年歯科医学（高齢者歯科医学）の基本的事項

I 老年歯科医学(高齢者歯科医学)の基本的事項

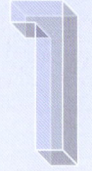

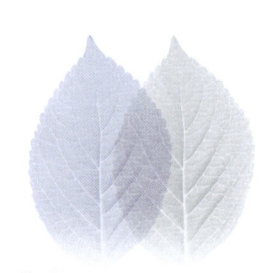

1 社会的背景

1 社会環境

1―人口統計学的解説

　2015(平成27)年1月1日時点での日本における総人口は1億2,700万強である(総務省統計局).老年人口は約3,400万人で,総人口に対する割合(老年人口割合=高齢化率)は,26.2%であり,後期高齢者(75歳以上)は約1,600万人(対総人口比率12.6%)となっている.また,QOLが著しく低下したり認知症の発症率が高いといわれる90歳以上人口は,約174万人(同約1.4%)となっており(表1),2030(平成42)年には448万人,2040(平成52)年には556万人と予測されている.65~74歳(前期高齢者)のうち,要支援と認定されたものは約18.4万人であり,同じく要介護と認定されたものは約45.9万人であるが,75歳を超えると(後期高齢者),約103.8万人と約301.5万人になっている(表2).すなわち,後期高齢者になると前期高齢者と比較し,要支援認定者も要介護認定者も約7倍になっていることがわかる.このことからわかるように,人間は高齢になるほど形態的にも機能的にもマイナスに変化することが伺える(Ⅰ編2章参照).要介護と認定された約347.4万人のほとんどは,通院困難者あるいはそれに近い状況にあると考えられる.

表1　人口推計(総務省統計局改変)

	総人口(万人)	男(万人)	女(万人)
総数	12,702	6,176	6,525
0~4歳	522	267	254
5~9	530	271	259
10~14	570	292	278
15~19	599	306	292
20~24	621	319	302
25~29	662	339	323
30~34	742	376	365
35~39	859	435	424
40~44	982	497	485
45~49	864	435	429
50~54	784	393	391
55~59	762	379	384
60~64	882	433	449
65~69	932	449	482
70~74	792	368	424
75~79	629	278	351
80~84	488	195	293
85~89	308	104	204
90~94	132	32	100
95~99	36	6	30
100歳以上	6	1	5
(再掲)	3区分別(万人)		
0~14歳	1,622	831	791
15~64	7,756	3,912	3,844
65歳以上	3,324	1,434	1,890
75歳以上	1,600	616	983
85歳以上	483	143	339
	割合(%)		
0~14歳	12.8	13.5	12.1
15~64	61.1	63.3	58.9
65歳以上	26.2	23.2	29.0
75歳以上	12.6	10.0	15.1
85歳以上	3.8	2.3	5.2

2015年1月1日現在(概算値)

表2　要介護等認定の状況　　　　　　　単位：千人，（　）内は％
（資料：厚生労働省「介護保険事業状況報告（年報）」（平成21年度）より算出）
（注）経過的要介護の者を除く．

65～74歳		75歳以上	
要支援	要介護	要支援	要介護
184 (1.2)	459 (3.0)	1,038 (7.5)	3,015 (21.9)

表3　階層別人口の推移（総務省統計局資料改変）
（資料：総務省統計局「人口推計」「国勢調査報告」，国立社会保障・人口問題研究所「日本の将来推計人口，平成24年1月推計」の中位推計値）

年次		人口（単位：千人）				構成割合（％）			
		総数	0～14歳	15～64歳	65歳以上	総数	0～14歳	15～64歳	65歳以上
昭和5年	(1930)	64,450	23,579	37,807	3,064	100.0	36.6	58.7	4.8
55	(1980)	117,060	27,507	78,835	10,647	100.0	23.5	67.4	9.1
平成12年	(2000)	126,926	18,472	86,220	22,005	100.0	14.6	68.1	17.4
17	(2005)	127,768	17,521	84,092	25,672	100.0	13.8	66.1	20.2
21	(2009)	127,510	17,011	81,493	29,005	100.0	13.3	63.9	22.7
22	(2010)	128,057	16,803	81,032	29,246	100.0	13.2	63.8	23.0
23	(2011)	127,799	16,705	81,342	29,752	100.0	13.1	63.6	23.3
24	(2012)	127,515	16,547	80,175	30,793	100.0	13.0	62.9	24.1
27	(2015)	126,597	15,827	76,818	33,952	100.0	12.5	60.7	26.8
32	(2020)	124,100	14,568	73,408	36,124	100.0	11.7	59.2	29.1
37	(2025)	120,659	13,240	70,845	36,573	100.0	11.0	58.7	30.3
42	(2030)	116,618	12,039	67,730	36,849	100.0	10.3	58.1	31.6
47	(2035)	112,124	11,287	63,430	37,407	100.0	10.1	56.6	33.4
52	(2040)	107,276	10,732	57,866	38,678	100.0	10.0	53.9	36.1
57	(2045)	102,210	10,116	53,531	38,564	100.0	9.9	52.4	37.7
62	(2050)	97,076	9,387	50,013	37,676	100.0	9.7	51.5	38.8
67	(2055)	91,933	8,614	47,063	36,257	100.0	9.4	51.2	39.4
72	(2060)	86,737	7,912	44,183	34,642	100.0	9.1	50.9	39.9

　1980年代をみると，その当時の総人口が約1億人，老年人口割合が約10％で老年人口が約1,000万人，さらにその約10％が要介護者と考えると，約100万人と考えられる．35年後の2015（平成27）年に約3倍の要介護者が存在することから，これから約30年はその数がさらに増加することになる（表3）．それらの人たちは歯科医療から遠ざけられているか中断している人たちであり，これからの歯科医療を考えるとき，訪問診療の役割は大きいといえる．

　このような社会構造やその将来予測を知ることは，私たち歯科医師がこれから何をしなければならないか，患者に施す治療や指導をするべきか，あるいはポピュレーションアプローチを行う場合の重要な手がかりとなる．また，高齢者歯科医学を学ぶ意義と重要性を理解することができる．

　わが国の総人口は，2011（平成23）年をピークに減少に転じた．2050年代に1億人を

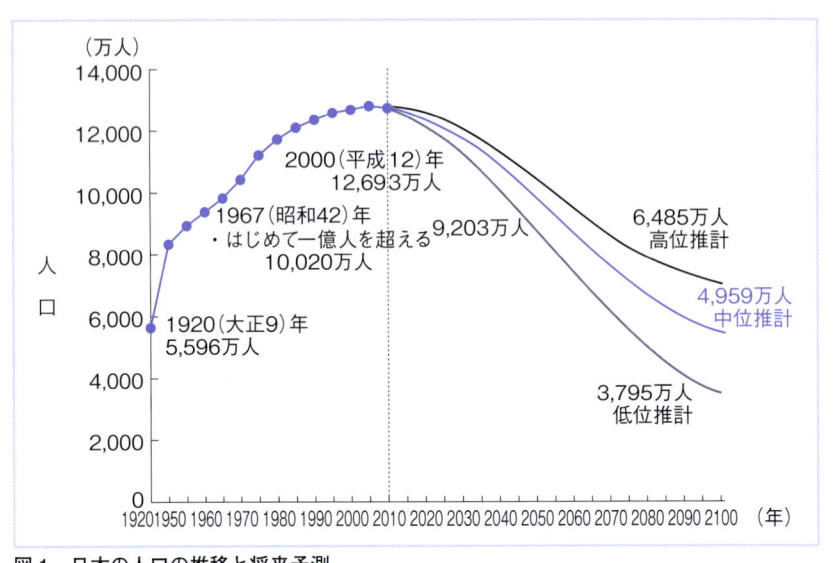

図1　日本の人口の推移と将来予測
（資料：内閣府，国立社会保障・人口問題研究所「日本の将来推計人口（平成24年1月推計）」をもとに作成）

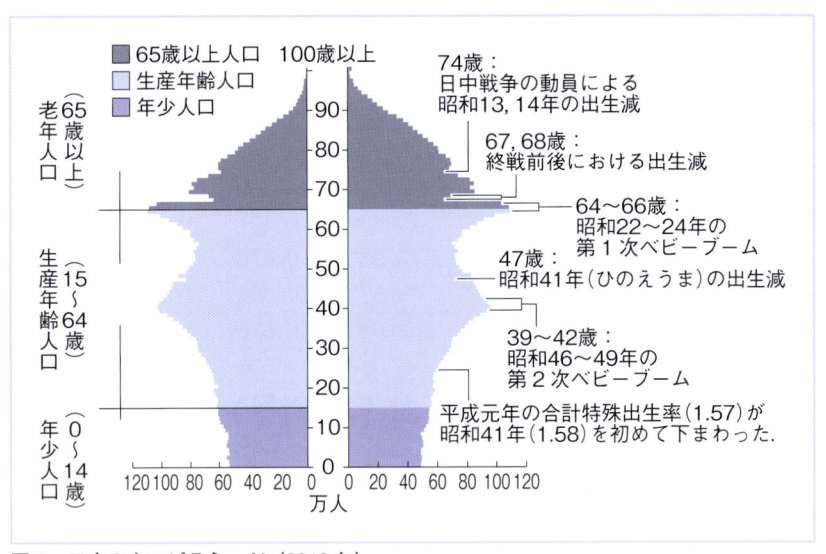

図2　日本の人口ピラミッド（2013年）
（資料：総務省統計局「平成25年10月1日現在推計人口」）

割り，2100年には現在の半分以下の人口になると予測されている（**図1**）．原因として少子化と人口のマジョリティーである第1次ベビーブーム世代ならびに第2次ベビーブーム世代の他界が挙げられる．その状況をよく表しているのが人口ピラミッドである（**図2〜4**）．約200万人いる年代層が徐々に高齢化し，一方で新生児の数が100万人を割り80万人以下になると予測されている．年齢3区分別でみると，生産年齢人口は1990年代をピークに減少に転じ，年少人口は1980（昭和55）年あたりから徐々に減少している．一方で老年人口は2040（平成52）年まで増加し続けるとみられる（**図5**）．それらを総人口に占める割合で表示すると，生産年齢人口は減少し続けることがわかるし，老年人口は2050

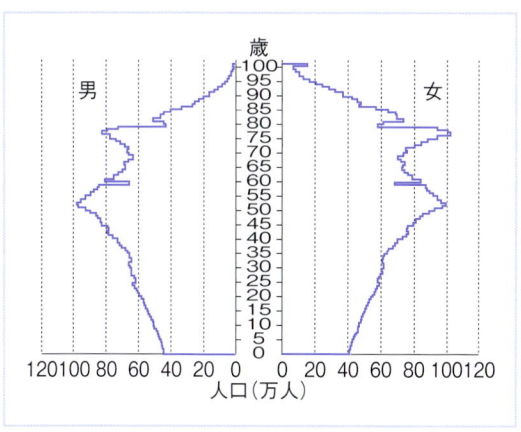

図3 日本の人口ピラミッド（2025年，推計）

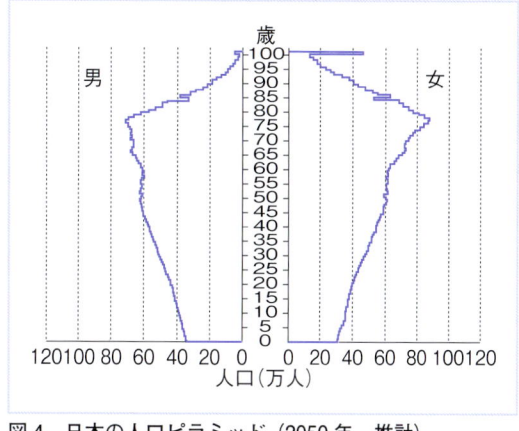

図4 日本の人口ピラミッド（2050年，推計）

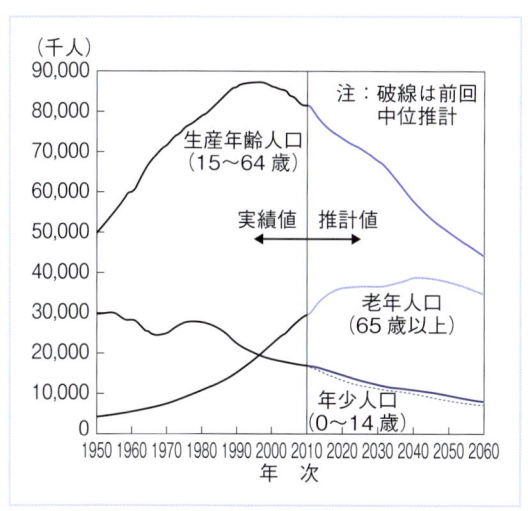

図5 年齢3区分別人口の推移（中位推計）
（資料：国立社会保障・人口問題研究所「日本の将来推計人口（平成24年1月推計）」の中位推計による）

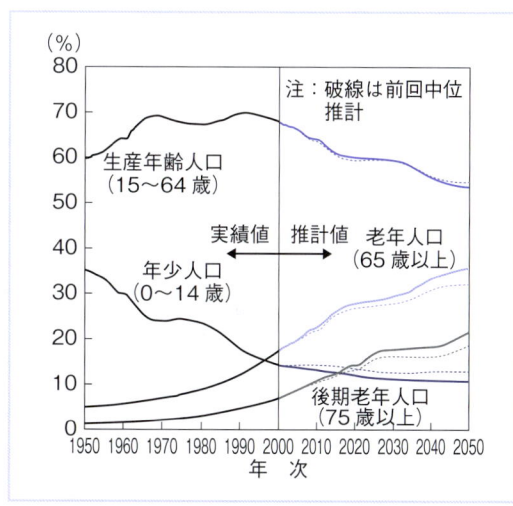

図6 年齢3区分別人口割合の推移（中位推計）
（資料：国立社会保障・人口問題研究所
http://www.ipss.go.jp/pp-newest/j/newest02/3/z_4.html）

（平成62）年を超えてもその比率は増加するとみられており（**図6**），2070（平成82）年には40％を超えるといわれている．このことは，総人口が減少し続けることと老年人口が増加し高止まりすることが原因である．

　近年，わが国では進学状況や定年退職年齢，高齢者の自立状況を考慮し，年少人口を15歳未満ではなく20歳未満にすべきではないか，老年人口は70歳以上にしてはどうか，という議論がある．その考え方をもとに年齢構造別指数（**表4，5**）を表示すると，年少人口指数と老年人口指数はそれぞれ大きくなるが，老年化指数はかなり小さい値となる．国際基準とは違った区分になるが，わが国の社会的状況にはこの値のほうが実態を表しているとする意見がある．人口構造の変化の結果を深刻に捉える表現がなされるようになってきている．「限界集落」「崩壊集落」「消滅可能性都市」などがそれである（**表6**）．働き手である生産年齢人口が減少して税収などが見込めなくなると自治体が維持できなくなる

表4 推計人口の年齢構造に関する指標，年次別
（資料：国立社会保障・人口問題研究所「日本の将来推計人口，平成24年1月推計」の中位推計値）
注：各年10月1日現在人口．平成22（2010）年は，総務省統計局『平成22年国勢調査による基準人口』（国籍・年齢「不詳人口」を按分補正した人口）による．

年　次	平均年齢（歳）	中位数年齢（歳）	生産年齢人口を15〜64歳とした場合				生産年齢人口を20〜69歳とした場合			
			従属人口指数（％）			老年化指数（％）	従属人口指数（％）			老年化指数（％）
			総　数	年少人口	老年人口		総　数	年少人口	老年人口	
平成22 (2010)	45.0	45.1	56.7	20.6	36.1	175.1	69.3	30.3	39.0	128.6
27 (2015)	46.5	46.8	64.8	20.6	44.2	214.5	78.6	30.7	47.9	156.0
32 (2020)	48.0	48.9	69.1	19.8	49.2	248.0	83.0	29.7	53.3	179.3
37 (2025)	49.3	51.0	70.3	18.7	51.6	276.2	83.9	28.2	55.8	197.8
42 (2030)	50.4	52.7	72.2	17.8	54.4	306.1	85.7	27.1	58.7	217.0
47 (2035)	51.3	54.0	76.8	17.8	59.0	331.4	89.7	26.4	63.3	239.5
52 (2040)	52.1	54.9	85.4	18.5	66.8	360.4	98.9	27.2	71.7	263.7
57 (2045)	52.8	55.4	90.9	18.9	72.0	381.2	105.3	27.8	77.5	278.2
62 (2050)	53.4	56.0	94.1	18.8	75.3	401.4	109.1	27.9	81.1	290.5
67 (2055)	54.1	56.6	95.3	18.3	77.0	420.9	110.5	27.5	83.0	302.3
72 (2060)	54.6	57.3	96.3	17.9	78.4	437.8	111.3	26.9	84.4	313.7

表5 人口統計学で使用される用語

年少人口	0〜14歳人口
生産年齢人口	15〜64歳人口
従属人口	0〜14歳人口＋65歳以上人口
老年人口（高齢者人口）	65歳以上人口
前期高齢者	65〜74歳
後期高齢者	75歳以上
超高齢者	85歳以上
老年人口割合	（老年人口÷総人口）×100％
老年化指数	（老年人口÷年少人口）×100％
老年人口指数	（老年人口÷生産年齢人口）×100％
年少人口指数	（年少人口÷生産年齢人口）×100％
従属人口割合	（年少人口＋老年人口）÷総人口×100％

表6 限界集落，崩壊集落，消滅可能性都市

限界集落	老年人口割合が50％を超えた自治体 2015年　51自治体（約1,800のうち）
崩壊集落	20〜39歳の女性の人口が0の自治体
消滅可能性都市	20〜39歳の女性の人口が，2010〜40年に半減する自治体 2040年　896自治体（約1,800のうち）

ことや出産適齢期の女性が減少することなどで，自治体の運営が不能に陥ることなどと位置づけられている．政府の政策立案に大きな影響を及ぼす．そうした社会構造上の問題に対する手だてとしては，育児体制の整備や地域創生政策などがそれにあたる．直接的な社会保障ではないが，医療や福祉が大きく影響を受けることはたしかである．

老年人口割合を国際的に比較すると，2005（平成17）年にわが国がイタリアを抜いて第

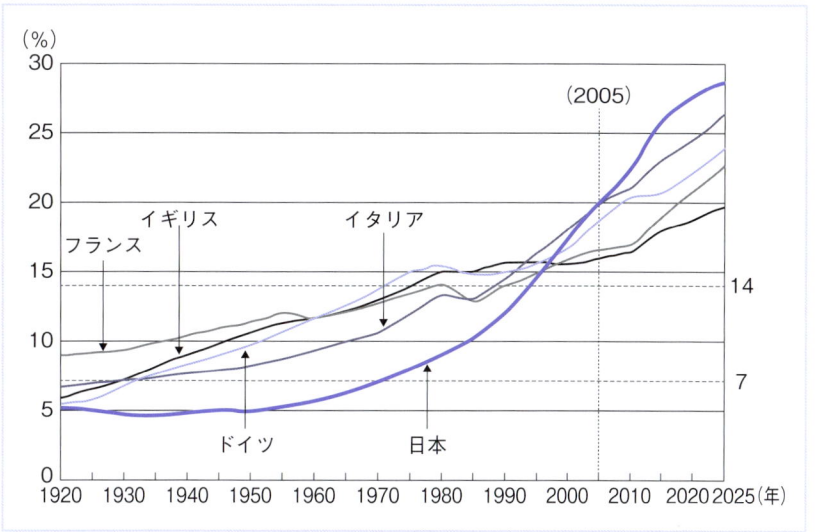

図7　総人口に占める老年人口割合の推移の国際比較
(資料：日本；「国勢調査」,「日本の将来推計人口―平成14年1月推計（国立社会保障・人口問題研究所）」
その他；各国の統計年鑑及び国連資料「World Population Prospects (2004)」)

表7　老年人口割合の国際比較（予測）(2020)
(資料：国立社会保障・人口問題研究所「人口統計資料集2013」)

国　名	割合(%)	国　名	割合(%)	国　名	割合(%)
日　　本	29.11	デンマーク	19.85	ノルウェー	18.08
カナダ	18.10	フランス	20.26	ポルトガル	21.01
アメリカ合衆国	16.21	ドイツ	22.99	スウェーデン	20.93
オーストリア	20.10	ギリシャ	20.47	スイス	20.17
ベルギー	19.96	イタリア	22.79	イギリス	18.71
ブルガリア	20.09	オランダ	19.87	オーストラリア	16.38

1位となり（**図7**),「人口統計資料2013」での2020（平成32）年の予測では，わが国に次いでドイツ，イタリア，ポルトガル，スウェーデン，フランスと続く（**表7**). ほとんどの先進諸国（OECD30カ国）は，人口の高齢化が喫緊の課題であり，わが国の高齢者対策は注目されている．

2―死亡原因の推移

① 死因の年次比較と年齢階層別比較

　日本人の死因（死亡原因）の年次推移をみると，第二次世界大戦直後の1947（昭和22）年では，結核が第1位であり，次いで「肺炎」と「脳血管疾患」となっている．衛生状態が悪いことと栄養状態不良による感染症の罹患率が高かったためとされている．衛生環境の改善や抗菌化学療法の開発により，感染症による死亡率は低下する．感染症などの疾患で若年齢で死亡する人が多かったため，がん年齢といわれる年代の比率が低く，「悪性新生物」による死亡率が低位にあると考えられる．その後しばらくの期間は，「脳血管疾患」の死亡率が第1位を占めているが，予防医学や医療技術などの進歩により徐々に低く

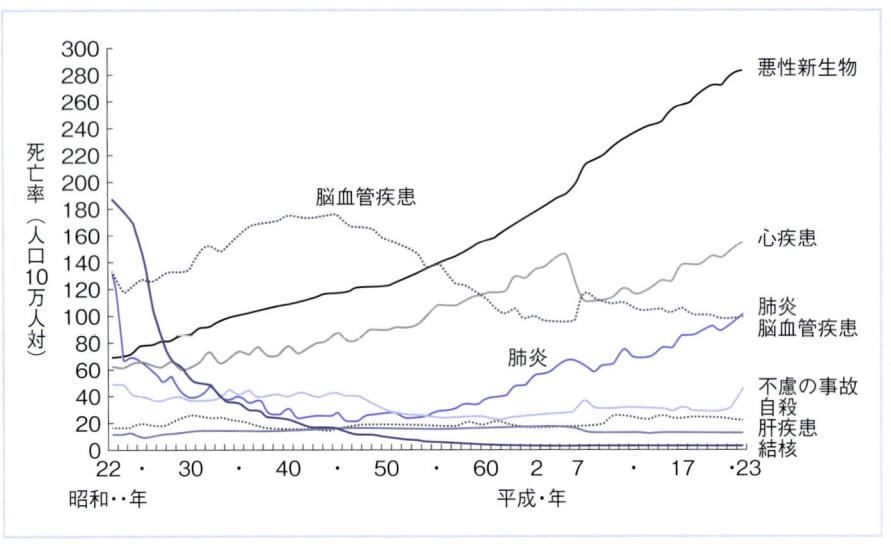

図8　おもな死因別にみた死亡率の年次推移
注：1）平成6・7年の心疾患の低下は，死亡診断書（死体検案書）（平成7年1月施行）において「死亡の原因欄には，疾患の終末期の状態としての心不全，呼吸不全等は書かないでください」という注意書きの施行前からの周知の影響によるものと考えられる．
　　2）平成7年の脳血管疾患の上昇の主な要因は，ICD-10（平成7年1月適用）による原死因選択ルールの明確化によるものと考えられる．
（資料：厚生労働省「人口動態統計」（2013年））

なっている．1980（昭和55）年に「悪性新生物」による死亡率が「脳血管疾患」と入れ替わって第1位となる．1984（昭和59）年には，「心疾患」が第2位となる．1980年あるいは1985（昭和60）年あたりから「肺炎」の死亡率が増加する．老年人口割合が10%を超え，後期高齢者の割合が5%になった時代であり[*1]，「老人の友」ともいわれる「肺炎」の比率が高まったものと思われる．2011（平成23）年には，「肺炎」による死亡者数は「脳血管疾患」を抜いて第2位になった．老年人口割合が約23%，後期高齢者人口の割合が10%を超えた時期に一致する（**図8**）．

　年齢階層別の死因を比較すると（**表8**），20～39歳で「自殺」が第1位であり，40～90歳までは「悪性新生物」が第1位である．「心疾患」は年齢が上がるにつれて上位になり，90歳代で第1位となる．また，「肺炎」は80歳台で第3位，90歳台では第2位，第3位となっている．その多くは誤嚥性肺炎によると考えられている．口腔内や鼻腔の常在微生物の誤嚥が原因といわれている．また，高齢になると免疫機能がかなり低下するため，感染へのリスクが高まる（Ⅰ編2章参照）．100歳以上では，老衰が第1位であるが，人口が少ないため総合の順位には出てこない．

② **死亡の場所別年次推移**

　人がどこで死を迎えるかは，医療や福祉を考える際，重要な課題となる．20世紀から20世紀後半に至る時代は，自宅での死亡が圧倒的に多いが，1975（昭和50）年から1980（昭和55）年に病院での死とほぼ同数になり，21世紀を迎える頃には，死に場所のトップは病院となる（**図9**）．原因として考えられるのは，よりよい医療が受けられる病院を選択する傾向と家族形態の変化，すなわち3世代同居から核家族化への移行が挙げられてい

[*1]：p.2以降参照．

表8 年齢階層別死亡原因の順位 (資料:厚生労働省「人口動態統計」(2007年))

年齢	第1位 死因	第2位 死因	第3位 死因	第4位 死因	第5位 死因
総数*	悪性新生物	心疾患	肺炎	脳血管疾患	不慮の事故
0歳**	先天奇形等	呼吸障害等	不慮の事故	乳幼児突然死症候群	出血性障害等
1〜4	不慮の事故	先天奇形等	悪性新生物	肺炎	心疾患
5〜9	不慮の事故	悪性新生物	その他の新生物	先天奇形等	心疾患
10〜14	不慮の事故	悪性新生物	自殺	心疾患	先天奇形等
15〜19	不慮の事故	自殺	悪性新生物	心疾患	先天奇形等
20〜24	自殺	不慮の事故	悪性新生物	心疾患	肺炎
25〜29	自殺	不慮の事故	悪性新生物	心疾患	脳血管疾患
30〜34	自殺	不慮の事故	悪性新生物	心疾患	脳血管疾患
35〜39	自殺	悪性新生物	不慮の事故	心疾患	脳血管疾患
40〜44	悪性新生物	自殺	不慮の事故	心疾患	脳血管疾患
45〜49	悪性新生物	自殺	心疾患	不慮の事故	脳血管疾患
50〜54	悪性新生物	心疾患	自殺	不慮の事故	脳血管疾患
55〜59	悪性新生物	心疾患	脳血管疾患	不慮の事故	自殺
60〜64	悪性新生物	心疾患	脳血管疾患	不慮の事故	自殺
65〜69	悪性新生物	心疾患	脳血管疾患	不慮の事故	肺炎
70〜74	悪性新生物	心疾患	脳血管疾患	肺炎	不慮の事故
75〜79	悪性新生物	心疾患	脳血管疾患	肺炎	不慮の事故
80〜84	悪性新生物	心疾患	肺炎	脳血管疾患	不慮の事故
85〜89	悪性新生物	心疾患	肺炎	脳血管疾患	老衰
90〜94	心疾患	肺炎	悪性新生物	脳血管疾患	老衰
95〜99	心疾患	老衰	肺炎	脳血管疾患	悪性新生物
100歳以上	老衰	心疾患	肺炎	脳血管疾患	悪性新生物

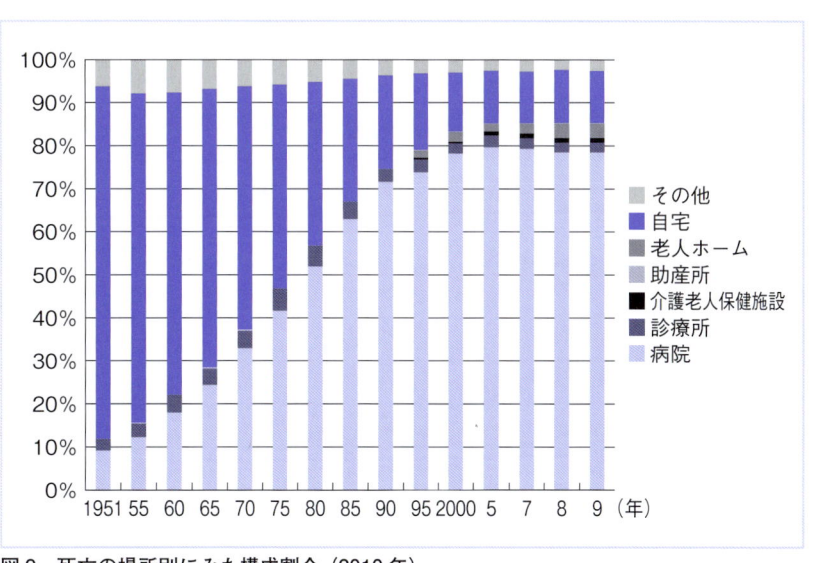

図9 死亡の場所別にみた構成割合 (2010年)
(資料:厚生労働省「人口動態統計年報」主要統計表 第5表 死亡の場所別にみた死亡数・構成割合の年次推移より筆者作成)

る．老人ホーム（自費を含む）や介護老人保健施設での比率も増加しているが，自宅での死亡者数より少ない．

③ 自 殺

　特定年齢別自殺死亡率の推移をみると，男性では70～74歳の高年齢層で著しい減少傾向にある．20～24歳の若年層では，1960年代前半までは相当高い値を示したが，それ以降は急激に下降し横ばいといえる．反面，50～54歳は1980年代後半から上昇傾向にある．21世紀に入ってからは，70～74歳を除いて，すべて緩やかな上昇傾向がみられる．一方，女性をみると，50～54歳を除いて男性と同様の傾向であるが，その変化は極めて緩やかである（図10）．

　年齢階級別自殺率を国際比較すると，男性での高い国は「ロシア」70.6，「ハンガリー」

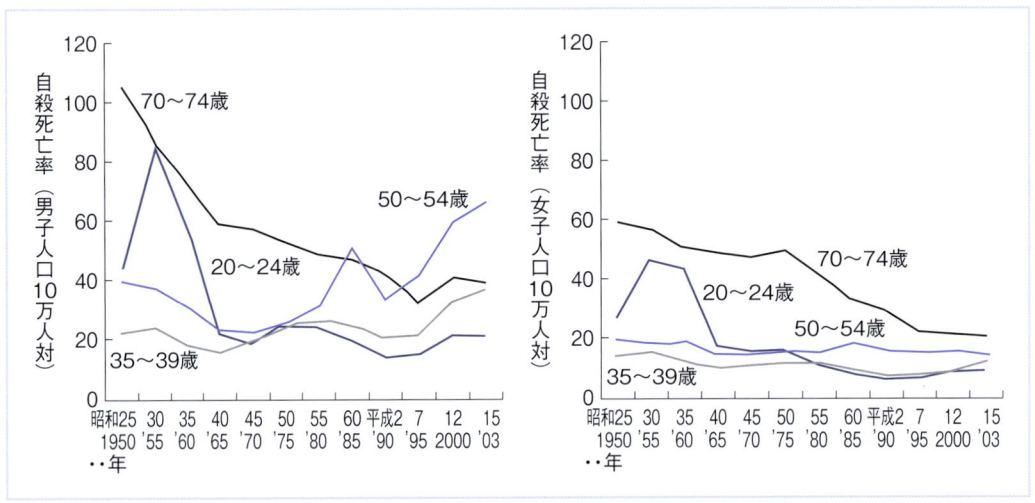

図10　性・特定年齢別自殺死亡率（人口10万対）の年次推移（資料：厚生労働省「人口動態統計」）

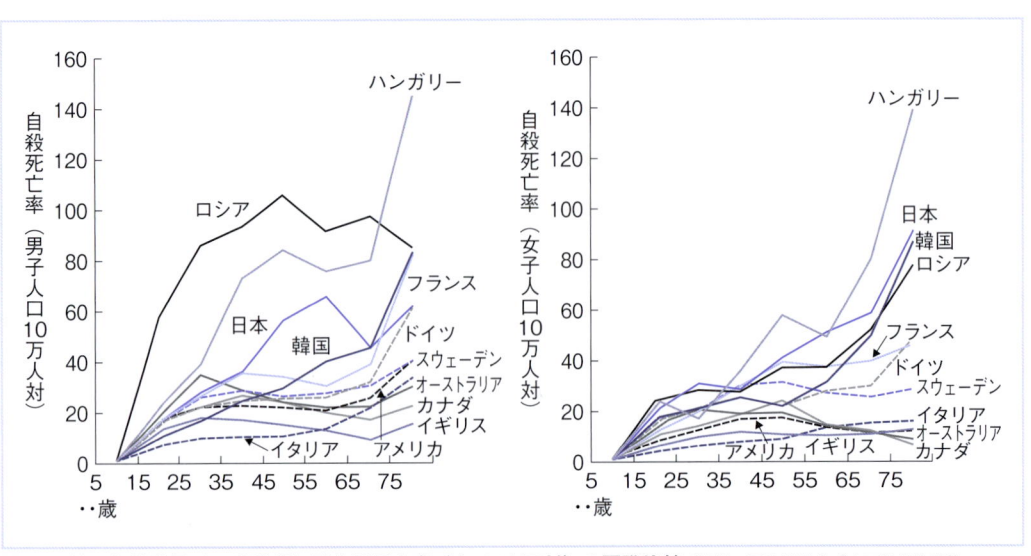

図11　性・年齢階級（10歳階級）別自殺死亡率（人口10万対）の国際比較（資料：厚生労働省「人口動態統計」）

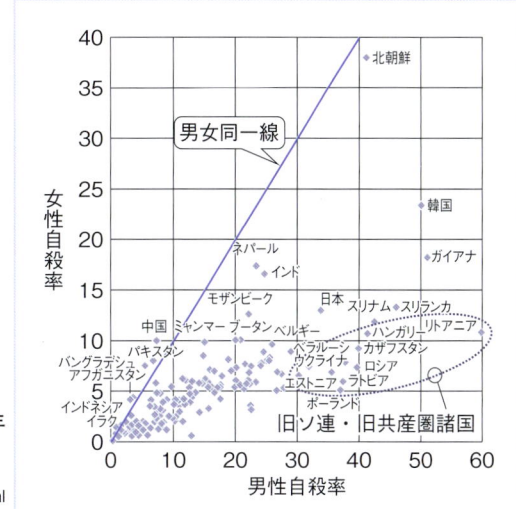

図12 世界各国の男女別自殺率（2012年推計）
（注）自殺率＝10万人当たり自殺者数
（資料：WHO（2014）Preventing suicide : A global imperative）

51.5,「日本」36.5となっており，低い国は，「イタリア」11.1,「イギリス」11.8,「アメリカ」17.6となっている．年齢階級別にみると，男性では，「日本」は「55〜64歳」が最も高くなっているのに対し，「日本」より高率な「ロシア」は「45〜54歳」が最も高く，「ハンガリー」は「75歳以上」が最も高くなっている（**図11**）．

a．自殺の男女比

ほとんどの国で男性が女性を上まわっている．特に，旧ソ連や旧共産圏諸国では自殺率が高いばかりではなく，男性と女性の差が大きい．わが国は，北朝鮮，韓国，ネパール，ガイアナと同様に自殺率が比較的高い国であり，男女比も男性が女性の2倍前後である．女性の自殺率が男性より高いのは中国である．このほか，女性が男性を上まわっている国は，パキスタン，バングラデシュ，アフガニスタン，インドネシア，イラクといずれもイスラム圏諸国である（**図12**）．

3─健康の概念（健康寿命）

① 健康の概念

1948（昭和23）年に設立された世界保健機関憲章の前文に，「身体的・精神的・社会的に完全に良好な状態であり，単に病気あるいは虚弱でないことではない．」とされている．1951（昭和26）年官報掲載の日本語訳には，「完全な肉体的，精神的及び社会的福祉の状態であり，単に疾病又は病弱の存在しないことではない．（Health is a state of complete physical, mental and social well-being and not merely the absence of disease or infirmity.）」とある[1]．その後，1999（平成11）年の世界保健機関総会で健康の定義として，「健康とは身体的・精神的・霊的・社会的に完全に良好な動的状態であり，たんに病気あるいは虚弱でないことではない．（Health is a dynamic state of complete physical, mental, spiritual and social well-being and not merely the absence of disease or infirmi-

表9 平均寿命，健康寿命，寝たきり期間の国際比較[4]

国 名	平均寿命	健康寿命	寝たきり期間	1人当りGDP
日本（男性）	79.6歳	70.4歳	9.2年	26,652/12位
日本（女性）	86.3歳	73.6歳	12.7年	26,652/12位
アメリカ	77.3歳	69.3歳	8.0年	35,182/2位
イギリス	78.2歳	70.6歳	7.6年	26,349/15位
ドイツ	78.7歳	71.8歳	6.9年	26,205/16位
フランス	79.7歳	72.0歳	7.7年	26,809/11位
中国	71.1歳	64.1歳	7.0年	4,095/79位
イタリア	79.7歳	72.7歳	7.0年	26,169/17位
スペイン	79.6歳	72.6歳	7.0年	21,351/19位
ノルウェー	79.1歳	72.0歳	7.1年	36,460/1位
キューバ	77.1歳	68.3歳	8.8年	3,168/90位

表10 日常生活における介助等の必要度（国際比較）（60歳以上）（2010年）
(資料：内閣府「高齢者の生活と意識に関する国際比較調査」[5]を改変)

	日本(2005)	日本	韓国	アメリカ	ドイツ	スウェーデン
自立	85	89.8	67.2	63.3	60.6	87
少し不自由だがほぼ自立	11.5	7.4	28.9	23.8	24.6	6.9
一部介助	2.9	2.2	3.1	9.7	12.3	3.7
全介助	0.6	0.7	0.9	3.2	2.5	2.4

(%)

ty.)」と提案された[2]．

健康の概念を論じる際，「疾病の概念」についても整理しておかなくてはならない．疾病を「疾患（disease）」「病い（illness）」「病気（sickness）」と三つに分ける考え方もあり，疾患は臓器レベルのことを指し，病いは個人レベル，病気は社会レベルとしている．それに伴う障害も機能障害，能力低下，社会的不利などと位置づけている．これらの分類を総称して疾病とよんでいるが，詳細な論議は衛生学の成書に譲ることとする．

② 高齢者の健康寿命

健康寿命を論じる場合の健康とは，「自立（self-sufficiency，independent）」している状態を指し，その期間のことを「健康寿命（health expectancy）」としている．具体的には，「寝たきり（bed-bound）」になる前までの年数を「健康寿命」とよんでいる．「平均寿命（average lifespan）」と「健康寿命」との差を「寝たきり期間（bed-bound term）」という．2010（平成22）年のわが国の平均寿命は，男性が79.55歳，女性が86.30であり，健康寿命はそれぞれ70.42歳，73.62歳である[3]．その結果，寝たきり期間は，それぞれ9.13年，12.68年となる．国際的に比較すると，わが国の寝たきり期間は，かなり長い[4]（表9）．

日常生活における介助等の必要度を国際的に比較すると，自立している60歳以上の人の割合は89.8％でかなり高く，全介助は0.7％と最も低い値である[5]（表10）．前述の寝たきり期間が長いことと全介助の比率が低いことは矛盾があるようだが，わが国において

は，後期高齢者が多いことで「60歳以上人口」を対象とした場合に低い値を示すと考えられる．

③ 高齢者の健康に対する意識

年齢が高くなるにしたがい，健康観は変化する．自身が「よい」と感じている人の割合が低下し，「よくない」と感じている人の割合が増加する．「ふつう」と感じている人も徐々に低下する傾向にある[6]（図13）．健康が低下していると感じる場面をみると，日常生活動作（ADL），外出，仕事・家事・学業，運動という順番になっている[6]（図14）．10歳以上男女の生活時間配分をみると，年齢が上がるにしたがい仕事関連時間と家事関連時間の変化が大きく，その結果としての自由時間が増加している[7]（図15）．仕事関連時間と家事関連時間を除いた時間のうち，スポーツ，趣味・娯楽に使った時間は，若年層と高齢層とで差を認めることができる[7]（図16）．さらに1日の生活時間を若年層と高齢者とで比較すると，いわゆる余暇の使い方の差が理解できる[7]（図17）．

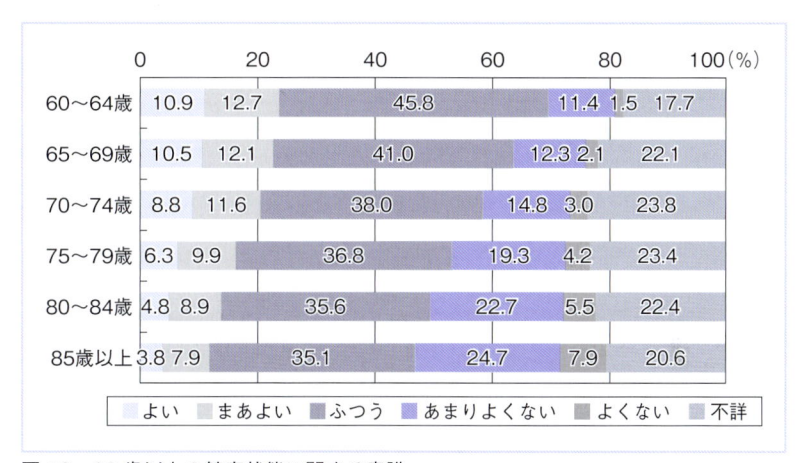

図13　60歳以上の健康状態に関する意識
（資料：内閣府平成25年版高齢社会白書（全体版）[6]を一部改変）

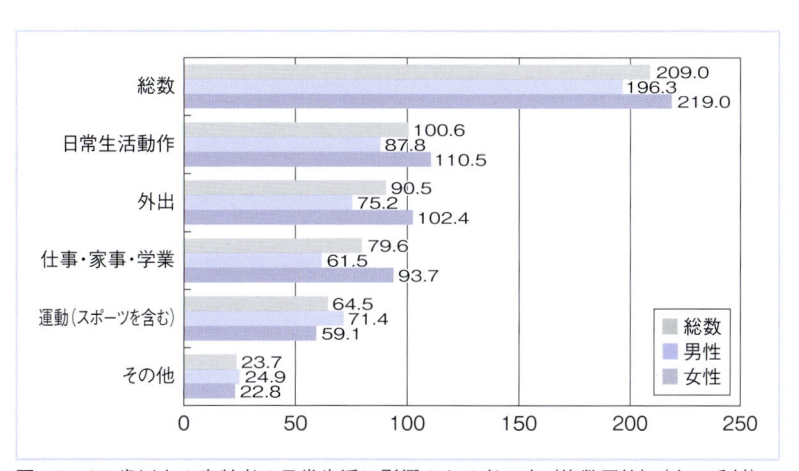

図14　65歳以上の高齢者の日常生活に影響のある者の率（複数回答）（人口千対）．
（資料：内閣府平成25年版高齢社会白書（全体版）[6]を一部改変）

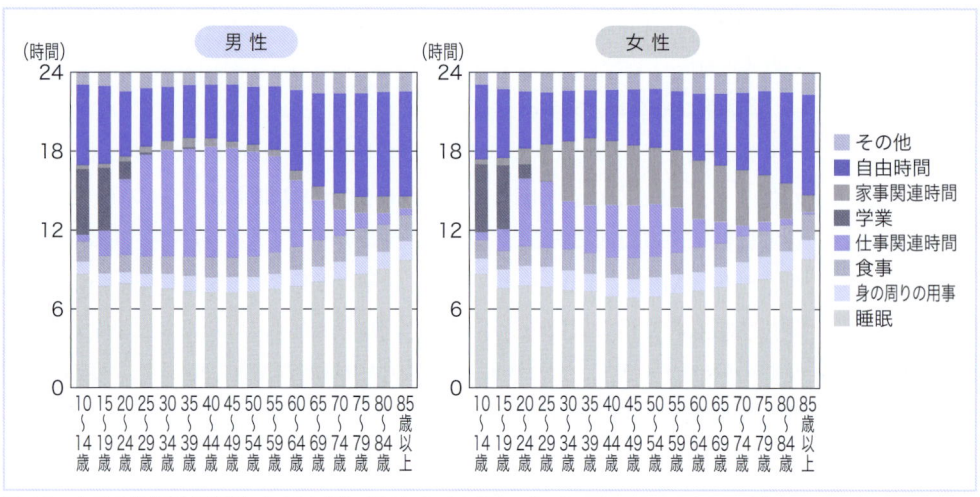

図15 1日の生活時間配分（2006年）（資料：総務省統計局「平成23年社会生活基本調査」[7]を一部改変）

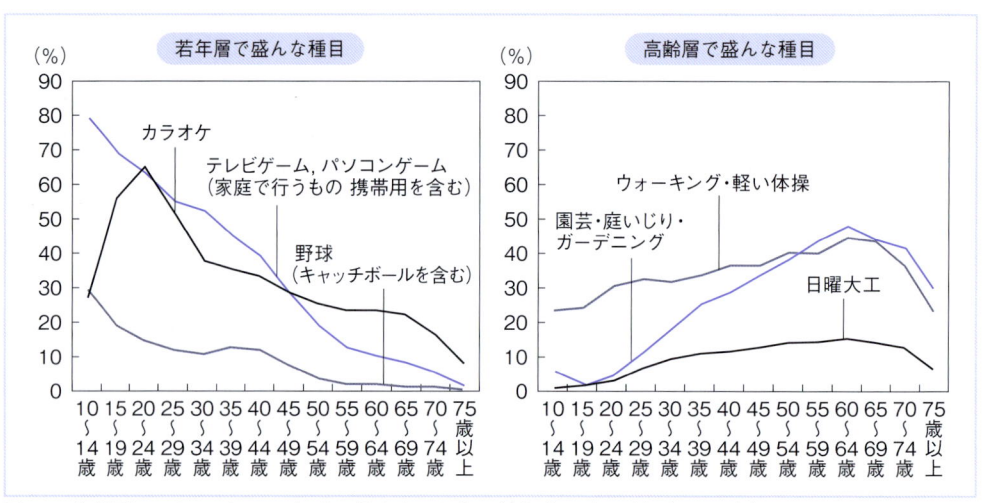

図16 年齢別にみたスポーツ，趣味・娯楽をした人の割合（10歳以上）（2006年）
（資料：総務省統計局「平成23年社会生活基本調査」[7]を一部改変）

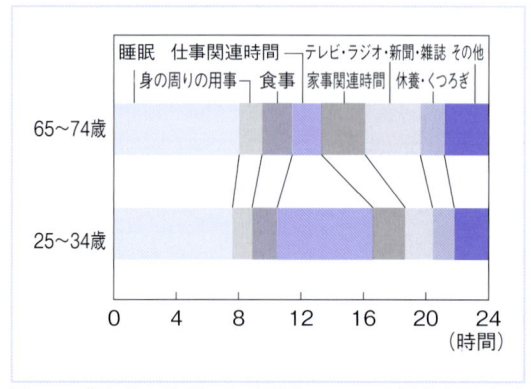

図17 若年者と比較した高齢者の1日の生活時間（週）（2006年）
（資料：総務省統計局「平成23年社会生活基本調査」[7]を一部改変）

（森戸光彦）

健康長寿のすすめ

健康長寿とは

　健康長寿とは，要介護状態にならずに天寿を全うすることである．健康長寿のためには，早世を予防することが前提だが，この早世予防と健康長寿を維持していくことをわが国の目標としたのが，健康日本 21[1] である．

　図 1 は早世予防と，健康長寿をめざすことをモデルで示したものである．高齢者にとっては，PPK（ピンピンコロリ）として知られている．一方，長寿であっても要介護状態のままに最期を迎えることを，NNK（ネンネンコロリ）とよんでいる．わが国は，特に女性は最高長寿国であるが，要介護割合が高く NNK 長寿国でもあり，健康長寿の実現が大きな課題である．

健康長寿を支える方法論とその優先性

　米国政府厚生省は，死亡する要因とその寄与割合を Healthy People のなかで試算している[2]．望ましい医療の寄与割合は 10％であるのに対して，生活習慣の寄与割合は 50％である．また，WHO が 1991（平成 3）年に示したヘルス・プロモーション政策内容では，教育，輸送，住居，都市開発，工業生産，農業の部門が示されている．同時に，健康政策の位置づけは，「環境と健康の両面が中核的で最も優先性の高いものとして位置づけられ，日々の政策課題のなかで，最も大きな関心が示されるべき」と示されている[3]．このように，さまざまな分野と連携しながら，健康づくりを推進させていく必要性がある[4,5]．

健康日本 21 計画とその評価

　「健康日本 21」の特徴は，英米や西欧で先行的に推進されてきた，生活習慣を重視した健康づくりを総合的に推進させること，指標型の目標値を設定して評価していること，さらには医療活動に限定しない総合的な健康づくり計画であること，計画策定プロセスでは，住民参画の手法を導入して策定していることである．特に，早世予防と要介護にならずに健康寿命を延伸することが目標となっている[1]．

　厚生労働省は，2011（平成 23）年 3 月から「健康日本 21 評価作業チーム」を立ち上げ，「健康日本 21 の評価を行い，計画策定後から 10 年間の最終評価をとりまとめている．その最終評価では，健

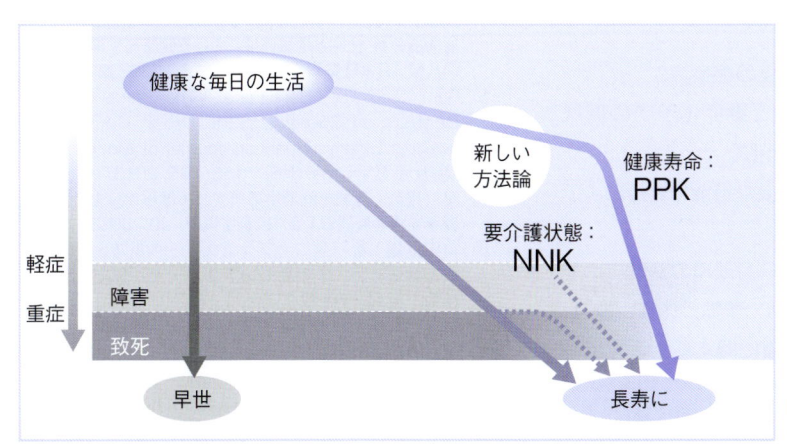

図 1　早世予防と健康寿命
（星，2000）

康日本21の9分野(栄養・食生活,身体活動・運動,休養・こころの健康づくり,たばこ,アルコール,歯の健康,糖尿病,循環器病,がん)80項目の目標のうち,59項目の最終評価として,「A 目標値に達した」と「B 目標値に達していないが改善傾向にある」が両者合わせて35項目(約6割)である一方,「D 悪化している」が9項目(約15%)となっている.

■ 第2次健康日本21計画の理念と基本的方向性

健康日本21(第2次)では,2013(平成25)年から10年後に目指す姿として,基本的な理念的な方向性が提示されている.基本的な理念としては,以下の八つである.

1) すべての国民がともに支えあい,健康で幸せに暮らせる社会
2) 子どもも大人も希望をもてる社会
3) 高齢者が生きがいをもてる社会
4) 希望や生きがいをもてる基盤となる健康を大切にする社会
5) 疾患や介護を有する方も,それぞれに満足できる人生を送ることのできる社会
6) 地域の相互扶助や世代間の相互扶助が機能する社会
7) 誰もが社会参加でき,健康づくりの資源にアクセスできる社会
8) 今後健康格差が広まるなかで,社会環境の改善を図り,健康格差の縮小を実現する社会である.

また,以下の五つの基本的な方向も提示されている.

1) 健康寿命の延伸と健康格差の縮小
2) 生活習慣病の発症予防と重症化予防の徹底〈NCD(非感染性疾患)の予防〉
3) 社会生活を営むために必要な機能の維持および向上
4) 健康を支え,守るための社会環境の整備
5) 栄養・食生活,身体活動・運動,休養,飲酒,喫煙および歯・口腔の健康に関する生活習慣および社会環境の改善である.

COLUMN
予防を重視した新しい健康づくり戦略

スウェーデンの厚生省は,約30年前に,1990年代に向けた施策の方向性を報告している.そのなかでは,「社会のあらゆる分野が健康を阻害するものに対して積極的に対処する責任がある」と示している.また,来るべき時代に求められる新しい対応としては,「既に病気になった人への対処だけではなく何故病気になったのかと,その予防活動に焦点をおかなければならない」と示している.これからの新しい健康づくりでは,「寝たきり後追い大作戦」を展開することだけでは不十分であり,「寝たきり発生予防事前大作戦」を推進することが次の戦略である.そのなかでは,歯科保健活動は,優れた予防重視のアプローチとして位置づけることが期待されている.事実,かかりつけ歯科医がいるほうが,いない群に比べて長寿であることが報告されている[6].在宅ケアを含めた歯科医師による食の支援活動と,住民を主体とした健康づくり支援活動[7~10]は,支援環境整備として大いに期待されている.

(星 旦二)

文献
1) 櫻井尚子,星 旦二:健康日本21がめざすもの.保健の科学,45:552-557,2003.
2) The Surgeon General Report on Health Promotion and Disease Prevention. USA DHEW/PHS. 1979.
3) WHO:Sundsvall Statements on supportive environment for health. 生活教育,1991.
4) 川久保俊,伊香賀俊治,村上周三,他:戸建住宅の環境性能が居住者の健康状態に与える影響.空気調和・衛生工学会大会学術講演梗概集,441-444, 2012.
5) 安藤真太朗,伊香賀俊治,白石靖幸,他:多重指標モデルの構築に基づく青壮年期・高齢期住民の健康に関する階層構造分析 住宅と地域環境における健康形成構造の地域間比較.日本建築学会環 境系論文集,389-397,2012.
6) Rumi Tano, Tanji Hoshi, et al. : The Effects of Family Dentists on Survival in the Urban Community-dwelling Elderly. American Journal of Medicine and Medical Sciences, 3(6) : 156-165, 2013.
7) 星 旦二:連載・健理学のすすめ・健理学にもとづいた健康支援を展開しよう.公衆生情報,40:30-32,2011.
8) 前田信雄,星 旦二:プライマリ・ヘルス・ケアにおける健康教育.その新しいアプローチ.日本公衆衛生協会,東京,1986.
9) 星 旦二:ゼロ次予防に関する試論.地域保健,20:48-51,1989.
10) 星 旦二:都市在宅高齢者における生きがいの実態と三年後の健康長寿との因果構造.生きがい研究(財団法人長寿社会開発センター),12:46-72,2011.

4―ノーマライゼーション（normalization）

ノーマライゼーションとは障害のある人と健常者が同じような生活ができ，「いろいろな人がいる社会こそが健全な社会である」という考え方である．また，今日では障害者だけでなく，高齢者など社会的弱者とみなされている人々に対する福祉の基本的概念となっている．このノーマライゼーションを具現化したバリアフリーが歯科医療にも応用されている[1]．

① ノーマライゼーションの歴史

ノーマライゼーションの原理に関する議論は 1940 年代にスウェーデンで行われていたが，1953（昭和 29）年に隣国デンマークの「精神遅延者親の会」が示した要望書を国が受け，福祉サービス問題検討委員会が設置され，1959（昭和 34）年にノーマライゼーション原理を記載した「精神遅延者福祉法」が制定されたのが始まりである[2~4]．

北欧の国々では 1970 年代に入り高齢化が進み高齢社会から超高齢社会へと突入していき，その施策として高齢者用の特別な施設をつくる取り組みがなされてきた．しかし，要介護高齢者が利用する特別な施設が問題になり，施設から高齢者住宅へと整備され，要介護高齢者も健常者と同じように暮らせるノーマライゼーションの社会環境がつくられた[5]．

国際社会では 1971（昭和 46）年に国際連合が精神遅滞者の人権宣言を，1975（昭和 50）年には障害者の権利に関する宣言を行い，国際社会に向けて障害者に対する差別と不平等の是正を訴えた．さらに，国際連合は第 31 回の総会において 1981（昭和 56）年を「国際障害者年」とすることを決議した[6]．

② ノーマライゼーションのわが国での取り組み

わが国では，1981（昭和 56）年に国際連合が決議した「国際障害者年」の前後からよく知られる用語となった．特に高齢化が急速に進むなかでのわが国のノーマライゼーションは，障害のある人だけではなく多くの高齢者も対象となっている．

1993（平成 5）年に国の施策としてノーマライゼーションの思想に基づき「障害者基本法」が策定され，1995（平成 7）年には「障害者プラン～ノーマライゼーション 7 か年戦

■ケアホームとグループホーム

障害福祉サービスには「ケアホーム（共同生活介護）」と「グループホーム（共同生活援助）」があり，障害者総合支援法の改正施行後から「ケアホーム」は「グループホーム」に一元化された．一元化されたことによって「ケアホーム」のみで提供されていた介護サービスが「グループホーム」でも提供されるようになった．現在の「グループホーム」は介護サービスが必要な人と必要でない人が混在して利用している．背景には障害者の高齢化，重度化が進んでいることから「グループホーム」でも介護サービスを受けることができるようになった．

（小正　裕）

表 11　ノーマライゼーション 7 か年戦略（内閣府・障害者対策推進本部，1995 年）

1　地域で共に生活するために
　　住まいや働く場ないし活動の場の確保．
　　地域における自立の支援．
　　介護サービスの充実．
2　社会的自立を促進するために
　　第 3 セクターによる重度障害者雇用企業等の全都道府県域への設置を促進する．
3　バリアフリー化を促進するために
　　障害者の活動の場を拡げ，自由な社会参加が可能となる社会にしていくため，様々な政策手段を組み合わせ，道路，駅，建物等生活環境面での物理的な障壁の除去に積極的に取り組む．
4　生活の質（QOL）の向上を目指して
　　障害者のコミュニケーション，文化，スポーツ，レクリエーション活動等自己表現や社会参加に通じた生活の質の向上を図る．
5　安全な暮らしを確保するために
　　緊急通報を受理するファックス 110 番を全都道府県警察に整備する．
6　心のバリアを取り除くために
　　子供の頃から障害者との交流の機会を拡げ，ボランティア活動等を通じた障害者との交流を進めるとともに，様々な行事・メディアを通じて啓発・広報を積極的に展開することにより，障害及び障害者についての国民の理解を深める．また，障害者に対する差別や偏見を助長させるような用語，資格制度における欠格条項の扱いの見直しを行う．
7　我が国にふさわしい国際協力・国際交流を
　　我が国の障害者施策で集積されたノウハウの移転や障害者施策推進のための経済的支援を行うとともに，各国の障害者や障害者福祉従事者との交流を深める．

略」の施策目標が提示された（**表 11**）．2003（平成 15）年には「支援費支給制度」が導入され 2006（平成 18）年に「障害者自立支援法」へ移行した．「障害者自立支援法」は障害者の自己選択，自己決定を前提としたノーマライゼーションの実現を目指す社会福祉基礎構造改革の理念をもとに導入された制度である[7]．

2013（平成 25）年 4 月 1 日からは「障害者自立支援法」が「障害者総合支援法」とされ，障害者の定義に難病等が追加され，2014（平成 26）年 4 月 1 日から重度訪問介護の対象者の拡大，「ケアホーム」の「グループホーム」への一元化などが実施され，めまぐるしく改革が進んでいる[8]．

③ バリアフリーとユニバーサルデザイン*2

バリアフリーとは，ノーマライゼーションを具現化することを目的に障害者・高齢者等の社会的弱者が，社会生活に参加するうえで物理的な障害や，精神的な障壁を取り除くための施策をいう．

わが国では 1994（平成 6）年にハートビル法が制定され，高齢者や障害者が安全に利用できるように建物のバリアフリー化が進められた[3]．

2000（平成 12）年には高齢者，身体障害者等の公共交通機関を利用した移動の円滑化の促進に関する法律（交通バリアフリー法）が制定され，交通機関のバリアフリー化が推進された．

2005（平成 17）年には高齢者，障害者等がユニバーサル理念に基づいた施策に取り組むユニバーサルデザイン大綱が制定された[9]．

2006（平成 18）年にはバリアフリー新法（高齢者，障害者等の移動等の円滑化の促進に関する法律）が施行され[3]，公共の建物や交通機関にとどまらず，大勢が集まる建物，

*2：年齢，性別，国籍および障害の有無にかかわらずすべての人に使いやすいデザインをいう．

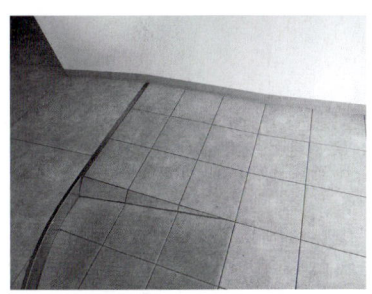

図18　診療所入り口のバリアフリー　　図19　廊下に手すりの設置

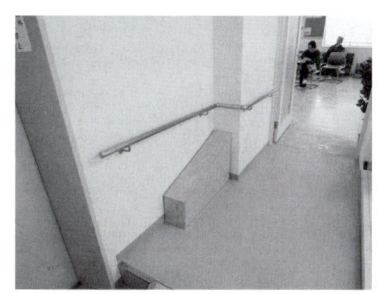

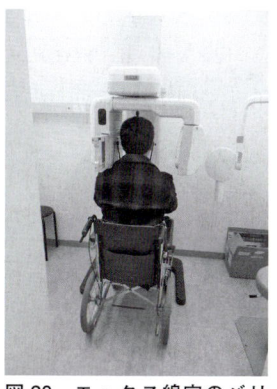

図20　エックス線室のバリアフリー

道路，公園，ショッピングセンター等へも拡大されていった．歯科診療所でもバリアフリー化が進められており，段差のない入り口，通路に手すりを設置することや，最近では車いすで歯科治療が可能となるような工夫も取り入れられている（図18〜20）．

しかし，わが国のバリアフリー化は一定の成果は上がっているが，まだまだ取り組んでいかなければならない課題も多い．

(小正　裕)

5―「寝たきり老人」

① 現　状

近年，わが国では急速な高齢化に伴い，寝たきりや介護が必要な高齢者が急増している．「寝たきり老人」とは，65歳以上の高齢者のうち，日常生活の動作を自力で行う際に何らかの介助が必要で，1日の大半を寝て過ごしている状態が6か月以上続いている者とされる．厚生労働省は障害高齢者の日常生活自立度（寝たきり度）判定基準によってより詳細に「寝たきり」を規定し，それらは介護保険の要介護認定にも利用されている（表12）．

表12　寝たきり度（資料：厚生労働省「障害老人の日常生活自立度（寝たきり度）判定基準（1991年）」）

生活自立	ランクJ	何らかの障害等を有するが，日常生活はほぼ自立しており独力で外出する 1. 交通機関等を利用して外出する 2. 隣近所へなら外出する
準寝たきり	ランクA	屋内での生活は概ね自立しているが，介助なしには外出できない 1. 介助により外出し，日中はほとんどベッドから離れて生活する 2. 外出の頻度が少なく，日中も寝たり起きたりの生活をしている
寝たきり	ランクB	屋内での生活は何らかの介助を要し，日中もベッド上での生活が主体であるが座位を保つ 1. 車いすに移乗し，食事，排泄はベッドから離れて行う 2. 介助により車いすに移乗する
	ランクC	1日中ベッド上で過ごし，排泄，食事，着替において介助を要する 1. 自力で寝返りをうつ 2. 自力で寝返りもうたない

■ Functional independence measure；FIM

　ADL（activities of daily living；日常生活動作）とは，一人の人間が独立して生活するために行う基本的な，しかも各人ともに共通に繰り返される一連の身体的動作群と定義されている．ADLの代表的な評価尺度としてFIMがあり，これにはセルフケア6項目，排泄コントロール2項目，移乗3項目，移動2項目の基本的ADL 13項目と，コミュニケーション2項目，社会的認知3項目の計5項目を加えた18項目から構成され，項目ごとに7段階の評定を行い，完全自立の126点満点で，全介助では最低点の18点となる．

採点基準

レベル			
7	自立	完全自立（時間，安全性）	介助者なし
6		修正自立（補装具などを使用）	
5	部分介助	監視または準備	介助者あり
4		最小介助（患者自身で75％以上）	
3		中等度介助（50％以上）	
2	完全介助	最大介助（25％以上）	
1		全介助（25％未満）	

セルフケア	食事	咀嚼，嚥下を含めた食事動作
	整容	口腔ケア，整髪，手洗い，洗顔など
	入浴	お風呂，シャワーなどで首から下（背中以外）を洗う
	更衣（上半身）	腰より上の更衣および義肢装具の装着
	更衣（下半身）	腰より下の更衣および義肢装具の装着
	トイレ動作	衣服の着脱，排泄後の衛生用具の使用
排泄コントロール	排尿	器具や薬剤の使用を含むコントロール
	排便	器具や薬剤の使用を含むコントロール
移乗	ベッド，椅子，車いす	各間の移乗，起立動作を含む
	トイレ	便器への移乗，便器からの移乗
	浴槽，シャワー	浴槽，シャワー室への移乗
移動	歩行，車いす	屋内での歩行，車いす移動
	階段	12～14段の階段昇降
コミュニケーション	理解	聴覚または視覚によるコミュニケーション
	表出	言語的または非言語的表現
社会的認知	社会的交流	他患者，スタッフなどとの交流，社会的状況への順応
	問題解決	日常生活上での問題解決，適切な決断能力
	記憶	日常生活に必要な情報の記憶

（髙橋一也）

＊千葉直一監訳：FIM：医学的リハビリテーションのための統一データセット利用の手引き，第3版，慶應義塾大学医学部リハビリテーション科，東京，1991．

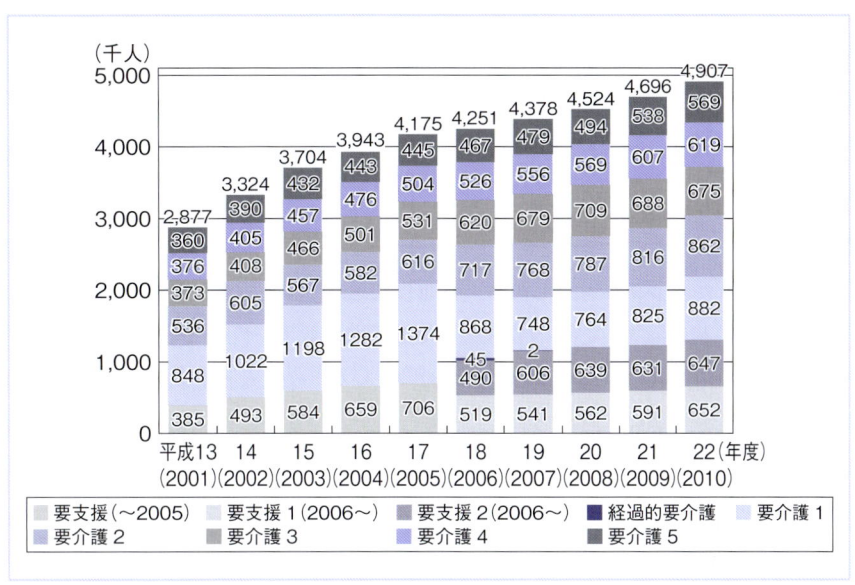

図21 高齢者（65歳以上）の要介護度別認定者数の推移
（資料：「平成25年度 高齢社会白書」）

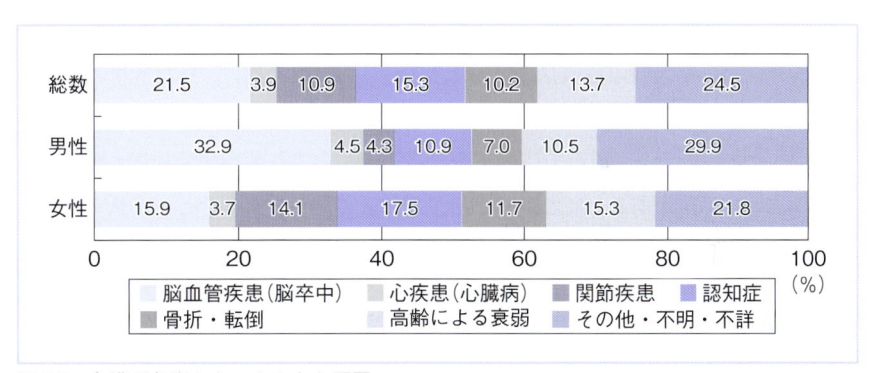

図22 介護が必要となったおもな原因
（資料：「平成25年度 高齢社会白書」）

　厚生労働省の高齢社会白書によると，介護保険制度における要介護者または要支援者と認定された人のうち，65歳以上の者は，2010（平成22）年度末で490.7万人となっており，2001（平成13）年度末から203万人増加している（**図21**）．わが国における「寝たきり老人」の割合は先進諸国のなかでも突出して高く，「寝たきり大国」と称されている．

　わが国では施設やホームヘルパーの不足から，在宅で親族が介護するケースが多く，老老介護も相当数存在し，介護者への負担が大きな問題となっている．寝たきりは本人だけでなく，家族にとっても体力的，経済的に疲弊する不幸である．

② 寝たきりの原因

　脳卒中，骨折，認知症，またはちょっとした風邪など，寝たきりになるきっかけはさまざまである．寝たきりの原因は身体的要因，心理的要因，社会・環境的要因の三つの要因に分けて考えることができる．

表13　廃用症候群の諸症状

運動器障害	筋力低下，筋萎縮，関節の拘縮，骨萎縮，骨粗鬆症
循環・呼吸障害	起立性低血圧，静脈血栓症，呼吸機能低下，沈下性肺炎，褥瘡
自律神経障害	便秘，尿失禁
精神障害	食欲低下，うつ，せん妄
その他	嚥下困難，難聴，尿路感染，尿路結石

　身体的要因としては，脳血管疾患，転倒・骨折，慢性関節リウマチ，認知症といった疾病や障害，心理的要因としては意欲の低下や性格などが考えられる（図22）．
　また，前述のとおりわが国に「寝たきり老人」が多い原因としては，固有の環境的要因が大きいと考えられる．まず，わが国の家屋は狭くて段差が多く，車いすを使うのに適していない．足腰が弱っても車いすに乗ればある程度自立した生活ができるが，それが不可能では，横になっているほかない．また，介護者が親族であるケースのうち，性別でみるとその7割が女性となっている．年齢では男女とも6割以上が60歳以上となっており，体力的に十分な介護ができない状況だといえる．病院や施設でも圧倒的にヘルパーの数が不足しており，寝たきりの多くは「寝かせきり」になっていることが原因である．また，家族を施設に入れることに抵抗を感じる人が多く，「親の老後は家族が看るべき」という日本人の道徳観念が，福祉サービスの発展を妨げ，寝たきり老人が増える要因の一つといわれている．
　しかし，最近では病気や怪我そのものよりも，療養中や治療後の過ごし方に寝たきりの原因があるといわれている．高齢者の場合，大事をとって長く休養しがちだが，体を休めすぎると筋肉が萎縮し，関節の動きが悪くなり体が動かしづらくなる．横になる時間が長くなるとさらに筋力が低下していくという悪循環に陥り，さらには全身の機能が低下する廃用症候群（表13）となり寝たきりになってしまう．

③ 寝たきりの予防

　まずは脳卒中や，骨粗鬆症や転倒による骨折など，入院を要する病気や怪我の予防に努めることが肝心である．よく噛んでバランスのとれた食事をとり，適度な運動をすること，それでもつまずきやすくなった場合は手すりをつけ段差をなくすなど住環境の工夫をする．また認知症の予防として，外出の予定がなくても身だしなみを整える習慣をつける，規則正しい生活を心がける，外出の回数を増やして人と接する機会を積極的にもつなど，心身ともにリフレッシュして脳に刺激を与え，心に「ハリ」をもたせるように努めることが必要となる．
　入院や休養が必要になった場合は，まずは休みすぎないこと，そして自分でできることは自分でやる，できるだけ早い段階で，洗顔をする，トイレに行くなどの日常生活の練習を取り入れたリハビリテーションをスタートさせるなど，心身の機能が低下しないよう努める．また，介護者が手を出しすぎないような配慮も重要である（表14）．

表14　寝たきりゼロへの10か条（厚生省，1991年）

第1条　脳卒中と骨折予防 寝たきりゼロへの第一歩 　【原因や誘因の発生予防】	第6条　「手は出しすぎず　目は離さず」が介護の基本 自立の気持ちを大切に 　【主体性，自立性の尊重】
第2条　寝たきりは　寝かせきりから　作られる 過度の安静　逆効果 　【作られた寝たきりの予防】	第7条　ベッドから　移ろう移そう　車椅子 行動広げる　機器の活用 　【機器の積極的活用】
第3条　リハビリは　早期開始が　効果的 始めよう　ベッドの上から訓練を 　【早期リハビリテーションの重要性】	第8条　手すりつけ　段差をなくし　住みやすく アイデア生かした　住まいの改善 　【住環境の整備促進】
第4条　くらしの中での　リハビリは 食事と排泄，着替えから 　【生活リハビリテーションの重要性】	第9条　家庭でも社会でも　よろこび見つけ みんなで防ごう　閉じ込もり 　【社会参加の重要性】
第5条　朝おきて　先ずは着替えて　身だしなみ 寝・食分けて　生活にメリとハリ 　【寝・食分離をはじめ，生活のメリハリの必要性】	第10条　進んで利用　機能訓練　デイ・サービス 寝たきりなくす　人の和　地域の輪 　【地域の保健・福祉サービスの積極的利用】

6─QOL（quality of life）

　日本語では，「生活の質」「人生の質」と訳される．単に身体的に健康な状態や，経済的・物質的に恵まれているといった表層的なことだけでなく，社会的環境が良好に保たれているか，自由や安全は保たれているか，また精神的な豊かさや満足度など，さまざまな観点から判断される個人の生活状態の認識のことである．

　WHO（世界保健機関）では，どのような文化においても当てはまるQOLの概念を身体面，心理面，自立の程度，社会的関係，環境，精神・宗教・個人の信条の六つの領域に分類している（**表15**）．

① 高齢者とQOL

　わが国のように高齢化が進んだ国では単に長生きをするというだけでなく，いかに充実した生活を送るかという「質」に重点が置かれるようになってきた．

　1991（平成3）年国連総会によって採択された「高齢者のための国連原則」（United

表15　QOLの構成領域（World Health Organization，1997年）

領域	具体的側面
1．身体面	体力と疲労，痛みと不快感，睡眠と休息
2．心理面	身体イメージと外観，否定的な感情，肯定的な感情，自尊心，思考，学習，記憶力と集中力
3．自立の程度	可動性，日常生活動作（ADL），薬物依存と医療補助，作業能力
4．社会的関係	個人的な関係，社会的サポート，性的活動
5．環境	財源，自由と身体の安全と安心，保健と社会福祉：到達度と質，家庭環境，新しい情報と技術を取得する機会，リクリエーション・レジャーへの参加する機会，身体的環境（大気汚染／騒音／交通／気候），移動
6．精神／宗教／個人の信条	宗教／精神／個人の信条

Nations Principles for Older Persons）では，①自立，②参加，③ケア，④自己実現，⑤尊厳，これら5項目を，各国は自国プログラムに組み入れることが奨励されている[1]．これらの原則は，高齢者の生活において，QOLを維持・向上していくための基本であると考えられる．また，1999（平成11）年は「高齢者のための国連原則」を促進，具体化することを目的とした国際高齢者年とされた．

医療が発展し，延命が可能になる一方で，寝たきりの高齢者は増加の一途である．寝たきりは，QOLの低下に直結する．自分で寝返りをうつことも排泄もままならず，人工栄養で生きている状態では，人間の尊厳について考えざるをえない．健やかに老い，最期まで人間らしく生きるためには，高齢者本人やその家族が，日頃からQOLについて考え話し合い共通の認識をもっていることが大事である．

② リビングウイル

自らの死について，生きているうちから自分の意志を示しておくことをリビングウイルという．日本語では事前指示，生前の意思，尊厳死の宣言書等と訳される．延命措置の拒否や，一定期間以上植物状態になったときは生命維持装置をはずすことなどが，その内容である．死の直前にあたって，自らの態度を示せない状態になる前に，どのような死の迎え方を望むかを事前に考えておくことは，どのような生き方をするか考えることと等価であるといえるだろう．日頃から，自分の大事な人と死について話し合うことによって一層大事に生きることができるものと考えられる．

*3 : p.136参照．

近年，高齢者ケアの現場において何らかの理由で飲食できなくなったときに人工的水分・栄養補給法（artificial hydration and nutrition；AHN）[*3]を導入するか否かの問題について論議され，日本老年医学会は「高齢者ケアの意思決定プロセスに関するガイドライン　人工的水分・栄養補給の導入を中心として」を策定している[2]．

③ 高齢者と生きがい

QOLへの関心から，健康とともに高齢者の自立や生きがいの保持に視点が広がってきた．生きがいとは，生きる意欲を与えるものであり，認知症や寝たきりの防止に大きな役割を果たす．人によって何に生きがいを感じるかはさまざまだが，自分の才能や能力を磨く，趣味に打ち込む，または孫の面倒をみるなど，自分が社会や家族の一員としての責任・役割をもつこと，ボランティアなど，人の役に立っているという充実感を得ることなど，自分の存在意義を実感できることが生きがいとなりうる．生きがいは高齢者のQOLを高める．実際にボランティア活動をしている者と，していない者とでは，その生存日数に違いがでるとの調査報告もでている[3]．

④ 医療とQOL

QOLが最も早く認識されたのは，末期がんの治療現場である．疼痛の緩和，生命の尊厳，家族へのケアなど直面する課題は極めて厳しいものがある．それまでの治療重視の医療から，患者主体の医療への転換のスローガンとして強調されるようになった．緩和ケア（ターミナルケア）は，QOLの向上に重きを置いた総合的な医療処置といえる．

今やQOLの概念は医療全般に広く浸透し，医療現場では日常的に使われている．患者

の生活状態の満足度を一言で表現するのに，適切な言葉だといえる．病気や治療によりQOLが損なわれる場合，患者自身が納得できる状態に可能な限り近づける努力をすることが医療に携わる者の使命である．また，それには患者側の知識と意識の向上も欠かせない．納得した治療を受け，QOLの維持・向上に大きな役割を果たすのがインフォームドコンセントである．医療従事者と患者の双方の努力がQOLの維持・向上につながる．

⑤ 歯科医療とQOL

高齢者のQOLにおいて，「食事」は重きをなしている．食事は人間にとって，必要なエネルギーや栄養素を摂取する意味合いだけではなく，おいしさや団欒といった食に関与する楽しみを享受する意味合いをももつ[4]．

また食だけではなく，歯の喪失による顔貌の変化は，高齢者の心理面に影響を及ぼし，外出や人との交流を妨げることもある．このような観点からも歯科医療は高齢者のQOLに関与する非常に重要な責務を担っており，今後ますますその重要性が再認識されることであろう．そして歯科医師はその自覚をもってその責務にあたるべきである．

(髙橋一也)

2 社会保障

1―社会保障の概念

① 現在の社会保障の定義

社会保障についてはいくつかの定義が知られている．ここでは現在わが国の社会保障政策審議のもとになっている，社会保障審議会将来像委員会第一次報告〈1993（平成5）年〉によるものをあげる．

この報告では，社会保障とは「国民の生活の安定が損なわれた場合に，国民にすこやかで安心できる生活を保障することを目的として，公的責任で生活を支える給付を行なうものである」と定義されている．

② 社会保障の理念と目的

現代社会における人々の生活を，おもに社会経済的な観点から単純化させて考えてみると，私たちの生活は，①生産あるいは労働により得た収入を，②その家族が生計を立てるための消費に充当すること，で成り立っているとすることができる．そして，その生活が一定以上の水準になるように継続させるためには，家族ごとの生産と消費がバランスよく成り立っていなくてはならない．

しかしこのような生活を目指したとしても，現実には思いがけないさまざまなできごとによってこのバランスが崩れてしまうことがある．その結果がもたらす個人や家族の困窮の蓄積は，社会の不安定に直結していることは容易に想像できる．

社会保障の考え方は，このような予期しない窮乏のおそれから逃れたいという人々の深い欲求あるいは不安から生まれた．つまり，そのような境遇に陥った人々（家族）の救済

を社会秩序の問題として捉え，社会の仕組みのなかで対応しようとしたのが社会保障制度である．すなわち，社会保障とは，国民に妥当な生活水準を保障するための社会政策を実施することであるともいえる．

③ 社会保障の分野

社会秩序を乱すもの，すなわち社会保障が取り扱う社会問題は数多くあげられるが，ここでは社会保障で対応すべき不安要因を大きく二つに整理してみる．それは「所得不安」と「健康不安」[*4]である．裏を返せば，社会保障において取り扱う分野は「所得保障」と「医療保障」とすることができる．

さらに，何らかの援助があれば生活の自立が可能な人々のための福祉サービスを担う「社会福祉」をこれらに加えて，社会保障の3分野とすることもできる．

*4：社会保障審議会の勧告〈1950（昭和25）年〉では，これらを端的に「貧」と「病」と表現した．

④ 国家の保障義務と国民の権利および義務（あるいは財源）

社会保障でいう「社会」とは通常「国家」のことである．社会保障制度のもとでは，「社会」すなわち「国家」はその構成員である「国民」が前述のような境遇に陥った場合，その国民を救済する義務を負い，国民は救済や庇護を受ける権利を有することになる．

とはいえ，独自の「生産力（収入の道）」をもたない「国家」は，社会保障に充てる費用をその構成員たる「国民」に負担させざるをえないという立場にあるのも事実である．すなわち国民は，国家から社会保障を受ける権利を有する一方で，「租税」あるいは「保険料」等の社会保障の費用（財源）を負担する義務も同時に持ち合わせることになる．

⑤ 所得の再分配と費用負担

社会保障の一つである所得保障は，見方を変えれば所得の再配分ということができる．不平等な所得分配を是正するために，国は高所得者層に課税しそれを貧困者層に再配分することでこの仕組みを機能させればよい．これが最も単純な再配分の方法である．

しかし現代のような，所得の再配分だけでなく多様な社会保障政策を必要とする社会では，個人の所得税や法人の事業税など直接税中心の租税体系だけではその支出を賄いきれない．そこで，国民が広く税を負担する間接税形式の消費税も税制上重要な役割を果たさざるをえなくなった．わが国ではこれに加えて，多額の公債（国債）を発行して社会保障の財源を確保している．

⑥ 生活や社会的不利の均衡化

また，社会保障には，所得の均衡化以外に社会的不利の人々への保障による均衡化も含む．たとえば，健康な人と病気を抱えた人，勤労者と失業者，子どもが多い家庭と子どものいない家庭などである．また，ライフサイクル（児童期，青年期，壮年期，老年期）により，個人の所得水準は影響を受ける．このような世代間の所得水準の均衡化も必要となる．

そのほかにも，さまざまな理由で自ら就労できないこと（就学，子育て，病気，事故など）による所得低下に対する均衡化がある．

こうしてみてくると，社会保障は，単に所得不安，健康不安の解消のみならず，広く人々が安寧な生活を送るために必要な生活の均等化，平等化に役立つ制度であることが

理解できよう．

⑦ 現代社会保障制度持続上の問題点

このような考えのもとに進められてきたわが国の社会保障制度であるが，いくつかの問題点を抱えており，このままでは社会保障制度自体の継続が懸念されている．

問題点とは，本来の社会で困窮する人々を対象にするだけでなく，広く国民全体の生活保障も社会保障制度に組み込んできたことによる支出の増大，人口の高齢化が今なお進行中であることにより増加の一途をたどる対象者数，景気低迷の長期化による慢性的な歳入困難とそれを補う公債の発行，制度が巨大化・複雑化することによる運営する官僚機構の肥大化などである．

わが国の社会保障制度を将来にわたって持続可能なものにするためには，社会保障の質を担保しつつ，公共領域の肥大化を防ぎ縮小の方向性を探ることや，中央集権を廃して規制緩和による分権化を図ること，また，社会保障のうち，市場化，民営化が可能な分野がないかなどを模索する必要があるとされる．

⑧ 社会保障制度改革への新たな道のり

このような先進国に共通する問題点に加え，わが国独自の今日における問題点としては，非正規労働者の増大など雇用基盤の変化，家族形態や地域基盤の変化などがあげられ，これまでのような高齢世代中心の社会保障制度から，全世代対応型の社会保障制度に作り直す，いわば社会保障機能維持，強化が必要になっている．

また，財政面では，これまでのような大幅に公債（国債）に依存する体制からの脱却は，緊急の課題であるはずである．

そこで政府は，2012（平成24）年2月「社会保障・税一体改革大綱」を打ち出し，「全世代対応型」社会保障制度の構築を目指し，①未来への投資（子ども・子育て支援），②医療介護サービス保障の強化，社会保険制度のセーフティネット機能の強化，③貧困・格差対策の強化（重層セーフティネットの構築），④多様な働き方を支える社会保障制度（年金・医療），⑤全員参加型社会，ディーセントワークの実現，⑥社会保障制度の安定財源確保の6項目の方向性が謳われた．

これを受けて，その財源の一部は消費税増税に求められ，5％であった消費税が，2014（平成26）年4月から8％となり，2017（平成29）年4月からは10％とすることが決定している．

⑨ 社会保障制度改革の現在

このような流れのなかで，2012（平成24）年8月，社会保障制度改革推進法が制定された．この法律において，わが国の社会保障は，「自助を基本としつつ，自助の共同化としての共助（＝社会保険制度）が自助を支え，自助・共助で対応できない場合に公的扶助等の公助が補完する仕組み」が基本であることが改めて確認された．

この考え方によって設置された「社会保障制度改革国民会議」により，医療，年金，介護制度の改革および少子化対策の4分野が検討され，その報告に基づき，2013（平成25）年12月に「持続可能な社会保障制度の確立を図るための改革の推進に関する法律」が，

社会保障制度改革の全体像・進め方を明示するものとして成立した．今後は「社会保障制度改革推進本部（関係閣僚）」と「社会保障制度改革推進会議（有識者）」により，制度改革が進められる手はずである．

2―社会保障の歴史

① 社会保障制度の始まり

　社会保障，すなわちソーシャルセキュリティという言葉の用例が初めて認められたのは，1935（昭和10）年の米国社会保障法（social security act）である．時代は「大恐慌」とよばれ，ときの大統領ルーズベルトのもとでこの法律が制定された．いわゆるニューディール政策の一環であり，時代を反映して労働者や貧困者を対象にした，社会保険制度（年金保険，失業保険），公的扶助（高齢者，視覚障害者，要扶養児童），社会福祉サービス（母子保健，肢体不自由児，児童福祉）の3分野からなり，医療保険を含まなかった．

　米国の社会保障法は医療保険を含まなかったが，1938（昭和13）年にニュージーランドで制定された社会保障法は，所得保障，社会福祉に医療保障を加えた法律であり，むしろこのほうが，総合的という意味で世界初の社会保障法であるとのみかたもある．

　1942（昭和17）年になって，ILO（世界労働機関）の「社会保障の道」や英国のベバリッジ報告「社会保険および関連サービス」において社会保障の概念はほぼ確立しつつあったが，ここでも医療は傷病手当の支給にとどまっていた．

　社会保障が働く人々のものだけでなく国民全体の権利として位置づけられ，国民全体をカバーする包括的な社会保障制度が世界各国に広がるのは第二次世界大戦後になる．

② わが国の社会保障制度

　わが国において社会保障という言葉が公に使われた最初は，生存権を規定した日本国憲法〈1946（昭和21）年11月3日制定〉第25条，「すべて国民は，健康で文化的な最低限度の生活を営む権利を有する．国は，すべての生活部面について，社会福祉，社会保障及び公衆衛生の向上及び増進に努めなければならない」においてであり，国民の権利（基本的人権）として明確化された．条文中の，社会福祉，公衆衛生もそれぞれ使われた最初であり，当時のわが国においてこの分野の概念形成は必ずしも十分ではなかった．

　1950（昭和25）年10月になって，社会保障審議会の「社会保障制度に関する勧告」により，社会保障は「疾病，負傷，分娩，廃疾，死亡，老齢，失業，多子，その他困窮の原因に対し，保険的方法または直接公の負担において経済保障の道を講じ，生活困窮者に陥ったものに対しては，国家扶助によって最低限度の生活を保障するとともに，公衆衛生および社会福祉の向上を図り，もってすべての国民が文化的社会の成員たるに値する生活を営むことができるようにすることをいう」と定義された．

　これによって明確に，社会保障について，所得保障，医療保障，社会福祉の3分野に言及がなされ，さらに公衆衛生は社会保障の範疇に含むとされた．わが国の社会保障の基本は今日までこの考え方に沿って進められてきている．

　しかし，当時すでにわが国には，健康保険法〈1922（大正11）年〉，救護法〈1929（昭

和4）年〉，国民健康保険法〈1938（昭和13）年〉，労働者年金保険法〈1941（昭和16）年〉，厚生年金法〈1944（昭和19）年〉，生活保護法〈1946（昭和21）年〉，児童福祉法（同），身体障害者福祉法（同），社会福祉事業法（同）などの法律が個別に制定施行されていた関係もあって，社会保障制度を統合した，たとえば「社会保障法」のような形での法整備はなされなかった．

③ 社会保障に期待される機能

1952（昭和27）年にはILOにおいて「社会保障の最低基準に関する条約（第102号）」が採択された〈わが国は1976（昭和51）年批准〉．そこでは，社会保障を，1：医療（負傷，疾病，妊娠，分娩に対する現物給付），2：傷病（現金給付），3：失業，4：老齢，5：業務災害（現物および現金給付），6：家族（所定の子），7：母性（出産），8：廃疾，9：遺族の九つの分野に分けている．わが国の社会保障で取り扱う分野は，おおむねこの範囲である．

3─わが国の社会保障（現行）の仕組み

ここでは，現在のわが国の社会保障を社会保険，社会福祉，公的扶助，公衆衛生・医療の4分野に分けて考えてみる．

① 社会保険

わが国では1961（昭和36）年に国民皆保険，国民皆年金制度が整い，すべての国民が医療保険制度，年金保険制度でカバーされるようになった．しかしながら歴史的にみて，まず職域における制度ができ，その制度が一般被用者に広がり，さらに職域から漏れた一般住民を対象にするという順番で制度がつくられたため，制度が多岐に及び給付の内容や条件が少しずつ異なっている．

社会保険を，カバーする保険事故[*5]の種類により，医療保険，年金保険，雇用保険，労働災害保険，介護保険に分けることもできる．以下それぞれについて説明する（雇用保険と，労働者災害補償保険を除く）．

a. 医療保険

医療保険は，疾病，負傷，死亡，出産など短期的な社会損失について保険給付する制度である．わが国の医療保険制度は，①国民全員を保障している「国民皆保険」，②受診する医療機関を患者が自由に選択できる「フリーアクセス」，③被保険者は治療にかかった費用を給付されるのではなく，一部負担金を支払うのみで医療を受ける「現物給付」，④医療機関が実際に行った医療行為に対して診療報酬を得る「出来高払い」などが特徴である．また，⑤比較的低い医療費の負担で高度な医療が受けられること，⑥社会保険制度を基本にしつつ，保険制度を維持するため公費を投入していることなども特徴であり，財源上医療保険制度のみで独立している仕組みではない．

おもな医療保険制度としては，被用者とその被扶養者を対象とする健康保険《健康保険法〈1922（大正11）年〉》，自営業者などを対象とする国民健康保険〈国民健康保険法1958（昭和33）年〉，75歳以上を対象とする後期高齢者医療制度〈高齢者医療確保法（老

[*5：保険事故]
保険契約で，保険者がその事実の発生により保険金を支払わねばならないと約束した偶然な出来事，事件・事故など．具体的には病気，死傷，失業など．

人保健法を改正）2006（平成18）年〉，その他，船員保険《船員保険法〈1939（昭和14）年〉》，共済組合保険《私立学校教職員共済法〈1953（昭和28）年〉，国家公務員共済組合法〈1958（昭和33）年〉，地方公務員等共済組合法〈1962（昭和37）年〉》がある．

b. 年金

年金（保険）は，老齢，障害，死亡などの危機に際し，その後の本人や家族の生活を保障するために長期的に給付される金銭のことである．わが国では「国民皆年金」制のもと，20歳になると国民全員が国民年金の被保険者となる．

公的年金の特徴は，国民すべてが基礎年金給付を受けること，社会保険方式を取り，制度に加入して保険料を支払った者が給付を受ける権利をもつこと，世代間扶養方式であり現役世代が高齢世代を扶養していること，などである．

公的年金が支給されるのは，老齢年金，障害年金，遺族年金の3種類である．

被保険者は，20歳以上60歳未満の自営業者（第1号被保険者），厚生年金や共済組合の組合員（第2号被保険者），その被扶養配偶者（第3号被保険者）の3種類があり，それぞれの制度で保険料を負担する．

公的年金の支給形態はいわゆる3階建てになっている．1階部分は，基礎年金（国民年金）とよばれる部分で20歳以上の国民は全員加入しており，老齢，障害，死亡によって支給される．2階は，民間事業所の被用者が加入する厚生年金保険に，公務員等が加入する共済年金である．保険料は労使折半であり，基礎年金に加えられる報酬比例の年金となる．3階は，企業年金とよばれる厚生年金の上乗せ制度である．国民年金加入者の上乗せ制度は国民年金基金である．

根拠となるおもな法律は，厚生年金保険法〈1954（昭和29）年〉，国民年金法〈1959（昭和34）年〉である．

c. 介護保険[*6]

[*6]：p.42参照．

介護保険法〈1997（平成9）年制定，2000（平成12）年施行〉により実施されるようになった高齢者に対する保健，医療，福祉にわたる総合的な介護サービス提供の制度である．保険者は市町村であり，40歳以上の者を被保険者とする社会保険方式をとる．費用負担は，介護費用から利用者の負担（1割）を引いた給付分の半分を保険者から，残りの半分を公費で賄っている．

被保険者は，65歳以上を第1号被保険者とし，40歳以上65歳未満を第2号保険者としており，保険料は医療保険とともに一括して支払うことになっている．

これまでに2回の法改正があり，2005（平成17）年の改正においては，要支援者への予防給付の新設とともに，ケアマネジメントおよび，要介護，要支援のおそれの高い者へ地域支援事業を行う地域包括支援センターの設置，在宅者と施設入所者間の公平性の観点から，施設入所の居住費，食費の保険給付の対象外化などの施設給付の見直し，高齢者が住み慣れた地域で，地域の特性に応じた柔軟なサービス提供を受けられるための，地域密着型サービスの新設などが特徴であった．

2011（平成23）年の改正においては，地域密着型サービスに24時間対応の「定期巡

回・随時対応型訪問事業」および「複合型サービス」の追加，介護療養型医療施設の廃止期限を2018（平成30）年3月末まで猶予，市町村介護保険事業計画で日常生活支援医療との連携，高齢者の居住に関する施策との連携を定めるように努めること，介護福祉士の業務に医師の指示のもとでの喀痰吸引等を加えることなどが改正された．

② 社会福祉

　狭義の社会福祉とは，1950（昭和25）年の社会保障審議会の勧告によれば，「国家扶助の適用を受けている者，身体障害者，児童，その他援護育成を要する者が，自立してその能力を発揮できるよう，必要な生活指導，更生補導，その他の援護育成を行うこと」と規定され，社会保障の一分野と位置づけられている．

　いい換えれば，社会福祉とは社会的に保護を必要とする児童，老人，障害者に対して，人的サービスや施設収容による生活援助を行うものとなる．

　社会福祉施策は，対象者の属性ごとに制度化されてきた経緯があるので，その根拠法は対象者ごとに定められている．児童福祉法〈1947（昭和22）年〉，母子及び寡婦福祉法〈1965（昭和40）年〉，老人福祉法〈1963（昭和38）年〉，介護保険法〈1997（平成9）年〉，身体障害者福祉法〈1949（昭和24）年〉，障害者基本法〈1970（昭和45）年〉，知的障害者福祉法〈1960（昭和35）年〉がその例である．

　関連する法律として，社会福祉全体に共通する基本的事項や対象者を横断した施策を定めた，社会福祉法（旧社会福祉事業法）〈1951（昭和26）年〉，社会福祉の担い手を定めた，民生委員法〈1948年（昭和23）〉，社会福祉士および介護福祉士法〈1951（昭和26）年〉，精神保健福祉士法〈1997（平成9）年〉などがある．

　また，昭和30年代までに制定された，生活保護法，児童福祉法，身体障害者福祉法，知的障害者福祉法，老人福祉法，母子及び寡婦福祉法の法律を「福祉六法」[*7]とよび，社会福祉（事業）法と併せて社会福祉施策の基本法体系を形成していた．

*7：「福祉六法」に高齢者医療確保法と社会福祉法を加えて「福祉八法」という場合がある．

③ 公的扶助

　生活保護とは，利用しうる資産，稼働能力，他の制度による施策などを活用してもなお，日本国憲法第25条で保障される「健康で文化的な最低限度の生活」を維持できない者に対して，その困窮度に応じて保護を行い，最低限度の生活を保障するとともに，その自立を助長することを目的とする制度である．

　生活困窮に陥った国民の最後のよりどころとして重要な制度であり，根拠となる法律は生活保護法〈1950（昭和25）年〉である．内容は，生活扶助，教育扶助，住宅扶助，医療扶助，介護扶助，出産扶助，失業扶助，葬祭扶助となっている．一般勤労世帯の70％程度が支給額の目安である．生活保護の費用のうち医療扶助が約1/2，生活扶助が約1/3を占める．

　生活保護法では，保護の原則を次のように規定している．①申請保護の原則，②基準および程度の原則，③必要即応の原則，④世帯単位の原則である．

　生活保護の決定と実施の権限は，都道府県知事，市長，福祉事務所を設置する町村の長がもっている．多くの場合，福祉事務所が生活保護を担当する第一線の行政機関とな

っている.生活保護業務に携わるのは,社会福祉主事の資格をもった職員およびケースワーカーとよばれる人たちである.

景気動向の影響を受ける制度ゆえ,リーマンショック〈2008(平成20)年〉のあと,生活保護を受ける人数が急激に増加している現状がある.

④ 公衆衛生・医療

「疾病の自然史」を引くまでもなく,疾病は人々を死に至らしめる.本来,疾病や死亡は個人的な問題であるが,一家の働き手が病気に罹ったり亡くなったりするとその家族は収入の道が途絶える.また,子どもや老人は病気に罹りやすく,家族に病人を抱えることはその家族の大きな負担になる.国民の誰でもが,このような状況に陥る可能性があるため,社会保障制度上,疾病の治療とその予防(公衆衛生と医療)は所得保障とともに大きな部分を占める.

医療については,医療法〈1948(昭和23)年〉が医療提供に関する基本的な法律である.医療計画,医療施設,医療従事者の配置などについて規定されている.

疾病に罹ることを未然に防ぐことができれば,人々が病を得ることなく生活を送ることができるのもまた「疾病の自然史」が教えるところである.国民一人ひとりの疾病予防については,栄養改善法〈1952(昭和27)年〉を改正した健康増進法〈2008(平成20)年〉や健康日本21(第二次)運動〈2013(平成25)年〉による生活習慣病対策,高齢者医療確保法(旧老人保健法)〈1982(昭和57)年〉による高齢者に対する保健事業の推進などがこれまで進められてきたところである.

公衆衛生の方面では,1994(平成6)年に保健所法〈1937(昭和12)年〉を地域保健法へ改正して,保健所で実施されていた一部の保健サービスを市町村保健センターなど市町村に一本化することによりきめの細かな対応を目指すこととなった.

しかしながら,2000(平成12)年から施行された介護保険制度の浸透につれて,高齢者の医療,保健については介護(福祉)との関係の見直しが盛んであり,現在すでに将来に向けた改善や整備が重ねられている最中である.したがって,制度としての高齢者の社会保障施策の変化には常に注意を払い続ける必要がある.

❸ 高齢者のための社会保障制度

1―わが国の高齢者の保健・医療・福祉施策の動向

わが国の老人福祉対策は,1963(昭和38)年の老人福祉法の制定によって大きく進んだ.それまでは,年金制度による老齢年金給付と生活保護法による養老施設への収容保護などに過ぎなかったが,老人福祉法により,特別養護老人ホームの設置,家庭奉仕員派遣事業などが制度化された.現在は,2000(平成12)年の介護保険法の制定により,各自治体では両制度の整合を図りながら施策が進められている.

2―おもな高齢者福祉施策

① 基本的方向

現在のわが国の高齢者福祉の基本的方向をその住まいによって整理すると，高齢者が住み慣れた自宅で安心して暮らせるための訪問介護（ホームヘルプサービス）などの居宅サービス，自宅での生活が難しい高齢者には，住み替えが可能な場として，認知症高齢者グループホームや軽費老人ホーム（ケアハウス）の整備，居宅で常時介護を受けることが困難な高齢者のための特別養護老人ホームの整備などがあげられる．

② 居宅福祉サービス

a. 訪問介護（ホームヘルプサービス）

訪問介護員（ホームヘルパー）などが，要介護高齢者の自宅を訪問し，身体介護サービス（入浴，排泄，食事の介護）や，家事援助サービス（調理，洗濯，掃除）などに関する相談，助言，その他必要な日常生活の世話を行う．

b. 短期入所生活介護（ショートステイ）

老人短期入所施設，特別養護老人ホームなどに短期間入所し，その施設で入浴，排泄，食事の介護その他日常生活の世話および機能訓練を行う．

c. 通所介護（デイサービス）

老人デイサービスセンター等において，入浴，排泄，食事の介護，生活等に関する相談，助言，健康状態の確認，その他の必要な日常生活の世話および機能訓練を行う．

③ 長期居住のための老人福祉施設

老人福祉法に規定されている老人福祉施設のうち，長期居住を目的とする施設には，特別養護老人ホーム，養護老人ホーム，軽費老人ホームがある．老人福祉施設以外の対策としては，有料老人ホーム，グループホームがある．

a. 特別養護老人ホーム[*8]

特別養護老人ホームは，65歳以上の者であって，身体上または精神上著しい障害があるために，常時の介護を必要とする者であって，居宅において適切な介護を受けることが困難なものを入所させる施設である．

要介護高齢者の生活の場である一方で，寝たきり高齢者などの介護の専門機関としての知識・経験を生かして，通所介護，短期入所介護，訪問介護などの居宅福祉の拠点としての役割も果たしている．

b. 養護老人ホーム

養護老人ホームは，65歳以上の者であって，環境上，経済上の理由で，居宅において生活が困難なものを入所させる施設である．設置主体は，地方公共団体または社会福祉法人であり，施設への入所は，市町村の措置決定による．

c. 軽費老人ホーム（ケアハウス）

軽費老人ホームは，無料または低額の料金で，身体機能の低下などにより自立した日常生活を営むことに不安があり，家族の援助を受けることが困難な60歳以上の者（夫婦の

*8：介護保険法による施設介護サービスにおいては，介護老人福祉施設として扱われている（p.43参照）．

場合はどちらかが）を入所させる施設である．サービス内容は，食事の提供，入浴の準備，相談援助，社会生活上の便宜供与などである．従来軽費老人ホームには，A型，B型の2種類があったが，今後はケアハウスに一元化されることになっている．設置・運営は都道府県知事の認可を受けた法人も可能であり，株式会社などの民間企業も参入できる．

d．有料老人ホーム

有料老人ホームは，老人を入居させ，入浴，排泄，食事の介護，食事の提供，その他の日常生活に必要な便宜を供与する事業を行う施設である．設置主体に法律上の制限はない．入居に際し多額の支払いが発生することが多く，老人福祉法に，契約解除，死亡による返還についての規定がある．

e．グループホーム

グループホーム（認知症対応型老人共同生活援助事業）は，要介護者であって認知症であるもののうち，少人数による共同生活を営むことに支障がない者を対象に，共同生活のための住居において，家庭的な環境で地域住民との交流のもとに，入浴，排泄，食事などの介護その他日常生活上の世話や機能訓練が受けられることを目的とする施設である．

定員は5人以上9人までで，居室のほかに居間，食堂，台所などを備える必要がある．

f．高齢者の住まい対策

高齢者ができるだけ自宅で暮らし続けられるようにするための施策もとられている．介護保険制度のなかの住宅改修だけでなく，高齢者住まい法〈高齢者の居住の安定確保に関する法律（2001（平成13）年）〉が改正され，サービスつき高齢者向け住宅制度が発足した．

④ 認知症支援対策

高齢者人口の増加とともに，認知症高齢者の増加が確実視されている．

⑤ 成年後見制度

認知症高齢者，知的障害者，精神障害者などのうち判断能力が十分でない者を法的に支援し，その権利を守るための仕組みを成年後見制度という．1999（平成11）年に民法の禁治産者，準禁治産者にかかわる規定の見直しにより，2000（平成12）年から施行されている．

法定後見は，本人，配偶者，四親等以内の親族の申し立てにより，家庭裁判所の審判によって選ばれた後見人等（後見人，保佐人，補助人）が，被後見人（本人）の代わりに法的権限を行使するものである．

なお，最近公職選挙法が改正〈2013（平成25）年〉され，成年被後見人，選挙権・被選挙権が回復されることになった．

⑥ 高齢者虐待防止の推進

高齢者虐待防止法（高齢者虐待の防止，高齢者の擁護者に対する支援等に関する法律）が2005（平成17）年に成立し翌年から施行された．

同法によれば，養護者による虐待には，身体的虐待，介護・世話の放棄・放任，心理的虐待，性的虐待，経済的虐待に分類されている．擁護者や養護施設従事者などによる

高齢者虐待を発見した人は（誰でも）すみやかに市町村に通報する義務があり，通報を受けた市町村は，施設収容など適切な措置を講じなければならないとされている．

3―高齢者の健康診査

① 老人福祉法による健康診査

わが国の高齢者の健康診査は，老人福祉法〈1963（昭和38）年〉に基づいて，市町村が65歳以上の者に対し，疾病の予防や早期発見・早期治療を目的として開始された．この診査は，一般診査と精密診査から成り，一般診査において疾病や傷害の疑いのある場合，精密診査を行うこととされた．当時は，高血圧性疾患，心疾患が要療養者として高い割合を示していた．また，寝たきり老人については，1969（昭和44）年から居宅において訪問健康診査が実施されるようになった．歯科に関する診査項目はなかった．

② 老人保健法による健康診査

1972（昭和47）年に制定された老人保健法で定められた，医療等以外の保健事業では，市町村において，健康手帳の交付，健康教育，健康相談，機能訓練，訪問指導などとともに健康診査が1973（昭和48）年から実施されるようになった．この健康診査の対象者は，40歳以上の者（職域において実施する者を除く）である．

歯科については，第二次計画〈1987（昭和62）年から〉に健康教育，健康相談に歯の項目が入ったのみで健康診査に「歯」はあげられなかった．さらに，第三次計画〈1992（平成4）年から〉においては，歯の健康教育と歯の健康相談が重点項目になったものの，依然，歯科の健康診査は項目に盛られなかった．そこで歯科保健関係者が相談を巡らし，同年から歯周疾患予防のためのモデル事業を実施することとなった．その成果をもって1995（平成7）年度から，総合健康診査のなかに骨粗鬆症検診などとともに歯周疾患検診が対象として加わった．これらの項目は，40歳と50歳を対象としたので「節目健診」などとよばれた．

③ 高齢者医療確保法制定以後の健康診査

2005（平成17）年の介護保険法の改正，2006（平成18）年の医療制度改革に伴う老人保健法の高齢者医療確保法への改正に伴い，高齢者の健康診査においても2008（平成20）年から以下のような大幅な制度の変更があった．

老人保健法の老人保健事業として実施してきた，40歳から74歳までの基本健康診査については高齢者医療確保法に基づき，生活習慣病の予防・早期発見を目的とする特定健康診査に移行することになった（労働安全衛生法に規定された事業主による一般健康診断などはその健診が優先される）．特定健康診査の結果，生活習慣病の発症リスクが高く，生活習慣の改善による予防効果が期待できる者に対し，特定保健指導が実施される．この指導には，リスクの程度に応じて，動機づけ支援と積極支援がある．これらは各医療保険法に定められた保険者に実施が義務づけられた．

75歳以上については，後期高齢者医療広域連合に努力義務として課せられている保健事業の一環として健康診査を実施することとなった．

これまで老人保健事業で実施していた歯周疾患検診，骨粗鬆症検診，肝炎ウイルス検診等は，健康増進法に基づく事業として引き続き市町村において実施されることになった．1998（平成10）年に一般財源化されたがん検診は，健康増進法に基づく市町村の事業として位置づけられた．

④ 介護予防関連の健康診査

老人保健法の第四次計画の保健事業においては，健康度評価項目が追加され，生活習慣病予防と介護予防に関する質問票がつけ加えられた．2005（平成17）年に介護保険法が改正されて地域支援事業が始まることとなり，翌年の一連の老人医療制度改革のなかで，老人保健法の基本健康診査として実施されていた生活機能評価は，2008（平成20）年からは介護保険法による地域支援事業における介護予防事業に位置づけられることになった．このときから用いられている質問票は基本チェックリストとよばれる．

4 ― 高齢者の医療保険

① 医療保険制度の始まり

わが国の医療保険制度は，労働者を対象にした健康保険法が1922（大正11）年に制定され，1927（昭和2）年から給付が開始されたときに始まる．国民健康保険法は1938（昭和13）年に制定され，任意加入ではあったが高齢者も含めた一般国民も医療保険制度の恩恵が受けられるようになった．しかし，この制度の整備はわが国が第二次世界大戦後の独立，安定を取り戻すまで待たねばならなかった．

② 国民皆保険実施まで

戦後の日本国憲法の制定〈1946（昭和21）年〉，社会保障制度審議会の設置と勧告〈1950（昭和25）年〉，七人委員会の設置と報告〈1953（昭和28）年〉などおおむね1955（昭和30）年ごろまでの国民皆保険体制の整備の機運を受けて，1956（昭和31）年11月に社会保障審議会は「医療保障制度に関する勧告」において国民皆保険の実現を求めた．これにより，国は1957（昭和32）年からの4年間に国民健康保険の全国普及を図ることとし，新国民健康保険法が制定された．その結果，1961（昭和36）年4月から全国すべての市町村で施行されることになり，国民皆保険が達成された（同時に国民皆年金も達成されている）．

給付割合は，被用者本人は10割給付，被用者家族と国民健康保険は当初5割給付であったが，後に7割給付になった．

③「老人医療費無料化」

高度経済成長時代を経て，高齢者の自己負担分を公費で負担する自治体が現れるようになり，1969（昭和44）年に東京都が実施するころまでには全国レベルの広がりをみせるようになっていた．そこで国は老人福祉法の改正により，1973（昭和48）年1月から老人医療費支給制度，いわゆる「老人医療費無料化（自己負担分の公費負担）」を実施に移すことになった．これにより，たてまえ上70歳以上の高齢者については医療制度間の格差がなくなったが，一方で高齢者の受診率が急速に高まり，このあとの老人医療費高騰を招

くことになる．

　ちょうどこの制度を開始した同年10月に第一次石油危機（オイルショック）に見舞われることになり，政府は財政困難に直面することになるが，高齢者の受診行動はさらに促進するのであった．

④ 老人保健法の制定

　高齢者の受診促進は本来好ましい一面もあるが，結果として生じた老人医療費の急増は医療保険制度間の老人医療費負担の不均衡を招くこととなった．すなわち，国民健康保険の財源圧迫である．それ以外にも，安易な受診，過剰な検査や投薬，長期入院など，老人医療費無料化がもたらしたこれらの問題が徐々に批判を集めることとなった．

　1982（昭和57）年，国の「増税なき財政再建」の流れのなかで社会保障各分野の先頭を切って医療保険制度に手がつけられることとなり，老人保健法が制定され，翌1983（昭和58）年2月から施行された．この制度は，疾病の予防，治療，機能訓練など，医療を取り巻く総合的な保健事業を実施するとともに，老人医療費を国民が公平に負担するため，公費と各医療保険制度の保険者からの拠出金による方式とし，患者本人は定額一部負担金も支払うこととなった．

　しかし，この法律施行後も老人医療費の増加は止まらず，度重なる関係法律の改正を重ねなければならなかった．たとえば，1984（昭和59）年に創設された退職者医療制度や，一部負担金の見直し（2割とされたが1割で凍結中），対象年齢の改正（70歳から75歳へ）などがそれにあたる．

　2000（平成12）年から始まった介護保険制度も，医療のうち看護や介護という「療養」の部分を老人保健法（医療部分）の対象外にして，老人医療費を抑制しようとした側面もあることを忘れてはならない．

⑤ 後期高齢者医療制度

　1983（昭和58）年に施行された老人保健法が2008（平成20）年に高齢者医療確保法（高齢者の医療の確保に関する法）に改正された．75歳以上の者（後期高齢者）を対象とした後期高齢者医療制度の創設，65歳以上75歳未満の者（前期高齢者）を対象とした医療費に関する財政調整制度の創設がおもな制度変更である．

a．運営の仕組み

　新しい制度は長寿医療制度ともいい，運営主体が市町村から各都道府県の後期高齢者医療広域連合にかわった．財源負担は，後期高齢者の保険料が1割，現役世代からの支援金が4割，公費負担部分が5割とされ，保険料が被保険者個人からも徴集されることになり，被用者保険の被扶養者だった者も保険料を払うようになった．保険料の支払いは，年金から天引きまたは口座振替のどちらかを選択できる．受診したときの自己負担は原則1割負担（現役なみ所得者は3割）である．

b．後期高齢者（老人）医療費の動向

　後期高齢者医療の対象者（被保険者）は，2012（平成24）年において約1,500万人であり，後期高齢者（老人）医療費は，14.2兆円とされ，1人あたりに換算すると約95万円と

なる.

後期高齢者以外と比較して，1人当たりの診療費で4.6倍となっている．これは入院の受診率が6.6倍になっていることが大きく影響しているとされる.

⑥ 今後の高齢者医療制度

高齢者医療確保法が施行されてまもなく，本制度に対する批判が相次ぎ，ときの政府は後期高齢者医療制度を廃止して新しい制度を発足させるとしていたが，その後の社会保障制度改革の大きな流れのなかでさらに検討が続いているのが現状である．したがって，本制度の骨組みは変わることなく現在も運用されている.

5—介護保険

1989（平成元）年には，消費税導入の一方で「高齢者保健福祉推進十ヵ年戦略（ゴールドプラン）」が策定され，高齢者介護の基盤整備が進められることになった．また，1995（平成7）年には，高齢社会対策基本法が制定され，政府は高齢社会対策大綱を策定するようになった.

*9：p.34参照.

その後，介護保険法により，新たな社会保険制度が発足した[*9]．その特徴は，措置から契約へ，介護計画（ケアプラン）に基づく介護，介護支援専門員（ケアマネジャー）の新設，民間事業者の参入など，それまでの制度を大幅に変更した.

① 介護保険制度創設の背景

介護保険制度創設の背景には，人口の高齢化の進行に伴う要介護高齢者の増大（介護リスクの一般化），家族の介護機能基盤の弱体化および家族の介護負担の増大（老老介護，遠距離介護），従来の老人福祉制度（措置制度）と老人医療制度の問題点，介護費用の増大に対応した新しい財源確保の必要性（保険料による）などがあげられる.

② 介護保険制度の特徴

わが国の介護保険制度の特徴は，介護に対する社会的支援（介護の社会化），要介護者の自立支援，利用者本位のサービスの総合化〈介護支援サービス（ケアマネジメント）の手法〉，社会保険方式の導入（利用契約制）などである.

③ 介護保険制度の概要

a. 保険者と被保険者

介護保険制度の保険者は市町村（特別区を含む）とし，被保険者は40歳以上で，65歳以上を第1号被保険者とし，40歳以上65歳未満の医療保険加入者を第2号被保険者とする．実際の介護保険受給権者は，第1号被保険者では，要介護状態あるいは要支援状態と認定された場合，第2号被保険者では，「がん」「脳血管疾患」「初老期における認知症」など法で定めた老化に起因する特定疾病による要支援，要介護状態と認定された場合となる.

b. 要介護認定

要介護状態の有無とその程度について，市町村に設置される介護認定審査会において認定が行われる．介護認定審査会では，本人の心身の状況調査に基づくコンピュータ判

定(一次判定)と主治医の意見書,訪問調査の特記事項などを併せて最終判定(二次判定)が行われる.一次判定では,必要な介護の種類と,介護サービスを時間に換算した要介護認定等基準時間により要支援1,2の2段階,要介護1〜5の5段階の区分がなされる(介護認定の有効期間は新規6か月,更新12か月が原則であるが,短縮,延長,区分の変更は可能である).

必要な介護内容としては,①直接生活介助(入浴,排泄,食事などの介護),②間接生活介助(洗濯,掃除などの家事援助など),③BPSD関連行為(徘徊探索,不潔行為の後始末など),④機能訓練関連行為(歩行訓練,日常生活訓練など),⑤医療関連行為(輸液管理,褥瘡処置など診療の補助)に分けられる.

c. 介護サービス計画(ケアプラン)

認定後,本人や家族の状況,生活環境,希望に応じて,介護支援専門員(ケアマネジャー)に介護サービス事業者などとの連絡調整といった居宅介護支援を依頼して介護サービス計画(ケアプラン)を作成する.居宅サービスを受ける場合は,居宅(介護)サービス計画という.施設入所の場合は,施設の介護支援専門員により,施設(介護)サービス計画が作成される.

d. 介護給付

居宅サービスは,訪問サービス(訪問介護,訪問看護など),通所サービス(通所介護,通所リハビリテーション),短期入所サービス,福祉用具貸与,有料老人ホーム,軽費老人ホームにおける介護などである.

施設サービスの対象となる施設は,介護老人福祉施設(特別養護老人ホーム),介護老人保健施設,介護療養型医療施設の3種類がある.

地域密着型サービスは,居宅の要介護者に対して,住み慣れた生活圏域のなかで,定期巡回・随時対応型,小規模多機能型,夜間対応型,認知症対応型などの形態をとり,訪問,通所,短期入所などを組み合わせてきめ細かな対応による介護サービスを提供するものである.このサービスは市町村に指定権限があるので原則として自分が住んでいる市町村の被保険者が対象である.

e. 予防給付

介護保険の基本理念の一つである自立支援の観点から,要支援1,2の該当者を対象に要介護者に対する介護サービスのうち,施設サービスを除いて,居宅サービスの全部と,地域密着型サービスの一部を予防給付サービスとして位置づけた(サービスの範囲は介護給付と重なるが,実際に受けるサービスの種類は支給限度額の制約を受けるので,おのずと少なくなる).

マネジメント体制については,要支援・要介護状態になる前からの一貫性・連続性が必要であるとされ,社会福祉士,保健師,主任介護保険支援専門員(主任ケアマネジャー)が配置される地域包括支援センターで行われる.

f. 地域支援事業

地域支援事業は要支援・要介護になる前からの介護予防を推進するとともに,地域に

おける包括的，継続的なマネジメント機能を強化するために，2005（平成17）年から市町村において進められることになった．地域支援事業には，必須事業（介護予防事業または介護予防・日常生活支援総合事業のいずれか，包括的支援事業）および任意事業がある．

1) 介護予防事業

　介護予防事業には，すべての第1号被保険者やその支援者を対象とする一次予防事業と，把握事業で決定された虚弱高齢者を対象とする二次予防事業とがある．

　二次予防事業対象者（虚弱高齢者）は，基本チェックリストによって選ばれるほかに，要介護認定を受けていた者が非該当になった場合も含まれる．二次予防事業には，通所型介護予防事業（運動器の機能向上，栄養改善，口腔機能の向上等に効果のあるプログラム）と，訪問型介護予防事業（閉じこもり，認知症，うつ等のおそれのある対象者に必要な相談・指導の実施）がある．

2) 介護予防・日常生活支援総合事業

　介護予防・日常生活支援総合事業とは，要支援者と二次予防対象者に対して，介護予防や配食，見守りなどの生活支援サービス，権利擁護，社会参加などの多様なサービスを市町村の判断で総合的に提供するものである．

3) 包括的支援事業

　包括的支援事業とは，介護予防マネジメント（アセスメント，目標設定，評価），総合相談支援業務（地域高齢者の実態把握，介護以外の生活支援サービスとの調整），権利擁護業務（虐待防止，権利擁護のための支援），包括的・継続的ケアマネジメント支援業務（支援困難事例に関する介護支援専門員への助言，地域の介護支援専門員のネットワーク作り）などである．

4) 任意事業

　市町村が地域の実情に合わせて追加的に行う事業である．

g. 地域包括支援センター

　地域包括支援センターは，介護保険法に基づき，公正・中立な立場から地域に共通な総合的，重層的なサービスネットワークを構築し，包括的支援事業（①総合相談支援，②権利擁護，③包括的・継続的ケアマネジメント支援，④介護予防マネジメント）を行う地域における中核機関である．

　市町村または社会福祉法人などが設置・運営する．保健師，主任介護支援専門員，社会福祉士が配置される．設置・運営については，地域包括支援センター運営協議会が関与し，2011（平成23）年からは，ケアマネジメントにおける多職種連携の観点から，地域ケア会議の推進にも取り組むことになった．

h. 費用負担の仕組み

　介護給付費用は，サービス利用時の利用者負担を除く50％が公費（国，都道府県，市町村）で賄われる．残りの50％は第1号被保険者と第2号被保険者の保険料で賄われる．第1号被保険者には，市町村ごとに定額保険料（基準額）が設定される．個別の保険料の算定は所得段階別に6段階の設定となっている．第2号被保険者は，医療保険に上乗

せして納付し，各医療保険者が介護納付金としていったん社会保険診療報酬支払基金に納付したあと，市町村に配分される．

i. 介護相談員

　介護相談員とは，地域の民生委員やリーダー的な高齢者が，介護サービス利用者のための相談などに応じるボランティアのことである．

④ 新しい枠組みとしての地域包括ケアシステム

　2000（平成12）年から実施してきた介護保険制度は，実施10年余りを経て，新しい構想のもとで地域における介護の枠組みが検討され，一部は2011（平成23）年の介護保険法改正に取り入れられて実行に移されている．

　その一つが，「地域包括ケアシステム」の推進である．地域包括ケアは，高齢者が住み慣れた地域で安心して暮らし続けるために，高齢者の日常生活圏域（30分で駆けつけられる圏域．中学校区を想定）において，医療，介護，予防，住まい，見守り・配食・買い物など生活支援の五つの視点での取り組みを包括的（ニーズに合わせたサービスの組み合わせ），継続的（入院，退院，在宅復帰を通じてサービスに切れ目がないこと）に行うことを目標としている．

6 社会福祉従事者

① 社会福祉士

　登録を受け，社会福祉士の名称を用いて，専門的知識および技術をもって，身体上もしくは精神上の障害のあることまたは，環境上の理由により日常生活を営むのに支障がある者の福祉に関する相談に応じ，助言，指導，福祉サービスを提供するものまたは，医師その他の保健医療サービスを提供するものその他の関係者との連絡および調整その他の援助を行うことを業とする者をいう．

② 介護福祉士

　登録を受け，介護福祉士の名称を用いて，専門的知識および技術をもって，身体上または精神上の障害のあることにより日常生活を営むのに支障がある者につき心身の状況に応じた介護（喀痰の吸引その他のその者が日常生活を営むのに必要な行為であって，医師の指示の下に行われるものを含む）を行い，ならびにその者およびその介護者に対して介護に関する指導を行うことを業とする者をいう．

③ 精神保健福祉士

　精神保健福祉士の名称を用い，専門的知識と技術を用いて，医療機関や社会復帰施設を利用している精神障害者の社会復帰に関する相談に応じ，助言，指導，日常生活への適応のための必要な訓練その他の援助を行うことを業とする者をいう．

④ 介護支援専門員（ケアマネジャー）

　介護支援専門員とは，要介護者等が自立した日常生活を営むのに必要な援助に関する専門的知識や技術を有するものとして，介護支援専門員証の交付を受けた者をいい，要介護者等からの相談に応じた適切なサービスが利用できるよう，居宅サービス事業者等と

の連絡調整などを行っている者をいう．有効期限は5年とされ，更新の際には研修を受けなければならない．

⑤ 訪問介護員（ホームヘルパー）

　介護保険法による訪問介護（介護予防訪問介護）は介護福祉士とその他政令で定める者が行うとされている．介護保険制度が始まって以来，ホームヘルパー研修（1級，2級，3級）が行われてきたが，2013（平成25）年から，介護職員になるには，まず，介護職員初任者研修（従前のホームヘルパー2級研修相当）を修了することとなった．また，ホームヘルパー1級および介護職員基礎研修は実務者研修となり1本化された．この背景として，将来的には，介護（職）員は介護福祉士を基本とする考え方が働いている．

⑥ 社会福祉主事

　社会福祉主事は福祉事務所の現業員の任用資格であり，社会福祉施設職員の資格に準用されている．

⑦ 民生委員

　民生委員は，民生委員法に基づく地域の福祉増進を目的とした市町村の地区に置かれた民間奉仕者である（児童福祉法の児童委員も兼ねる）．担当地区の住民福祉の観点から，訪問，調査，相談，助言を行い，行政制度との連絡調整など地区において重要な役割を果たしている．

7─社会福祉の民間活動主体

① 社会福祉協議会

　地域福祉協議会は，地域福祉を推進するために，社会福祉を目的とする事業を経営するもの，社会福祉に関する活動を行う者などの協力を得て，地域の実情に応じた住民の福祉の増進を図ることを目的とする民間組織である．

　全国の市町村，都道府県，国に組織されており，具体的な活動内容は，地域によって多岐にわたっている．

② 社会福祉法人

　社会福祉法人とは，社会福祉事業を行うことを目的として，社会福祉法の規定に基づき，所轄官庁の認可を受けて設立される法人である．行う事業は，①社会福祉事業，②公益事業，③収益事業に区別される．

③ 介護サービス事業者

　介護サービスを担う事業者のことである．

（那須郁夫）

文　献（I編1章）
1．社会環境
1─人口統計学的解説
1）総務省統計局：人口推計の結果の概要（平成27年1月報）http://www.stat.go.jp/data/jinsui/2.htm#monthly，2015.1.20

2) 厚生労働省：介護保険事業報告（年報）http://www.mhlw.go.jp/topics/kaigo/toukei/joukyou.html：2015.2.4
3) 総務省統計局：人口推計（階層別人口の推移）http://www.stat.go.jp/data/jinsui/2.htm：2012.1
4) 国立社会保障・人口問題研究所：日本の総人口の見通し http://www.ipss.go.jp/syoushika/tohkei/seisaku/html/111a1.htm：2005.4
5) 総務省統計局：わが国の人口ピラミッド http://www.stat.go.jp/data/nihon/g0402.htm：2015.1.20
6) 国立社会保障・人口問題研究所：日本の将来人口推計 http://www.ipss.go.jp/syoushika/tohkei/newest04/gh2401.pdf：2012.4
7) 国立社会保障・人口問題研究所：人口統計資料集 2013 http://www.ipss.go.jp/syoushika/tohkei/Popular/Popular2013.asp?chap＝0：2013.4

2―死亡原因の推移
【参考資料】
* 厚生労働省，平成 23 年人口動態統計月報年計（概数）の概況 http://www.mhlw.go.jp/toukei/saikin/hw/jinkou/suii09/deth8.html：2015.2.18
* 厚生労働省，自殺死亡の概況，人口動態統計特殊報告，2005．
* WHO（世界保健機関）（2014）Prevenrive suicide

3―健康の概念（健康寿命）
1) 世界保健機関憲章（1948 年）．
2) 世界保健機関憲章（1999 年）．
3) 厚生科学審議会地域保健健康増進栄養部会・次期国民健康づくり運動プラン策定専門委員会
4) http:// 健康寿命 .net/health/japan/
5) 内閣府「高齢者の生活と意識に関する国際比較調査」．
6) 内閣府平成 25 年版高齢者白書（全体版）．
7) 総務省統計局平成 23 年社会生活基本調査．

4―ノーマライゼーション（normalization）
1) 森戸光彦 編集主幹：歯科衛生士講座 高齢者歯科学，第 2 版，永末書店，京都，2014．
2) 野口典子 編：デンマークの選択・日本への視座，中央法規出版，東京，2013．
3) 鎌田 実 監修：東大がつくった 確かな未来視点を持つための高齢社会の教科書，ベネッセコーポレーション，東京，2013．
4) 野村武夫：ノーマライゼーションが生まれた国・デンマーク，ミネルヴァ書房，2004．
5) ジョーラン・グラニンガー：スウェーデン・ノーマライゼーションへの道―知的障害者福祉とカール・グリュネバルド，現代書房，東京，2007．
6) （公財）日本障害者リハビリテーション協会監修：障害保健福祉研究情報システム（DINF；Disability INFormation resources）http://www.dinf.ne.jp/index.html
7) 西村健一郎，品田充儀 編著：よくわかる社会福祉と法（やわらかアカデミズム・わかるシリーズ），ミネルヴァ書房，東京，2009．
8) 東京都社会福祉協議会 編：障害者総合支援法とは…〔改訂版〕，東京都社会福祉協議会，東京，2014．
9) 山根源之 編：歯科関係者に必要な介護の知識 訪問診療をすすめるために，口腔保健協会，東京，2006．

5―「寝たきり老人」，6―QOL（quality of life）
1) 国際連合広報センター：高齢化に関する国際行動計画および高齢者のための国連原則．1-56, 1999．
2) 社団法人日本老年医学会：高齢者ケアの意思決定プロセスに関するガイドライン 人工的水分・栄養補給の導入を中心として．1-24, 2012．
3) 星 旦二，高城智圭，井上直子，他：都市在宅高齢者における社会経済的要因と健康三要因との因果構造．日健教誌，20(3)：159-170, 2012．
4) 加藤順吉郎：福祉施設および老人病院等における住民利用者（入所者・入院患者）の意識実態調査分析結果．愛知医報，1434：2-14, 1998．

I 老年歯科医学（高齢者歯科医学）の基本的事項

2 加齢の科学

1 老化とは（生物学的加齢変化）

1―老化の定義

　老化（senescence）とは，成熟期以降，加齢とともに各臓器の機能あるいはそれらを統合する機能が低下し，個体の恒常性を維持することが不可能となり，ついには死に至る過程をさす．一方，加齢（aging）とは生後から時間経過とともに個体に起こる，よいことも悪いことも含めたすべての過程をさす．つまり，小児期の加齢は成長・発達とよばれ，個体の成熟に必須なものであり，老化は成熟期以降の生存に不利となる過程や現象をさす点で，老化と加齢は異なる概念である．成人以降でも，教養や社会的地位の獲得から退職後に身に付けた技能や趣味に至るまで，成長とよぶべき過程は多く認められるように，年齢だけで老化を定義してはならない．

　老化の特徴として，普遍性（universality），進行性（progressiveness），有害性（deleteriousness），内在性（intrinsicality）が挙げられる．すなわち，老化は誰にも例外なく，しかも進行性に起こり，個体の生存に対して有害に働くものであるが，その原因は生体におのずから存在するということを意味している．

2―生理的老化と病的老化

　老化は有害なものであるが不可避であり，生理的なものとして受け入れるべき状態（生理的老化，physiological aging）と治療の対象と考えるべき状態（病的老化，pathological aging）に大別される．それぞれの特徴を表1に示す．

　加齢に伴う骨量（骨密度）の変化を例にとると（図1），一般に骨量は男女とも成熟期まで増加し，20～30歳代で最大（peak bone mass）に達するが，その後は加齢とともに低

表1　生理的老化と病的老化の特徴

	生理的老化	病的老化
発生頻度	すべての人に	一部（患者）のみ
発生時期	20～30歳から	発症とともに
進行様式	不可逆的，不可避的	治療により可逆的
進行速度	緩やか	速い
臨床的分類	健常者（健常高齢者）	患者
対応	予防的対処（生活習慣改善など）	疾患の治療

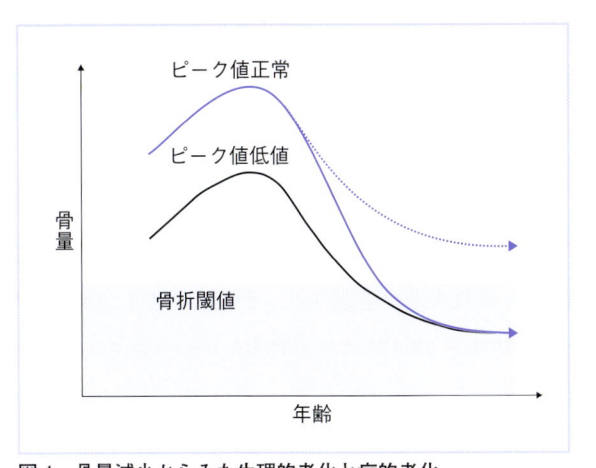

図1 骨量減少からみた生理的老化と病的老化
ピーク値が正常な場合，骨量減少速度が小さければ骨折閾値まで低下しない（生理的老化）．一方，ピーク値が正常でも骨量減少速度が大きい場合，もしくは骨量減少速度が小さくてもピーク値が低い場合には骨折閾値まで低下してしまう（病的老化）．

下し，骨折閾値まで減少すると病的老化である骨粗鬆症に該当する．骨量の低下速度は閉経や遺伝的要因，環境要因により，個人差が大きい．また，思春期のエストロゲン作用不全や栄養・運動不足により最大骨量が平均を下まわる場合，加齢に伴う骨量減少は大きくなくても，容易に骨粗鬆症という病的な状態に陥る．

このように，生理的老化と病的老化は異なるが，その境界は曖昧で，どちらともいえない病態が存在することも事実である．そこで，臨床的には，顕著な臨床症状を呈さない場合を生理的老化，病的な臨床症状を呈するものを病的老化とするのが現実的な対応である．

3—老化学説

老化が起こる機序として，古くからいくつもの学説が提唱されている．その考え方は大きく内因説と外因説に分けられる．内因説は，プログラム説や代謝調節説に代表されるように，遺伝子や細胞の性質として環境によらず起こるとするものである．外因説は，フリーラジカルなど外部環境によって遺伝子異常や細胞異常が引き起こされるとする考えである．正常細胞には生体の老化度に応じた分裂寿命があるとするHayflick限界[1]および分裂寿命を規定するテロメアという染色体構造は内因説を支持するが，生活習慣や環境因子により老化が影響を受けることも確かである．以下に代表的なものをまとめる．

(1) プログラム説

寿命および老化は遺伝子により制御されているという学説．早老症を呈するWerner症候群の原因遺伝子同定，Sir2（silent information regulator 2）とよばれる老化制御遺伝子の発見など，最近の研究はこの説を支持するものが多い．

(2) フリーラジカル説（酸化ストレス説）

フリーラジカルによる非特異的な酸化反応が細胞機能を低下させ，老化を誘導するという説．さまざまな疾患とフリーラジカルとの関連，長寿命変異体が酸化ストレス耐性を示すことなどにより支持される．

(3) 突然変異説／エラー破綻説

DNAに突然変異が起こり，あるいはさらに変異が蓄積することでその転写・翻訳系に異常をきたし，細胞機能障害，老化へつながるという説．発がんとの関係については重要

性が証明されている．

(4) タンパク架橋説／異常タンパク蓄積説

おもにコラーゲンの異常架橋によって作られた高分子は分解されにくく，細胞障害を起こし老化につながるという説．神経変性疾患での凝集タンパク蓄積などがその例である．

(5) 免疫異常説

免疫担当細胞，特に調節系細胞の機能低下により，外敵への防御反応は低下する一方で自己免疫系は亢進し，慢性炎症が惹起され，その結果老化が誘導されるという説．inflammaging（inflammation ＋ aging）という言葉も用いられる．

(6) 代謝調節説

加齢とともに細胞の代謝回転が遅くなり，ミトコンドリアなどに異常タンパクが蓄積して老化を誘導するという考えと，逆に代謝回転が速いと細胞の分裂回転も速くなり分裂寿命の到来が早くなるという考えがある．

これらの学説は，それぞれが老化の一面をよく表しているが，老化の特徴をすべて説明しうるものではない．近年の基礎老化学の進歩により，いくつもの遺伝子が少なくとも下等動物の寿命や老化の制御に重要な役割を果たすことは解明されており，今後の研究の進展により老化学説の整理とヒトの老化への応用が期待される．

4―老化制御

老化の進行を人為的に遅らせ，「不老長寿」を達成することは太古からの人類の夢である．近代科学でもさかんに研究されてきたが，現在では，カロリー制限と運動が最も効果が期待される手法として有効性の検証と作用機序の検討が行われている．

カロリー制限は老化制御効果が証明されている唯一の方法である．摂取カロリーを70〜80％程度に制限して老化を遅延する実験が数多く行われ，酵母，線虫からマウス，ラットまで幅広い動物種で1.5倍程度の寿命延長効果が報告されている．アカゲザルの実験でも老年疾患の減少と寿命の延長が報告されたが（**図2**）[2]，その後否定的な報告もなされた．ヒトでの効果は不明である．作用機序としては，Sir2がカロリー制限により活性化することが示され注目されている．

運動は，身体機能を保ち，精神面にも良好な効果があることは明らかで，適度な運動習慣のある人は健康で長寿であることも疫学研究で証明されている．一方，過剰な運動は有害で，大量に産生されるフリーラジカルがその一因であるとされる．逆に適度な運動の継続は，適度なフリーラジカル産生を介してその耐性，つまり抗酸化能の獲得（ホルミシスhormesisと呼ばれる現象の一つ）につながるとされる．最近は，運動により活性化されるAMPK（AMP依存性プロテインキナーゼ）シグナル経路が線虫やマウスの寿命に関与することが報告され，運動の抗老化作用の一つと考えられている．

そのほかに，ホルモン（エストロゲン，アンドロゲンなど），抗酸化物質などのサプリメントもアンチエイジング（抗加齢）目的に用いられることがあるが，エビデンスは乏しい．

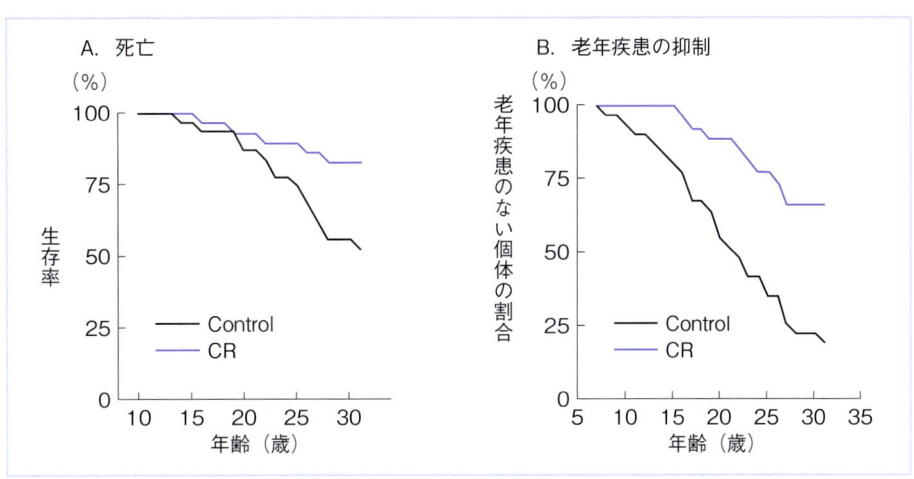

図2 カロリー制限によるサルの寿命延長（A）と老年疾患抑制（B）効果 (Colman et al, 2009.[2])
成育したアカゲザルを通常食（Control）と通常の70％に制限したカロリー制限（CR）に無作為に分け，20年ないし15年（追加分）追跡した．老年疾患は，がん，心血管疾患，糖代謝異常の三つを評価した．

性ホルモンは，補充療法として用いれば更年期障害や骨粗鬆症など一部の疾患に有効であるが，発がんなどの有害作用に対して十分に配慮しなければならない．

2 全身的な加齢変化

加齢に伴って全身の機能は変化し，白髪や皮膚のしみなどの形態的変化もみられるようになる．しかし，加齢変化には個人差が大きく，また図3に示すように臓器や機能によっても変化の程度は大きく異なる．生理機能の加齢変化のもう一つ大きな特徴は，負荷に対する反応性，つまり予備能の低下が安静時機能の低下に比べて大きいことである．たとえば，空腹時血糖は加齢によりほとんど変化しないが，食後血糖は加齢により増加する．また，安静時の心拍出量の加齢変化はわずかであるが，運動時の心拍出量は著しく低下する．これらの点を踏まえて，各機能の加齢変化を理解していただきたい．

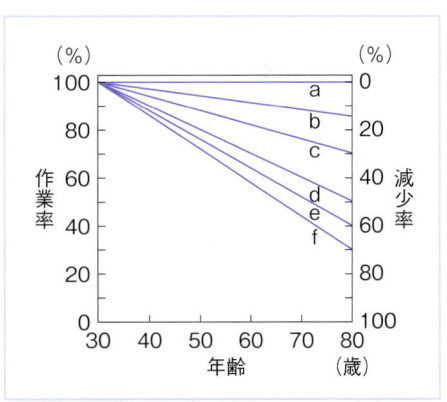

図3 生理機能諸指標の加齢変化 (Shock, 1972.[3])
30歳の平均値を100％としている．
a：空腹時血糖，b：神経伝導速度，細胞の酵素活性，c：心係数（安静時），d：肺活量，腎血流量，e：最大呼吸容量，f：最大酸素消費量

1―循環器系

① 血　管

「人は血管とともに老いる」といわれるように，臓器をつなぐネットワークである血管の機能は，全身老化の非常に優れた指標である．血管老化の結果が動脈硬化であり，脳血管疾患と虚血性心疾患を合わせると死因の第1位になる．加齢とともに動脈壁は厚くなり，弾性が失われる．病理学的には，びまん性内膜肥厚とよばれる比較的若年からみられる線維組織などの間質成分の増加と，高齢者に多くみられる石灰沈着に由来する．大動脈の伸展性が失われた結果，収縮期血圧は加齢に伴い上昇し，拡張期血圧は高齢期になると逆に低下し，脈圧（収縮期血圧と拡張期血圧の差）は開大する（**図4**）．逆にいえば，脈圧は血管硬化のよい指標である．

② 心　臓

心筋細胞数は加齢に伴い減少し，細胞自体の大きさは増大（肥大）する．心筋間質には線維化，リポフスチン，アミロイドなどの沈着が増加する．このような組織変化があるものの，心疾患がない限り，心臓の重量自体は加齢により大きくは変化しない．加齢に伴い，左室壁厚はわずかに増加し，左室・右室の容積は低下傾向を示すが，心房容積は大きく増加する．左室の収縮機能はほぼ変わらないが，組織変化を反映して拡張機能は加齢とともに低下する．その結果，高齢者では収縮機能正常の拡張障害型心不全が多くなる．加齢に伴い弁膜や弁輪に石灰化を認めるようになり，高度になると狭窄や閉鎖不全をきたす．刺激伝導系にも細胞数の減少と線維化がみられるようになり，洞不全症候群，房室ブロック，脚ブロックなどの伝導障害の原因となる．心拍数は加齢とともに減少し，上室性期外収縮や心房細動は増加する．

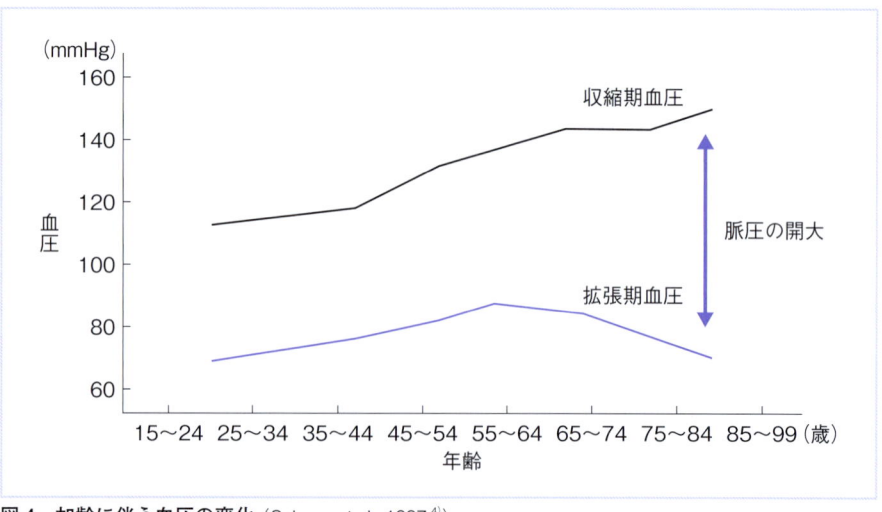

図4　加齢に伴う血圧の変化（Galarza, et al., 1997.[4]）

2―呼吸器系

　呼吸機能は，加齢とともに直線的に低下する（図 3d, e 参照）．肺活量および 1 秒量，1 秒率は低下するが，全肺気量は不変であり，全肺気量から肺活量を引いた残気量は加齢とともに増大する．これらの変化は，肺胞の弾性収縮力の低下，末梢気道から肺胞の拡張，呼吸筋力の低下，胸郭の硬化によるものであり，進行すれば慢性閉塞性肺疾患（chronic obstructive pulmonary disease；COPD）となる．ガス交換については，末梢気道と肺胞の拡張，肺胞表面積の低下により，拡散能低下と換気血流不均等分布がみられる．血液ガス所見上，PaO_2 は低下するが，pH，$PaCO_2$ は保たれる．

3―消化器系

① 消化管

　食道の粘膜，筋層は加齢により萎縮し，蠕動運動も低下する．また下部食道括約筋の弛緩もみられ，胃酸逆流が引き金となって逆流性食道炎が起きる．胃酸逆流が慢性化すると下部食道粘膜の腸上皮化が起こり，食道癌発生の素地となる．胃の粘膜は加齢により線維化し，胃酸分泌能は低下する．ただ，胃粘膜の萎縮には，加齢以上にヘリコバクター・ピロリ（H. pyroli）感染が深く関わることがわかってきた．小腸の粘膜と筋層も萎縮し，吸収面積と運動能が低下するため，高齢者の消化吸収能は全般的に軽度低下し，特に脂質，糖質，カルシウムの吸収が低下するが，臨床的に問題となるほどではない．しかし，腸管切除後や消化管疾患などの影響で吸収不良が顕在化することがある．大腸の加齢変化では，粘膜萎縮による吸収・分泌障害，結合組織の変性・脆弱化による憩室発生や腸管捻転，動脈硬化による虚血性腸疾患の発生，神経変性による便通異常が問題となる．

② 肝胆膵

　加齢により肝細胞数は減少し，肝血流も減少するので，肝の代謝・合成機能は低下するが，症状に現れることは少ない．薬物代謝酵素チトクローム P450（CYP）の活性も低下するため，多くの薬剤を服用している高齢者では薬物相互作用に注意が必要である．また，薬剤性肝障害，アルコール性肝障害も高齢者では多くなる．加齢により膵重量は減少し，腺房細胞の減少，線維化，脂肪変性，アミロイド沈着がみられる．外分泌能に大きな変化はないが，インスリン分泌など内分泌能は低下する．膵管，胆管の拡張，胆嚢壁の肥厚も加齢変化としてみられる．

4―精神神経系

　加齢により脳容積と脳重量の減少，脳室・脳溝の拡大が認められる．これらの脳萎縮を示す所見は，神経細胞数の減少よりも細胞サイズの減少による影響が大きいとされる．神経細胞サイズの減少は，RNA やタンパク合成と関係した細胞機能の低下を示唆するようである．神経突起も加齢変化を示し，70 歳代頃までは神経細胞の脱落に伴って代償的

に突起はむしろ伸長するが，90歳代になると突起伸長はみられなくなる．Alzheimer（アルツハイマー）病でみられるβアミロイドの蓄積，リン酸化タウによる神経原線維変化，Lewy（レビー）小体型認知症でみられるαシヌクレインの蓄積などは脳の病的な組織変化であるが，未発症高齢者にもさまざまな程度で認められる．

精神神経機能の加齢変化は多様である．高次脳機能のうち，新しい記憶や情報処理などの能力（流動性知能）は加齢に伴い低下するのに対し，過去に学んだ知識や経験に基づく能力（結晶性知能）はむしろ高齢者のほうが高いとされる（**図5**）．記憶でも，子供の頃や数秒前の記憶は低下しないが，数時間〜数日前の記憶は加齢により低下しやすい．感覚・運動神経の機能は加齢に伴い低下する．そのほか，高齢者における不眠症やうつ病の増加に関係する加齢変化として，睡眠周期の断片化，深いノンレム睡眠の時間短縮，喪失感の経験などが挙げられる．

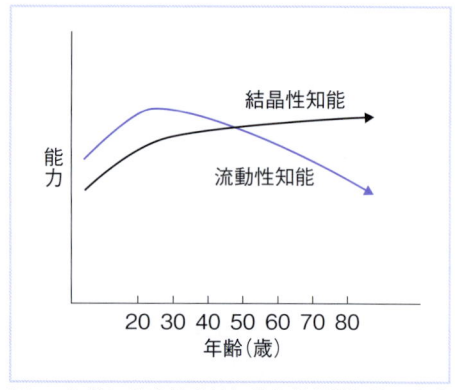

図5 加齢に伴う流動性知能と結晶性知能の変化
(武地, 2013.[5])

5─内分泌・代謝系

① 内分泌

内分泌腺は加齢に伴い萎縮するが，ホルモンは，基礎分泌，刺激に対する分泌反応，標的器官のホルモン応答性と，加齢に伴いさまざまな変化を示す．主要なホルモンでは，エストロゲン（女性），テストステロン（男性），副腎由来アンドロゲン（dehydroepiandrosterone；DHEA），レニン，アルドステロンは基礎分泌も反応性分泌も低下するが，性腺刺激ホルモンの基礎分泌と反応性分泌は著明に亢進する．一方，甲状腺ホルモンやコルチゾールのような生命維持に重要な役割を果たすホルモンでは，加齢変化はごく少ない．やはり生命維持に重要な血清カルシウム値に加齢変化はないが，カルシウム調節ホルモンには加齢変化を認める．活性型ビタミンD，カルシトニンは低値となり，代償的に副甲状腺ホルモンは高値となる．

② 代　謝

筋や肝のインスリン感受性は加齢とともに低下し，インスリン分泌能も加齢に伴い低下するが，ある時点までは血糖値を制御するようにインスリン分泌が刺激されるため高血糖は抑制される．これが破綻すると糖尿病を発症するが，先に述べたように高齢者では食前血糖は正常でも食後血糖は高いことがしばしばみられる．水・電解質代謝については，カルシウムと同様，血清NaやKの値自体に加齢変化はほとんどないが，腎機能低下や調節ホルモンの影響などにより予備能は低下するため，病態や薬物の影響で異常をきたしやすい．

6—腎泌尿器系

① 腎　臓

　腎臓は最も加齢変化の大きい臓器の一つである．腎内の細小動脈に種々の加齢変化が起こり，また糸球体硬化が進行する．その結果，正常な高齢者でも腎血漿流量および糸球体濾過率は，80歳では20歳代の半分に低下する（**図3d** 参照）．腎機能の指標である血清クレアチニン値は高齢者で上昇傾向を示すが，クレアチニンの発生源である筋肉量の低下と関連して，腎機能に比してクレアチニン値が低目になることに注意を要する．抗利尿ホルモン（バゾプレッシン）に対する反応性が低下して尿濃縮能が低下するため，糸球体濾過率の割に尿量は低下しない．

② 膀胱・尿道

　膀胱と尿道には，加齢に伴い筋組織の線維化と支配神経の萎縮を認める．そのため，膀胱容積の減少，膀胱コンプライアンスの低下，膀胱・尿道括約筋の調節障害などが生じ，頻尿，排尿困難，尿失禁につながる．また，男性では前立腺肥大による尿道圧迫，女性では括約筋群の筋力低下と支持組織の萎縮により，排尿困難や尿失禁が起きやすくなる．

7—血液・免疫系

① 血　液

　骨髄中の造血細胞数は加齢とともに減少し，造血を営んでいる赤色髄に比して黄色髄（脂肪髄）が増加する．骨髄の脂肪化は，脊椎骨に比べて四肢の長管骨で著しい．このような変化は，3系統の血液細胞のもととなる造血幹細胞の老化に起因すると考えられている．一方，末梢血液の生理的な加齢変化で明らかなのは赤血球数の減少であり，白血球数，血小板数はほとんど変化しない．しかし，造血細胞の老化は，造血系各種細胞・因子の変化を介して，貧血の増加，骨髄異形成症候群（MDS）の増加，白血病，悪性リンパ腫，多発性骨髄腫の3大悪性造血器疾患の増加という病的状態につながっている．

② 免疫系

　免疫系には，好中球やマクロファージなどの貪食による非特異的防御機構と，リンパ球（Tリンパ球とBリンパ球）による免疫応答を介する特異的防御機構がある．加齢により前者は大きな変化を示さないが，後者は低下する．Tリンパ球は胸腺により増殖・分化を受けるが，胸腺は思春期以降急速に萎縮し機能低下が起きるため，Tリンパ球を介した細胞性免疫は加齢とともに著しく低下する．Bリンパ球は骨髄由来であるため量的な変化は少ないが，Tリンパ球により機能調節を受けるため，Bリンパ球による液性免疫も加齢により低下する．免疫能の低下は感染症のみならず，悪性腫瘍の発生増加にも関与する．

8—筋・骨格系

① 筋　肉

　筋・骨格系の老化は高齢者の活動性を低下させる多くの疾患の原因となる．骨格筋の

筋線維数は加齢とともに減少し，特に瞬発力に関係する速筋が減り，持久力に関係する遅筋の割合が多くなる．また，速筋の筋線維が萎縮するために筋量は低下し，それに伴って筋力も低下する．このような加齢変化は加齢性筋肉減少症（sarcopenia；サルコペニア，p.178 参照）とよばれ，上肢より下肢で顕著である．筋力のピークは 20 歳代にあり，その後，加齢に伴い直線的に低下する．女性の筋力は年代を通じて男性の約 2/3 である．測定が容易で全身の筋力をよく反映することから，筋力の指標として握力が最もよく用いられる．

② 骨

骨量は加齢に伴い低下する．特に女性では，エストロゲンの枯渇する更年期を境に 10 数年で急速な骨量減少がみられ，その後はやや緩やかな減少カーブを描く．一方，男性では中年期以降ほぼ直線的な骨量減少を示す．骨量減少は一般に造骨と破骨との uncoupling によるが，特に中年頃には骨破壊の促進した高代謝回転型の骨量減少がみられる．骨量減少も軽度であれば問題ないが，一定以上の骨量減少は骨折の危険が増大するため骨粗鬆症として扱われる．骨量の評価には超音波を用いる方法もあるが，より感度の高い二重エックス線吸収測定法（DXA 法）が最も一般的である．

9―感覚器系

① 視 覚

水晶体の弾性と毛様体筋の収縮力が低下し，老眼をきたす．また，水晶体の混濁（顕著になったものが白内障），瞳孔の縮小，視細胞や視神経の老化に起因して，暗所で物がみにくくなる（暗順応の低下）．

② 聴 覚

加齢とともに高音域の聴力が低下する（感音性難聴）が，低音域の聴力は比較的保たれる．音の識別能力も低下するため，騒がしい場所での聞き取りが悪くなる（弁別能低下）．これらには，蝸牛および聴覚中枢の加齢変化が関与している．

③ 嗅 覚

嗅細胞の減少と嗅覚中枢の機能低下により，においに対する感受性と識別能が加齢とともに低下する．Alzheimer（アルツハイマー）型認知症では初期から嗅覚が低下することが知られる．

④ 味 覚

味覚も加齢に伴い低下するが，苦味と酸味に対する感覚が特に低下しやすい．加齢や薬物の影響で唾液分泌は低下するが，それによっても味覚は低下する[*1]．

*1：p.228 参照．

⑤ 皮膚知覚

皮膚の弾性は低下し，感覚受容器（マイスナー小体，パチニ小体）と神経の機能が低下するため，触覚と振動覚は加齢に伴い低下する．しかし，加齢に伴い角層の水分量と皮脂成分が減少して皮膚層は菲薄化するため，乾燥してかゆみには敏感になる．

（秋下雅弘）

3 口腔の加齢変化―形態と機能―

　口腔の加齢変化は，全身のそれと同様に生理的なものと病的なものとがある．口腔の加齢変化には全身のそれと同様に生理的な変化が病的な変化に修飾されるという特徴がある．歯および咬合支持が口腔の形態と機能に大きな影響を及ぼすことが加齢変化の特徴となっている．歯は摩耗・咬耗やう蝕などにより歯冠形態が変化する．歯の喪失は摂食嚥下機能，構音機能，審美性などに大きな影響を及ぼす．咬合支持が失われるとその影響はさらに大きくなり，顔貌などにも影響を及ぼす．口腔の変化に対して歯冠修復，欠損補綴などの歯科治療が行われる．このため，純粋に生理的な加齢変化と病的な加齢変化を分けることは難しい．

1―歯

① エナメル質

　エナメル質は硬く脆いため，亀裂が入りやすい．高齢者の歯の表面には多くの亀裂が観察される．エナメル質のフッ素濃度は加齢に伴って上昇するが，フッ素濃度の高い最表層エナメル質は tooth wear により消失することがある[1]．摩耗・咬耗・酸蝕・う蝕・歯科治療などの影響を受け，絶えず形態は変化していく．

② 象牙質・歯髄複合体

　象牙質には歯根完成前までに形成される原生象牙質と歯根完成後に生理的な加齢変化として歯髄腔側に形成される第二象牙質とがある．第二象牙質は特に髄室蓋や髄室床に多く添加され，歯髄腔を狭小にし，髄室角の後退がみられる．萌出後に咬耗やう蝕などの外的な刺激に反応して限局的に象牙質が形成されるが，これを第三象牙質，修復象牙質などとよぶ．象牙細管に無機塩が沈着して閉塞されると光の屈折率が変化して光学顕微鏡的には透明層として観察される．この象牙質は透明象牙質あるいは硬度が増しているため硬化象牙質とよばれる．高齢者の歯根部には透明象牙質が多くみられる．また象牙細管の閉塞は知覚の鈍麻を招く．ときに象牙質または象牙質様の石灰化物である象牙質粒が歯髄内または象牙質内に観察される．

　加齢に伴い第二象牙質と第二セメント質の添加により根尖孔が狭窄し，それに伴い歯髄の循環血液量が減少し，細胞数の減少と線維化，空胞変性，び漫性の石灰変性が進行する．加齢に伴う組織再生能力の低下と歯髄神経の変性により知覚の低下が生じる．

③ セメント質

　セメント質は原生セメント質と第二セメント質に分けられる．原生セメント質は歯根部象牙質表面を被覆している．第二セメント質は原生セメント質表面に添加される．第二セメント質の添加は埋伏智歯においてもみられる現象であるため，生理的加齢変化であるといえる．第二セメント質は歯根膜由来のセメント芽細胞によって根尖側1/3と臼歯部の歯根分岐部で特に形成される．根尖部におけるセメント質の添加により解剖学的根尖孔はやや拡大し，解剖学的根尖孔と生理学的根尖孔の距離は広がる．セメント質には生理的

な改造はないが，加齢とともに厚みは増す．セメント質形成に関与するセメント細胞はセメント質表層に多く，象牙質側に向かって減少傾向を示す．

歯肉の退縮や歯の挺出により，セメント質は口腔内に露出する．歯根面の露出により，高齢者では根面にう蝕が好発する．

④ 歯の色

歯の色は加齢に伴い透明度が減り，黄色あるいは褐色に変化する．これにはエナメル質の厚みの減少，微小亀裂や結晶構造の変化による光の屈折率の変化，象牙質の厚みの増加などとともに着色も関与する．

⑤ 咬耗・摩耗

上下顎の歯の咬合接触により生ずる歯の摩耗を咬耗という．臼歯部では機能咬頭，前歯部では切縁や上顎前歯舌側面で咬耗が増齢とともに進む．咬耗により咬頭嵌合位は変化し，咬合接触面積の拡大は歯周組織の負担増大を招く．咬耗が進むと咬合彎曲はアンチモンソンカーブを呈する．これらの変化により顎口腔系の機能障害が引き起こされる場合がある．咬耗が進行するとは歯髄腔の露出を招く場合がある．また，歯に鋭縁が生じ，頬粘膜や舌を傷つける場合がある．

咀嚼などによって隣接面でも摩耗が生じ，点接触であったものが面接触へと変化していく．これにより歯は近心に移動する．

⑥ くさび状欠損

くさび状欠損は歯頸部にくさび状に生じた歯質の欠損のことである．長期間にわたる歯ブラシなどによる摩耗やブラキシズムなどによって生じた歯頸部の引張り応力による歯質の脱落（アブフラクション）によって生じるといわれる．

2―歯周組織

歯周組織とは歯の支持組織であり，歯根膜，歯槽骨，歯肉，セメント質を指す．加齢に共通した基本的な変化として上皮細胞，線維芽細胞，骨芽細胞，セメント芽細胞などの減少と形成能の低下などがある．歯周組織では他の部位に起こると同じように退行性変化が起きるが，歯周病や咬合力の影響を受けさまざまな様相を呈する．高齢者は歯周病に罹患していることが多く，生理的な加齢変化と病的な加齢変化に区分することは難しい．

加齢に伴い歯槽骨には骨多孔性変化がみられる．歯槽骨縁の進行性退縮は局所の炎症や外傷によるものであり，歯肉の退縮についても局所の炎症や咬合，ブラッシングなどの機械的刺激がおもな原因とされている．歯肉上皮には菲薄化がみられる．歯根膜では血液供給の減少，歯根膜腔の狭小化，細胞成分の減少，歯根膜線維の減少，歯根膜線維の硝子化および石灰化などの変化がみられる．セメント質には，前述したように加齢に伴い添加が起こる．

3―顎　骨

顎骨は全身の骨と同様に骨密度，骨量が加齢とともに減少し，骨梁の減少，骨髄腔や

ハバース管の拡大，皮質骨の多孔化などが起こる．

顎骨の形態は歯の有無に大きく影響を受ける．歯槽骨（上顎骨歯槽突起，下顎骨歯槽部）は歯の喪失により吸収し，歯槽骨は上顎では唇頰側から，下顎前歯部では唇側から，下顎臼歯部では水平的に吸収が進む．歯周炎により歯槽骨は破壊される．有床義歯による慢性的な刺激は顎堤粘膜を介して骨の吸収を促進する．吸収が顕著な下顎では，骨の吸収が下顎体にまで及び，顎骨の厚みは1/2～1/3になる．下顎骨の吸収が進むとオトガイ舌筋，オトガイ舌骨筋の付着部であるオトガイ棘が上縁に位置するようになる．また，オトガイ孔が下顎骨上面に開口する場合もある．顎舌骨筋の付着部である顎舌骨筋線は吸収されないため，義歯装着時に疼痛の原因になる場合がある．

4―顎関節

顎関節は関節窩，関節結節，下顎頭，関節靱帯，関節包，関節円板から構成されている．顎関節は歯の喪失や咬合状態の影響を受け，改造を繰り返し徐々に退行性変化を示す．高齢者の顎関節では下顎窩や関節結節の平坦化，下顎頭上端の扁平化，下顎頭骨面の粗造化が起こる．関節円板では菲薄化，穿孔，弾性の減少と硝子化が，軟骨部では石灰化が，関節円板末端では毛細血管の減少が，関節包や靱帯では弛緩がみられる．その結果，下顎頭の可動性の増加，下顎頭の位置の不安定，顎関節雑音などが生じる．特に無歯顎者では偏心運動時の顆路が有歯顎者に比べ緩やかになる．また習慣性顎関節脱臼や陳旧性顎関節脱臼がみられることがある．

5―口腔周囲の筋

咀嚼筋の筋力が低下すると咀嚼機能が低下すると考えられる．口腔周囲の骨格筋は四肢の骨格筋と比較すると老化に伴う萎縮，変性は少ない．表情筋の多くは加齢とともに萎縮がみられる[2,3]．神経筋系や感覚器系の加齢に伴う変化のために筋の協調性が低下し咀嚼機能や嚥下機能が低下する．舌は咀嚼や嚥下で重要な働きをする．加齢に伴って舌の筋線維量が減少し脂肪が沈着して舌の緊張が低下する[4]．加齢により舌圧や舌の巧緻性は低下すると報告されている．口唇については口唇圧や巧緻性に加齢変化が認められないとする報告がある．廃用性変化として機能低下が進行するため，口腔機能訓練による筋組織の維持は重要である．

6―唾液腺

加齢に伴う唾液腺の変化として，腺房細胞の萎縮や脂肪化，線維化などが報告されている．腺房細胞，とくに漿液細胞に変化が生じやすい．耳下腺では腺房の萎縮・消失と間質の脂肪組織の増生が起こる．顎下腺の加齢変化はおもに腺房細胞の萎縮・消失と導管周囲に始まる間質の結合組織の増生である．顎下腺では脂肪組織の増生は耳下腺ほど著しくない．このような変化により唾液分泌の予備力が低下する．

刺激時の唾液量については加齢による影響は少なく，安静時唾液量は加齢により減少

する傾向にあるといわれている．唾液分泌量は服用薬剤の影響が大きい．唾液分泌量の減少は口腔乾燥を招き，咀嚼，嚥下，構音などの機能が低下する．自浄性の低下により口臭やう蝕，歯周病のリスクが上昇する．口腔の乾燥は有床義歯装着の障害となる．

　加齢による変化のため，唾液中の分泌型免疫グロブリンA（sIgA）やムチンが減少する．ムチンの減少により唾液の円滑作用，保護作用が低下する．

7─口腔粘膜

　口腔粘膜は，基本的には粘膜上皮（重層扁平上皮），粘膜固有層，粘膜下組織（小唾液腺を含む）からなるが，部位によって構造が異なる．高齢者では口腔粘膜に萎縮をきたすことが多い．加齢に伴い，粘膜上皮には上皮突起の減少や平坦化を伴う粘膜上皮の菲薄化が起こる．粘膜固有層では膠原線維や弾性線維が増加の傾向を示すとともに膠原線維，弾性線維の走行に乱れが生じる．小唾液腺の腺房の萎縮消失と間質の線維増生が生じる．

　舌の形態には加齢による変化はない．舌背部は糸状乳頭により覆われているが，加齢により糸状乳頭の萎縮が起こり短縮化や平滑化が起こる．糸状乳頭の延長が起こることもある．舌苔は糸状乳頭に剝離上皮，食物残渣，細菌などが付着したものであり，口臭の原因となる．

　高齢者では舌下部や口腔底に静脈瘤が発生しやすくなる．異所性の皮脂腺であるフォーダイス斑が黄色い顆粒状あるいは斑点としてみられる場合がある．フォーダイス斑は頰粘膜にみられるのが一般的だが，口唇の粘膜などにもみられることがある．

8─味　覚

　味覚受容器である味細胞は味蕾のなかにある．味蕾の多くは舌に存在するが，軟口蓋，咽頭，喉頭蓋などにも存在する．舌の味蕾は茸状乳頭，有郭乳頭，葉状乳頭にあり，その数は個人差がある．味蕾は加齢により減少するという報告があるが，年齢との相関はないという報告もある．味覚閾値は加齢とともに上昇する傾向がある．加齢による味覚の低下は味覚に関係する神経系の機能低下も関与していると考えられる．基本味（塩味，酸味，甘味，苦味，うま味）のうち塩味の感受性の低下は塩分過剰摂取の原因となる．

　高齢者の味覚障害では生理的な加齢変化のみならず，全身疾患，服用薬剤，亜鉛摂取量低下，唾液分泌量低下，有床義歯による口蓋部の被覆，心理的な要因などが原因として考えられる．高齢者では口腔内の触覚や温度感覚の低下が味覚の低下の要因となっている．味わうということが視覚・嗅覚・触覚・温覚・味覚などの複合感覚であるため，味覚だけでなく，視覚や嗅覚などの異常も考慮する必要がある．

9─歯の喪失

　抜歯の理由は歯周病，う蝕，破折などであり，65歳以上では歯周病が最も多く，次いでう蝕，破折の順であったと報告されている[5]．歯の欠損は機能障害や審美的な問題，残存組織の形態的・機能的変化，心理面への悪影響をもたらす．歯の欠損の長期間の放置

は，歯の移動・傾斜，対合歯の挺出などにより，歯列や咬合関係に変化をもたらす．これらの変化は顎口腔系に影響を及ぼす．咀嚼機能を良好に維持するためには歯の保持が重要である．

10─顔　貌

　顔面の皮膚には，加齢に伴う生理的な老化と色素斑や大きな深い皺などの光老化に基づく影響が現れる．皮膚の老化，表情筋や皮下脂肪の萎縮，皮下組織の支持力低下などの影響を受けて，頰部皮膚や口角が下垂し，鼻唇溝が明瞭になり，いわゆるマリオネットラインが現れる．リップサポートと咬合支持の喪失により，鼻唇溝が深く際立ちオトガイが突出しているようにみえる特徴的な顔貌を老人様顔貌という．

11─摂食嚥下機能

　摂食嚥下障害は脳血管疾患の後遺症や変性疾患などに伴うものが多い．加齢による神経系の機能低下，筋緊張の減弱，靱帯の弛緩などの結果として，食塊保持能力の低下，嚥下反射の遅延，口腔期の延長，安静時の喉頭の低位化，食道入口部開大量の減少などが生じ，嚥下の予備能力が低下してくるとされている[6]．摂食嚥下機能に影響する要因を表2に示す．これらの要因は加齢変化とはいえないものが含まれているが，種々の要因が摂食嚥下機能の低下に影響する．味覚などの口腔感覚の閾値上昇は嚥下反射の惹起性の低下につながる．歯の喪失，口唇・頬・舌などの機能低下，唾液分泌量の低下（口腔乾燥）は咀嚼能力の低下をもたらす．

　高齢者では咀嚼の進行に伴う舌側への食物の移動が若年者より遅く，粒子の粉砕程度も低い[7]．加齢により顎口腔系の機能が低下し，咀嚼粉砕能力が低下すると考えられる．咀嚼能力低下の代償のために，咀嚼時間延長，嚥下までの咀嚼回数増加などがみられる．

表2　高齢者の摂食嚥下機能に影響する要因
- 味覚などの感覚閾値の上昇
- 歯の喪失，義歯の不適合など（咀嚼能力の低下）
- 口唇・頬・舌などの機能低下
- 唾液分泌量の減少（口腔乾燥）
- 咽頭期反射の惹起性の低下
- 安静時の喉頭の低位化（嚥下時の喉頭挙上距離の増加）
- 嚥下－呼吸協調性の低下（喉頭口開閉のタイミングのずれ）
- 咳嗽反射の低下（気道防御反射の低下）
- 食道入口部開大量の減少
- 服用薬剤の副作用（唾液分泌量減少，錐体外路症状の出現など）
- 気づかれない疾患の存在（脳梗塞など）

（下山和弘，秋本和宏）

文　献
1．老化とは〜2．全身的な加齢変化
1) Hayflick L：Recent advances in the cell biology of aging. Mech Ageing Dev, 14(1-2)：59-79, 1980.
2) Colman RJ, Anderson RM, Johnson SC, et al.：Caloric restriction delays disease onset and mortality in

rhesus monkeys. Science. 325(5937)：201-204, 2009.
3) Shock NW：Energy metabolism, caloric intake and physical activity of the aging. Carlson LA ed., Nutrition in Old Age（X Symposium of the Swedish Nutrition Foundation）, Uppsala, Almquist & Wiksel, 12-23, 1972.
4) Galarza CR, Altile J, Waisman GD et al：Diastolic pressure underestimates age-related hemodynamic impairment. Hypertension. 30：809-816, 1997.
5) 武地　一：脳・神経系．日本老年医学会編，老年医学系統講義テキスト．西村書店，東京，137，2013．
6) 後藤佐多良：老化とは何か．大内尉義ほか編，新老年学，第3版，東京大学出版会，東京，3-22, 2010．

3．口腔の加齢変化―形態と機能―

1) 樋出守世，井上一彦，髙江洲義矩：ヒトのエナメル質のフッ化物濃度―齲蝕予防の観点から整理したデータベース―．歯界展望．84：376-392，1994．
2) 奥田逸子，中島康雄，平田和明，他：顔面加齢の画像解剖学的検討―顔面加齢は画像でも説明できる―．臨床解剖研究会記録，12：46-47, 2012．
3) 阿部靖弘，稲村博雄，甲州秀浩，他：顔面神経及び顔面筋の加齢変化についての検討―皺の定量的判定と加齢変化を中心にして―．Facial N Res Jpn, 25：39-41, 2005．
4) 内藤善仁，成田達哉，塩田洋平，他：若年有歯顎者と高齢有歯顎者における咀嚼時舌接触圧の比較．老年歯学，26：69-77，2011．
5) 永久歯の抜歯原因調査報告書．8020推進財団，2005．
6) 金　容善，丹羽　均，旭　吉直，他：特別養護老人ホーム入所者の嚥下機能の評価―超音波断層法による「水のみテスト」時の舌運動機能観察―．老年歯学，11：124-135, 1996．
7) 木戸寿明：食物動態からみた高齢者の咀嚼能力．エイジングと歯科補綴，補綴臨床別冊，医歯薬出版，東京，70-71，1999．

【参考図書】
＊脇田　稔，前田健康，山下靖雄，他編：口腔組織・発生学，医歯薬出版，東京，2006．
＊森本俊文，山田好秋編：基礎歯科生理学，第5版，医歯薬出版，東京，2008．
＊石川梧朗，秋吉正豊：口腔病理学Ⅰ，永末書店，京都，1989．
＊Budtz-Jórgensen E：Prosthodontics for the Elderly：Diagnosis and Treatment, Quintessence Publishing Co, 1999.
＊Holm-Pedersen, Walls A, Ship J. ed.：Textbook of Geriatric Dentistry, 3rd edition, Wiley-Blackwell, New Jersey, 2015.
＊日本歯周病学会編：歯周病用語集，第2版，医歯薬出版，東京，2013．
＊須田英明，中村　洋，恵比寿繁之，他編：第3版エンドドンティクス，永末書店，京都，2010．
＊和泉雄一，沼部幸博，山本松男，他編：ザ・ペリオドントロジー，第2版，永末書店，京都，2014．
＊河野正司，渡邊　誠編：エイジングと歯科補綴，補綴臨床別冊，医歯薬出版，東京，1999．
＊藍　稔：顎機能異常と咬合，医歯薬出版，東京，1999．
＊日本歯科保存学会編：保存修復学専門用語集，医歯薬出版，東京，2009．
＊浦郷篤史：口腔諸組織の加齢変化，クインテッセンス出版，東京，1991．
＊藍　稔：補綴臨床に必要な顎口腔の基礎知識，学建書院，東京，2002．
＊榎本昭二，道　健一，岡野博郎，他編：最新口腔外科学，第4版，医歯薬出版，東京，1999．
＊石川梧朗，秋吉正豊，石木哲夫，他：口腔病理学Ⅱ，永末書店，京都，1982．
＊下野正基編：口腔の病理，南山堂，東京，1993．
＊日本老年歯科医学会編：老年歯科医学用語辞典，医歯薬出版，東京，2008．
＊日本老年医学会編：老年医学系統講義テキスト，西村書店，東京，2013．
＊藍　稔，五十嵐順正編：スタンダード部分床義歯補綴学，第2版，学建書院，東京，2010．
＊日本老年医学会編：改訂第3版老年医学テキスト，メジカルビュー社，東京，2008．
＊日本補綴歯科学会編：歯科補綴学専門用語集，第4版，医歯薬出版，東京，2015．
＊才藤栄一，向井美惠監修：摂食・嚥下リハビリテーション，第2版，医歯薬出版，東京，2007．

【参考文献】
＊須田英明：加齢に伴う顎・歯牙・歯周組織の変化．日歯医師会誌，45：718-724, 1992．
＊Michael JA, Townsend GC, Greenwood LF, et al.：separating fact from fiction. Aust Dent J, 54：2-8, 2009.
＊井出吉信：顎骨の形態と歯牙喪失に伴う変化．歯界展望，83：810-825, 1994．
＊井出吉信：加齢による口腔機能変化を理解するための解剖学．群馬歯医会誌，7：1-12, 2003．
＊阿部伸一，井出吉信：高齢者の口腔機能変化を理解するための解剖学．高齢者にやさしい歯冠修復・補綴治療，日歯評論別冊，23-30, 2011．
＊大西正俊：顎関節の老化．日歯評論，500：127-135, 1984．
＊船越正也：老化への歯科的対応．日歯評論，500：167-173, 1984．
＊河村洋二郎：口腔臓器の老化について―生理学的立場より―．日歯評論，440：55-61, 1979．

*藤澤浩四郎：咀嚼機能にかかわる神経・筋系の老化．日歯評論，500：147-151，1984．
*羽村　章：口腔の老衰とその対策．日老医誌，47：113-116，2010．
*池田　稔：加齢と味覚障害．口咽科，25：133-138，2012．
*冨田　寛：歯科医療と味覚障害．日歯医師会誌，59：19-28，2006．
*堀尾　強：味覚の老化と予防．アンチ・エイジ医，7：191-196，2011．
*大慈弥裕之，小坂正明，衛藤明子，他：顔面の老化と抗加齢美容医学の現状．福岡歯大誌，34：87-92，2008．
*藤谷順子：加齢性変化と摂食・嚥下障害の基礎．老年精医誌，20：1345-1351，2009．
*金子芳洋：高齢者の摂食機能にかかわる諸問題．日歯医師会誌，46：247-258，1993．

I 老年歯科医学（高齢者歯科医学）の基本的事項

3 医学的背景

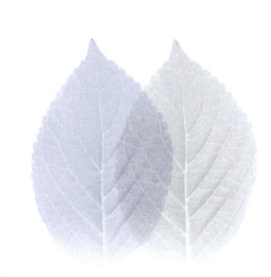

1 高齢者に多い全身疾患

1―老年疾患

① 定　義

　高齢になると，全身疾患[*1]をもつ比率が多くなるといわれている．その疾患も，一つではなく複数の疾患に罹患していることが多い．高齢者においては，それらの疾患により生命予後が左右されることも多く，また機能障害（impairment）を伴うことによる生活機能障害（disability），あるいは要介護状態を招くことも特徴的である．さらには，家族にも介護の場面で影響がでることも否定できなく，お互いのQOL（quality of life）を著しく障害する点が重要である．このように高齢者に多い，あるいは高齢者に特徴的な疾患は「老年疾患」あるいは「老年症候群」として定義される[1]．

*1：p.1参照．

　「これが老年疾患である」とする分類は提示されていないが，「骨粗鬆症」「認知症」「脳血管疾患（動脈硬化性疾患）」「誤嚥性肺炎」などは老年疾患の代表的な疾患といえる（表1）．これらの疾患は，機能低下や機能障害を伴うことから，高齢者本人のQOLにとどまらず，家族などの周辺にいる人たちの生活基盤をも障害することになる．

　加齢に伴い，ほぼすべての臓器において形態的・機能的変化が生じ，また，生理機能も直線的に低下するといわれている．しかしその程度は，臓器によって異なるし，個人差も大きい．さらに疾病発症の「閾値」の低下や抵抗力（予備力）の低下が加わり，老年疾患を惹起する要因となる．

② 特　徴

　老年疾患の特徴を挙げると次のようになる（表2）．

・個人差が大きい

　スポーツなどをとおした若い頃からの身体状態，食物（栄養バランス）や職場などの生活環境，また精神的ストレスやストレスに対する対応能力，感染に対する抵抗力，さらに

表1　高齢者で問題となる主要疾患（大内ほか編, 2010.[1]）

1) 動脈硬化性疾患
2) 悪性腫瘍
3) 感染症
4) 認知症
5) 骨関節疾患（骨粗鬆症，変形性関節症など）

表2 高齢者における疾患の特徴 (大内ほか編, 2010.[1] を改変)

1) 個人差が大きい.
2) 一人で多くの疾患をもっている.
3) 疾患の病態が若年者と異なる.
4) 症状が欠如したり非定型的であることが多い.
5) 検査値の正常値が若年者と異なる.
6) 本来の疾患と直接関係のない合併症を起こしやすい.
7) 治療 (特に) 薬剤に対する反応が若年者と異なっている.
8) 疾患の完全な治癒は望めないことが多く, いかに社会復帰させるかが問題となることが多い.
9) 治療にあたりQOLに対する配慮がより必要となる.
10) 患者の予後が医学的な面とともに, 社会, 環境的な要素により支配されやすい.

は遺伝的要因が加わることにより, 老年疾患に罹患する比率や罹患してからの形態的・機能的変化が大きく影響を受ける.

・高齢者は一人で多くの疾患を有する

疾病発症の閾値の低下, 臓器の機能低下, 抵抗力の低下などが同時に進行するため, 高齢者の疾患の病態は複雑となりやすい. その結果, 複数の疾患を有することになり, 服用薬剤の種類も多くなる傾向にある. したがって歯科医療においては, 服用薬剤を含むこれらの全身状態の把握とその対応について, 十分な配慮が必要となる.

・疾患の徴候が非定型的である

臨床症状に個人差が大きいことも老年疾患の特徴の一つとして挙げられる. 病名や検査値である程度の状況を把握することは可能だが, その患者の臨床症状に合わせて対応することが求められる.

・疾病構造, 疾患の病態が異なる

高齢者においては, 各臓器・各組織の形態的・機能的変化により, 病態が異なるといわれている. 弁膜症を例にとると, 高齢者でリウマチ性弁膜症をみることはほとんどなく, 大動脈弁石灰化, 僧帽弁輪石灰化などに心組織の石灰化による弁膜症が主体となるなど疾病構造, 病態は若年者と大きく異なっている. 高齢者の肺炎もその例で, 若年者と同様の細菌性肺炎やウイルス性肺炎に加え誤嚥性肺炎が増加することが大きな特徴である.

・治療, 薬剤に対する反応が異なる

高齢者では薬物代謝が若年者と異なっており, 若年者と同量を投与すると過剰になる可能性があるので注意が必要である. これは, 腎機能など薬物代謝を行う臓器の機能が低下しているためと考えられている.

・侵襲的な検査を行いにくい

個人差はあるが, 検査に対する許容能力が低下している場合, 侵襲的な検査ができないため, 診断と治療方針の決定に必要な情報が得にくいことがあるのも, 老年疾患の特徴といわれている.

・検査値の基準値が若年者と異なる

検査値が加齢変化を呈し, したがって年齢により基準値が異なることがある. このような場合, その解釈に注意を要する. たとえば血漿副甲状腺ホルモン濃度は加齢とともに直

線的に増加し，80歳代では20歳代の約2倍となる．また，空腹時血糖値は加齢とともに変化しないが，食後2時間値は加齢とともに0.6 mg/mL／年の割合で上昇する．すべての検査値の加齢変化が求められているわけではないが，血中のホルモン値など代表的な項目については理解しておく必要がある．

・<u>本来の疾患と直接関係のない合併症を起こしやすい</u>

　単なる合併症という解釈に留まらず，複合的に関連した疾病を発症するのも老年病の特徴である．したがって，高齢者ではある臓器だけでなく，常に全身に目をくばる「全人的医療」が求められる．

・<u>なるべく早期の離床，自立を図るように配慮する</u>

　高齢者だからといって，いたずらに安静臥床を強いることは誤りである．高齢者を1日寝たきりにすればその回復には若年者の数倍かかる．この意味で，点滴，尿道カテーテルなど身体活動を制限するものはできるだけ早期に抜去することが必要とされている．

・<u>予後が，社会的，環境的な要素により支配されやすいし，疾患の完全な治癒は望めないことが多いため，社会復帰の対応が難しい</u>

　治療効果や回復の程度は個人差が大きい．退院後のケアも症例により異なるため，いわゆる治療後の体制づくりが大きな問題となる．

③ 日常生活動作（ADL）との関連

　年齢が高くなるにしたがい，身体的な自立と老年疾患との関連が顕著になる．「剛健（robust）」「前虚弱（pre-frail）」「虚弱（frail）」と移行し，「要介護（dependent）」に至る[2]．さらに施設や在宅での長期療養においては，廃用症候群に対する対応が求められる．寝たきり後早期に出現する「褥瘡」「誤嚥」「失禁」に対し，「筋萎縮」「関節拘縮」「認知機能低下」などのように期間とともに顕著になる．これらのことが，高齢者において徐々に増加する老年病と超高齢者（85歳以上）から急速に増加する「日常生活動作（activities of daily living；ADL）」の低下との重複との関連[3]を理解する必要がある．

（森戸光彦）

2─循環器疾患

① 高血圧症（hypertention）

a. 概　念

　高血圧は，収縮期血圧が140 mmHg以上または拡張期血圧が90 mmHg以上の状態である．わが国の高血圧患者数は約4,300万人とされ，高血圧に起因する死亡数は年間約10万人と推測される．喫煙に次いで重要な，わが国の死亡原因である．高血圧に関連する疾患として，脳卒中（脳梗塞，脳出血，くも膜下出血），心血管疾患，心不全，慢性腎臓病（CKD），認知症，大動脈疾患（大動脈解離，大動脈瘤）などがある．

b. 分　類

1）成人における血圧値の分類

　成人における血圧値は，表3のように分類される．至適血圧（収縮期血圧120 mmHg

表3 成人における血圧値の分類（mmHg）（日本高血圧学会高血圧治療ガイドライン作成委員会編，2014.[1]）

分類		収縮期血圧		拡張期血圧
正常域血圧	至適血圧	<120	かつ	<80
	正常血圧	120-129	かつ/または	80-84
	正常高値血圧	130-139	かつ/または	85-89
高血圧	Ⅰ度高血圧	140-159	かつ/または	90-99
	Ⅱ度高血圧	160-179	かつ/または	100-109
	Ⅲ度高血圧	≧180	かつ/または	≧110
	（孤立性）収縮期高血圧	≧140	かつ	<90

表4 二次性高血圧（日本高血圧学会高血圧治療ガイドライン作成委員会編，2014.[1]）

	原因疾患	示唆する所見等	検査
腎性	腎血管性高血圧	腎の左右差，腹部血管雑音，RA系薬剤で腎機能悪化	PRA, PAC, 超音波エコー, CT, MRI/MRA
	腎実質性高血圧	腎疾患の既往	血清Cr値, 蛋白尿・血尿, 腎生検
内分泌性	原発性アルドステロン症	低K血症	PRA, PAC, 負荷試験, CT, 副腎静脈採血
	褐色細胞腫	発作性・動揺性高血圧, 動悸, 頭痛, 発汗	血液・尿中カテコラミン, 超音波エコー, CT, シンチグラフィー
	Cushing症候群	中心性肥満, 満月様顔貌, 皮膚線条, 多毛, 高血糖	血中コルチゾール, ACTH, CT, MRI, デキサメサゾン抑制試験
	先端巨大症	末端肥大	GH, IGF-1, CT
	甲状腺機能低下症	徐脈, 浮腫, 高脂血症	FT3, FT4, TSH
	甲状腺機能亢進症	頻脈, 発汗, 振戦, 体重減少	FT3, FT4, TSH
	副甲状腺機能亢進症	高Ca血症	副甲状腺ホルモン
閉塞性睡眠時無呼吸症候群		いびき, 肥満, 昼間の眠気, 早朝・夜間高血圧	終夜睡眠ポリグラフ検査
血管性	大動脈縮窄症	血圧の上下肢差・左右差 血管雑音	CT, MRI/MRA, 血管造影
	全身性強皮症		
	結節性多発動脈炎		
	大動脈炎症候群		
脳幹部血管圧迫		三叉神経痛, 顔面痙攣	MRI/MRA
薬剤性	NSAIDs	薬物使用歴	
	漢方薬	薬物使用歴	
	経口避妊薬	薬物使用歴	
	副腎皮質ステロイド薬	薬物使用歴	

RA：レニンアンギオテンシン，PRA：血漿レニン活性，PAC：血漿アルドステロン濃度，Cr：クレアチニン，K：カリウム，Ca：カルシウム，NSAIDs：非ステロイド性抗炎症薬

未満かつ拡張期血圧80mmHg未満）を超えると，心血管病，脳卒中，心筋梗塞，慢性腎臓病などの罹患，死亡リスクが増加する．

2）本態性高血圧と二次性高血圧

原因を特定できない高血圧を本態性高血圧，原因が推定されるものを二次性高血圧（表4）という．二次性高血圧を示唆する属性としては，若年発症，急性発症，重症，治療抵抗性などがある．

c. 血圧測定

　安静座位で2回測定し，平均する．家庭では，朝は起床後1時間以内で朝の服薬前，朝食前，排尿後に，座位で1〜2分安静後，マンシェットを心臓の高さに設定して測定する．晩（就寝前）は，座位で1〜2分安静後に測定する．入浴，飲酒，服薬は測定値に影響する．

d. 診　断

　診察室血圧が140/90 mmHg以上，あるいは家庭血圧が135/85 mmHg以上のときに高血圧と診断する（図1）．診察室血圧のみが高い場合は白衣高血圧，家庭血圧のみが高い場合は仮面高血圧と診断する．変動が大きい場合や夜間高血圧が疑われるなどの必要に応じ，補助的手段として自由行動下血圧測定（ambulatory blood pressure monitoring；ABPM）を行う．

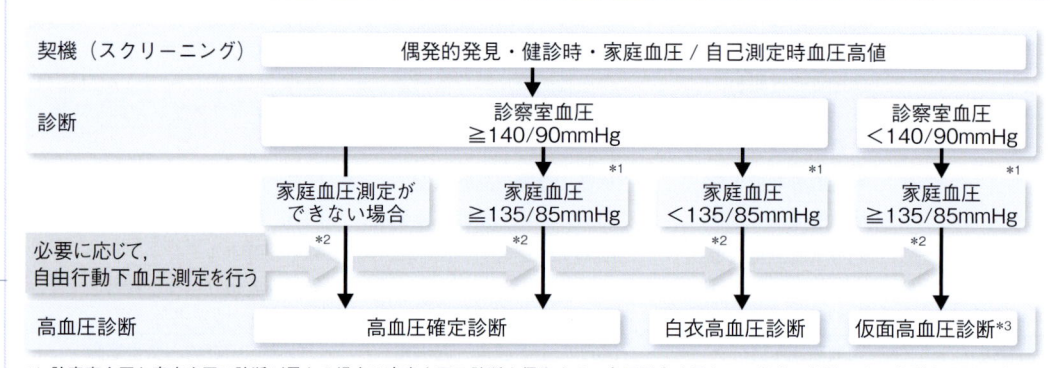

契機（スクリーニング）	偶発的発見・健診時・家庭血圧／自己測定時血圧高値			
診断	診察室血圧 ≧140/90mmHg			診察室血圧 <140/90mmHg
	家庭血圧測定ができない場合	家庭血圧 ≧135/85mmHg *1	家庭血圧 <135/85mmHg *1	家庭血圧 ≧135/85mmHg *1
必要に応じて，自由行動下血圧測定を行う	*2	*2	*2	*2
高血圧診断	高血圧確定診断	高血圧確定診断	白衣高血圧診断	仮面高血圧診断*3

*1 診察室血圧と家庭血圧の診断が異なる場合は家庭血圧の診断を優先する．自己測定血圧とは，公共の施設にある自動血圧計や職域，薬局などにある自動血圧計で，自己測定された血圧を指す
*2 自由行動下血圧の高血圧基準は，24時間平均130/80mmHg以上，昼間平均135/85mmHg以上，夜間平均120/70mmHg以上である．自由行動下血圧測定が実施可能であった場合，自由行動下血圧基準のいずれかが以上を示した場合，高血圧あるいは仮面高血圧と判定される．またすべてが未満を示した場合は正常あるいは白衣高血圧と判定される．自由行動下血圧測定の適応は表2-4*を参照
*3 この診断手順は未治療高血圧対象にあてはまる手順であるが，仮面高血圧は治療中高血圧にも存在することに注意する必要がある

図1　高血圧の診断手順（日本高血圧学会高血圧治療ガイドライン作成委員会編，2014.[1]）
＊「表2-4」とは文献[1]中の表を指す．

表5　降圧目標（日本高血圧学会高血圧治療ガイドライン作成委員会編，2014.[1]）

	診察室血圧	家庭血圧
若年，中年，前期高齢者患者	140/90 mmHg 未満	135/85 mmHg 未満
後期高齢者患者	150/90 mmHg 未満（忍容性があれば140/90 mmHg 未満）	145/85 mmHg 未満（目安）（忍容性があれば135/85 mmHg 未満）
糖尿病患者	130/80 mmHg 未満	125/75 mmHg 未満
CKD患者（タンパク尿陽性）	130/80 mmHg 未満	125/75 mmHg 未満（目安）
脳血管障害患者 冠動脈疾患者	140/90 mmHg 未満	135/85 mmHg 未満（目安）

注）目安で示す診察室血圧と家庭血圧の目標値の差は，診察室血圧140/90 mmHg，家庭血圧135/90 mmHgが，高血圧の診断基準であることから，この2者の差を当てはめたものである．

e. 治 療
1）降圧目標（表5）

　診察室血圧 140/90 mmHg，家庭血圧 135/85 mmHg を目標とする．臓器障害を伴う頻度が高い後期高齢者は，重要臓器の血流障害を回避するために当面 150/90 mmHg 未満を目標とし，症状や検査所見を参考に忍容性があれば最終的に 140/90 mmHg 未満を目指す．降圧目標の設定基準が複数ある患者では，高い血圧値を目標とする．CKD 患者では，糖尿病の有無とタンパク尿の有無により降圧目標と適用薬が設定される（表6）．

2）生活習慣の修正

　降圧薬開始前，後ともに重要である（表7）．

3）治療薬の選択（表8）

　カルシウム拮抗薬（Ca 拮抗薬），レニンアンギオテンシン（RA）系薬〈アンギオテンシンⅡ受容体阻害薬（ARB）とアンギオテンシンⅠ変換酵素阻害薬（ACE 阻害薬）〉，サイアザイド系利尿薬，β遮断薬の4種類を主要降圧薬とする．積極的適応がない場合には，第一選択薬としてβ遮断薬を除いた前3種類の薬から選択する．基礎疾患・病態がある場合には，積極的適応と禁忌を勘案し適当な薬を選択する．

4）降圧薬の併用

　一つの降圧薬で効果不十分の場合には，2〜3薬を併用する．原則として ARB と ACE

表6　慢性腎臓病の降圧目標（日本高血圧学会高血圧治療ガイドライン作成委員会編，2014.[1]）より改変）

		降圧目標	第一選択薬
糖尿病（＋）		130/80 mmHg 未満	RA 系阻害薬
糖尿病（−）	タンパク尿　無	140/90 mmHg 未満	RA 系阻害薬，Ca 拮抗薬，利尿薬
	タンパク尿　有	130/80 mmHg 未満	RA 系阻害薬

・尿タンパク：軽度尿タンパク（0.15 g/gCr）以上を「タンパク尿有り」と判定する．
・GFR 30 mL/分/1.73 m² 未満，高齢者では RA 系阻害薬は少量から投与を開始する．
・利尿薬：GFR 30 mL/分/1.73 m² 以上はサイアザイド系利尿薬，それ未満はループ利尿薬を用いる．
・糖尿病，タンパク尿ありの CKD では，130/80 mmHg 以上の場合，臨床的に高血圧と判断する．

表7　生活習慣の修正項目（日本高血圧学会高血圧治療ガイドライン作成委員会編，2014.[1]）

1. 減塩	6 g/日未満
2a. 野菜・果物	野菜・果物の積極的摂取[*1]
2b. 脂質	コレステロールや飽和脂肪酸の摂取を控える．魚（魚油）の積極的摂取
3. 減量	BMI（体重(kg)÷[身長(m)]²）が 25 未満
4. 運動	心血管病のない高血圧患者が対象で，有酸素運動を中心に定期的に（毎日 30 分以上を目標に）運動を行う
5. 節酒	エタノールで男性 20〜30 mL/日以下，女性 10〜20 mL/日以下
6. 喫煙	（受動喫煙の防止も含む）

生活習慣の複合的な修正はより効果的である．

[*1] 重篤な腎障害を伴う患者では高カリウム血症をきたすリスクがあるので，野菜・果物の積極的摂取は推奨しない．糖分の多い果物の過剰な摂取は，肥満者や糖尿病などのエネルギー制限が必要な患者では勧められない．

表8 降圧薬の選択 (日本高血圧学会高血圧治療ガイドライン作成委員会編, 2014.[1] より改変)

	カルシウム拮抗薬	ARB	ACE阻害薬	サイアザイド系利尿薬	β遮断薬
左室肥大	●	●	●		
心不全		● 少量から開始し注意深く漸増	● 少量から開始し注意深く漸増	●	少量から開始し注意深く漸増
頻脈	●（非ジヒドロピリジン系）				
狭心症	●				● 冠攣縮性狭心症では注意
心筋梗塞後		●	●		●
CKD 尿タンパク−	●	●	●	●	
CKD 尿タンパク＋		●	●		
脳血管障害慢性期	●	●	●	●	
糖尿病メタボリックシンドローム		●	●		
骨粗鬆症				●	
誤嚥性肺炎			●		
禁忌	徐脈（非ジヒドロピリジン系）	血管神経浮腫・特定の膜を用いるアフェレーシス・血液透析／妊娠・高カリウム血症	血管神経浮腫・特定の膜を用いるアフェレーシス・血液透析／妊娠・高カリウム血症	低カリウム血症	気管支喘息・高度徐脈
慎重使用	心不全	腎動脈狭窄症（両側性腎動脈狭窄は原則禁忌）	腎動脈狭窄症（両側性腎動脈狭窄は原則禁忌）	痛風・妊娠・耐糖能異常	耐糖能異常・閉塞性肺疾患・末梢動脈疾患

表9 診察室血圧に基づいた心血管層別化 (日本高血圧学会編: 高血圧治療ガイドライン2014.[1])

リスク層（血圧以外の予後影響因子）＼血圧分類	Ⅰ度高血圧 140〜159/90〜99 mmHg	Ⅱ度高血圧 160〜179/100〜109 mmHg	Ⅲ度高血圧 ≧180/≧110 mmHg
リスク第一期（予後影響因子がない）	低リスク	中等リスク	高リスク
リスク第二期（糖尿病以外の1〜2個の危険因子, 3項目を満たすMetsのいずれかがある）	中等リスク	高リスク	高リスク
リスク第三期（糖尿病, CKD, 臓器障害/心血管病, 4項目を満たすMets, 3個以上の危険因子のいずれかがある）	高リスク	高リスク	高リスク

阻害薬は併用しない．3種類の降圧薬によっても効果が不十分な治療抵抗性高血圧に対しては，β遮断薬，α遮断薬，アルドステロン拮抗薬，その他の降圧薬を併用する．利尿薬とARB，Ca拮抗薬とARBの配合薬では，服薬アドヒアランスの改善や薬価の抑制が期待される．

5) 初期治療

合併する疾患・病態を勘案しリスクを層別化（表9）したうえで，初診時の高血圧管理

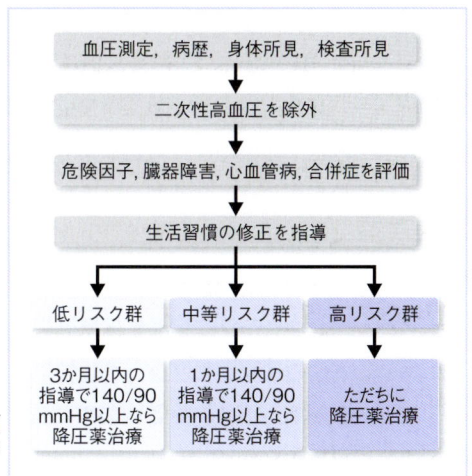

図2 初診時の高血圧管理計画
（日本高血圧学会高血圧治療ガイドライン作成委員会編，2014.[1]）

計画（図2）を決定する．

6）降圧薬の併用療法

降圧目標達成のために，適宜降圧薬を併用する．

7）腎神経焼灼療法

大腿動脈からカテーテルを挿入し，腎動脈内膜側から高周波により外膜に局在する腎神経を焼灼する方法である．対象は従前治療に抵抗する高血圧症であるが，適応，効果などは確立されていない．

f．高齢者の高血圧診療の留意点

1）高齢者の高血圧の特徴

血圧変動が大きい，起立性低血圧や食後低血圧の増加，夜間血圧が下降しない（non-dipper），早朝高血圧（morning surge），脳，心，腎など主要臓器の血流量低下，予備能低下，自動調節能低下などがある．

2）合併症の増加

脳出血・脳梗塞，虚血性心疾患，心不全，心房細動，大動脈弁狭窄症，大動脈瘤，腎血管性高血圧，頸動脈狭窄症などの合併が増加する．

3）治療目標

140/90 mmHg 以上を，薬物治療の対象とする．65～74 歳の降圧目標は 140/90 mmHg 未満，75 歳以上では 150/90 mmHg とし，忍容性があれば 140/90 mmHg を目指す．起立性低血圧や合併する臓器障害に留意し，緩徐に降圧する．虚血性心疾患合併例では，拡張期圧が 70 mmHg 未満となると心イベントリスクが増大するため，胸部症状や心電図変化に留意する．

4）降圧薬の選択

第一選択薬は非高齢者と同様である．一般に常用量の 1/2 から開始し適宜増量，併用する．

（子島　潤）

② 急性冠症候群（acute coronary syndrome；ACS）
a. 概　念
　急性冠症候群とは，不安定狭心症，急性心筋梗塞，虚血に基づく心臓突然死の三つを包括する概念で，冠動脈の不安定プラーク（vulnerable plaque）の破綻とそれに伴う血栓形成による冠動脈の高度狭窄や閉塞という共通の病態により惹起される．不安定プラークは多量の脂質を含み，その内部に活性化されたマクロファージやTリンパ球などの炎症細胞が多数存在し，薄い線維性被膜で覆われている．このプラークの破綻と同時に，マクロファージに起因する組織因子が管腔内に放出される結果，冠動脈内に血栓が生じ閉塞する．冠動脈プラーク破綻以外の原因には，冠動脈攣縮（coronary spasm），上行大動脈解離，播種性血管内凝固（disseminated intravascular coagulation；DIC）や抗リン脂質抗体症候群（antiphospholipid syndrome；APS）などの血液凝固異常や感染性心内膜炎による冠動脈塞栓症などがある．

b. 急性心筋梗塞（acute myocardial infarction）
1）概　念
　心筋梗塞症とは，冠動脈の閉塞によって心筋が虚血に陥った結果，壊死することによって起こる疾患である．このうち発作時心電図にてST部分が上昇しているものをST上昇型急性心筋梗塞（ST-elevation acute myocardial infarction；STEMI）という．

2）病　態
　高度の心筋虚血が30分を超える頃から心筋が壊死し始め，6時間程度で完了する．心筋は虚血開始直後に運動障害が生じ，心ポンプ作用が低下，急性心不全をきたす．また心筋虚血・壊死により心筋が電気的に不安定となり，心室細動（ventricular fibrillation；VF）および心室頻拍（ventricular tachycardia；VT）などの頻脈性不整脈や，房室ブロック（atrioventricular block）などの徐脈性不整脈が起こる．

3）症　状
　STEMI患者の14％以上は，超急性期にVFなどの致死性不整脈によって治療前に死亡する．冠動脈疾患集中治療室収容時の症状は，①胸痛・胸部絞扼感・胸部不快感（81％），②呼吸困難（6％），③意識障害（4％）である．

4）診　断
　早期診断，早期治療開始がもっとも重要である．このため，患者到着後10分以内に①～④ならびに⑤の臨床検査を行う．
　　① バイタルサインのチェック
　　② 連続心電図モニター
　　③ 病歴聴取
　　④ 12誘導心電図記録；以下の心電図所見を確認する．
　　　・T波の先鋭・増高（hyperacute T）
　　　・T波の陰転化
　　　・R波の減高

・ST 上昇 / 下降
・異常 Q 波

急性心筋梗塞症例の心電図で ST 上昇は 50％程度で，ST 下降，陰性 T 波，脚ブロックなどの非特異的な心電図異常が 40％，正常心電図が 10％を占める．

⑤ 臨床検査
・心筋トロポニンは心筋細胞壊死の指標として，発症 2 時間前後から 1 週間にわたり感度・特異度とも高く，心筋梗塞と診断するうえで極めて有用である．
・クレアチンキナーゼ；CK は筋傷害時の逸脱酵素で心筋障害のマーカーとして汎用されるが，心筋以外の筋肉や脳にも含まれるため，比較的心筋に特異的なクレアチンキナーゼアイソザイムである CK-MB 分画を併用する．
・ミオグロビン：心筋梗塞発症後早期から上昇するが心筋特異性に乏しい．
・心臓型脂肪酸結合タンパク（H-FABP）．

5）治　療

STEMI の治療は，できるだけ早く再灌流療法を行う．再灌流療法には血栓溶解薬を静脈内投与する血栓溶解療法と，閉塞冠動脈をバルーンつきカテーテルにより拡張する経皮的冠動脈形成術（percutaneous coronary intervention；PCI）がある．血栓溶解療法では救急隊接触後 30 分以内の血栓溶解薬投与，PCI では 90 分以内の初回バルーン拡張を目標とし，発症から 120 分以内に閉塞冠動脈の再灌流達成を目指す．

6）予　後

急性心筋梗塞の約半数には，前駆症状がある．すなわち，1〜2 か月前に新しい狭心症発作（不安定狭心症）が存在する[2]．また，発症後 2 時間以内の突然死が多く，発症 6 時間以内に再灌流療法が行えるか否かが，予後を大きく左右する．75 歳以上の高齢者における死亡率は高く，梗塞後 1 か月で 20％，1 年で 30％とされている[3]．

c．心臓突然死（sudden cardiac death）

1）概　念

「急性症状が発症した後，1 時間以内に突然意識喪失を来たす心臓に起因する内因死」と定義される．わが国では年間 5〜6 万人が心臓突然死となり，増加傾向にある[4]．

2）症状と予防

心臓突然死の発症には周期性があり，午前 6〜10 時と午後 5〜9 時の二つにピークがある（図 3）[5]．予防手段として最も多く使用されているのは，植え込み型除細動器（implantable cardioverter defibrillator；ICD）である．そのほかに抗不整脈薬（アミオダロン）も多く用いられている．さらにカテーテルアブレーション，β 遮断薬，ACE 阻害薬などが用いられる[6]．

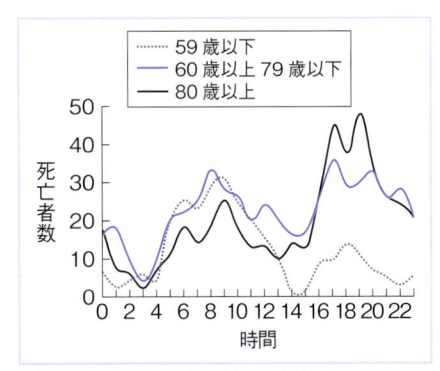

図 3　心臓突然死の年齢別日内変動
（Tsukuda, et al., 2010.[5]）

d．狭心症（angina pectoris）

1）概　念

狭心症は，心筋を灌流する冠状動脈が一過性に狭窄または閉塞するために，心筋の虚血を生じ，胸痛などの症状を呈する疾患である．通常，心筋虚血の持続が短時間のため非可逆的心筋障害すなわち心筋壊死をきたさない．

2）分　類

① 安定狭心症と不安定狭心症
② 労作性狭心症と安静時狭心症，異型狭心症

労作に伴って生じるものを労作性狭心症という．これに対し安静時狭心症は安静時に生じるもので，このうち発作が早朝安静時に起こり，心電図でST部分の一過性上昇を示すものを異型狭心症という．異型狭心症の多くは冠攣縮（coronary spasm）に起因する．

3）症　状

典型的な症状は胸骨部を中心とする一過性の胸痛，胸部絞扼感である．背部，心窩部，頸部，左上腕の痛みや，顎，歯の痛みを起こすことがある．無症候性心筋虚血はこれらの症状を伴わない心筋虚血を意味する．狭心症の症状は20分以内に消失する．

4）検　査

① 標準12誘導心電図：発作時に心電図のST部分が一過性に低下ないし上昇し，症状が消退するとST部分は基線に復帰する．
② Holter心電図：日常生活下に24時間にわたり心電図を記録する検査である．狭心症症状に随伴する一過性ST部分の変化が記録されれば，狭心症と診断される．
③ イベントレコーダ：狭心症症状が起こったときにボタンを押して心電図を記録する装置である．
④ 運動負荷試験：労作により狭心症を誘発し心電図を記録する検査である．運動負荷の抱負により，2段の階段を昇降するMaster 2階段試験，ベルトコンベアの上を走るTreadmill運動負荷試験，自転車をこぐ自転車エルゴメータ試験などがある．
⑤ 冠動脈CT：造影剤を全身投与し，CTを実施して冠動脈狭窄の有無を調べる．陰性予測率が高いことが特徴である．
⑥ 運動負荷心筋シンチグラフィー：運動負荷中に，心筋に集積する放射性同位元素を静脈内投与し，心筋内の血流分布を運動時と安静時に調べることにより一過性心筋虚血の有無を証明する検査である．
⑦ 冠動脈造影検査：冠状動脈入口部に挿入したカテーテルの先端からヨード系造影剤を注入しエックス線動画で撮像することにより冠動脈の狭窄を調べる検査である．アセチルコリンなどの薬剤を注入し，冠状動脈のスパスムを誘発し撮像することにより冠攣縮性狭心症の診断を企図することもある．

5）診　断

狭心症発作時の心電図で，一過性のST部分の上昇（異型狭心症の場合）ないしは低下が証明されれば，狭心症の診断が確定する．この際，白血球増多，心筋逸脱酵素（ク

レアチンキナーゼ）の上昇，心筋トロポニンT・トロポニンIの上昇などがないことを確認することにより心筋壊死がないことが示されれば急性心筋梗塞は否定され，狭心症の診断が確定する．

6）治療

治療の目的は，心筋梗塞への移行を阻止し発作の発現を抑制することである．

① 狭心症発作の治療：ニトログリセリン（ニトロペン）や硝酸イソソルビド（ニトロール）を舌下投与する．口腔にニトログリセリン噴霧用製剤（ミオコールスプレー）を噴霧する．

② 狭心症発作の予防：

・薬物治療
  - 抗血小板薬：冠状動脈内の血栓形成を阻害する．アスピリン（バファリン，バイアスピリン），クロピドグレル（プラビックス），シロスタゾール（プレタール），チクロピジン（パナルジン）などがある．
  - カルシウムチャネル阻害薬：冠状動脈拡張作用により効果を発揮する．ニフェジピン（アダラート），ニカルジピン（ペルジピン），ベニジピン（コニール），ジルチアゼム（ヘルベッサー），ベラパミル（ワソラン）などがある．
  - ニコランジル：冠状動脈拡張作用により抗狭心症効果を示す．
  - 硝酸薬：ニトログリセリンや硝酸イソソルビドの徐放化製剤や塗布薬，貼付薬を用いる．
  - β遮断薬：心拍数と心筋収縮を抑制することにより心筋酸素消費を低下させ相対的に心筋虚血を改善する．ビソプロロール（メインテート），アテノロール（テノーミン），カルベジロール（アーチスト）などがある．

・カテーテル治療

　冠状動脈狭窄部にカテーテルを進め，バルーンで拡張したあとに網状の筒（ステントグラフト）を留置する．再狭窄を予防するために，通常，薬剤溶出ステント（drug-eluting stent；DES）を用いる．これは，ステントからシロリムスやパクリタキセルなどの免疫抑制薬や抗がん剤を徐放することにより血管平滑筋増殖を抑制し，再狭窄を抑制するものであるが，血管内皮形成を抑制するため晩期の血栓形成傾向があり，留置後一定期間アスピリンとチエノピリジン系薬剤の2種類の抗血小板薬投与（dual antiplatelet therapy；DAPT）を必要とするため，出血リスクも高い．

・冠状動脈バイパスグラフト（coronary artery bypass graft；CABG）

　冠状動脈を迂回して血流路を外科的につくり，血行再建を図る方法である．大伏在静脈や内胸動脈・胃大網動脈を用いる．心拍動を停止させずに行うoff-pump手術の開発により高齢者にも適応されるようになった．

（子島　潤）

③ 心不全（heart failure；HF）

a. 概　念
　心不全はさまざまな心疾患の終末像である．心臓のポンプ機能が低下するために，全身に十分な血液が送れなくなった状態である．心筋梗塞，心臓弁膜症，心筋症，高血圧性心疾患などが心不全の原因となる．

b. 病　態
1）心ポンプ機能の低下
　通常，心筋の収縮不全から心臓のポンプ機能が低下し，心拍出量が低下する．同時に静脈での圧が上昇する．その結果，各種神経体液性因子の変化が起こるとともに，末梢臓器の血流が低下し浮腫が生じる．

2）神経体液性因子の変化
　心不全に伴い，神経体液性因子に変化が生じる．悪いほうに働く因子とよいほうに働く因子とがある．悪いほうに働く因子は，血管を収縮させたり尿量を低下させたりして心臓の負担を増加させ，心筋や血管を線維化させるなど，心不全の病態を悪くする方向に働く．一方，よいほうに働く因子は，逆に血管を拡張して尿量を増し，心臓の負担を軽くするとともに，心臓や血管の線維化を抑える方向に働く．

3）末梢臓器の血液灌流の低下とうっ血
　心拍出量が低下すると，心臓から血液を受け取る臓器は酸素などの重要な成分を血液から十分に受け取れなくなる．同時に血流が前に進まないために静脈内に血液が過剰に溜まってうっ血状態となり，静脈内にある血液の圧力が上昇する．その結果，血液中の液体成分が静脈血管内から外に滲み出し，細胞間に溜まって浮腫を生じる．血流不足と浮腫などで，その臓器の機能障害が起こる（**表10**）[7]．

4）分　類
- 急性心不全と慢性心不全

　血液を心臓から拍出する心室の収縮不全が，急激に生じた場合（急性心不全）とゆっくりと進行した場合（慢性心不全）とに分けられる．その違いは代償機構に影響を及ぼし，進行についていけない場合に血流低下やうっ血を生じ，余裕がある場合には適応できる．

- 収縮不全と拡張不全

　心室の収縮が悪い場合と拡張が悪い場合とで分けられる．すなわち，送り出す機能に

表10　心不全に伴う臓器の機能障害（子島ほか，2011．[7]）

臓器	機能障害と症状
脳	脳血流の低下 → 意識障害
腎	腎血流の低下 → 尿量低下 → 水分貯溜 → 全身のむくみ
肝	肝血流低下と肝うっ血 → 代謝障害・黄疸
腸管	腸管粘膜の浮腫と血流低下 → 消化吸収不良・潰瘍
肺	肺血流低下と肺うっ血 → 低酸素血症・呼吸困難
皮膚	皮膚血流低下とうっ血 → 冷感・むくみ

問題がある状態と送り出すための血液を十分に取り込めない状態をいう．前者は急性の広範囲心筋梗塞がそれにあたり，後者は，肥大型心筋症，高血圧性心疾患などでみられる．通常は両者が混在する．

・右心不全と左心不全

　ポンプ機能が低下した心臓の，後ろ側の症状により判断する．左心室の心筋梗塞，大動脈弁や僧帽弁疾患では，左心室から十分な血液を送り出せないため，左心室の後ろ側にある肺にうっ血が起こる（左心不全）．左心不全が進行すると体内に水分が貯留して右心室の後ろ側にもうっ血が生じ，肝臓・下腿浮腫・腹水などの症状が出現する（右心不全）．

5）症　状

　易疲労性と呼吸困難がある．呼吸困難には，①労作時呼吸困難，②起坐呼吸（横になると出現し，上半身を起こすと楽になる），③発作性夜間呼吸困難，④安静時呼吸困難（NYHA Ⅲ度），⑤急性肺浮腫，などがある．

6）検　査

・胸部エックス線写真

　① 心陰影の拡大（心胸郭比が53％以上）

　② 肺血管影増強

　③ 間質の浮腫

・心エコー検査（**表11**）[7]

表11　心不全におけるエコー検査の観察事項（子島ほか，2011.[7]）

観察（計測）項目	基準値	説　明
左室駆出率（left ventricular ejection fraction；LVEF）	53〜85％	心臓が1回の収縮で左室の拡張期容積の何％を拍出できるかという指標．たとえば，左室拡張期末容積が100 mLで，1回の収縮で60 mLを拍出したとすると，LVEFは60％．一般に心不全で低下する．
左室拡張期末径（LVDd）と 左室収縮期末径（LVDs）	40〜53 mm 23〜42 mm	LVDdは左室が拡張しきったときの短軸径，LVDsは左室が収縮しきったときの短軸径．心不全では一般に拡大する．
局所左室壁運動	壁運動障害はない	左室の壁が内側に向かって縮む具合をみる．拡張心筋症では，びまん性に壁運動が低下する．心筋梗塞では，梗塞を起こした心筋部分の壁運動が低下する．
左室壁の厚さ（肥大の有無） 　心室中隔壁厚（IVSD） 　左室後壁厚（LVPWD）	 7〜12 mm 7〜12 mm	左室の壁が厚いか（肥大），薄いか（拡張型心筋症）をみる．
弁の状態		弁膜症（弁の狭窄や閉鎖不全＝逆流）の有無を調べる．
心囊液貯留の有無	ごくわずか認める	心膜炎，心破裂などで貯留する．

・心不全の血液検査

　① ナトリウム利尿ペプチド（BNP, ANP）（**表12**）

　② 腎機能検査（血清クレアチニン，尿素窒素で判断）

表12 ANP, BNPの基準値と測定値の意味 〔The New England Journal of Medicine (347): 61-167, 2002〕

	基準値	測定値の意味
ANP	43.0 pg/mL 以下	容量負荷にて上昇する.
BNP	18.4 pg/mL 以下	心不全では上昇する. 呼吸困難があるとき, 　50 pg/mL 未満では心不全の可能性は低い. 　50〜100 pg/mL では心不全の可能性あり. 　100 pg/mL 以上では心不全と診断.

表13 動脈血ガス分析 (子島ほか, 2011.[7])

観察項目	基準値	
pH	7.35〜7.45	アシドーシスかアルカローシスかをみる. 心不全では末梢循環不全や低酸素血症のため, アシドーシスに傾く.
PaO_2(動脈血酸素分圧)	80〜100 mmHg	心不全では肺から血液に酸素を送り込みにくいので低下する.
$PaCO_2$(動脈血二酸化炭素分圧)	35〜45 mmHg	肺の換気が悪いと上昇する.
HCO_3^-	22〜26 mEq/L	酸塩基平衡の指標 呼吸性アシドーシスでは低下, 代謝性アシドーシスでは上昇する.
BE	−2〜+2	酸塩基平衡の指標
SaO_2(動脈血酸素飽和度) SpO_2(経皮的動脈血酸素飽和度)	95%以上	動脈血中のヘモグロビンの何%が酸素化されているかを示す.

③ 肝機能検査(AST, ALT, 血清ビリルビン値の上昇)

・動脈血ガス分析(**表13**)[7]

7) 診　断

以下の所見から診断する.

① 息切れなどの自覚症状

② 下腿浮腫, 頸静脈怒張, 肺湿性ラ音と心臓第3音聴取

③ 胸部エックス線検査での心陰影拡大と肺うっ血

④ 心エコー検査における左室駆出率低下などのポンプ機能

⑤ 脳性ナトリウム利尿ペプチド(BNP)

8) 重症度

① NYHA心機能分類(**表14**)

② 左室駆出率(55%以上は正常, 40%未満は中等度の心不全)

③ 脳性ナトリウム利尿ペプチド(BNP)(**表15**)

④ Killip分類(**表16**)

9) 治　療

① 生活指導(塩分制限・禁酒・禁煙・適度な運動)

② 薬物療法(血管拡張薬・β遮断薬・利尿薬・ジギタリス・強心薬・血管拡張薬)

③ 機械的治療法(心再周期療法・植え込み型除細動器・経皮的心肺補助装置・左室補

表 14　NYHA 心機能分類 (New York Heart Association, 1994)

機能分類 (functional capacity)	
Class Ⅰ	心疾患を有するが，身体活動に制限はなく，通常の身体活動では疲労，動悸，呼吸困難，狭心痛を生じない．
Class Ⅱ	心疾患のため，身体活動に軽度の制限があるが，安静にすると楽に生活できる．通常の身体活動で疲労，動悸，呼吸困難，狭心痛を生ずる．
Class Ⅲ	身体活動に強い制限があるが，安静にすると楽に生活できる．通常以下の身体活動で疲労，動悸，呼吸困難，狭心痛を生ずる．
Class Ⅳ	心疾患を有し，いかなる身体活動をするときにも苦痛を伴う．心不全，狭心症の徴候が安静時にも認められることがある．いかなる身体活動によっても苦痛が増強する．

表 15　血中 BNP 値と管理の目安 (子島ほか，2011.[7])

血中 BNP 濃度 (pg/mL)	管理の目安 (参考)	NYHA 心機能分類	AHA ステージ分類
20〜100	外来診療可能	Ⅰ度	ステージ A
100〜200			ステージ B
200〜600	入院などの安静・加療	Ⅱ度	ステージ C
600〜1500	集中治療管理	Ⅲ度	
1500〜	心移植・補助循環の適応	Ⅳ度	ステージ D

表 16　Killip 分類

Killip Ⅰ	心不全の徴候がない．
Killip Ⅱ	肺野の 50％未満で湿性ラ音聴取．心臓の第 3 音を聴取する．
Killip Ⅲ	肺野の 50％以上で湿性ラ音を聴取する（急性肺水腫）．
Killip Ⅳ	心原性ショック（収縮期血圧 90 mmHg 以下，皮膚冷感，冷たく湿潤な皮膚，チアノーゼ，意識障害，尿量 20 mL/ 時間以下の乏尿）

助装置・植え込み型人工心臓）
④ 手術治療（バチスタ手術，ドール手術）
⑤ 心移植

10) 予　後

　心不全の予後は極めて悪いとされているが，日本人の心不全の生命予後は比較的よい．入院患者の 1 年後の死亡率は約 8.3％，心不全増悪による再入院は 40％と高い．

④ 不整脈 (cardiac arrhythmia)[7]

a. 概　念

　電気的興奮（脱分極）は，まず上大静脈と右心房の境界部にある洞結節から起こる．これが 3 本の通路を通って右心房を興奮させながら，心房と心室をつなぐ房室結節に伝わる．同時に 4 番目の通路を通って左心房に伝わる．房室結節に伝わった電気的興奮は，左右心室を隔てる心室中隔のなかを走るヒス束，右脚・左脚を順次通って左右心室に至る．そこで細かく枝分かれしたプルキンエ線維を経て心室筋に到達し，これを興奮させる結果，心室全体がタイミングよくほぼ同時に収縮し，血液を送り出すことができる[1]（**図 4**）．このリズムが乱れることを不整脈といい，致死的なものから放置してよいものまである．

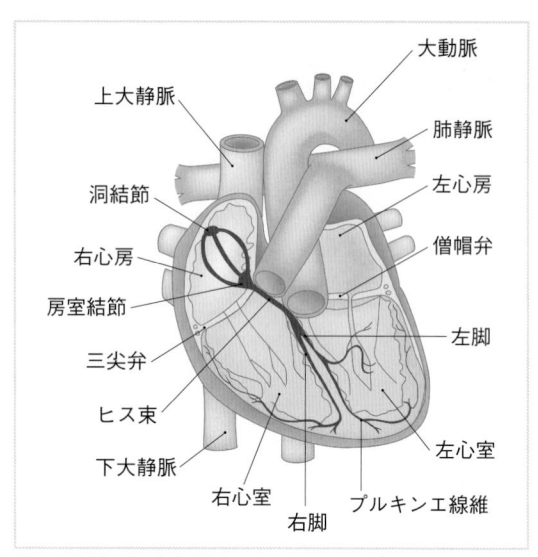

図4 心臓の興奮伝導路（子島ほか，2011.[7]）を参考に作成）

b. 病態と分類
① 致死性不整脈（放置できない不整脈．心室細動と心静止が含まれる）
② 徐脈性不整脈（1分間に50拍未満）と頻脈性不整脈（1分間に100拍以上）
③ 上室性不整脈（房室結節よりも上流で起こるもの）と心室性不整脈（下流で起こるもの）
④ 慢性（持続性）不整脈と一過性（非持続性）不整脈
⑤ 続発性不整脈と特発性不整脈：急性心筋梗塞や重症心不全では心室細動が起こりやすく，突然死の頻度が高い．また，血中電解質（カリウム，マグネシウム，カルシウムなど）異常や薬物などによっても不整脈が起こる．

c. 日常の症状
① 突然死
② めまいや意識消失
③ 動悸
④ 胸部圧迫感や胸痛

d. 診 断
一般所見と心電図から判断する．
① 標準12誘導心電図
② Holter（ホルター）心電図
③ 負荷心電図
④ 食道誘導
⑤ 電気生理学的検査（心腔内マッピングなど）

e. 治 療
① 除細動（defibrillation）：心房細動や心室細動に対し，電気を流して停止させる．心

室細動により突然死する可能性が高い症例に対しては，植え込み型除細動器（implantable cardioverter defibrillator；ICD）を体内に埋め込み，必要に応じて通電させる．

②心ペーシング（cardiac pacing）：体表面，心表面，心腔内などに電極を置いて電気刺激で心臓の拍動をコントロールすること．持続的に生涯にわたりコントロールが必要な症例では，埋め込み型心臓ペースメーカが適応される．

③外科的療法

f. 不整脈の種類と概略

1) 致死性不整脈

①心室細動（ventricular fibrillation；VF）

放置すると数分で死亡する不整脈．心室の心筋線維がばらばらに興奮してポンプの働きをしていない状態．すばやい心肺蘇生や電気的除細動が必須．

②心静止（cardiac standstill）

心筋線維の電気的興奮はまったく認められず心電図は平坦．救命は困難．

2) 頻脈性不整脈

①心室性不整脈

心室から生じる不整脈で上室性に比較し，危険性が高い．

・心室頻脈（ventricular tachycardia）

心室筋でのリエントリーや自動能亢進によって起こる．心電図では，ほぼ規則正しい幅広い（120 msec 以上）QRS 波がみられる．脈が速いと血圧が下がり，意識を失うこともある（アダムス・ストーク発作）．心筋梗塞などの重症心疾患に伴うことも多い．心室細動に移行することがある．治療は胸部叩打・直流通電・リドカイン静脈内投与などを行う．

・心室期外収縮（ventricular premature contraction）

いわゆる「脈がとぶ」現象であり，心室での小さなリエントリーや自動能亢進などの機序により，予定外に心筋が興奮する．心室頻拍や心室細動を予防するためには，リドカイン静脈内投与を行う．一般に期外収縮が1分間に6～7拍以上出現すると「頻発」というが，1日に2万発など多発しても，危険な期外収縮でなく，無症状であったり基礎心疾患がなければ治療しない．

②上室性不整脈

心室性に比較し良性のものが多い．

・心房細動（atrial fibrillation）

心房が無秩序に興奮するので，心室への血液の送り込みが不十分となる．しかし，心室細動のようにすぐに死ぬようなことはない．ただし，心室に送られる血液量が不十分なので，血圧が下がることがある．また，心房内で血液が淀むので塊ができやすく，それが脳に運ばれて梗塞の原因になることがある．その確率は健常人の数倍といわれている．このため，抗血小板薬や抗凝固薬などの抗血栓薬を処方する．

心房細動を停止させるためには抗不整脈薬静脈内投与，経口投与，除細動器による直流通電，カテーテルでの高頻度ペーシングなどがある．

・心房粗動（atrial flutter）

　心房内での拍数は1分間に300～350拍程度と高頻度であるが，心室へは房室結節を介して達するので，心室の拍数は心房の1/2から1/8であり，一定のリズムで興奮する．治療は心房細動に準ずる．

・発作性上室性頻脈（paroxysmal supraventricular tachycardia）

　房室結節内のリエントリーにより興奮旋回が起こり，心室の頻脈を起こす．この頻脈発作は突然始まり，突然止まる．息をこらえる，冷水に顔をつける，冷水を一気に飲むなどで停止することがある．また，抗不整脈薬を静脈内投与して停止させる．

・上室性期外収縮（supraventricular premature contraction；SVPC）

　心室性期外収縮と同様の不整脈が心房から発生する．脈がとぶ，どきんとするなどの症状を訴えるが，良質なことが多い．したがって，通常は積極的な治療は行わない．寝不足やコーヒーなどの刺激物を避けることで軽減することもある．自覚症

■心臓ペースメーカ（cardiac pacemaker）

　主として，脈拍が少ない徐脈性不整脈の患者に植え込まれ，徐脈を感知したときに，心臓の代わりに電気刺激することで心拍数を正常に保つ電子機器．緊急時に用いる体外式ペースメーカと体内に植え込む永久ペースメーカがある．洞不全症候群，完全房室ブロック，徐脈性心房細動などの徐脈性不整脈が原因で，失神やめまい，ふらつき，運動耐用能の低下や心不全症状がある場合に適応となる．閉塞性肥大型心筋症，拡張型心筋症，神経調節性失神でも適応となることがある．あらかじめ設定されている心拍数を下回ると電気刺激を出して心拍を確保し，設定より速く拍動しているときは休むようになっている．また，致命的な不整脈を自動的に感知し，電気治療を行う「植え込み型除細動器（implantable cardioverter defibrillator；ICD）」がある．

　ペースメーカは，「AAI」「VVI」「DDD」「VDDR」など三～四つの数字の組合せで機能が表されている．1文字目は刺激部位（A：心房，V：心室，D：心房と心室），2文字目は感知部位（1文字目と同じ），3文字目は反応様式（I：抑制，T：同期，D：抑制と同期），4文字目はR（レートレスポンス）となっている．レートレスポンスは，体の動きや血液温度などを感知して，それに合わせて脈を変化させる機能がついていることを示す．

　　　　　　　　　　　　　　　　　　　　　　　　　（森戸光彦，子島　潤）

1) 子島　潤，宮武佳子，深山治久，他：改訂版　歯科診療のための内科，永末書店，京都，p.97，2011．

状が強い場合は，抗不整脈薬を経口で服用させる．

3）徐脈性不整脈

・洞徐脈（sinus bradycardia），洞不整徐脈（sinus bradyarrhythmia）

洞結節の自動能が低下して脈が遅くなるものを徐脈性不整脈という．このうち，脈が乱れていないものを洞徐脈といい，乱れているものを洞不整徐脈という．無症状であれば治療をしない．原因が不明で，めまい，意識消失などの脳虚血症状や息切れなど，心不全症状がある場合には心臓ペースメーカを植え込む．

・洞不全症候群（シックサイナス症候群；sick sinus syndrome；SSS）

洞結節の機能が悪くなり，規則的で十分な心拍を生成できなくなった状態である．一般に，「極端な洞徐脈」「洞房ブロック」「洞不整徐脈」「徐脈頻脈症候群」の4型に分類する．めまい，意識消失，痙攣などの脳虚血症状を伴うことがある．

・房室ブロック（atrioventricular block）

「第Ⅰ度房室ブロック」「第Ⅱ度房室ブロック」「第Ⅲ度房室ブロック」「高度房室ブロック」がある．興奮が房室結節を伝わりにくくなる状態で，その原因は洞徐脈と同様である．軽度の場合は，積極的な治療を行わないが，重度になると，緊急時心ペーシング，一時的ペーシング，恒久的ペーシングが必要となる．

・脚ブロック（bundle branch block）

脚での興奮刺激伝導が悪い状態．不完全脚ブロックと完全脚ブロックとがある．右脚ブロックは正常な心臓でも生じる．基礎心疾患がない場合は放置してもよい．左脚ブロックは器質的心疾患に伴うことがあるので，心エコー検査などによる評価が必要となる．

⑤ 心臓弁膜症（valvular heart disease；VHD）

a. 概 念

心臓には四つの弁膜（僧帽弁，大動脈弁，三尖弁，肺動脈弁）があり，この弁が何らかの原因で開閉障害を起こしたものをいう．75歳以上の高齢者に多いといわれている[9]．

b. 原 因

リウマチ熱，梅毒，感染性心内膜炎などの炎症性，加齢による変性，先天性心疾患などがある．

c. 治 療

薬物療法と外科的療法がある．外科的療法は弁形成術と人工弁置換術がある．

⑥ 感染性心内膜炎（infective endocarditis；IE, bacterial endocarditis；BE）

a. 概 念

心臓の内側を覆う弁膜や心内膜，大血管内膜に細菌などが感染して細菌集簇を含む疣腫（vegetation）を形成し，菌血症，血管塞栓，心障害など，多彩な臨床症状を呈する．自然治癒することのない致命的な疾患．発生頻度は高くはないが，発症すると治療は容易ではなく，早期診断と適切な治療，予防が重要となる．

b. 原因菌

グラム陽性球菌（レンサ球菌，特に緑色レンサ球菌，黄色ブドウ球菌，腸球菌），大腸

菌，HACEK 群（グラム陰性菌の一種），真菌などが原因となる．

c. 感染リスク
歯科を含むすべての観血処置，感染症，侵襲的検査，免疫能の低下など．

d. 症　状
80％以上の症例では，菌血症が起きて2週間以内に発症する．38℃以上の発熱，長期間の微熱，あるいは高齢者では発熱がみられないこともある．ほとんどの症例で心雑音が聴取される．特に逆流性心雑音は，感染性心内膜炎を疑う所見として重要となる．

e. 検　査
臨床症状に加え，心雑音聴取，心エコー検査，血液培養などを行う．

f. 治　療
十分な量の抗菌薬の長期間投与や心不全に対する治療，弁膜症を併発することも多く，その場合は外科的治療も選択肢となる．

g. 予　後
治癒率は約80％，再発5〜10％であり，高齢者や治療開始が遅れた症例，起炎菌が同定されなかった症例では，予後不良となる．

h. 予　防
感染に対するリスクが高い患者に対しての観血処置では，十分な感染予防が必要である．また，「心内膜炎予防の抗菌薬投与ガイドライン」に従った抗菌薬投与が推奨される．

（森戸光彦，子島　潤）

3—脳血管障害（cerebrovascular disease）

① 概　念
脳血管障害とは，脳内の血管系が詰まって脳が壊死したり，破れて出血した結果，麻痺や言語障害などが引き起こされる疾患の総称である．大きく分類すると，「脳梗塞」「脳出血」「一過性脳虚血発作」「くも膜下出血」に分けられる．

② 脳梗塞（cerebral infarction）

a. 概　念
脳梗塞とは，脳を養う血管の閉塞や虚血により脳神経細胞が壊死することである．

b. 分類と病態生理
脳梗塞の原因は，脳を養う血管が閉塞することである．血管閉塞の原因は，動脈硬化と塞栓である．梗塞により壊死した脳組織は再生しないので，後遺症として機能障害が残る．

脳梗塞には，アテローム[*2]血栓性脳梗塞，ラクナ梗塞，心原性脳塞栓症，その他がある（表17）．

c. 症　状
梗塞を起こした場所により症状は異なる．片麻痺，言語障害，意識障害，運動障害などがある（表18，19）．

*2：アテローム
コレステロールや中性脂肪などの脂質，カルシウム，線維性結合組織を含む細胞やその死骸などから構成される動脈内に蓄積された塊．

表17 脳梗塞の分類と特徴 (子島ほか, 2011.[1])

	頻度	原因	発症	危険因子
アテローム血栓性脳梗塞	31.3%	脳主幹動脈の粥状硬化	数時間～数日	高脂血症, 糖尿病
ラクナ梗塞	36.3%	微小粥腫, 微小動脈塞栓		高血圧
心原性脳塞栓症	20.4%	心房細動の左房血栓 人工弁関連血栓など	数秒～数分	心房細動 人工弁置換

*3：脳梗塞のFAST
Face（顔面）：一方の顔面が動かない.
Arm（腕）：一方の上肢が動かないか, 一方が下方に偏位する.
Speech（会話）：発音不明瞭, 単語の間違い, 話せない.
一つでも当てはまる場合は, 脳梗塞の可能性が極めて高い.

表18 上位運動ニューロン障害と下位運動ニューロン障害の鑑別 (子島ほか, 2011.[1])

	上位運動ニューロン障害	下位運動ニューロン障害
1. 筋緊張は亢進し痙縮がある		筋緊張は低下し弛緩する
2. 深部反射（腱反射）は亢進する		深部反射は減弱ないし消失する
3. 筋萎縮はないかあっても軽度（廃用性萎縮）		筋萎縮著明
4. バビンスキー反射あり		なし
5. 線維束攣縮なし		あり
6. 侵される筋群は広汎である		孤立した筋が侵される

表19 錐体路障害と錐体外路障害 (子島ほか, 2011.[1])

	錐体路障害	錐体外路障害
筋緊張亢進	痙直（折りたたみナイフ様）* 上肢は屈筋・下肢は伸筋	固縮（歯車様・鉛管様）** 四肢・躯幹のすべての筋
不随意運動	なし	あり
腱反射	亢進	正常または軽度亢進
バビンスキー反射	陽性	陰性
運動麻痺	あり	なし, または軽度

*痙直（折りたたみナイフ様）
他動的に動かすと抵抗を示すが, 運動のはじめは抵抗が強く, 途中で急に抵抗がなくなる現象.
**固縮（歯車様・鉛管様）
他動的に動かすとコキコキと歯車のような抵抗や, 鉛の管を曲げるときのような抵抗がある現象.

*4：非弁膜症性心房細動（NVAF）を伴う脳梗塞あるいは一過性脳虚血発作（TIA）患者の再発予防には, ワルファリンのみが推奨されてきた. 近年, 非ビタミンK阻害経口抗凝固薬（non-vitamin K antagonist oral anticoagulant；NOAC）の役割については, 十分なエビデンスはないものの, ワルファリンを凌ぐ有効性, 安全性が期待されている[2].

d. 治　療

急性期治療, 慢性期治療, リハビリテーションに分けられる. 慢性期治療では, 抗血栓薬として抗血小板薬, 抗凝固薬を服用させる. 再発予防を目的として, 高血圧・糖尿病・脂質異常症の治療を並行して行い, 肥満対策・禁煙指導などを行う.

③ 一過性脳虚血発作 (transient ischemic attack；TIA)

一過性脳虚血発作とは, 脳血管が狭くなったり詰まって起こる顔面麻痺などの局所的症状が短時間（一般的に1時間以内）続く発作である. 引き続き脳梗塞を発症することが多い緊急疾患のため, ただちに専門医を受診させることが望ましい.

a. 原　因

心原性TIAと非心原性TIAがある. 心原性TIAは, 心疾患やそれに関連する手術後に生じた血栓が脳血管に詰まったものをいう. 非心原性TIAは, 頸動脈血栓や動脈硬化による脳血管の狭窄などによるものをいう.

b. 症　状

感覚障害，運動障害，意識障害などの神経症状が一過性に出現する．受診時には症状が軽減していたり，消失していることが多いため，病歴を詳細に問診することが必要である．

c. 検　査

原因を把握するために行う検査として，「Holter 心電図」「超音波心エコー検査」「頸動脈エコー検査」「MRI/MRA」「CT アンギオグラフィー」「経頭蓋ドプラ検査（TCD）」「血管造影検査」「頭蓋内脳動脈の病変検査」などが挙げられる．

d. 治　療

「抗血小板療法」や「抗凝固療法」を行い，狭窄率70％以上の重症頸動脈狭窄症では，内膜剝離術やステント留置術を行う．

e. 予　後

発作後90日以内に脳卒中を発症するリスクは15〜20％で，その半数は48時間以内に起こる．

④ 脳出血（cerebral bleeding）

脳内出血では，脳内の血管が破れ脳実質内に出血する．一般に日常生活時に発症しやすく，突然で強い症状が出ることが多い．

a. 原　因

高血圧性脳出血が60〜70％を占める．非高血圧性脳出血には，「脳動静脈奇形」「脳動脈瘤の破裂」「外傷」「出血性梗塞」「アミロイド血管症」「脳腫瘍内出血」などがある．

b. 出血部位と症状

出血部位は，「被殻出血」「視床出血」「橋出血」「小脳出血」の四つに分けられ，それぞれ症状が異なる（表20）．

c. 診　断

身体症状，CT 検査，MRI 検査などにより診断する．

d. 治　療

1) 呼吸管理

急性期には嘔吐物や舌根沈下で気道が塞がれることが多いので，気道確保が必要である．酸素投与は PaO_2 で 90〜120 mmHg，SpO_2 で 98％以上になるよう調節する．$PaCO_2$ は，30〜45 mmHg に維持する．

表20　脳出血の部位と臨床症状および治療 （子島ほか, 2011.[1]）

出血部位	脳出血中の頻度	症　状	治　療
被殻出血	50％	脳の病巣と反対側の片麻痺・感覚障害・共同偏視	手術適応あり
視床出血	30％	病巣と反対側の強い感覚障害	
橋出血	10％	最も重症 四肢麻痺・眼球正中固定	
小脳出血	10％	めまい・嘔吐・頭痛	手術適応あり

2）高血圧管理

収縮期血圧は 150 mmHg 程度にする．発症後数時間以内はジルチアゼム，ニトログリセリンなどの静脈内投与を行い，その後経口薬に切り替える．

⑤ くも膜下出血（subarachnoidal hemorrhage；SAH）

多くは脳動脈瘤が破裂して，脳表面を包むくも膜下（くも膜下腔）に出血したものをいう．脳実質内の出血ではない．発症時には，急激な激しい頭痛・吐気・嘔吐・意識消失を伴う．

a．原　因

脳動脈瘤破裂がくも膜下出血の3分の2を占めている．そのほか，脳動静脈奇形の破裂がある．脳動脈瘤の40％は家族性といわれており，内頸動脈，後交通動脈分岐部，前交通動脈，中大脳動脈第1分岐部に好発する．

b．症　状

上記の症状のほか，項部硬直・Kernig（ケルニッヒ）徴候，Brudzinski（ブルジンスキー）徴候などの髄膜刺激徴候が特徴とされる．

c．検　査

「CTによるくも膜下腔の出血確認」「腰椎穿刺による髄液の検査」「脳血管造影による脳動脈瘤の確認」などがある．

d．治　療

初期治療として「血圧管理」「呼吸管理」「頭蓋内圧管理」などを行い，発症3日以内に動脈瘤頸部クリッピングや動脈瘤塞栓術を行う．その後，脳血管攣縮予防を行う．また，急性期・回復期・維持期でそれぞれ適応したリハビリテーションを行う．

4─呼吸器疾患

① 気管支喘息（bronchial asthma）

a．概　念

アレルギー性の慢性炎症により気道が狭窄することで，喘鳴を伴う呼吸困難（喘息発作）を起こす病気である．発作は夜間や早朝に起こることが多く，繰り返し起こる．適切な治療によりよくなる．また，自然に治癒することもある．しかし，1年間で約5,000人がこの病気で死亡している．

b．検　査

1）ピークフローメータ（最大呼気流量計）

息をいっぱいに吸い込み，思い切り吐き出すときの呼気のスピードを計測する方法で狭窄の状況を評価する．その値が低ければ，気道が収縮していて狭窄が疑われる．日内変動や日差変動が20％あれば，可逆性ありと判断する．小型の器械なので，家庭で自己管理するのにも有効である．

2）呼吸曲線測定法（スパイロメトリー）

努力性肺活量（FVC）や1秒間に吐き出せる呼気の量（FEV_1）を測定する．FEV_1/FVC

比は，成人で80％以上，小児で90％以上であり，これより低ければ気道狭窄があるとされる．

3）気道過敏性試験

　　アセチルコリン，ヒスタミン，メサコリンなどの気管支平滑筋収縮作用をもつ薬に対する反応が大きければ，過敏と判断する．

4）気道炎症の検査

　　喀痰中好酸球の増加があれば，アレルギー性気道炎症があると診断する．

5）その他

　　胸部エックス線写真では，気管支喘息に特徴的な所見はないが，心不全など他の疾患との鑑別に用いられる．

　　心電図では，右心負荷所見がみられることがある．

c．診　断

　一過性の喘鳴を伴う呼吸困難発作と非発作時に，ほぼ無症状（可逆的気道閉塞症状）であることにより診断する．ピークフローメータやスパイロメトリーの結果を有効活用する．発作時には，動脈血二酸化炭素分圧（$PaCO_2$）が上昇し，動脈血酸素分圧（PaO_2）は低下する．気道過敏性試験や気道炎症所見も参考にする．

d．治　療

1）非発作時の治療

・気道炎症を抑制する治療
　・吸入ステロイド薬
　・抗アレルギー薬
　・経口ステロイド薬
・狭窄し気管支を拡張させる治療
　・経口，貼付 β_2 刺激薬
　・経口キサンチン製剤
・去痰薬
　・ビソルボン，ムコダイン，ムコソルバンなど．

2）発作時の治療

　・β_2 刺激薬
　・静脈内投与キサンチン製剤
　・アドレナリン
　・静脈内投与ステロイド薬（ハイドロコーチゾンなど）
　・去痰薬（ブロムヘキジンなど）
　・酸素吸入

② 慢性閉塞性肺疾患（chronic obstructive pulmonary disease；COPD）

a．概　念

　歴史的には，「慢性気管支炎」と「肺気腫」という概念から発し，2001年（国際ガイド

表21 修正MRC（mMRC）息切れスケール質問票（日本呼吸器学会COPDガイドライン第4版作成委員会, 2014.[1]）（Global Initiative for Chronic Obstructive Pulmonary Disease. Global strategy for the diagnosis, management and prevention of chronic obstructive pulmonary disease. 2011 Available at www.goldcopd.com[2]）

グレード分類	あてはまるものにチェックしてください（一つだけ）	
0	激しい運動をしたときだけ息切れがある．	□
1	平坦な道を早足で歩く，あるいは緩やかな上り坂を歩くときに息切れがある．	□
2	息切れがあるので，同年代の人よりも平坦な道を歩くのが遅い，あるいは平坦な道を自分のペースで歩いているとき，息切れのために立ち止まることがある．	□
3	平坦な道を約100 m，あるいは数分歩くと息切れのために立ち止まる．	□
4	息切れがひどく家から出られない，あるいは衣服の着替えをするときにも息切れがある．	□

呼吸リハビリテーションの保険適用については，旧MRCのグレード2以上，すなわちmMRCのグレード1以上となる．

ライン『Global Initiative for Chronic Obstructive Lung Disease［GOLD］』）に「COPDは，完全に可逆的ではない気流閉塞を特徴とする疾患である．この気流閉塞は通常進行性で，有害な粒子またはガスに対する異常な炎症性反応と関連している．」と定義された．すなわち，肺気腫と慢性気管支炎が同一患者に同時に起こるため，それらの病態が混合した「慢性閉塞性肺疾患（COPD）」として扱うようになった．

b．症　状

Ⅰ期（軽度の気流閉塞），Ⅱ期（中等度の気流閉塞），Ⅲ期（高度の気流閉塞）に分けられる．Ⅰ期では無症状であることが多いが，慢性の咳と痰が呼吸困難（息切れ）に先行してみられる．Ⅱ期では，労作時の呼吸困難を自覚することがあり，日常生活に支障をきたす．Ⅲ期になると，症状が持続性となり，呼吸困難の悪化とともに呼吸不全，右心不全，体重減少などがみられるようになる．臨床現場では，健康状態を評価する他の指標との相関性に優れている質問票（表21）[1,2]が用いられている．

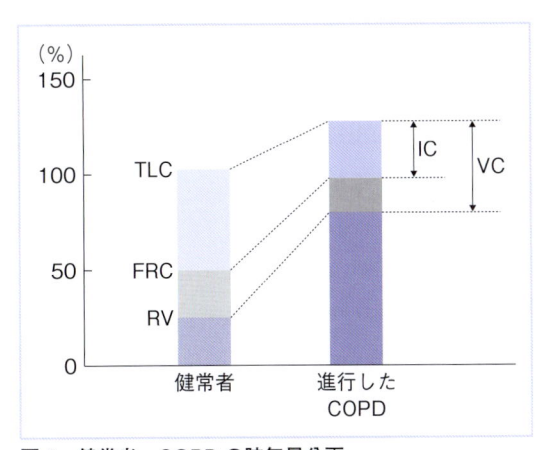

図5　健常者・COPDの肺気量分画
（日本呼吸器学会COPDガイドライン第4版作成委員会，2014.[1]）
TLC：全肺気量，FRC：機能的残気量，RV：残気量，
VC：肺活量，IC：最大呼気量．

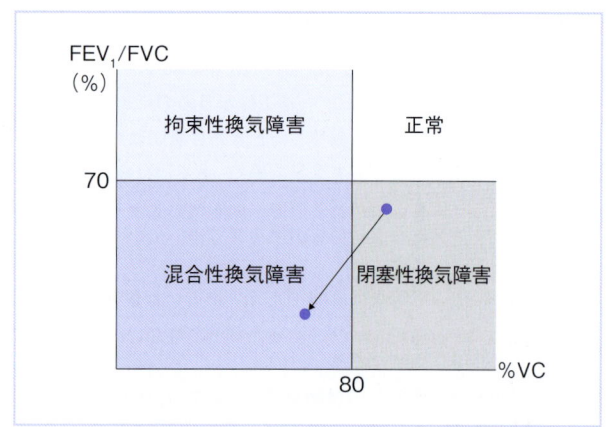

図6 COPDの進行に伴う，閉塞性換気障害から混合性換気障害への移行（日本呼吸器学会COPDガイドライン第4版作成委員会，2014.[1])

c. 診　断

　臨床所見，画像検査，呼吸機能検査，動脈血ガス分析，運動負荷・呼吸筋機能・睡眠時検査，肺循環・右心機能，QOL・ADL評価，喀痰・呼気・血液検査などを総合評価して診断する．健常者とCOPD患者の排気量分画（図5）をみると，進行したCOPDでは，残気量と全肺気量が増大し，肺活量と最大呼気量が減少する．また，進行に伴う換気障害（図6）をみると，1秒率や肺活量との連動した低下がわかる．

d. 治　療

　インフルエンザワクチン，肺炎球菌ワクチン，また両者の併用は，COPDの重症化を予防するうえで重要とされている．薬物療法としては，

　① 気管支拡張薬
　② ステロイド（グルココルチコイド）
　③ 長時間作用性 β_2 刺激薬/吸入ステロイド薬配合薬
　④ 喀痰調整薬

などが用いられる．

　そのほか，呼吸リハビリテーション・患者教育・栄養管理・酸素療法・換気補助療法・外科手術・内視鏡手術などが重症度にあわせて採用される．

5―肝疾患

① 概　説

a. 肝臓の働き

1) 食物からの栄養素の分解・合成・貯蔵

　肝細胞はブドウ糖からグリコーゲンを合成し，必要に応じて血中にブドウ糖を放出して血糖値を一定に保つ．また，コレステロールやアルブミンの合成，フィブリノゲンなどの血液凝固因子を合成する．合成能が低下すると，血清総コレステロール値の低下，血清アルブミン値の低下，プロトロンビン時間（PT）の延長，ヘパプラスチンテスト（HPT）

の低下がみられる．

2) 有毒物質の分解・解毒

不要なアミノ酸は肝細胞でアンモニアを経て尿素に代謝され，尿中に排泄される．薬物の多くも肝臓で代謝される．代謝機能が低下すると高アンモニア血症となり，肝性脳症の原因となる．

3) 胆汁の分泌

ヘモグロビンの分解産物であるビリルビンとコレステロールからつくられる胆汁酸などから胆汁をつくる．肝機能が障害を受けると，血清ビリルビン値が増加し黄疸を呈する．

b. 肝機能障害の原因

- 肝炎の80〜90％を占める肝炎ウイルス
- 脂肪肝
- アルコール
- 薬物
- 自己免疫疾患
- 循環不全

などが挙げられる．

② ウイルス性肝炎 (viral hepatitis)

肝炎ウイルスの感染による肝臓の炎症の総称で，原因ウイルスによりA型，B型，C型，D型，E型などに分けられる．臨床経過により急性肝炎，劇症肝炎，慢性肝炎に分類される（表22，23）．

a. B型肝炎（HB）

B型肝炎ウイルス（HBV）の感染[*5〜7]による肝炎．胎内・出産時・3歳児未満での母子感染の場合，免疫が未発達なためウイルスがそのまま胎内に住み着く（genotype A）

*5 感染リスク：①HBV感染者の使用したものを消毒せずに使った場合，②HBV感染者との性交渉，③針刺し事故，④HBV感染者からの輸血や臓器提供，⑤HBVに感染している母親からの感染．

*6：一般に成人が初めてHBVに感染した場合，一過性の感染で治癒し，臨床的には終生免疫を獲得して再感染しないとされてきたが，わが国では少なかったgenotype AのHBVに感染し，慢性化する人が最近増加している．

*7 感染しない行為：①握手，②抱き合う，③軽いキス，④食器の共用，⑤入浴，など．

表22 肝炎ウイルスの特徴（子島ほか，2011.[1]）

	A型肝炎	B型肝炎	C型肝炎
感染経路	経口感染	血液（体液）感染，母子感染（キャリア）	血液感染，経路不明
おもな原因	汚染された生ガキなど生鮮食品，流行地渡航者など	手洗い励行，性行為，過去の輸血歴，医療従事者（針刺し事故）などキャリアは母子感染，genotype AのHBV感染	1992年以前の輸血歴，非加熱血液凝固因子製剤やフィブリノゲン製剤を受けた患者，長期透析患者，薬物濫用者，刺青をしている人など
潜伏期	2〜6週	1〜6か月	6〜12週
ウイルス	RNA	DNA	RNA
診断	IgM型HA抗体	HBs抗原　IgM型HBC抗体　HBV-DNA	HCV抗体　HCV-RNA
予防法	抗HA抗体グロブリン，HAワクチン　手洗い励行	抗HB抗体グロブリン，HBワクチン　針刺し事故防止対策	特異的予防法なし　針刺し事故防止対策　針刺し事故では肝炎発症後インターフェロン

表23 肝炎ウイルスマーカー（子島ほか，2011.[1]）

A型肝炎	HA抗体	最近または過去のA型肝炎ウイルス感染，防御抗体
	IgM型HA抗体	急性A型肝炎ウイルス感染
B型肝炎	HBs抗原	B型肝炎ウイルス感染状態
	HBs抗体	過去のB型肝炎ウイルス感染，防御抗体
	HBC抗体 低抗体価 　　　　　高抗体価	過去のB型肝炎ウイルス感染（多くの場合HBs抗体陽性） B型肝炎ウイルス感染状態（ほとんどの場合HBs抗体陽性）
	IgM型HBC抗体	急性B型肝炎急性期
	HBe抗原	血中B型肝炎ウイルス多い（感染性強い） 肝炎例では肝炎の持続性，B型肝炎ウイルス増殖のマーカー
	HBe抗体	血中B型肝炎ウイルス少ない（感染性弱い），または変異株 肝炎ウイルスの存在
	HBV-DNA	血中B型肝炎ウイルス量
C型肝炎	HCV抗体（第3世代）	現在または過去のC型肝炎ウイルス感染状態
	HCV-RNA	C型肝炎ウイルス感染状態とウイルス量

HBVキャリアでは，一般に，血液中にHBs抗原とともに高力価のHBC抗体が検出される．

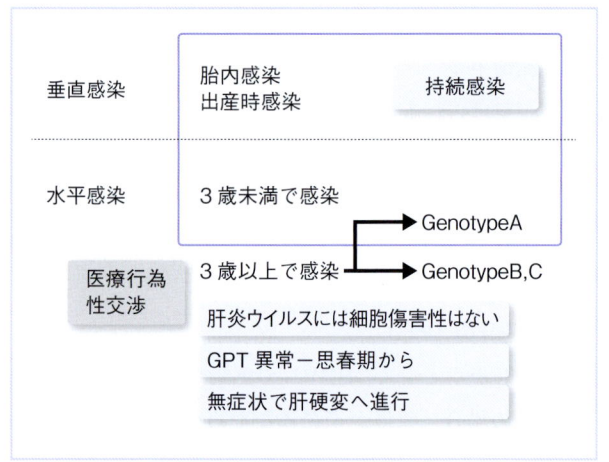

図7 HBVの感染経路，感染時期と慢性化
（国立国際医療研究センター肝炎情報センター）

表24 HCV抗体とHCV-RNAの臨床的意味（子島ほか，2011.[1]）

HCV抗体	陽性 → 感染している，または感染しているが治った 陰性 → 感染していない
HCV-RNA	陽性 → 現在感染している 陰性 → 以前感染したが治った，または感染していない

（図7）．3歳以上での感染では，急性肝炎を発症したあと，ウイルスは排除され肝炎は治癒する（genotype B, C）．

b．C型肝炎（HC）

　C型肝炎ウイルス（HCV）の感染により発症する肝炎．自覚症状はB型肝炎にくらべて軽度のことが多く，健康診断や血液検査で発見される．感染すると約60％が1～2か月の潜伏期を経て急性肝炎を発症し，そのうち約60～80％は慢性化する．また，肝硬変，肝がんへと進展するので，早期発見のための定期的な診断と治療が必要である（**表24**）．

③ 肝硬変（liver cirrhosis；LC）

慢性の肝細胞壊死と再生の繰り返しの結果生じる肝全体におよぶ線維化，肝小葉構造の破壊と偽小葉という再生結節を形成した状態をいう．臨床的には，①肝実質細胞数の減少による肝機能不全，②門脈圧亢進，③肝がんの合併がある．おもな原因は，肝炎ウイルス（80％），アルコール，自己免疫などがある．明らかな症状を伴わない代償性肝硬変と黄疸，低アルブミン血症，肝性脳症，静脈瘤，腹水などを呈する非代償性肝硬変とに分類される．

④ アルコール性肝障害（alcoholic liver disease）

アルコールによる直接的細胞障害作用と線維増生作用，過剰の脂肪摂取が原因．病態によりアルコール性脂肪肝，アルコール性肝硬変，アルコール性肝炎などに分類される．禁酒により改善，軽快するものが多いが，アルコール性肝炎では断酒しても重症化するものもある．

⑤ 薬物性肝障害（drug-induced liver injury）

服用薬の用量依存性の中毒性肝障害と，用量依存性でないアレルギー性肝障害がある．医薬品による肝障害のほとんどは，アレルギー性肝障害である．臨床症状により肝炎型と胆汁うっ滞型に分類される．原因薬物の服用中止により肝機能が改善される．

（森戸光彦，子島　潤）

6─代謝性疾患

① 糖尿病

a. 概　念

インスリンは膵ランゲルハンス島β細胞で生成され，肝・筋・脂肪組織などの糖の取り込みを促進し血糖値をコントロールする．糖尿病は，インスリン分泌が低下したり，インスリンの血糖降下作用が減弱（インスリン抵抗性）することにより慢性の高血糖状態をきたす代謝症候群である．高血糖により，急性にはケトアシドーシスや高浸透圧による昏睡，慢性には網膜症，腎症，末梢神経障害などの微小血管障害や脳梗塞，心筋梗塞，末梢血管障害（閉塞性動脈硬化症）などをきたす．複数の遺伝因子に，過食・運動不足・肥満などの環境因子や加齢が加わり発症する．

b. 分　類

成因から**表25**のように分類される．

c. 症　状

① 高血糖による症状：口渇，多飲・多尿，体重減少，易疲労性．
② 合併症による症状：視力低下，足のしびれ感，歩行時下肢痛，勃起障害，無月経，発汗異常，便秘・下痢，足潰瘍・壊疽．

d. 身体所見

高血糖持続，微小血管障害，動脈硬化による虚血，易感染性，末梢神経障害の症状が出現する．

表25　糖尿病の分類と特徴 (日本糖尿病学会糖尿病診断基準に関する調査検討委員会, 2010.[1])

Ⅰ．1型糖尿病： 主として自己免疫による膵β細胞の破壊により，通常は絶対的インスリン欠乏に至る．発症は小児〜思春期に多いが中高年発症もある．	A．自己免疫性	
	B．特発性	
Ⅱ．2型糖尿病： インスリン分泌の低下やインスリン抵抗性をきたす複数の遺伝因子に，高脂肪食などの過食，運動不足が加わり発症する．40歳以降の発症が多いが若年発症も増加	インスリン分泌低下 インスリン抵抗性 インスリンの相対的不足	
Ⅲ．その他の特定の機序，疾患によるもの	A．遺伝子異常が同定されたもの	①膵β細胞機能にかかわる遺伝子異常 ②インスリン作用の伝達機構にかかわる遺伝子異常
	B．他の疾患，条件に伴うもの	①膵外分泌疾患：膵炎など ②内分泌疾患：クッシング病など ③肝疾患 ④薬剤や化学物質によるもの ⑤感染症 ⑥免疫機序によるまれな病態 ⑦その他の遺伝的病変で糖尿病を伴うことが多いもの
Ⅳ．妊娠糖尿病		

① 皮膚：乾燥，緊張低下，白癬・カンジダ感染症，湿疹，手指の屈曲拘縮
② 眼：白内障，緑内障，眼球運動異常，網膜症
③ 口腔：乾燥，う蝕，歯周病，歯の欠損，口腔感染症
④ 下肢：足背動脈拍動減弱，潰瘍，壊疽
⑤ 神経系：振動覚低下，腱反射減弱，起立性低血圧

e．検　査

1) 糖尿病診断のための検査

以下の三つの検査のいずれかが「糖尿病型」か否かを判定する．

① 血糖値：空腹時血糖値≧126 mg/dL，あるいは随時血糖値≧200 mg/dL
② HbA1c 値≧6.5%
③ 75g 経口ブドウ糖負荷試験（75 gOGTT）：2 時間値≧ 200 mg/dL

2) インスリン分泌とインスリン抵抗性（インスリン感受性低下）の検査

糖尿病の型判定に有用．

① 血中インスリン濃度：空腹時血中Cペプチド≦ 0.5 ng/mL でインスリン分泌能低下（インスリン依存状態）と考える．
② インスリン分泌指数（insurinogenic index）：糖尿病型では≦ 0.4

$$\frac{\Delta\text{血中インスリン値（=30 分値－0 分値）}(\mu U/mL)}{\Delta\text{血糖値（=30 分値－0 分値）}(mg/dL)}$$

③ HOMA-IR＝空腹時インスリン値（μU/mL）×空腹時血糖値（mg/dL）/405：
　　　正常≦ 1.6　　　　インスリン抵抗性あり≧2.5

3) 合併症に対する検査
① 微小血管障害
・糖尿病性腎症：随時尿中のアルブミン-クレアチニン比により以下のように定める．

・尿中アルブミン-クレアチニン比（mg/gCr）
(国立国際医療研究センター病院，2014.[4]を改変)

正常	<30	
微量アルブミン尿	30〜299	早期腎症
顕性アルブミン尿	≧300	顕性腎症

・その他
末梢神経障害では身体所見を把握し，糖尿病性網膜症では眼底検査を行う．
② 大血管症
安静時心電図や胸部単純エックス線がスクリーニングとして行われる．

f. 診 断
糖尿病の診断は，慢性的な高血糖を証明することにある（図8）．少なくとも，1回は血糖値が「糖尿病型」であることが必須である．

g. 血糖コントロール目標
細小血管症の発症予防・進展抑制のためにHbA1c 7.0%未満を目指す（表26）．急激な血糖値低下により網膜症や神経障害が悪化する．肝腎障害例，高齢者，虚血性心疾患例では低血糖により予後が悪化する．以上を勘案し，治療目標は個別に設定する．

h. 治 療
1型糖尿病ではインスリン療法を主体とし，2型糖尿病では，食事・運動療法などの生活習慣改善，経口薬を主体とし必要に応じインスリンなどの注射薬を加える．

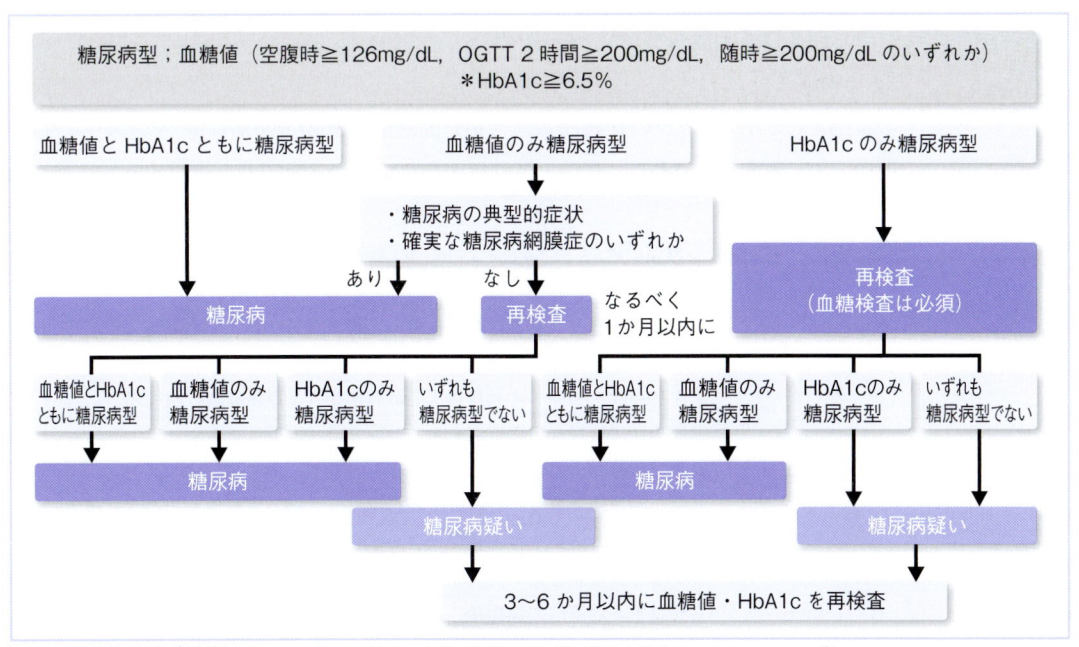

図8 糖尿病の臨床診断のフローチャート（日本糖尿病学会編・著，糖尿病治療ガイド2014-2015[2]）

表26 血糖コントロール目標（対象は成人で妊婦を除く）
（日本糖尿病学会編・著：糖尿病治療ガイド2014-2015[2]）

目標	血糖正常化を目指す場合の目標	合併症予防のための目標	治療強化が困難な際の目標
HbA1c（％）	6.0未満	7.0未満	8.0未満

・治療目標は年齢，罹病期間，臓器障害，低血糖の危険性，サポート体制などを考慮して個別に設定する．
注1）適切な食事療法や運動療法だけで達成可能な場合，または薬物療法中でも低血糖などの副作用なく達成可能な場合の目標とする．
注2）合併症予防の観点からHbA1cの目標値を7％未満とする．対応する血糖値としては，空腹時血糖値130 mg/dL未満，食後2時間血糖値180 mg/dL未満をおおよその目安とする．
注3）低血糖などの副作用，その他の理由で治療の強化が難しい場合の目標とする．
注4）いずれも成人に対しての目標値であり，また妊娠例は除くものとする．

1）食事療法

適正カロリーを摂取する．

エネルギー摂取量＝標準体重×身体活動度

＊標準体重（kg）＝身長（m）×身長（m）×22
＊身体活動度の目安
・軽労作（デスクワークが多い職業など）　25〜30 kcal/kg 標準体重
・普通の労作（立ち仕事が多い職業など）　30〜35 kcal/kg 標準体重
・重い労作（力仕事が多い職業など）　　　35〜　 kcal/kg 標準体重

2）運動療法

・最大酸素摂取量 $VO_2 max$ の50％程度の中等度の有酸素運動を行う．
・160〜240 kcal/日の消費エネルギーが適当

年齢	心拍数
50歳未満	100〜120拍/分
50歳以降	〜100拍/分

とされる．1回15〜30分，1日2回の歩行，あるいは1日1万歩の歩行を，毎日ないし週3日以上行う．

3）薬物療法

原則としてインスリンの絶対的適応や相対的適応（表27）があれば，インスリン注射を開始する．適応がなければ，食事・運動療法を行いながら経口薬を検討する．通常，メト

表27 インスリン療法の適応（日本糖尿病学会編・著：糖尿病治療ガイド2014-2015[2]より改変）

絶対的適応	インスリン依存状態
	高血糖性昏睡（ケトアシドーシス・乳酸アシドーシス・高浸透圧）
	重症肝障害・重症腎障害
	重症感染症・外傷・中等度以上の外科手術（全身麻酔施行例など）
	糖尿病合併妊婦（食事療法単独でコントロール不良な場合）
	静脈栄養時
相対的適応	著明な高血糖（空腹時血糖値≧250 mg/dL，随時血糖値≧350 mg/dL）
	経口薬でコントロール不良例
	やせ型で栄養状態低下例
	ステロイド治療時の高血糖
	糖毒性の積極的解除が必要な場合

ホルミン単独から開始し数か月反応をみる．必要に応じ，スルホニル尿素薬，αグルコシダーゼ阻害薬，DPP-4阻害薬から1剤選択追加し，数か月後反応がなければ，さらに1剤追加する．3剤併用で効果なければ，インスリン治療導入を検討する．

① 経口薬（表28）：空腹時血糖値が正常で食後高血糖がある例では，αグルコシダー

表28 経口糖尿病治療薬

糖尿病薬の分類	作用機序	特徴	副作用	薬剤名
スルホニル尿素薬	膵β細胞のインスリン分泌促進．	・比較的緩徐に長時間作用する．	・低血糖 ・体重増加 ・肝障害	グリベンクラミド
				グリクラジド
				グリメピリド
速効型インスリン分泌促進薬	膵β細胞のインスリン分泌促進．	・すみやかに短時間作用する． ・食後高血糖に有用．	・低血糖 ・体重増加 ・肝障害	ナテグリニド
				ミチグリニド
				レパグリニド
α-グルコシダーゼ阻害薬	小腸での糖分解を阻害し吸収を緩徐化．	・食前に服薬する・食後高血糖を改善する． ・単独では低血糖を起こしにくい．	・肝障害 ・胃腸障害（放屁・下痢・便秘・腹部膨満）	アカルボース
				ボグリボース
				ミグリトール
ビグアナイド薬	肝の糖新生阻害・消化管の糖吸収抑制・インスリン感受性改善．	・体重が増えないので過体重・肥満の2型糖尿病の第一選択． ・単独では低血糖を起こしにくい．	・乳酸アシドーシス ・胃腸障害	メトホルミン
				ブホルミン
チアゾリン薬	インスリン抵抗性の改善．	・単独では低血糖を起こしにくい．	・浮腫 ・心不全 ・体重増加 ・骨折 ・膀胱癌 ・黄斑浮腫	ピオグリタゾン
DPP-4阻害薬	食後腸から分泌され膵に作用しインスリン分泌を促すGLP-1の分解酵素DPP-4を阻害しインスリン分泌を促進しグルカゴン分泌を抑制．	・血糖依存性にインスリン分泌を促進． ・単独では低血糖を起こしにくい．		シタグリプチン
				ビルダグリプチン
				アログリプチン
				リナグリプチン
				テネリグリプチン
				アナグリプチン
				サキサグリプチン
SGLT2阻害薬	近位尿細管でのブドウ糖再吸収を抑制し尿中に糖を排出．	・体重低下． ・単独では低血糖を起こしにくい． ・腎障害例では効果減弱 ・若年肥満症例が好適応	・脱水 ・性器感染 ・尿路感染	イプラグリフロジン
				ダパグリフロジン
				ルセオグリフロジン
				トホグリフロジン
配合薬	異なる作用を有する2剤を配合．	・錠剤数が減るので患者のアドヒアランスが向上． ・第一選択薬としては使用できない．		ピオグリタゾン＋メトホルミン
				ピオグリタゾン＋グリメピリド
				アログリプチン＋ピオグリタゾン
				ミチグリニド＋ボグリボース

ゼ阻害薬あるいは速効型インスリン分泌促進薬を用いる．空腹時血糖高値例では，病態によりインスリン分泌障害にはスルホニル尿素薬，インスリン抵抗性にはビグアナイド薬やチアゾリジン薬が適応である．SGLT2 阻害薬は，比較的若年の肥満型糖尿病症例がよい適応である．単剤で血糖コントロールが不十分な場合は，併用を検討する．

② 注射薬

インスリン：超速効型，速効型，中間型，持効型溶解，混合型などの製剤がある．超速効型と速効型は食前に皮下ないし筋肉内注射して食後高血糖をコントロールする．持効型溶解インスリン製剤は，基礎インスリン分泌不足を補うために用いる．注射後の吸収・効果発現とも緩徐である．食後高血糖に対しては，経口糖尿病薬，GLP-1 受容体作動薬，超速効型・速効型インスリンを併用する．

GLP-1 受容体作動薬：グルカゴン様ペプチド-1（GLP-1）は，血糖値に応じて膵β細胞からインスリンを分泌させる．GLP-1 受容体作動薬は GLP-1 受容体を刺激して cAMP を増加させ，グルコース濃度依存的に膵β細胞からのインスリン分泌を促進させ，膵α細胞からのグルカゴン分泌を抑制することにより血糖値を低下させる．

② 脂質異常症

a. 概　念

コレステロール，中性脂肪，リン脂質，有利脂肪酸などの脂質の血中濃度が異常な状態を脂質異常症という．このなかには，高 LDL コレステロール血症，低 HDL コレステロール血症，高トリグリセライド（TG）血症がある．脂質異常症は動脈硬化を介して心筋梗塞や脳梗塞の原因となる．

b. 診　断

脂質異常症のスクリーニングのための基準を**表 29**に示す．

c. リスク評価と管理目標値

冠動脈疾患の既往があれば二次予防，なければ一次予防とする．一次予防では合併する四つの動脈硬化性疾患のいずれかがあればカテゴリーⅢに分類し，それ以外では年齢・性別，喫煙の有無，および血清 TC 値から絶対リスクを求めてカテゴリーⅠ（絶対リスク<0.5%），Ⅱ（0.5〜2%），Ⅲ（2%≦）に分類し（**図 9**），脂質の管理目標値を決定する

表 29　脂質異常症のスクリーニングのための基準（空腹時採血）

LDL コレステロール （LDL-C） （nonHDL コレステロール）	140 mg/dL 以上 （170 mg/dL 以上）	高 LDL コレステロール血症
	120〜139 mg/dL （150〜169 mg/dL）	境界域高 LDL コレステロール血症
HDL コレステロール （HDL-C）	40 mg/dL 未満	低 HDL コレステロール血症
トリグリセライド （TG）	150 mg/dL 以上	高トリグリセライド血症

＊ LDL コレステロールは TG<400 mg/dL の場合には，Friedewald の式（TC−HDL-C−TG/5）を用いて算出する．TG≧400 mg/dL の場合は non HDL-C（＝TC−HDL-C）を用いて評価する．nonHDL-C の基準値は LDL-C＋30 mg/dL とする．

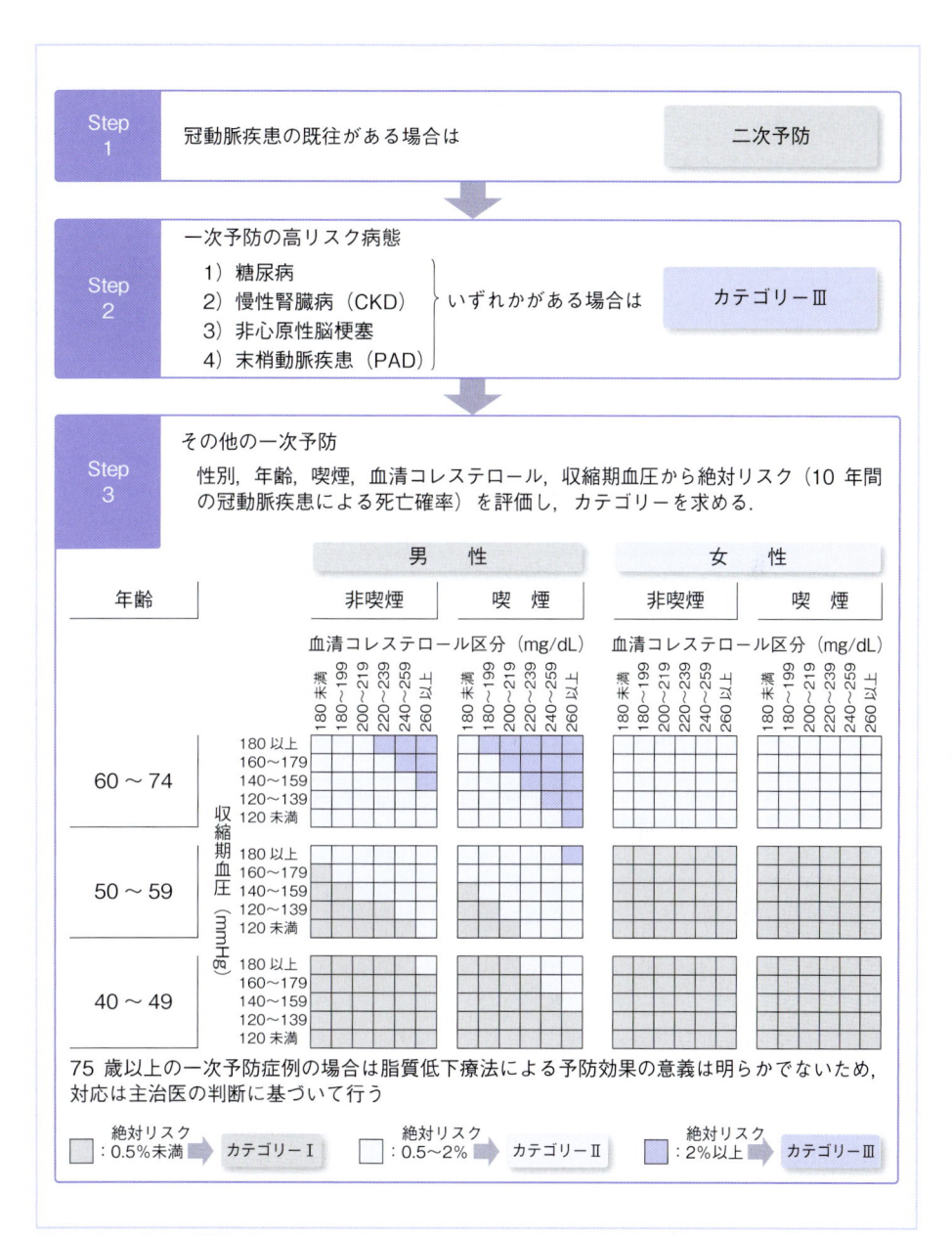

図9 カテゴリー分類のためのフローチャート（日本動脈硬化学会編, 2012.[5]）

（表30）．ただし，HDL-C＜40 mg/dL，早発性冠動脈疾患の家族歴（第1度近親者かつ男性＜55歳，女性＜65歳），耐糖能異常のいずれかがある場合には，カテゴリーレベルを1段階あげる．

d. 治　療

1）生活習慣の改善

　禁煙し，受動喫煙を回避する．アルコールは25g/日未満とする．

表30 カテゴリー分類に基づく脂質管理目標値

治療方針の原則	管理区分	脂質管理目標（mg/dL）			
		LDL-C	HDL-C	TG	nonHDL-C
一次予防：まず生活習慣の改善を行ったあと，薬物療法の適応を考慮する	カテゴリーⅠ（低リスク）	<160	≧40	<150	<190
	カテゴリーⅡ（中リスク）	<140			<170
	カテゴリーⅢ（高リスク）	<120			<150
二次予防：生活習慣の是正とともに薬物治療を考慮する	冠動脈疾患の既往	<100			<130

表31 脂質異常症治療薬の特性

分類	特性			薬品名
	LDL-C nonHDL-C	TG	HDL-C	
スタチン	25％以上低下	10～20％低下	10～20％増加	プラバスタチン シンバスタチン フルバスタチン アトルバスタチン ピタバスタチン ロスバスタチン
陰イオン交換樹脂	20～25％低下	10～20％増加	10～20％増加	コレスチラミン コレスチミド
小腸コレステロールトランスポーター阻害薬	20～25％低下	10～20％低下	10～20％増加	エゼチミブ
フィブラート	10～20％低下	25％以上低下	20～30％増加	ベザフィブラート フェノフィブラート クロフィブラート クリノフィブラート
ニコチン酸誘導体	10～20％低下	20～25％低下	10～20％増加	トコフェロール ニセリトロール ニコモール
プロブコール	10～20％低下	―	20～25％低下	プロブコール
多価不飽和脂肪酸	―	10～20％低下	―	イコサペント酸エチル オメガ-3脂肪酸エチル

2）食事療法

　過食を抑え標準体重を維持する．肉の脂身・乳製品・卵黄の摂取を抑え，魚類・大豆製品の摂取を増やす．野菜・果物・未精製穀類・海草の摂取を増やす．食塩は6g/日未満に制限する．

3）運動療法

　中等度強度（最大酸素消費の50％）の有酸素運動を1日30分以上，週180分以上行う．運動の種類としては，速歩，スロージョギング，社交ダンス，水泳，サイクリング，ベンチステップ運動などがある．

4）薬物療法

　おもな脂質異常症治療薬とその効果を**表31**に示す．

③ 高尿酸血症と痛風

a. 概　念

　尿酸は，核酸の代謝産物であるプリン体が分解されて生成される．高尿酸血症は，血清尿酸値＞7.0 mg/dL と定義され，痛風関節炎や慢性腎臓病（CKD），尿酸結石症などの尿酸塩沈着症の原因となる[6]．また尿酸値は生活習慣病の指標でありメタボリックシンドローム，高血圧，腎不全，心血管疾患発症のリスク因子である．また，総死亡，悪性腫瘍死亡，尿路結石などの相関が示唆されている．生活習慣改善や薬物療法による高尿酸血症の治療によって尿酸塩沈着症のリスクは低下するが，治療による心血管疾患リスクの低下についてのエビデンスは十分でない[7]．

b. 疫　学

　日本人の高尿酸血症の頻度は成人男性で 21.5～26.2％とされ，増加傾向にある．女性では閉経後に尿酸値は上昇し，50 歳未満で 1.3％，50 歳以上で 3.7％である．痛風で通院中の患者は 2004（平成 16）年では 87 万 4,000 人で，急速に増加している．

c. 症状と検査

① 高尿酸血症自体の症状はない．
② 痛風関節炎：関節内に析出した尿酸塩結晶により関節炎が起こる．痛風発作は第一中足趾節（MTP）関節，足関節に好発する．通常，単関節炎で非対称性である．局所の発赤・腫脹・激痛・熱感という典型的急性炎症所見を示す．急性発症し 24 時間以内にピークに達し，通常 10～14 日で完全寛解する．
③ 関節液中尿酸塩結晶の同定：偏光顕微鏡にて負の複屈折性を有する尿酸塩の針状結晶を認める．
④ 痛風結節：尿酸塩が皮下に析出し結節を形成したもので，耳介，肘関節，膝関節などに好発し，その存在は持続する高尿酸血症を反映する．発現頻度は低いが，あれば痛風の可能性が高い．放置すれば骨破壊が起こる．
⑤ 骨・関節のエックス線検査：痛風結節による骨破壊の結果として punched out 像や overhanging margin を認める．

d. 診　断

1）高尿酸血症

　血清尿酸値＞7.0 mg/dL を高尿酸血症とする．恒常的高尿酸血症と診断するためには複数回測定する．空腹時測定でなくてもよい．高尿酸血症は，尿中尿酸排泄量により，①尿酸産生過剰型（12％），②尿酸排泄低下型（60％），③混合型（25％），④正常型（3％）に分類される．尿中尿酸排泄量が 0.51 mg/kg/時より大きければ尿酸産生過剰型とし，尿酸クリアランスが 6.2 mL/分より小さければ尿酸排泄低下型とする．

2）痛風関節炎

　高尿酸血症の既往，好発部位の急性炎症所見，関節液所見により診断する．発作時の血清尿酸値は必ずしも高くない．関節リウマチなどに伴う偽痛風（ピロリン酸カルシウム沈着），化膿性関節炎，外反母趾，爪周囲炎，蜂窩織炎，靱帯損傷，滑膜包炎などと鑑別

する.

e. 治　療
1) 高尿酸血症の治療
　血清尿酸値が 7.0 mg/dL より大きい場合に治療を検討する．治療に際してはまず生活習慣の改善を指導し，必要に応じて薬物治療を行う（図 10）．

　① 生活習慣改善：アルコール，肉類，砂糖入り飲料，果糖などの摂取過多，高い体格指数（BMI）などで痛風発症リスクが上昇する．一方，コーヒー摂取量やランニング距離が多い，日常的に運動するなどは発症リスクを低減する．高尿酸血症に対する生活指導

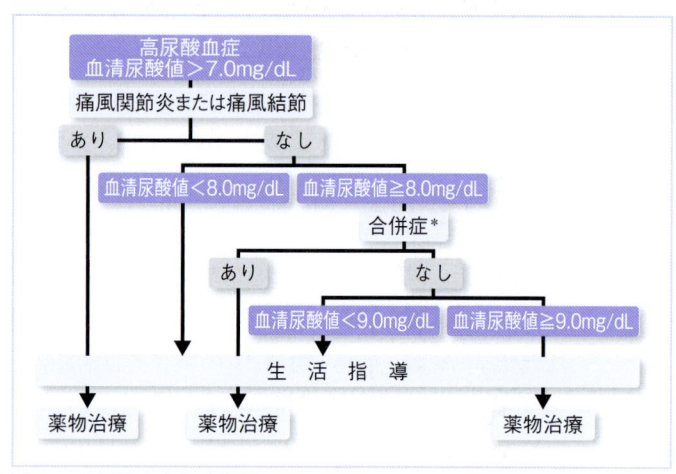

図 10　高尿酸血症治療指針
（日本痛風・核酸代謝学会ガイドライン改訂委員会編，2012.[6]）
＊腎障害，尿路結石，高血圧，虚血性心疾患，糖尿病，メタボリックシンドロームなど（腎障害と尿路結石以外は血清尿酸値を低下させてイベント減少を検討した介入試験は未施行）．

表 32

作用機序	適応	一般名	併用禁忌・併用注意	副作用
尿酸排泄促進薬	・尿酸排泄低下型 ・副作用による尿酸生成抑制薬が使用できない場合	プロベネシド	サリチル酸・インドメタシン・ナプロキセン・ジドブジン等	溶血性貧血・再生不良性貧血・アナフィラキシー様反応・肝壊死・ネフローゼ症候群
		ブコローム	（注）クマリン系抗凝固薬	皮膚粘膜眼症候群・中毒性皮膚壊死症
		ベンズマロン	（注）クマリン系抗凝固薬・抗結核薬・サリチル酸	重篤な肝障害
尿酸生成抑制薬	・尿酸生成過剰型 ・尿路結石の既往 ・中等度以上の腎機能障害	アロプリノール	（注）6 メルカプトプリン（6MP）・アザチオプリン・ビダラビン等	皮膚粘膜眼症候群・中毒性皮膚壊死症
		フェブキソスタット	（禁）6MP・アザチオプリン （注）ビダラビン・シダノシン	

（禁）併用禁忌，（注）併用注意

は，摂取エネルギー制限，プリン体の摂取制限，尿をアルカリ化する食品の摂取，十分な水分摂取などの食事指導，飲酒制限，運動の推奨を中心とする．

② 薬物療法：尿酸生成抑制薬と尿酸排泄促進薬がある．高尿酸血症の病型に応じ薬剤を選択する（表32）．

2）痛風関節炎の治療

痛風発作の前兆期はコルヒチンを用いる．発作極期はインドメタシン・ナプロキセン・オキサプロジン・プラノプロフェンなどの非ステロイド性抗炎症薬（NSAIDs）を使用する．高尿酸血症の治療は痛風発作が軽快したあとに開始するが，尿酸降下薬投与中に起こる痛風発作では，尿酸降下薬は継続する．急激な血清尿酸値下降は痛風再発作を誘発する可能性があるので，6.0 mg/dL 以下を目標に3〜6か月で徐々に下げる．腎機能低下例ではNSAIDsの使用を避け，ステロイド薬を用いる．

3）痛風結節の治療

高尿酸血症の治療により痛風結節の消退が期待できる．神経圧迫による疼痛が強い場合など，必要に応じ摘出術を検討する．

（子島　潤）

7−腎疾患

① 概　説

a．構造（図11）

腎臓は，腰のやや上部の背面近くに，左右一対存在する．成人で約150 gの重量をもち，糸球体と尿細管から構成される．血液中の老廃物を濾し取る「ろ過器」としての役割を担っている．

b．働　き

尿の生成とホルモンの分泌がおもな働きである．尿をつくることで，体内の水分調整と

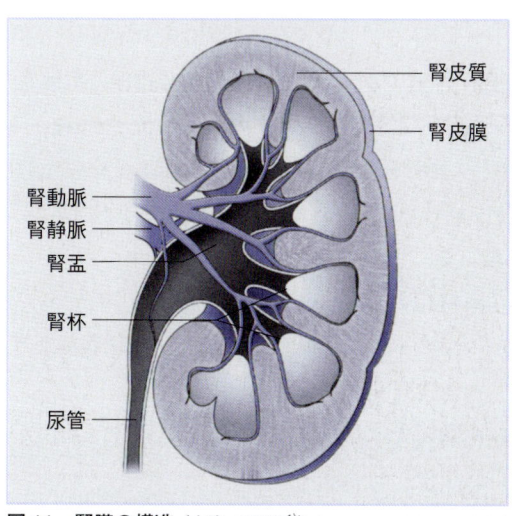

図11　腎臓の構造（大渡，2012.[1]）

表33 腎臓病に対する血液生化学検査 (子島ほか, 2011.[2])

検査項目	記号	基準値	腎不全時	
血清クレアチニン*	Cr	男 0.60〜1.00 女 0.40〜0.80 (mg/dL)	↑	筋肉の代謝産物．糸球体濾過率GFRとよく相関し，腎機能の一般的な指標となる．
尿素窒素	UN	9〜20 (mg/dL)	↑	タンパク質の代謝物で腎臓がおもな排泄経路のため，腎機能の指標となる．ただし，食事，脱水，出血などの影響を受ける．
クレアチニンクリアランス	Ccr	男 90〜120 女 80〜110 (mL/m/1.48 m^2)	↓	糸球体濾過率を反映する．血清クレアチニンと尿中クレアチニン濃度を測定し，腎臓の老廃物排泄能力をはかる．24時間蓄尿し，測定する．
尿酸	UA	男 4.0〜7.0 女 3.0〜5.5 (mg/dL)	↑	排泄低下により血中で増加，痛風の原因となる．
血清ナトリウム，血清クロール	Na Cl	135〜148 (mEq/L) 95〜108 (mEq/L)	↓	体内の水分量と関係する．
血清カリウム	K	3.5〜5.0 (mEq/L)	↑	高くなると危険な不整脈を引き起こす．
血清カルシウム	Ca	8.5〜10.3 (mg/dL)	↓	腎不全で低下する．
血清リン	P	成人 2.6〜4.5 小児 4.0〜7.0 (mg/dL)	↑	腎不全で上昇する．
総タンパク アルブミン	TP Alb	6.5〜8.5 4.2〜4.9 (g/dL)		低下すると浮腫の原因となる．
赤血球 ヘモグロビン ヘマトクリット	RBC Hb Ht	男 430〜570 女 370〜490 (万/μL) 男 13.5〜17.0 女 11.5〜15.0 (g/dL) 男 40〜50 女 35〜45 (%)	↓	腎不全ではエリスロポエチンが低下するため貧血となる．
重炭酸イオン	HCO_3^-	動脈血中 24〜26 mEq/L	↓	腎不全で低下し，代謝性アシドーシスとなる．
血糖値 ヘモグロビンA1c	BS HbA1c	7〜110 (mg/dL) 4.3〜5.8 (%)		血糖のコントロールの指標．糖尿病性腎症をみる．糖尿病の合併で上昇する．
副甲状腺ホルモン	PTH	高感度 180〜560 pg/mL (RIA)	↑	続発性副甲状腺機能亢進症を合併すると上昇する．

＊血清クレアチニンは腎機能（糸球体濾過率）がかなり低下しないと上昇しない．高齢者は筋肉量が少ないので，特にその傾向が強い．

老廃物（尿素やクレアチニンなど）の排泄，電解質（血中のNaやK）や酸塩基平衡（血中のpHを7.4程度に保つ）の調整を行っている．レニンを分泌してアンギオテンシンに作用し，血圧を上げたり，エリスロポエチンを分泌して赤血球を産生する．また，ビタミンDを活性化することで，カルシウム代謝に関与している．

c. 検　査

① 尿検査

タンパク尿，血尿，尿糖，尿沈渣，尿細胞診などがある．

② 血液検査（表33）

③ 画像検査

④ 腎生検

＊代表的な指標

表34 CKDのステージ分類（日本腎臓病学会エビデンスに基づくCKD診療ガイドライン2009作成委員会）

病期ステージ	重症度の説明	進行度による分類 GFR（mL/分/1.73 m²）
	ハイリスク群	≧90（CKDのリスクファクターを有する状態で）
1	腎障害が存在するが，GFRは正常または亢進	≧90
2	腎障害が存在し，GFRは軽度低下	60〜89
3	GFR中等度低下	30〜59
4	GFR高度低下	15〜29
5	腎不全	<15

血清クレアチニン（Cr），尿素窒素（UN），内因性クレアチニンクリアランス，eGFR，尿タンパク．

② 慢性腎臓病（chronic kidney disease；CKD）

タンパク尿などの腎臓の障害，もしくは糸球体濾過率（GFR，eGFR）が60 mL/分/1.73 m²未満の機能低下が3か月以上持続するものをいう．末期腎不全，とくに糖尿病性腎症による人工透析患者は世界的に増加している．CKDは人工透析患者（わが国では約30万人）の予備軍ともいわれ，わが国におけるCKD患者は，1,330万人に達している．

危険因子は，①高齢，②家族歴，③尿異常や腎機能異常の履歴，④急性腎不全の履歴，⑤脂質異常症，⑥高尿酸血症，⑦高血圧，⑧糖尿病などとされている（表34）．

③ その他の腎疾患

a．急性腎炎症候群

A群β溶連菌による感染症．症状として血尿・タンパク尿・高血圧・浮腫がある．一般的に予後良好である．

b．慢性糸球体腎炎

IgA腎症の頻度が高い．症状として血尿・タンパク尿・高血圧があり，徐々に腎機能が低下する．安静・減塩・タンパク制限・薬物療法などがあり，予後は良好から不良まで幅が広い．

c．ネフローゼ症候群

さまざまな糸球体疾患が原因．大量のタンパク尿・低タンパク血症・浮腫・高コレステロール血症などを主徴とする．

d．薬物性腎障害

腎臓は自身の尿濃縮能機能により薬物性障害を起こしやすい．抗菌薬・非ステロイド性抗炎症薬・抗がん剤・免疫抑制薬・造影剤などが原因となる．血清尿素窒素・クレアチニン値上昇・尿異常（乏尿，多尿，タンパク尿）などを示す．

e．急性腎不全

急速にGFRが低下した状態で，急激にUN，クレアチニンが上昇し，多くの場合尿量の低下がある．日あるいは週の単位で腎不全に至る．原因により腎前性，腎実質性，腎後

表35 腎機能と症状 (子島ほか, 2011.[2])

腎機能	残された腎臓の働き	クレアチニンクリアランス値 (mL/分)	血清クレアチニン値 (mg/dL)	症状
軽度低下期		90〜71	1	ない
中等度低下期		70〜51	1〜1.5	ほとんどない
高度低下期		50〜31	1.5〜2	軽度の高窒素血症, 高血圧
腎不全期		30〜11	2〜6	貧血, 高血圧, 浮腫, 高度の高窒素血症, 高カリウム血症, 代謝性アシドーシス
尿毒症期		10以下	6以上	疲れやすい, 嘔気, 頭痛, 浮腫, 皮膚のかゆみ, 下肢の違和感, めまい, 息苦しいなど, さまざまな自覚症状が出現
透析療法期			8以上	

性に大別される．進行は速く，数日あるいは数週間後に利尿期に移行し，多尿となり電解質異常が起こりやすい．

f. 慢性腎不全

　数か月から数年単位で，非可逆的に腎機能不全に陥る状態．通常，血清クレアチニンが2.0 mg/dL以上を腎不全とみなすことが多い．腎不全を完治させる薬はなく，タンパクや塩分などを制限する食事療法，腎機能を補完する薬物療法，透析療法，あるいは腎移植などで対応する（表35）．

〈森戸光彦，子島　潤〉

8—血液疾患

① 血球成分の異常による疾患

a. 好中球減少症（neutropenia）

1) 好中球の産生と動態

　好中球は骨髄で毎日$\geq 10^{11}$個産生され，数日間，骨髄に滞留（貯蔵プール）したのち，末梢血へ移動する．血管内では，血管壁に滞留する群（辺縁プール）と血流に乗って移動する群（循環プール）を形成する．

2) 定　義

　白血球数3,000/μL以下を白血球減少症，好中球1,500/μL以下を好中球減少症と定義する．1,000/μL以下になると感染を合併しやすい．500/μL以下になると重症感染症を合併しやすく，無顆粒球症（aguranulocytosis）といわれる．

3）原　因

好中球減少症の原因として，産生低下（周期性好中球減少症，抗甲状腺薬などの薬剤，白血病，再生不良性貧血など），無効造血（先天性好中球減少症，骨髄異形成症候群など），崩壊亢進（薬剤性，自己免疫性，ウイルス性など），分布異常（肝硬変などの脾機能亢進症など）がある．

b．リンパ球減少（lymphocytopenia）

1）定　義

リンパ球数 1,000/μL 以下を，リンパ球減少症という．

2）原　因

産生低下，分布異常，体外への喪失や破壊などにより減少する．
①感染症（結核，麻疹，風疹，HIV 感染など）
②悪性腫瘍
③膠原病
④先天性免疫不全・後天性免疫不全 AIDS
⑤医原性〈放射線照射，薬剤投与（抗がん剤・免疫抑制剤・副腎皮質ステロイドなど）〉
などがある．

c．貧血（anemia）

1）定　義

成人男性 Hb 13 g/dL 未満，成人女性 Hb 12 g/dL 未満を貧血という．貧血では通常赤血球数の減少やヘマトクリットの低下を伴う．

2）原　因

以下のような原因がある．
①材料の欠乏
・鉄欠乏性貧血．
・巨赤芽球性貧血：ビタミン B_{12}・葉酸の欠乏．
・悪性貧血：自己免疫による胃の壁細胞からの内因子の分泌障害→ビタミン B_{12} 吸収阻害→巨赤芽球性貧血．
②骨髄の赤血球産生能低下
・造血幹細胞の異常：再生不良性貧血．
・腫瘍細胞の骨髄浸潤・増殖：急性白血病，骨髄異形成症候群，多発性骨髄腫，悪性リンパ腫・がんの骨髄転移．
③赤血球の破壊亢進
・自己免疫性溶血性貧血など．

3）症　状

貧血による組織の低酸素症状と，代償反応による症状がある．症状は，貧血の程度と進行速度により異なる．

①組織の低酸素症状
- 倦怠感・頭痛・耳鳴り・めまいなど神経系症状.
- 筋肉の脱力・こむらがえり・間欠性跛行・狭心症発作などの筋症状.

②代償反応による症状
- 脈拍数の増加, 呼吸数増加による労作時の動悸・息切れ.

③身体所見
- 顔面・眼瞼結膜・口腔粘膜などの蒼白.

4) 貧血のおもな種類

- 鉄欠乏性貧血（iron deficiency anemia）

①原　因

鉄摂取量の不足, 鉄吸収障害, 慢性出血などによる鉄欠乏が原因.
- 悪性腫瘍（胃がん, 大腸がん）, 胃潰瘍などからの慢性の出血
- 過多月経
- 偏食
- 成長期

②症　状

動悸, 息切れなどの貧血の一般症状に加え以下の症状[*8]を伴うことがある.

舌乳頭の萎縮・舌炎, 口角炎, 嚥下障害, 匙状爪, 異食症（土, ボール紙など食品でないものを食べたがる）・食氷（氷を食べたがる）.

[*8: 鉄欠乏性貧血に舌炎・口角炎・嚥下障害を伴うものをPlummer-Vinson症候群という.]

③検査所見
- 小球性低色素性貧血（MCV低値, MCH低値）.
- 血清鉄低下, 総鉄結合能TIBC上昇, 不飽和鉄結合能UIBC上昇.
- 血清フェリチン低下.
- 白血球や血小板の減少はない.

④治　療
- 食生活の改善：鉄分, とくに吸収しやすいヘム鉄を含む食物の摂取. 食事中に多量の緑茶を飲むことを控える.
- 原疾患の治療：胃潰瘍・大腸がんなど出血源の検索と治療.
- 鉄剤投与：静脈内投与に際しては鉄過剰を避けるためあらかじめ不足量を計算・予測して投与量を決定する.

- 巨赤芽球性貧血

①原　因

ビタミンB_{12}, あるいは葉酸欠乏によるDNA合成障害が原因である. ビタミンB_{12}は, 胃の壁細胞から分泌される内因子と結合する. 内因子-ビタミンB_{12}複合体は回腸で吸収される. ビタミンB_{12}欠乏の原因として, 以下のようなものがある.
- 内因子欠乏による吸収障害；悪性貧血.
- 慢性萎縮性胃炎によって内因子の分泌が障害.

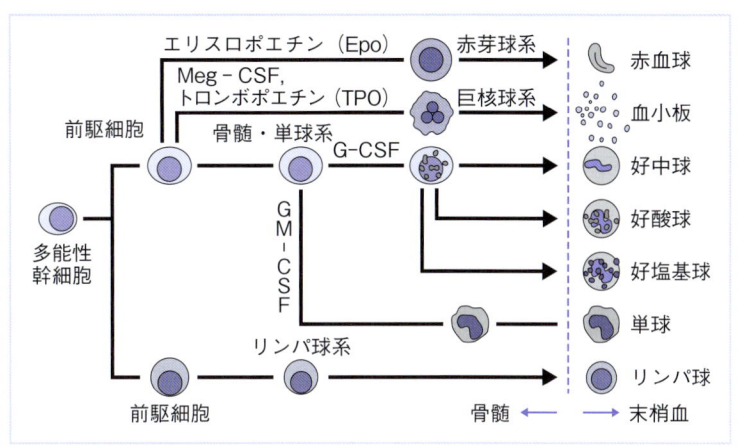

図12 血球の分化と成熟

・胃全摘後.
・回腸切除や炎症.

また，葉酸はおもに空腸上部で吸収される．葉酸の欠乏は，アルコール依存症患者のような極端な偏食（野菜の欠如），妊娠，腸疾患などで生じる．

②症状と検査所見
・大球性貧血.
・汎血球減少.
・血清ビタミン B_{12} 低下（あるいは葉酸低下）.
・血清 LDH 値上昇.
・Hunter 舌炎（ビタミン B_{12} 欠乏による）.
・手足のしびれなど神経学的異常（葉酸欠乏ではでない）.

③治　療

ビタミン B_{12} 欠乏では腸管での吸収障害が原因なので，原則として筋肉内投与する．葉酸欠乏に対しては葉酸の経口投与が通常有効である．

・再生不良性貧血（aplastic anemia）
①原　因

造血幹細胞の異常により，骨髄は低形成（細胞成分が不足，脂肪が多くなる；脂肪髄）となり，赤血球系・白血球系・血小板系の3系統の血球減少（汎血球減少；pancytopenia）が起こる（図12）．

②症　状

汎血球の減少による症状を示す．
・赤血球減少；貧血症状（動悸，息切れ，めまい）.
・好中球減少；易感染性（発熱，重症感染症：肺炎，敗血症など）.
・血小板減少；出血傾向（点状出血，紫斑）.

③検査所見
- 末梢血は3系統の血球減少.
- 正球性正色素性貧血, ときに出血傾向を反映し鉄欠乏性貧血の所見.
- 血小板減少による出血傾向.

④治　療
- 免疫抑制剤, 同種幹細胞移植.

・溶血性貧血（hemolytic anemia）

1）分類と原因

溶血を生じる原因により, 以下のように分類される.

①先天性溶血性貧血

遺伝性球状赤血球症（先天性の約70%を占める. 約2/3は常染色体優性遺伝）など.

②後天性溶血性貧血
- 免疫性溶血性貧血：抗体や補体を介する溶血.
  自己抗体による（自己免疫性）.
  血液型不適合輸血や新生児溶血など（同種免疫性）.
  薬剤起因性.
- 発作性夜間ヘモグロビン尿症：赤血球膜の補体感受性亢進.
- 赤血球破砕症候群：人工心臓弁などによる物理的破砕.
- 脾機能亢進症：肝硬変, 特発性門脈圧亢進症など.

2）検査所見

貧血の検査所見と溶血の検査所見を示す.

①貧血所見
- ヘモグロビン値低下.

②溶血所見
- 網（状）赤血球増加：骨髄から幼若な赤血球（核が完全に消失していない）が動員され, 末梢血中に放出される.
- 間接ビリルビン増加：破壊された赤血球の代謝産物である間接ビリルビンが流血中に増加する.
- 血清LDH増加：赤血球内のLDHが流血中に流れ出す.
- ハプトグロビン低値.

d. 赤血球増加症

1）二次性赤血球増加症

低酸素状態, エリスロポエチン産生腫瘍など.

2）真性多血症（真性赤血球増加症；polycythemia vera）

①概　念

真性多血症は, 慢性骨髄性白血病, 本態性血小板血症, 原発性骨髄線維症などとともに骨髄増殖性腫瘍に分類される疾患で, 赤血球が増える疾患である.

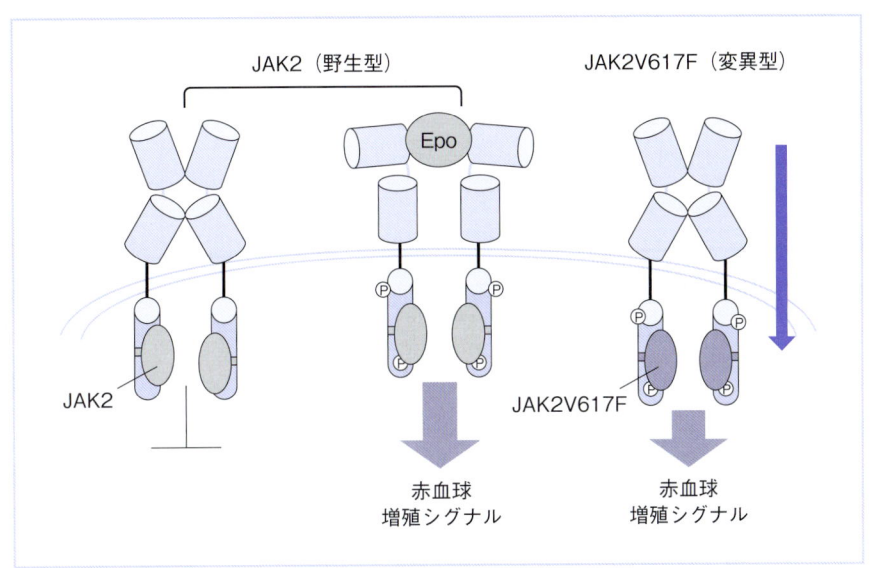

図 13　赤血球増殖のシグナル伝達と JAK2 遺伝子変異（V617F）
JAK2（野生型）：Epo により JAK2 を介して赤血球を増殖するシグナルが伝達.
JAK2V617F（変異型）：Epo がなくても JAK2 より恒常的に赤血球増殖シグナルが伝達.

②原　因

JAK2 チロシンキナーゼ遺伝子の変異により，エリスロポエチンがなくても恒常的に赤血球が増殖する（図 13）.

③症　状

血液粘稠度の亢進により以下の症状を呈する.

・血流うっ滞：頭痛，めまい，赤ら顔，眼瞼結膜や口腔粘膜の充血，肢端紅痛症.
・血栓形成：心筋梗塞，脳梗塞.

④検査所見

赤血球数が著明に増加する．ときに血小板数・白血球の増加を伴う．

⑤診　断

WHO 真性多血症診断基準（2016 年）を示す.

〈大基準〉

1. Hb＞16.5 g/dL（男性），＞16.0/dL（女性）あるいは Hb 上昇（男性＞49%，女性＞48%）あるいは赤血球数が予想値の 25%を超えて上昇.
2. 骨髄の過形成.
3. JAK2 遺伝子変異.
   （V617F あるいは exon12 変異）

〈小基準〉

　血清エリスロポエチンがおおよそ基準値（比較的低値）を示す.

（三つの大基準，あるいは初めの二つの大基準＋小基準を満たせば診断）

⑥ 治　療
(1) 瀉血療法

男性はヘマトクリット値45％，女性は42％を目標に1回200～400 mLの瀉血を週1度実施する．

(2) 抗血栓療法

トロンボキサンA2合成を抑制し，血栓症の発症率を減少させるため，少量アスピリン（100 mg/日）を投与する．

(3) 化学療法

瀉血困難例，瀉血によるコントロール不能例，血小板数100万/μL以上（特に150万以上），著明な脾腫など，血栓症の高リスク群に対し以下を投与する．
　・ヒドロキシウレア：DNA合成阻害作用を有する代謝拮抗薬．
　・インターフェロンα：40～50歳以下の症例に推奨．

(4) *JAK2*阻害薬（ルキソリチニブ）

② 造血器腫瘍

骨髄系造血器腫瘍の腫瘍化部位と分化能：急性骨髄性白血病AMLは，幹細胞から前駆細胞レベルで腫瘍化が起こり，成熟能が抑制される．慢性骨髄性白血病CMLや骨髄異形成症候群MDSは，多能性幹細胞レベルで腫瘍化が起こるが，成熟細胞まで分化する．**表36**に分類を示す．

表36　おもな造血器腫瘍と頻度

		分　類		頻度（年間発症率）
1. 白血病	1）急性白血病	a) 急性骨髄性白血病（AML）		7人/10万人．AML：ALL：CML＝7：2：1
		b) 急性リンパ性白血病（ALL）		
	2）慢性白血病	a) 慢性骨髄性白血病（CML）		
		b) 慢性リンパ性白血病（CLL）		
2. 骨髄異形成症候群（MDS）				約1（～10?）人/10万人
3. 骨髄増殖性腫瘍	1）真性赤血球増加症			
	2）本態性血小板血症			
	3）原発性骨髄線維症			
4. 悪性リンパ腫	1）ホジキンリンパ腫（HL）			12人/10万人 NHL：HL＝9：1
	2）非ホジキンリンパ腫（NHL）			
5. 血漿タンパク異常	1）多発性骨髄腫（MM）			3～4人/10万人 MM：WM＝10：1
	2）原発性マクログロブリン血症（WM）			

a. 白血病

1) 急性白血病（acute leukemia）

①概　念

造血幹細胞・前駆細胞に由来する腫瘍である．分化能を失った異常な未熟細胞である芽球（＝白血病細胞）が，骨髄を中心に無秩序に増殖し，正常造血細胞の増殖を抑制する．

②症　状

- <u>正常造血細胞の減少による症状</u>
    - 赤血球減少→貧血症状：動悸，息切れ，めまい．
    - 好中球減少→易感染性：発熱，重症感染症：肺炎，敗血症．
    - 血小板減少→出血傾向：点状出血，紫斑，鼻・歯肉・消化管・頭蓋内出血．
- <u>骨髄外への浸潤による症状</u>
    - 歯肉腫脹　・髄膜炎症状　・リンパ節腫大　・肝脾腫　・皮疹

③診　断

芽球（未熟な白血球細胞）が骨髄有核細胞の 20% 以上を占める場合に，急性白血病と診断する．急性白血病では，治療法選択のために，急性前骨髄球性白血病（APL），APL 以外の急性骨髄性白血病（AML），急性リンパ性白血病（ALL）の 3 者を鑑別することが重要である．白血病細胞にアウエル小体があれば AML．束状のアウエル小体（ファゴット細胞）があれば APL である．AML ではミエロペルオキシダーゼ染色で 3% 以上の芽球が陽性となる．

④治療と予後

白血病の治療方針は，すべての白血病細胞を死滅させることである．抗がん剤などの治療により芽球が 5% 未満となり正常造血が回復することを寛解という．化学療法による寛解導入率は概ね 60～80% である．それ以外では，白血病が薬剤耐性化したり，感染・出血などで死亡する．寛解後は抗がん剤継続や造血幹細胞移植を行う．再発死や移植関連死を除いた最終的な治癒率は 25～50% とされる．

- 寛解導入療法として，
    - (1) APL（AML のうち特殊な染色体転座 t(15；17) を有する）：ビタミン A 誘導体（ATRA）による分化誘導療法．
    - (2) APL 以外の AML，ALL：多剤併用化学療法．

などがある．

- 寛解後療法としては，多剤併用化学療法，造血幹細胞移植などがある．

⑤抗がん剤の副作用

抗がん剤は正常細胞と腫瘍細胞を識別できないため，正常細胞でも活動細胞周期に入っていればこの機能を障害し副作用が生じる．すなわち増殖が盛んな細胞（骨髄造血細胞，消化管粘膜，卵巣，精巣，毛根細胞）ほど障害を受けやすいため，骨髄抑制（汎血球減少），はきけ，不妊症，脱毛などが主たる副作用として発現する．

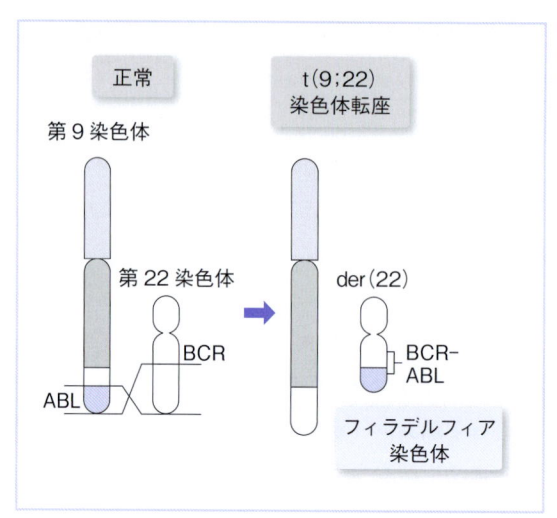

図14 染色体転座異常t(9；22)フィラデルフィア染色体

2）慢性骨髄性白血病（CML）

①概念

CMLとは，造血幹細胞レベルの異常により，成熟した細胞が増殖する疾患である．

②原因

染色体転座異常t(9；22)により，キメラ遺伝子であるBCR-ABL融合遺伝子をもつフィラデルフィア染色体が生じる（図14）．このBCR-ABL遺伝子がつくるBCR-ABLチロシンキナーゼは，CMLの発症や病態形成に深く関与する．

③病期分類

以下の3期に分類される．

- 慢性期（chronic phase）：異常幹細胞の分化成熟は保持されている．
- 移行期（accelerated phase）．
- 急性転化期（blast phase）：幼若な細胞が増加する．末梢血あるいは骨髄中の芽球≧20%

④症状

以下の症状を示すが，慢性期では自覚症状に乏しい．

- 白血病細胞の増殖による症状：全身倦怠感，微熱．
- 白血病細胞の浸潤による症状：脾腫，肝腫大，腹部膨満感．

⑤治療と予後

チロシンキナーゼ阻害薬（イマチニブなど）を経口投与する．慢性期CMLでは血液学的寛解率ほぼ100%，細胞遺伝学的完全寛解率（フィラデルフィア染色体消失）約80%，5年生存率は95%であるが，急性転化[9]すると同種幹細胞移植以外の治療では長期生存は難しい．

[9]：骨髄性：リンパ球性＝3：1.

b. 骨髄異形成症候群（myelodysplastic syndromes；MDS）
1) 概　念

　以前は「前白血病」といわれた．高齢者に多い疾患で，10～40％が急性骨髄性白血病に進展する．

2) 原　因

　造血幹細胞が単クローン性に増殖することにより，骨髄系，赤芽球系，巨核球系のうちの1～3系統の細胞異形成が起こり，血球の数的異常（好中球減少，貧血，血小板減少）と機能的異常をきたす．

3) 診　断

　骨髄穿刺により骨髄を採取し，骨髄芽球がどのくらいあるか，各系統の異形成があるか，特徴的な染色体異常があるかなどで診断．

　　FAB分類：おもに末梢血と骨髄中の芽球の割合（％）により分類．骨髄芽球＜30％．
　　WHO分類：骨髄芽球＜20％．芽球の割合，細胞異形成の系統数などにより分類．

4) 症状と経過

　血球の減少と機能異常により貧血症状，感染，出血を起こす．

C. 悪性リンパ腫
1) 概　念

　リンパ組織を発生母地とする腫瘍の総称である．

2) 病　因

　リンパ腫発症と関連するものとして以下が知られている．

　①感染症
　　(1) ウイルス
　　　・EBV；バーキットリンパ腫・一部のHodgkin（ホジキン）リンパ腫．
　　　・HTLV-1；成人T細胞性白血病リンパ腫．
　　　・HIV；AIDS関連リンパ腫．
　　(2) 細菌
　　　ヘリコバクター・ピロリ菌；MALTリンパ腫．
　②自己免疫疾患
　　橋本病，シェーグレン症候群など；MALTリンパ腫
　③遺伝子異常
　④化学療法・放射線

3) 症　状

　①腫瘤形成
　　・リンパ節；無痛性リンパ節腫大・腫瘤形成．
　　・骨髄；末梢血に異常細胞出現，血球減少．
　　・脾臓；脾腫（左季肋下に触知）．
　　・胸腺

・その他：消化管，扁桃，鼻腔，甲状腺，皮膚など（眼，甲状腺，唾液腺ではMALTリンパ腫が多く，皮膚ではT細胞性リンパ腫が多い）．

②B症状
・6か月間で10%以上の体重減少．
・38℃以上の原因不明の発熱．
・盗汗．

4）分類と頻度

Hodgkin（ホジキン）リンパ腫（HL）と非ホジキンリンパ腫（NHL）に分類する．

①Hodgkin（ホジキン）リンパ腫：約5%
②非Hodgkin（ホジキン）リンパ腫：約95%

- B細胞系：約75%
・成熟B細胞腫瘍：びまん性大細胞型B細胞リンパ腫（45%）．
・濾胞性リンパ腫（14%）．
・マントル細胞リンパ腫．
・粘膜関連節外性辺縁帯B細胞リンパ腫（MALTリンパ腫），など．
- T/Natural Killer（NK）細胞系：約20%
・成熟TおよびNK細胞腫瘍：末梢性T細胞リンパ腫（非特定）・節外性NK/T細胞リンパ腫・成人T細胞白血病／リンパ腫．

5）診　断

病変部の生検．

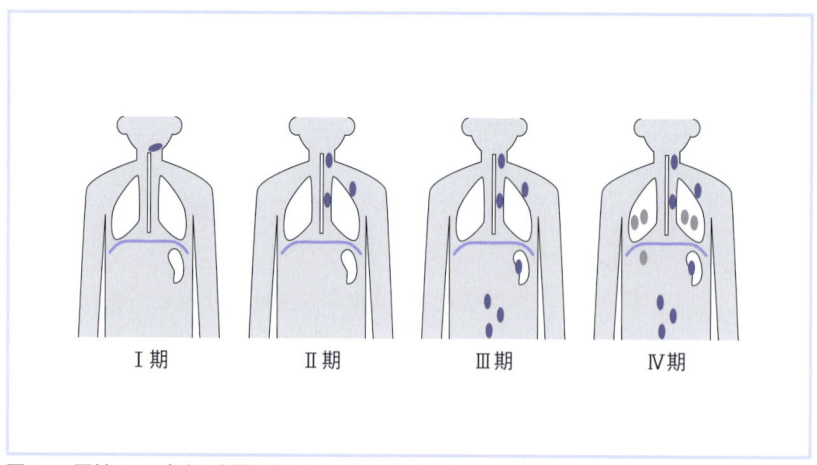

図15 悪性リンパ腫の病期分類（Ann Arbor分類）
Ⅰ期：右の頸部，左の脇腹など，一つのリンパ領域のみリンパ節が腫れている．
Ⅱ期：上半身，または下半身のみの2か所以上のリンパ領域が侵されている．
Ⅲ期：上半身，下半身両方のリンパ節領域が侵されている．
Ⅳ期：臓器を侵していたり，骨盤や血液中に悪性細胞が広がっている．

6) 病期分類

病変の局在により Ann Arbor 分類（図15）を用いて臨床病期 I-IV に分類する．
- ・表在リンパ節の診察
- ・画像診断（CT, FDG-PET など）
- ・消化管検査（上部・下部消化管内視鏡検査）
- ・骨髄検査（骨髄穿刺・生検），などで病変の広がりを調べる．

7) 治　療

悪性度（病理診断，病期，予後予測）により，治療方針を決定する．

8) 予　後

非 Hodgkin（ホジキン）リンパ腫で最も多いびまん性大細胞型 B 細胞リンパ腫では，国際予後指標 International Prognostic Index（IPI）を用いて予後予測する（表37）．

9) 治　療

①おもな化学療法剤

以下のように分類される．再発・再燃時は別の抗がん剤の組み合わせを用いる．
- ・アルキル化剤：シクロホスファミド CPA，イホスファミド IFM など．
- ・プラチナ化合物：カルボプラチン，シスプラチンなど．
- ・抗がん抗生物質：ドキソルビシン ADM など．
- ・植物由来物質：植物アルカロイドには以下のものがある．
    - ①微小管阻害薬：ビンクリスチン VCR など．
    - ②トポイソメラーゼ阻害薬：エトポシド VP-16 など．
- ・代謝拮抗薬：シタラビン AraC，メトトレキセート MTX など．
- ・その他：プレドニゾロン PSL など．

②非 Hodgkin（ホジキン）リンパ腫：CHOP 療法（CPA, ADM, VCR, PSL）

CD20 陽性リンパ腫：抗 CD20 モノクローナル抗体治療薬リツキシマブを併用（R-CHOP 療法）．

表37　非 Hodgkin リンパ腫のリスク分類（International Prognostic Index；IPI）

年齢	＞60 歳
LDH	正常より高値
Performance Status (PS)	2 以上（PS2：日中の 50％以上は起きている．軽労働に制限がある）
Stage（Ann Arbor 分類）	Ⅲ以上
リンパ節外病変	2 個以上

上記の該当項目数によりリスク分類する．

Risk group	該当項目数	5 年生存率
Low：	0〜1 個	73％
LI (low intermediate)：	2 個	51％
HI (high intermediate)：	3 個	43％
High：	4〜5 個	26％

③Hodgkin（ホジキン）リンパ腫

ABVD療法（ADM，ブレオマイシン，ビンブラスチン，ダカルバジン）

④自家末梢血幹細胞移植（autologous peripheral blood stem cell transplantation；auto-PBSCT）

抗がん剤治療後の再発症例などに対し，大量化学療法を行う場合に併用する．G-CSF投与によって増加した末梢血中の幹細胞をアフェレーシスにより採取，凍結保存する．その後大量化学療法を行ったのち，保存しておいた末梢血幹細胞を融解，静脈内投与（移植）する．

d. 多発性骨髄腫（multiple myeloma）

1) 概念

B細胞（リンパ球）の最終分化細胞である形質細胞が単クローン性に増殖する腫瘍である（図16）．骨髄腫細胞は骨髄ストローマ細胞と接着して増殖するため，おもに骨髄内で増殖し，末梢血に出現しにくい．均一な免疫グロブリン（Mタンパク）を産生（通常，3g/dL以上）するとともに，RANKL，IL-6，MIP-1αなどの破骨細胞活性化因子を産生，破骨細胞を活性化し，骨芽細胞を抑制し骨破壊（溶骨）を起こす．

2) 疫学

罹患率は，10万人に4人程度であるが，増加傾向にある．発症年齢中央値は約70歳で，男女差はほとんどない（男性：女性＝1.2：1）．

3) 治療

新規薬剤と従来の抗がん剤などを併用するが，治癒は困難．

①抗がん剤

・アルキル化剤（メルファラン，シクロホスファミド）

・MP〔メルファラン＋プレドニゾロン（副腎皮質ステロイド）〕療法．

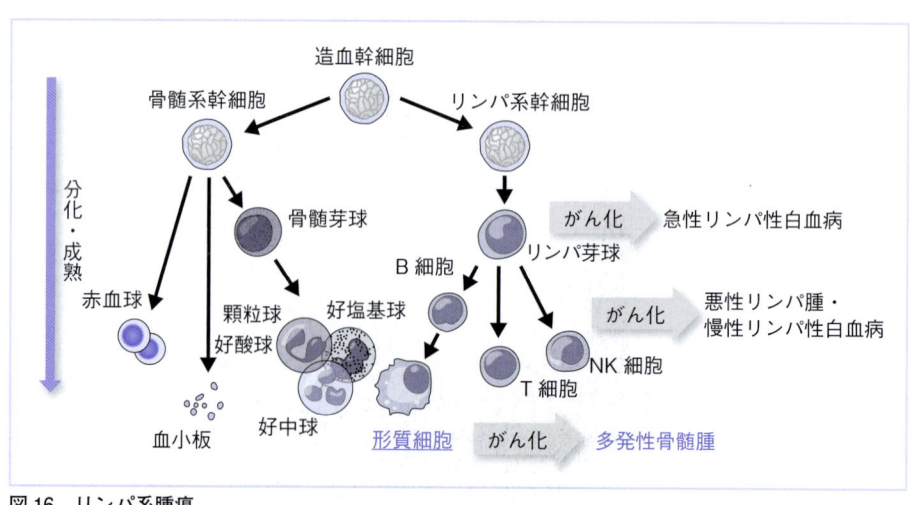

図16 リンパ系腫瘍
形質細胞はB細胞（リンパ球）の最終分化細胞．

②新規薬剤
- サリドマイド・サリドマイド誘導体（レナリドミド・ポマリドミド）〈免疫調節薬〉

　血管新生抑制作用と免疫調節・賦活作用を有する．サリドマイドにより治療抵抗性患者の約30％が改善．1950年代に精神安定剤として用いられたが催奇形性のため使用中止となり，その後 orphan drug として骨髄腫に対する使用が認可された．サリドマイド誘導体は副作用を少なく，抗腫瘍・免疫賦活作用を強化した薬剤．
- プロテアソーム阻害剤ボルテゾミブ

　プロテアソーム阻害により IκB の分解を抑制し，骨髄腫細胞増殖に重要な NF-κB の活性化を阻害するなど，細胞内の種々の蛋白分画を阻害して骨髄腫細胞をアポトーシスに誘導する．

③自家末梢血幹細胞移植療法

比較的若年者には，新規薬剤による初期治療後に，大量メルファラン投与＋自家造血幹細胞移植を行う．

④高カルシウム血症の治療
- 生理食塩液の補液．
- 副腎皮質ホルモン．
- カルシウム吸収抑制剤．
    (1) カルシトニン製剤
    (2) ビスフォスフォネート製剤：腫瘍に対する直接的・間接的効果としては，骨髄腫細胞のアポトーシスを直接誘導，骨髄腫細胞増殖に重要な破骨細胞をアポトーシスに誘導（間接的作用），抗腫瘍効果を有する $\gamma\delta$T 細胞の増強がある．骨合併症の抑制効果としては，破骨細胞による骨吸収を抑制し骨折，骨痛など骨合併症の頻度を減少させる効果がある．

4）予　後

　予後は，ISS（International Staging System）病期分類（血清アルブミン値と血清 β_2 ミクログロブリン値）や染色体異常の有無により規定される（表38）．

③ 出血凝固系疾患（表39）

a．止血機構

1）止血の過程

以下の四つの過程を経る（図17）．

①血管壁損傷によりコラーゲン線維が露出．

表38　ISS（International Staging System）病期分類

	基　準	生存期間中央値（月）
病期Ⅰ	血清 β_2 マイクログロブリン＜3.5 mg/L かつ血清アルブミン≧3.5 g/dL	62
病期Ⅱ	病期Ⅰ・Ⅲのいずれでもない	44
病期Ⅲ	血清 β_2 マイクログロブリン≧5.5 mg/L	29

表39 出血傾向をきたす疾患と出血凝固検査

		出血時間	凝固時間	PT	APTT
先天性					
血友病A	第VIII因子欠乏，血小板数正常 伴性劣性遺伝	正常	延長	正常	延長
血友病B	第IX因子欠乏，血小板数正常 伴性劣性遺伝	正常	延長	正常	延長
血小板無力症	血小板機能異常，血小板数正常 血餅退縮不良，常染色体劣性遺伝	延長	正常	正常	正常
von Willebrand病	vWF欠損により第VIII因子 および血小板機能が障害される	延長	延長	正常	延長
Rendo-Osler-Weber病	出血性血管拡張症 血小板数正常，常染色体優性遺伝	延長	正常	正常	正常
後天性					
特発性血小板減少性紫斑病 ITP	自己免疫機序による血小板の破壊 赤血球，白血球，凝固因子は正常	延長	正常	正常	正常
アレルギー性紫斑病	アレルギー性血管炎 血小板数正常	延長	正常	正常	正常
播種性血管内凝固症候群 DIC	重症疾患に伴う全身の血栓症により血小板と凝固因子が消費される	延長	延長	延長	延長
薬剤性	アスピリン，NSAIDsによる	延長	正常	正常	正常
	ワーファリン	正常	延長	延長	延長
再生不良性貧血	造血幹細胞の異常に基づく血球三系統の減少（汎血球減少） 凝固因子は正常	延長	正常	正常	正常
急性白血病	造血幹細胞の腫瘍化に基づく，血球三系統の減少（汎血球減少） しばしばDICを合併	延長	（延長	延長	延長）
壊血病（ビタミンC欠乏）	血管の透過性亢進 血小板と凝固因子は正常	延長	正常	正常	正常
ビタミンK欠乏	ビタミンK依存性凝固因子 （第II,VII,IX,X因子）欠乏	正常	延長	延長	延長

PT：プロトロンビン時間，APTT：活性化部分トロンボプラスチン時間
NSAIDs：非ステロイド性抗炎症薬

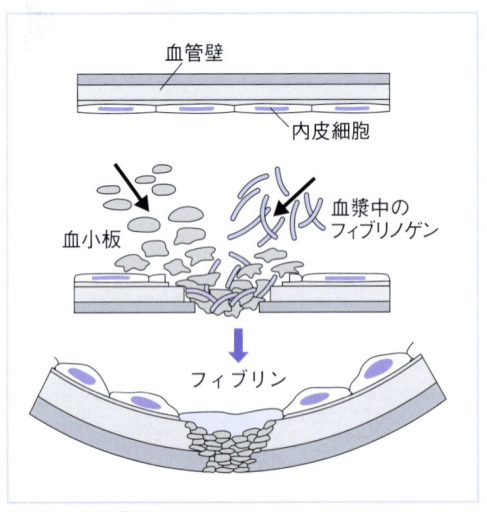

図17 止血過程

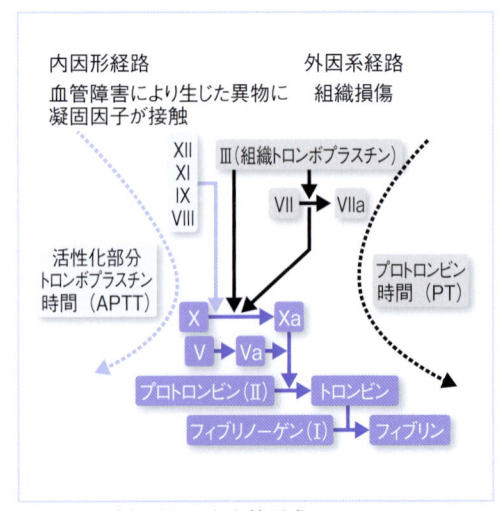

図18 血液凝固因子と血栓形成

②コラーゲンに血小板が活性化し，粘着・凝集し，傷口を塞ぐ（一次血栓）．この過程でvon Willebrand因子は必須．
　③凝固因子の活性化が起こり，血小板血栓をフィブリンで結び，強固な血栓を形成（二次血栓）．
　④線溶系が活性化し，血栓を融解．

2）凝固因子の種類と検査

内因系凝固因子：高分子キニノゲン，プロカリクレン，第VIII，IX，XII，XI，X，V，プロトロンビン（II），フィブリノゲン（I）がある．欠乏または機能低下により活性化部分トロンボプラスチン時間（APTT）が延長する（図18）．

外因系凝固因子：第VII，X，V，プロトロンビン（II），フィブリノゲン（I）がある．欠乏または機能低下によりプロトロンビン時間（PT）が延長する．

ビタミンK依存性凝固因子：第II，VII，IX，Xは，肝臓で産生される際に補酵素としてビタミンKを必要とするため，ビタミンK依存性凝固因子とよばれる．抗凝固薬ワルファリンはビタミンK依存性凝固因子の産生を低下させる．

3）血栓形成機序

刺激に応じ第I～XIIの凝固因子が活性化してフィブリンを形成する．

b．出血傾向

1）概　念

誘因なく，または軽度の外力により出血する状態．

2）機　序

以下の四つの機序がある．
　①血管壁の異常：出血時間が延長し毛細血管抵抗が減弱する．
　　・先天性：Osler病（毛細血管拡張症），Ehlers-Danlos症候群．
　　・後天性：アレルギー性紫斑病など．
　②血小板の異常：一次止血の異常．出血時間延長，血小板数減少，毛細血管抵抗減弱などを示す．
　　・数の異常：特発性血小板減少性紫斑病（ITP），再生不良性貧血，急性白血病，薬剤性，血栓性血小板減少性紫斑病（TTP）
　　・機能の異常
　　　（1）先天性：血小板無力症など．
　　　（2）後天性：薬剤性，尿毒症など．
　③凝固因子の異常：二次止血の異常．凝固時間，プロトロンビン時間（PT），活性化部分トロンボプラスチン時間（APTT）が延長する．
　　・先天性：血友病A・B，von Willebrand病など．
　　・後天性：播種性血管内凝固症候群（DIC），血栓性血小板減少性紫斑病，ビタミンK欠乏症など．
　④線溶系の異常

c. 特発性血小板減少性紫斑病（idiopathic thrombocytopenic purpura；ITP）

1）概　念
　血小板に対する自己抗体と結合した血小板が，脾臓などで捕捉・破壊されることにより，血小板数が減少し出血傾向をきたす自己免疫性疾患である．血小板寿命は通常 10 日だが，ITP では 3 日に短縮する．

2）病　型
- 急性型：小児に多く，ウイルス感染症などのあとに発症．8 割は自然軽快する．
- 慢性型：成人女性に多く，9 割は自然軽快しない．

3）症　状
- 皮下出血（点状出血，紫斑）．
- 粘膜出血（口腔粘膜出血や歯肉出血，鼻出血）．
- 血尿，血便，月経過多．

4）検　査
- 血小板数≦10 万/μL．
- 出血時間は延長するが凝固系検査は正常．
- 骨髄検査：骨髄巨核球数は正常から増加．

5）治　療
- ヘリコバクター・ピロリ除菌：ピロリ菌感染により作られた抗体が血小板を攻撃する．除菌により 6 割で 5 万/μL 以上に増加する．
- 副腎皮質ステロイド薬：ステロイドパルス療法，デキサメタゾン大量療法．
- 脾摘出術．
- トロンボポエチン受容体作動薬：骨髄造血幹細胞から巨核球を経て末梢血への血小板放出に至る各過程で増殖と分化を促進し，最終的に血小板数を増加させる．
- 免疫抑制剤：アザチオプリン，シクロスポリン，シクロホスファミドなど．
- その他：ダナゾール，ビンカアルカロイド，抗 CD20 モノクローナル抗体リツシキマブなど．

d. 血栓性血小板減少性紫斑病（thrombotic thrombocytopenic purpura；TTP）

1）病　態
　von-Willebrand 因子（vWF）の高分子重合体を切断する酵素 ADAMTS13 に対する自己抗体の産生により，高分子 vWF が血小板を活性化する結果，血管内に血小板血栓が出現し血小板が消費される．

2）原　因
- 先天的欠損．
- 感染，妊娠，がん，膠原病，臓器移植，HIV．
- 薬剤（チクロピジン）．

3）症　状
　TTP の古典的 5 徴候は以下のとおり．

- 細血管障害性溶血性貧血.
- 血小板減少.
- 腎機能障害（血尿）.
- 発熱.
- 精神神経障害.

＊溶血性尿毒症症候群（HUS）：5 徴候のうち，「細血管障害性溶血性貧血」～「腎機能障害（血尿）」の 3 徴候よりなる疾患．腸管出血性大腸菌による感染性腸炎に続発．

4）検査所見
- 末梢血：溶血性貧血（破砕赤血球），血小板減少．
- 出血凝固：出血時間延長，PT・APTT 正常．
- ADAMTS13 活性化低下，抗 ADAMTS13 抗体（インヒビター）陽性．

5）治　療
- 先天性：新鮮凍結血漿 FFP 輸注．
- 後天性：血漿交換法，免疫抑制療法．

e. 播種性血管内凝固症候群（disseminated intravascular coagulation；DIC）

1）病　態
基礎疾患により引き起こされる広範な血管内凝固のため，血小板と凝固因子の消費による出血症状と，血栓による臓器障害が出現（図 19）．

2）原因となる基礎疾患
- 悪性腫瘍：白血病，固形癌．
- 感染症：敗血症など．
- 産科疾患：胎盤早期剥離など．

3）検査所見
- 血小板減少．
- フィブリノゲン低下．

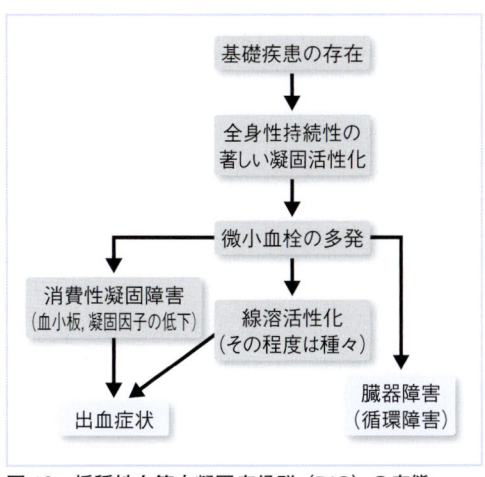

図 19　播種性血管内凝固症候群（DIC）の病態

- ・FDP 高値.
- ・PT 延長.
- ・破砕赤血球.

4) 治　療
- ・基礎疾患の治療.
- ・ヘパリンなどの抗凝固薬投与.

f. 血友病

1) 概　念

　　血友病は，第 VIII 凝固因子（血友病 A）あるいは第 IX 凝固因子（血友病 B）の先天的欠損により出血傾向を呈する遺伝性血液凝固異常症の一つである.

2) 頻　度

　　遺伝性血液凝固異常症の 80％を占める．このうち血友病 A は 85％，血友病 B は 15％を占める.

3) 遺伝形式

　　性染色体劣性遺伝する.

4) 病　因

　　血友病 A は第 VIII 因子活性が低下，血友病 B は第 IX 因子活性が低下し凝固障害を呈する.

5) 症　状

　　血友病 A と血友病 B で症状の差はない.

■歯科医師として押さえておきたい血液疾患のポイント

①好中球減少

　原因：薬剤性，血液腫瘍，化学療法後.

　易感染性：歯科処置後に重症感染症に進行する可能性あり.

②出血傾向

　原因：止血異常．歯科処置後に大出血する可能性あり.

　止血の 4 大因子：血管，血小板，血液凝固因子，線溶因子.

③口腔に症状をきたす疾患

　白血病・Plummer-Vinson 症候群・Hunter 舌炎.

　→口腔内をみて血液疾患をみつける.

④最近のトピックス

- ・抗がん剤の進歩（分子標的治療薬，抗体治療薬など）.
- ・ビスフォスフォネート製剤・ヒト型 RANKL 抗体デノスマブによる顎骨壊死（抜歯で顎骨壊死が誘発）.

　　　　　　　　　　　　　　　　　　　　　　　　　　　　　　　（田村秀人）

・深部出血（関節内，筋肉内，頭蓋内）．
・皮下出血，いったん止血後の後出血．

6）検査所見
・APTT 延長．
・血友病 A では第 VIII 因子活性，血友病 B では第 IX 因子活性が低下する．

7）治　療
補充療法（凝固因子濃縮液）など．

(田村秀人・子島　潤)

9─その他の疾患

① 骨粗鬆症（osteoporosis）

a. 概　念
骨量あるいは骨密度が減少し，骨がもろくなる病気．骨折のリスクが高くなる．わが国には約 1,300 万人の患者がいると推測されており，男女比はおよそ 1：3，あるいは 1：4 とされている．

b. 原　因
リスク因子として，「加齢」「女性」「人種」「体型」「閉経」「喫煙」「アルコール摂取」「長期臥位」「ステロイド薬の長期服用」などが挙げられる．

c. 分　類
原発性骨粗鬆症と続発性（二次性）骨粗鬆症とに分けられる．加齢や閉経などによるものが原発性骨粗鬆症で，加齢により腎機能が低下することに伴うビタミン D 産生低下や閉経によるエストロゲン産生低下が原因となる．男性ではエストロゲンに類似したテストステロンが変換され，骨代謝に関わる．続発性骨粗鬆症は別の疾患がベースにあり，その疾患の周辺症状としての骨代謝低下，あるいは治療のための服用薬（ステロイドなど）によるもの，さらには内分泌性，栄養性，先天性という細分類がある．ただし患者数は原発性骨粗鬆症が大多数を占める．

表40　骨粗鬆症の予防と治療ガイドライン作成委員会における推奨度
(骨粗鬆症の予防と治療ガイドライン作成委員会，2006.[1])

薬物	骨密度増加	椎体骨折防止	非椎体骨折予防	総合評価
アレンドロネート	A	A	A	A
リセドロネート	A	A	A	A
ラロキシフェン塩酸塩	A	A	B	A
エチドロネート	A	B	B	B
活性型ビタミン D_3 製剤	B	B	B	B
カルシトニン製剤	B	B	C	B
ビタミン K_2 製剤	B	B	B	B
女性ホルモン製剤	A	A	A	C
カルシウム製剤	C	C	C	C

※本文，次ページ参照．

d. 検査と診断

　腰椎側面のエックス線撮影で病的骨折を認めなければ，骨塩定量を行う．若年成人平均値（YAM）を基準値として，70％未満であれば骨粗鬆症と診断する．測定部位は腰椎，大腿骨，橈骨，第二中手骨，踵骨いずれでもよいとされている．70％〜80％の範囲では骨量減少とされる．

e. 治　療

　主として薬物療法である．ビスフォスフォネート製剤が第一選択であり，現在は第三世代まで開発されている．その他，活性型ビタミンD製剤やエストロゲン投与がある．エストロゲン投与は乳がんの発生率を高める副作用がある（p.125，表40）．

② 関節リウマチ（rheumatoid arthertis；RA）

a. 概念・原因

　関節リウマチは代表的な自己免疫疾患である．複数の関節に慢性炎症が生じ，進行して関節の骨を破壊する．原因は不明であるが，遺伝的要因に外的因子が加わることで免疫異常が発現する．20〜50歳で発症することが多く，罹患率は0.3〜1.5％とされている．女性に多く男女比はおよそ1：4である．わが国の患者数は約70万人で，その約10％は日常生活に支障をきたしているといわれている．

b. 診　断

　関節リウマチの診断には，1987年の米国リウマチ学会分類基準がよく用いられてきた

表41　2010 ACR/EULAR 関節リウマチ分類基準（大渡，2012.[2]）

	スコア（0-10）
腫脹関節数	
＝1	0
＞1　大関節	1
1-3　小関節	2
4-10　小関節	3
＞10　大小問わず	5
リウマトイド因子 or 抗CCP抗体	
陰　性	0
低　値	2
高　値	3
罹病期間	
＜6週間	0
≧6週間	1
急性炎症タンパク（CRP or ESR）	
正　常	0
異　常	1

各項目スコアの合計が6点以上であれば関節リウマチと診断する．
関節リウマチの診断には1987年の米国リウマチ学会分類基準がよく用いられる．しかし，発症早期に診断し，強力な治療を行えば関節破壊を抑制できることがわかり，早期診断が重要と考えられるようになった．以上を背景として，2010年にACR/EULAR関節リウマチ分類基準が発表された．

表42 Steinbrockerの関節リウマチの機能障害の分類 (越智ほか編, 2004.[4])

Class 1	身体機能は完全で不自由なしに普通の仕事は全部できる.
Class 2	動作の際に, 1か所あるいはそれ以上の関節に苦痛があったり, または運動制限はあっても, 普通の活動なら何とかできる程度の機能.
Class 3	普通の仕事や自分の身のまわりのことがごくわずかできるか, あるいは, ほとんどできない程度の機能.
Class 4	寝たきり, あるいは車いすにすわったきりで, 身のまわりのこともほとんど, または, まったくできない程度の機能.

> ＊：膠原病
> 1942年にKlemperer（クレンペラー）により名づけられた. 全身の結合組織にフィブリノイド変性が認められる一連の疾患をいう. もともとは関節リウマチ, リウマチ熱, 多発動脈炎, 全身性エリテマトーデス, 全身性強皮症, 皮膚筋炎をいう. Sjögren（シェーグレン）症候群や脈なし病を含めることが多い[2].

が, 早期診断の重要性から「2010ACR/EULAR 関節リウマチ分類基準（**表41**）」が発表された[3].

c. 治療

関節リウマチは, 発症後早期に進行し「関節破壊」に至ることが多いため, 寛解を目標に薬物療法が採用される. メトトレキサート（MTX）, 生物学的製剤, 疾患修飾性抗リウマチ薬（disease modifying antirheumatic drugs；DMARDs）などが主として選択される. その他の治療薬として, NSAIDs, 免疫抑制薬, 副腎皮質ステロイドが挙げられる. また, 整形外科的治療ならびにリハビリテーションが採用される.

（森戸光彦, 子島 潤）

10―精神神経疾患

① 統合失調症

統合失調症は「思考と知覚の根本的で独特な歪曲, および不適切なあるいは鈍麻した感情によって特徴づけられる疾患」とされる[1]. 一般人口における有病率がおよそ1％で性差はないとされ, その多くが20歳代に発症する.

a. 症状

思考の障害は「思考内容」の障害と「思考過程（思路）」の障害に分けられる.

「思考内容」の障害の代表が妄想である.「妄想」とは病的につくられた誤った考えを根拠なく確信し, その誤りを理論的に説明しても訂正できないものと定義される. 統合失調症では, 特に病初期には被害妄想がみられることが多い. 被害妄想は誰かに危害を加えられたり, 馬鹿にされたりするという内容の妄想で,「口のなかに発信器を取りつけられた」などが被害妄想である. また関係のない人や物を自分に関係があるように考える妄想を関係妄想とよぶが, 前述の例が「先週私を治療した歯科医師が口に発信器を取りつけた」と歯科医師を関係づけると, これは被害関係妄想となる. その他被害妄想には,「外に出るとみんなが私のことをじろじろみる」というような注察妄想や「食べ物に毒を入れられた」というような被毒妄想などがある. 慢性期の統合失調症では自分を過大評価した内容の誇大妄想がみられることもある（「私は救世主です」や「抗生剤は私が発明したのです」など）.

思路障害は統合失調症では一般に会話の文脈にまとまりがなくなり筋道だった話ができなくなるが, これを連合弛緩とよぶ. このまとまりがさらに悪くなり, 話がバラバラで

> ＊：自己免疫疾患
> 生体は多くの異物から自己を防御する機構をもっているが, 同時に, 自己と非自己を識別し, 自己には反応しないような自己寛容機能をもっている. 自己免疫とは, この自己寛容機能がうまく働かなくなり, 自己と非自己の識別ができなくなった病体をいう. 自己免疫疾患とは, 自己免疫により, 全身的あるいは臓器ごとに炎症が現れた状態をいう[2].

まったく理解できない状態になると滅裂思考とよばれる．知覚の障害の代表が幻覚である．幻覚は「対象なき知覚」と定義される．実際に存在する対象を誤って知覚する場合（たとえば壁のシミを動物と見間違う，換気扇の音を人の声と聴き間違えるなど）は錯覚とよぶ．幻覚はそれぞれの知覚に応じて幻視，幻聴，幻臭，幻味，幻触があるが，これに加えて通常の知覚としてはありえない奇妙な体感の幻覚（たとえば「歯茎が腐ってどんどん流れている」など）を体感幻覚（セネストパチー）とよぶ．統合失調症では，幻聴の出現が最も多い．幻聴の内容は被害的内容が多く，自分を罵倒するような単語の場合もあれば，複数の声の主が自分のことを話している会話の場合や自分の行動にコメントしたり行動を命令する場合もある．また自分が考えたことが声になって聞こえる場合はこれを考想化声とよぶ．幻聴との会話によって独語や空笑がみられることもある．統合失調症の幻覚では，幻聴のほかに上述した体感幻覚（セネストパチー）もしばしば認められるが，幻視や他の幻覚はまれである．

　統合失調症では「自我障害」も重要な症状である．自我障害は自我と外界との境界が不明瞭になる状態で，「自分の考えていることが周囲にわかってしまう」と訴える症状を考想伝播とよぶ．自我障害が生じると「思考や行動を自分で行っている」という自己の能動性が障害され，思考では「自分の考えが他人に抜き取られる」という考想奪取や，逆に「他人の考えが入ってくる」という考想吹入がみられる．行動や会話では「自分の意志ではなく，他者に操られて行動・会話をしている」という作為体験が認められる．統合失調症では感情面での敏感と鈍感が同居するため，重大な出来事にあまり関心を示さない（感情鈍麻）のに些細な出来事に大きく動揺して怒ったり，抑うつになったりすることがある．緊張病型の統合失調症では興奮や昏迷（強い緊張のため一切の自発行動ができなくなり，無言・無動の状態となる）などの緊張病症状を呈する場合がある．

　一般に慢性期になると感情は鈍麻が強くなり，喜怒哀楽のない平板化状態となる．生活態度は社会的にひきこもること（自閉）が多く，慢性期になるにつれ日常の生産的な活動が減り，着替えや入浴もしない無為な生活となる．

b. 病　型

1）妄想型統合失調症

　比較的発症年齢が遅く，30歳代に発症することが多い．固定化された頑固な妄想が症状の中心で，幻聴を伴う場合が多い．病状が慢性化しても社会性は比較的保たれ，感情鈍麻や人格水準の低下は軽度であり，無為で自閉的な生活に陥るまでには通常長時間かかる．

2）破瓜型（解体型）統合失調症

　発症年齢が比較的早く，10歳代後半から20歳代前半で発症することが多い．幻覚や妄想は一時的であることが多いが，一方で思路の障害は目立ち，会話がまとまらないことが多い．破瓜型では社会的ひきこもりが早期よりみられ，人格水準の低下が急速に進行して無為な生活態度となる．

表43 統合失調症の診断基準（DSM-5より一部抜粋）（高橋，大野監訳，2014.[3]）

A. 以下のうち二つ（またはそれ以上），おのおのは1か月の期間（または治療が成功した場合はより短い）ほとんどいつも存在する．これらのうち少なくとも一つは（1）か（2）か（3）である．
　(1) 妄想
　(2) 幻覚
　(3) まとまりのない会話（例：頻繁な脱線または滅裂）
　(4) ひどくまとまりのない，または緊張病性の行動
　(5) 陰性症状（すなわち感情表現の減少，意欲の欠如）
B. 障害の始まり以降の期間の大部分で，仕事，対人関係，自己管理などの面で一つ以上の機能のレベルが病前に獲得していた水準より著しく低下している（または，小児期や青年期の発症の場合，期待される対人的，学業的，職業的水準にまで達しない）．
C. 障害の持続的な徴候が少なくとも6か月間存在する．この6か月の期間には基準Aを満たす各症状（すなわち，活動期の症状）は少なくとも1か月（または，治療が成功した場合はより短い期間）存在しなければならないが，前駆期または残遺期の症状の存在する期間を含んでもよい．これらの前駆期または残遺期の期間では，障害の兆候は陰性症状のみか，もしくは基準Aにあげられた症状の二つまたはそれ以上が弱められた形（例：奇妙な信念，異常な知覚体験）で表されることがある．

3）緊張病型統合失調症

20歳前後に発症することが多く，興奮や昏迷などの両極端な緊張病症状を繰り返す．症状は比較的急性に出現するが，消退も早い．他の病型と比較して人格水準の低下は軽微であることが多い．

c. 診　断

DSM-5の統合失調症の診断基準を**表43**に示す．

d. 類縁疾患：妄想性障害

多くは中年期以降に発症し，一つのテーマまたはそのテーマに関連した妄想が数年，ときには生涯にわたって持続する疾患で，幻覚を伴う場合もあるが一過性である．その他の統合失調症の症状はみられず，人格水準の低下もみられない．

② 老年期うつ病

老年期うつ病[2]は，認知症とならんで高齢者における最も重要な精神疾患である．老年期うつ病の有病率に関しては報告によりばらつきが大きいが，おおむね高齢者人口の10％前後と考えられている．うつ病は気分あるいは感情の障害であり，通常数週間から数か月間の病相（エピソード）で寛解に至るが，多くは再発・再燃する傾向にある．

a. 症　状

老年期うつ病では若年者のうつ病に比べて抑うつ気分や精神運動制止（物事をしなければならないとわかっているのに億劫で実行できない状態）が目立たず，自律神経症状や不眠，食欲低下といった身体症状を認めやすい．そして，こうした身体疾患に対する過剰な懸念と恐怖をもち，心気的となる．身体的愁訴はときに体感幻覚様となることもあり，さらに心気妄想（自分が重大な疾患に罹患しているという内容の妄想）へと発展することもある．老年期うつ病では，心気妄想以外にも罪業妄想（よくないことはすべて自分のせいで，自分が他人に迷惑をかけているという内容の妄想）や貧困妄想（実際には心配ないのに，もう全財産がなくなってしまうという内容の妄想）といった，いわゆる微小妄想（低い自己評価と物事を悪いほうに解釈することによって生じる妄想）や被害妄想など妄想を

形成しやすいことも特徴の一つである．老年期うつ病では不安・焦燥感も多くみられ，ときにはじっとしていられずウロウロ歩きまわることもある．そして，自殺率も若年者のうつ病と比べて高い．さらに老年期うつ病では，「仮性認知症」といわれるうつ病相にみられる一過性の認知機能障害を呈しやすいことや，せん妄を起こしやすいことなども特徴であり，またアパシー（発動性の低下）がみられやすいことも注目されている．これら認知機能障害，せん妄，アパシーは脳の器質的要因がその症状発現に関連していると考えられる．

b. 要　因

　老年期うつ病では，加齢による脳萎縮や脳血管病変などの脳器質的変化によって認知機能が低下することで思考の柔軟性が失われるなどして，ストレスに対して臨機応変に心理的に対応することが困難となる．こうした脳の器質的・機能的脆弱性を背景に，「喪失体験」などのストレスフルなライフイベントがトリガーとなり，うつ病の発症に至ると考えられている．老年期にはさまざまな「喪失体験」を経験するが，これには近親者との死別だけではなく，老化や身体疾患，けがなどによる身体機能の低下，社会的役割の縮小など多くの事柄が「喪失体験」となる．また核家族化により高齢者のみの世帯が増え，さらに近隣との関係も希薄化しているため，孤立して周囲からのサポートが受けにくくなっている．また実際は若い世代の家族が同居していても，心理的に孤立した状態となっている場合も少なくない．こうした心理・社会的要因がうつ病の発症や治療経過に大きな影響を与えている．高齢者では身体疾患の罹患やそれに対する薬物を使用していることが多いが，こうした身体疾患（たとえば甲状腺機能低下症など）による症候性のうつ病や薬剤（ステロイドやインターフェロン，抗エストロゲン薬，β遮断薬，カルシウム拮抗薬，H_2受

表44　うつ病（大うつ病性障害）の診断基準（DSM-5より一部抜粋）（髙橋，大野監訳，2014.[3]）

A. 以下の症状のうち五つ（またはそれ以上）が同じ2週間の間に存在し，病前の機能から変化を起こしている．これらの症状のうち少なくとも一つは（1）抑うつ気分，または（2）興味または喜びの喪失である． 注：明らかに，他の医学的疾患に起因する症状は含まない． （1）その人自身の言明（例：悲しみ，空虚感，または絶望を感じる）か，他者の観察（例：涙を流しているように見える）によって示される，ほとんど1日中，ほとんど毎日の抑うつ気分． 注：小児や青年では易怒的な気分もありうる． （2）ほとんど1日中，ほとんど毎日の，すべて，またはほとんどすべての活動における興味，喜びの著しい減退（その人の説明，または他者の観察によって示される）． （3）食事療法をしていないのに，有意の体重減少，または体重増加（例：1か月で体重の5％以上の変化），またはほとんど毎日の，食欲の減退または増加． 注：子どもの場合，期待される体重増加がみられないことも考慮せよ． （4）ほとんど毎日の不眠または過眠． （5）ほとんど毎日の精神運動焦燥または制止（他者によって観察可能で，ただ単に落ち着きがないとか，のろくなったという主観的感覚ではないもの）． （6）ほとんど毎日の疲労感，または気力の減退． （7）ほとんど毎日の無価値感，または過剰であるか不適切な罪責感（妄想的であることもある．単に自分をとがめること，病気になったことに対する罪悪感ではない）． （8）思考力や集中力の減退，または，決断困難がほとんど毎日認められる（その人自身の言明による，または他者によって観察される）． （9）死についての反復思考（死の恐怖だけではない），特別な計画はないが反復的な自殺念慮，または自殺企図，または自殺するためのはっきりとした計画．

容体拮抗薬など）による薬剤性うつ病も考慮する必要がある．

c．診　断

DSM-5 のうつ病エピソードの診断基準を表 44 に示す．

d．類縁疾患 1：双極性障害

上記うつ病エピソードと以下の躁症状を呈する躁病エピソードが反復するものだが，躁病エピソードは一般にうつ病エピソードより短期間で，数日から 1 週間程度の場合もある．躁病エピソードでは持続的な気分の高揚と気力や活動性の亢進，著しい健康感と心身の好調感，社交性の増大，多弁，過度のなれなれしさ，性的活動の亢進，睡眠欲求の減少などがみられる．考えが次々に浮かぶため，会話がどんどん主題から逸れ（観念奔逸），行動面ではじっとしていられず絶えず動き回るようになる（行為心迫）．

e．類縁疾患 2：気分変調症

軽症なうつ症状が長期に（通常 2 年以上にわたり）持続するものであり，一時的に数日間から数週間の症状が軽快していることもある．

③ 認知症

認知症は「一度正常に達した認知機能が後天的な脳の障害によって持続性に低下し，日常生活や社会生活に支障をきたすようになった状態」と定義され，これらの症状に感情，意欲，性格などの障害が加わることもあるが，意識障害のないときにみられるものと表現される．狭義には進行性で非可逆的な経過をとるものを指すが，広義には正常圧水頭症や甲状腺機能低下症による認知機能の障害など，原疾患の治療によって改善するものを指す場合もある．ここでは狭義の認知症，そのなかでも特に有病率の高い Alzheimer（アルツハイマー）型認知症，血管性認知症，Lewy（レビー）小体型認知症，前頭側頭型認知症について解説する．

a．症　状

認知症の症状は一般に中核症状（認知機能障害）と随伴症状（behavioral and psychological symptoms of dementia；BPSD）に分けられる．中核症状（認知機能障害）の中心は記憶障害である．記憶機能には，①情報を頭に入力するつまり「覚える」（記銘），②覚えたことを覚え続ける（保持），そして③覚えたことを思い出す（想起），という三つの過程がある．そして記憶の保持の時間によって即時記憶（覚えた直後），近時記憶（覚えて数分から数日後），遠隔記憶（それ以上の時間）の三つに分類される．また記憶は内容によってエピソード記憶（いつどこで何が起こったかという個人が日常的に経験した出来事）と意味記憶（リンゴは丸くて赤いなどいわゆる知識にあたるもの）に分けられる．さらに自転車をこぐ，泳ぐといった言葉ではなく，行動として再生される記憶は手続き記憶とよばれる．認知症，特に Alzheimer（アルツハイマー）型認知症では記銘力障害，近時記憶障害，エピソード記憶障害が比較的病初期から認められる．記銘力障害，近時記憶障害のため新しいことが覚えられず，今いったこと，いわれたことが頭に残らないため，同じ話や行動を繰り返し，いわれても思い出せない（再認障害）が，その一方で保持，想起は比較的保たれるので遠隔記憶の障害は少なく，昔のことは覚えていることが多い．記

憶の内容としてはエピソード記憶の障害が中心だが，健常者の物忘れの場合は出来事の一部を忘れるのに対して，認知症の場合はそのエピソード自体を忘れる．つまり健常者の物忘れの場合，今朝の朝食のメニューを忘れることがあるが，認知症の場合は朝食を摂ったこと自体を忘れてしまう．実行機能は遂行機能ともよばれ，おもに前頭葉が関係していると考えられている．複数の認知機能を駆使して目的をもった一連の活動を効果的に成し遂げるために必要な能力で，DSM-IVでは「計画を立てる，組織化する，順序立てる，抽象化する機能」と定義している．それまでできていた料理や仕事などの複雑な作業が困難になった場合，実行機能の障害が示唆される．見当識は時間，場所，人物を同定する能力であり，見当識障害が生じると今日が何月何日だか，ここがどこだかがわからなくなる．認知症では脳の障害された部位によってその部位の機能が障害された症状（巣症状）が出現する．構音器官の障害ではなく言語に関する脳機能の障害が「失語」である．「失認」は視覚，聴覚，体性感覚などの知覚機能は正常であるにもかかわらず，その対象を認識できないものである．たとえば歯ブラシをみせて，それが歯をみがく道具であることが認識できなかったら「失認」が示唆され，歯をみがく道具であることはわかっても，歯ブラシという名前が出てこない場合は，「失語」の初期症状である健忘失語（語健忘）が示唆される．「失行」は行為の内容は理解しているが，そのやり方がわからない状態である．着衣が困難になる「着衣失行」などが比較的よくみられる．そのほか，日常生活で道に迷うことが多くなったり，立方体を描画できない場合は「視空間認知障害」が示唆される．

随伴症状（BPSD）には多様なものがあり，幻覚，妄想，興奮，焦燥，抑うつ，不安，不眠，アパシー（無気力）などの精神症状，徘徊，暴言，暴力，性的逸脱行為などの行動障害などがあり，認知症の60〜90％に何らかのBPSDがみられるとされている．

b．原因疾患

1）Alzheimer（アルツハイマー）型認知症

認知症の原因として最も多く，認知症全体の約60％を占める．発症は緩徐で，臨床症状としては上述したような記銘力障害を中心とした記憶障害が病初期から認められる．病状は緩徐に進行し，記憶機能障害とともに見当識障害や実行機能障害が進行し，視空間認知の障害や健忘失語も出現するようになる．検査としては認知機能を評価する神経心理検査や画像検査が施行されるが，形態画像検査では海馬領域や側頭葉・頭頂葉の萎縮がみられる．

2）血管性認知症

脳血管の障害によって発生する認知症の総称であるため，その脳血管障害のタイプや部位によって臨床像も異なる．多くは多発脳梗塞によって認知機能障害が発生するため，発症は亜急性である．新たな脳血管障害が発生することによって認知機能障害が増悪するため一般に進行は段階的である．ただし一部の血管性認知症（ビンスワンガー型など）は緩徐に発症し緩徐に進行する場合もある．診断には脳画像検査による脳血管障害の存在を確認することが必須となる．

3) Lewy（レビー）小体型認知症

認知機能障害に加えてパーキンソン症状（振戦や無動，筋固縮など），幻視を認め，この認知機能障害の程度が動揺性であること，レム睡眠行動異常，自律神経症状（便秘や排尿障害，起立性低血圧など）などが臨床的特徴である．認知機能障害に先立ってうつ症状が出現することも多い．検査では脳画像検査のほかMIBG心筋シンチグラフィによ

表45 認知症の診断基準 （DSM-5より一部抜粋）（髙橋，大野監訳，2014.[3]）

A. 一つ以上の認知領域（複雑性注意，実行機能，学習および記憶，言語，知覚-運動，社会的認知）において，以前の行為水準から有意な認知の低下があるという証拠が以下に基づいている．
  (1) 本人，本人をよく知る情報提供者，または臨床家による，有意な認知機能の低下があったという懸念，および
  (2) 標準化された神経心理学的検査に記録された，それがなければ他の定量化された臨床的評価によって実証された認知行為の障害
B. 毎日の活動において，認知欠損が自立を阻害する（すなわち，最低限，請求書を支払う，内服薬を管理するなどの，複雑な手段的日常生活動作に援助を必要とする）．
C. その認知欠損は，せん妄状況でのみ起こるものではない．
D. その認知欠損は，他の精神疾患によってうまく説明されない（例：うつ病，統合失調症）．

※本文はp.134.

（検査日： 年 月 日）				（検査者： ）	
氏名：		生年月日： 年 月 日		年齢： 歳	
性別：男／女	教育年数（年数で記入）： 年		検査場所		
DIAG：		（備考）			

1	お歳はいくつですか？（2年までの誤差は正解）		0 1
2	今日は何年の何月何日ですか？ 何曜日ですか？ （年月日，曜日が正解でそれぞれ1点ずつ）	年 月 日 曜日	0 1 0 1 0 1 0 1
3	私たちがいまいるところはどこですか？ （自発的にでれば2点，5秒おいて家ですか？ 病院ですか？ 施設ですか？ のなかから正しい選択をすれば1点）		0 1 2
4	これから言う3つの言葉を言ってみてください．あとでまた聞きますのでよく覚えておいてください． （以下の系列のいずれか1つで，採用した系列に○印をつけておく） 1：a) 桜 b) 猫 c) 電車 2：a) 梅 b) 犬 c) 自動車		0 1 0 1 0 1
5	100から7を順番に引いてください．（100-7は？，それからまた7を引くと？ と質問する．最初の答えが不正確の場合，打ち切る）	（93） （86）	0 1 0 1
6	私がこれから言う数字を逆から言ってください．（6 8 2，3 5 2 9を逆に言ってもらう．3桁逆唱に失敗したら，打ち切る）	2 8 6 9 2 5 3	0 1 0 1
7	先ほど覚えてもらった言葉をもう一度言ってみてください． （自発的に回答があれば各2点，もし回答がない場合以下のヒントを与え正解であれば1点） a) 植物 b) 動物 c) 乗り物	a:	0 2 b: 0 2 c: 0 2
8	これから5つの品物を見せます．それを隠しますのでなにがあったか言ってください． （時計，鍵，タバコ，ペン，硬貨など必ず相互に無関係なもの）		0 1 2 3 4 5
9	知っている野菜の名前をできるだけ多く言ってください．（答えた野菜の名前を右欄に記入する．途中で詰まり，約10秒間待ってもでない場合にはそこで打ち切る）0〜5=0点，6=1点，7=2点，8=3点，9=4点，10=5点		0 1 2 3 4 5
		合計得点	

図20 長谷川式簡易知能スケール改訂版
出典）大塚俊男，本間 昭監修：高齢者のための知的機能検査の手引き．ワールドプランニング，東京（1991）．
※本文はp.134.

る取り込み低下がみられる．

4）前頭側頭型認知症

記憶機能障害などの認知機能障害よりも，性格変化や行動異常が目立つ．脱抑制（理性による抑制が利かず，欲動のまま行動したり衝動的な行動をする）や常同行動（同じ行動を繰り返す），常同的食行動異常（同じものばかり食べる）が病初期より目立つ．進行すると同じフレーズを繰り返す滞続言語がみられる．神経心理検査での前頭葉機能障害，脳画像検査での前頭葉−側頭葉の萎縮が認められる．

c．診　断

DSM-5の認知症の診断基準を**表45**（p.133）に示す．また，認知症のスクリーニングに広く用いられる長谷川式簡易知能スケール改訂版を**図20**（p.133）に示す．

（馬場　元，新井平伊）

2 高齢者の終末期

従来，終末期医療のあり方については，おもにがんの末期（ターミナルステージ）を想定して議論されてきたが，近年は高齢者の非がん疾患による終末期に注目が集まっている．がんのために若くして志半ばで死亡するのとは異なり，高齢期における非がん疾患による死には，長寿を享受した人々の人生の総仕上げという意味もある．そこで，高齢者の終末期においては，死という一時点のみに注目するのではなく，死を生の延長線上で連続的にとらえ，そこに至るまでの生活を重視したエンド・オブ・ライフケアという概念が推奨されるようになっている．また，厚労省の終末期医療に関する意識調査等検討会が2014（平成26）年3月に公表した報告書では，「人生の最終段階における医療」という表現が用いられている[1]．

1─高齢者の終末期

高齢者の終末期には，直接死因となる主疾患以外に複数の疾患や機能障害が併存していることが多い．そのため，高齢者の終末期は一般成人の場合よりも複雑で多様な経過を示す点に特徴がある．一般に日常生活動作（activities of daily living；ADL）の自立度は死に向かって低下するが，いくつかのパターンに分けられる（**図21**）[2]．がんの場合には比較的末期までADLが保たれ，以後急速に低下することが多く，死に至る過程は比較的単純で予測しやすい．それに対して，認知症を含む虚弱（frailty）の場合には，長期にわたりADLが低下した状態が続き，肺炎などの非悪性疾患を繰り返して死亡することが多いため，経過の予測が困難である．また，心不全などの臓器不全では増悪と寛解を何度も繰り返したあげくに何度目かの増悪で死に至る．

わが国の死因の第1位はいうまでもなく「がん（悪性新生物）」であるが，90歳以上の高齢者では，男性は「肺炎」で，女性は「心疾患」で死亡する確率がもっとも高い（**表46**）[3]．「肺炎」も「心疾患」も，若年成人ではほとんどの場合治癒可能であるため，高齢

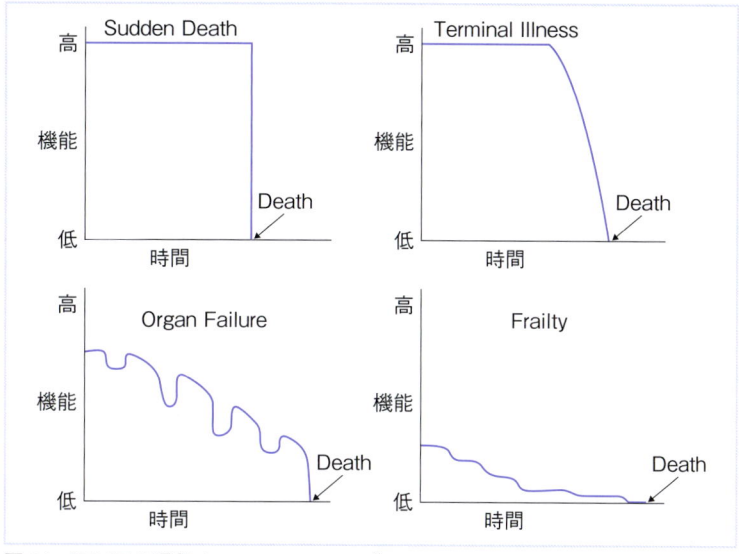

図21 死に至る過程 (Lunney, et al., 2002.[2])
Sudden Death（突然死：心筋梗塞など），Terminal Illness（末期疾患：がんなど），
Organ Failure（臓器不全：心不全など），Frailty（虚弱：認知症など）

表46 死因別死亡確率（主要死因）（0歳・90歳）
（資料：厚生労働省「平成21年簡易生命表」[3]）　　　（単位：％）

年齢	主要死因	男	女
0歳	悪性新生物	29.9	20.6
	心疾患（高血圧性を除く）	14.7	19.1
	脳血管疾患	10.1	12.1
	肺炎	12.2	11.4
90歳	悪性新生物	15.5	10.0
	心疾患（高血圧性を除く）	17.3	21.5
	脳血管疾患	10.8	12.6
	肺炎	20.1	14.7

者においても治癒を目標とした治療が行われることが多いが，実際には治療半ばで死亡することが少なくない．85歳以上の高齢者の肺炎による死亡率は，性別にかかわらず若年成人の1,000倍以上であるが（**図22**）[4]，そのことはあまり顧慮されていない．

　以上のように，高齢者は全年齢層のなかでもっとも死亡確率が高いにもかかわらず，死亡時期を予測することが困難であるため，終末期を具体的に定義することが難しい．「『高齢者の終末期の医療およびケア』に関する日本老年医学会の『立場表明』2012」（以下，「立場表明2012」，**表47**）では終末期を「病状が不可逆的かつ進行性で，その時代に可能な限りの治療によっても病状の好転や進行の阻止が期待できなくなり，近い将来の死が不可避となった状態」とやや抽象的に定義している[5]．また，日本医師会は，複数の医療関係者が判断し，患者や家族がそれを理解し納得した時点で「終末期（広義）」が始まるとしている[6]．いずれも終末期に関して具体的な期間は規定しておらず，臨床現場で目の前の高齢者が終末期にあると判断することは，進行がん以外の場合には困難なことが多い．

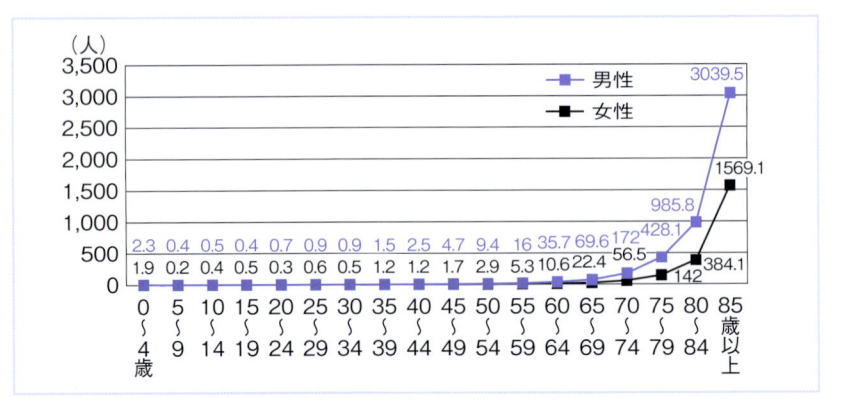

図22　年齢別・性別肺炎死亡率（10万人対）
（資料：厚生労働省「平成17年度人口動態統計」，「日本呼吸器学会：医療・介護関連肺炎治療ガイドライン[4]」）

表47　「『高齢者の終末期の医療およびケア』に関する日本老年医学会の『立場表明』2012」の構成（見出しのみ）
（日本老年医学会，2012.[5]）

はじめに
基本的立場
　「立場表明」を出す目的
　「立場表明」における用語の定義
立場-1　年齢による差別（エイジズム）に反対する
立場-2　個と文化を尊重する医療およびケア
立場-3　本人の満足を物差しに
立場-4　家族もケアの対象に
立場-5　チームによる医療とケアが必須
立場-6　死の教育を必修に
立場-7　医療機関や施設での継続的な議論が必要
立場-8　不断の進歩を反映させる
立場-9　緩和医療およびケアの普及
立場-10　医療・福祉制度のさらなる拡充を
立場-11　日本老年医学会の役割

2―高齢者の終末期医療

　「立場表明2012」では，「いかなる要介護状態や認知症であっても，高齢者には，本人にとっての『最善の医療およびケア』を受ける権利がある」としており[5]，それは終末期においても同様である．この「最善の医療およびケア」とは，単に診断・治療のための医学的な知識・技術のみではなく，他の自然科学や人文科学，社会科学を含めた，すべての知的・文化的成果を還元した，適切な医療およびケアのことであり，必ずしも最新もしくは高度の医療やケアの技術のすべてを注ぎ込むことを意味するものではない[5]．すなわち，人工的水分・栄養補給法（artificial hydration and nutrition；AHN）のような技術が存在するからといって，必ずそれを適用しなくてはならないというわけではなく，高齢者の特性に配慮した，過少でも過剰でもない適切な医療を提供する必要がある．特に終末期においては，本人の人生全体に配慮しながら，残された期間の生活の質（QOL）の維持向上に努めることが，「最善の医療およびケア」につながる．

　QOLに配慮した終末期医療には緩和医療の技術が必須である．残念ながら，わが国の

医療保険制度では緩和医療の対象はがんとエイズに限定されているが，認知症を含むすべての終末期に緩和医療を導入すべきである[5,7]．しかし，先に述べたようにがん以外の疾患においては終末期の見きわめが困難であることや，認知症を有する高齢者では本人の意志の確認が困難であること，さらに高齢者や認知症患者は疼痛に対して鈍感になるという誤解が存在することなど，高齢者の終末期に緩和医療を導入するには多くの課題が存在する．

これまでの緩和医療は，末期がんの疼痛コントロールを中心に発展してきたが，高齢者に多い肺炎や慢性閉塞性肺疾患（COPD）における呼吸困難感の緩和にも積極的に取り組むべきである．また，身体的症状の緩和のみならず，患者の心理的・精神的な要求を真摯に受けとめて援助することや，患者本人だけでなく家族などのケアも重要である[5]．

3―高齢者の終末期における水分栄養摂取

高齢者の終末期における具体的な課題の一つに，水分や栄養の摂取が困難になるという問題がある．その原因はさまざまであるが，摂食嚥下障害がある場合には脱水や低栄養状態を生じるばかりでなく，誤嚥性肺炎や窒息による死亡の誘因にもなる．また，栄養障害により，感染症に対する抵抗力が低下するとともに褥瘡などの創傷治癒は遅延し，体力の低下によってADLが損なわれ，介護負担の増大と死亡率の上昇を招く．

水分栄養摂取が困難となった場合には，原因の診断，摂食嚥下機能の評価，摂食嚥下リハビリテーション，食物形態の工夫などが行われる．もちろん口腔機能の評価も必須であり，歯科的問題があれば治療を行わなくてはならない．そうした原因治療によって，経口摂取の継続を図ることがもっとも望ましいが，認知症などのために食べる意欲を失っていたり食事を拒否したりする場合には治療が難しい．また，摂食嚥下機能が低下している場合には，誤嚥や窒息のリスクをどこまで許容できるかは定まっていない．

水分や栄養の摂取が不足している場合や経口摂取に危険を伴う場合には，AHNの導入が考慮される．しかし，AHNの有効性は確立されておらず，特に進行した認知症患者における経管栄養には，褥瘡を防ぐ，誤嚥性肺炎を減らす，他の感染症の危険性を減少させる，栄養障害を予防する，生存期間を延長する，身体認知機能を改善する，患者の自覚症状を改善する，といったエビデンスは存在しないことがシステマティックレビューによって示されている[8]．誤嚥性肺炎は口腔内の雑菌の誤嚥によって生じるので，その予防には経管栄養よりも口腔ケアのほうが有効であるとされている．

4―高齢者の終末期における倫理的課題

AHNをはじめ，絶対的な導入基準の存在しない治療や処置を用いるか否かを決定するにあたっては，本人に対する十分な説明と同意が不可欠である．しかし，AHNを必要とするような高齢患者の多くは，認知症などのために自らの意思の決定やその表出が困難であるため，しばしば倫理的な課題に直面する．

いわゆる生命倫理4原則とされるnon-maleficence（無危害原則），beneficence（善行

原則），autonomy（自己決定原則），および justice（正義原則）のうち，今日では，自己決定原則がもっとも重視される傾向にある．しかし，高齢者の終末期には自己決定やその確認が困難であることが多く，自己決定に代わる推定意思，代理意思，事前意思に基づく決定を行わざるをえない．

　2007 年に発表され 2015 年に改訂された，厚生労働省による「人生の最終段階における医療の決定プロセスに関するガイドライン」では，本人の意思が確認できない場合には，家族の意見などに基づく推定意志を尊重することとしている[9]．「立場表明 2012」でも，患者の意思を直接確認することが困難な場合には，以前の患者の言動などを家族などからよく聴取し，家族などとの十分な話し合いのもとに，患者自身の意思を可能な限り推定し，それを尊重することが重要であるとしている[5]．また，本人の意思も推定できない場合には，関係者間での十分な話し合いに基づいて，本人にとっての最善の治療方針を決定すべきであり，それも困難な場合には外部の第三者を加えた複数の専門家からなる委員会を別途設置して検討することが求められている．

　本人の意思の確認が困難な場合に，関係者の話し合いによる意思決定を支援するツールに，日本老年医学会による「高齢者ケアの意思決定プロセスに関するガイドライン：人工的水分・栄養補給の導入を中心として」（以下，「AHN ガイドライン」）がある（表 48）[10]．本ガイドラインは 3 部で構成されており，AHN に関する意思決定の支援を主題としているが，第 1 部と 2 部は一般的な意思決定場面でも用いることができる．本ガイドラインは，概要（表 48）にあるように，関係者同士のコミュニケーションを通して，皆がともに納得できる合意形成とそれに基づく選択・決定を行うことを目指している．また，本人の人生をより豊かにすることを目指して，本人の QOL の保持・向上および生命維持のためにどうすべきかを判断するとしている[10]．

　わが国では，AHN の導入をめぐって，倫理的問題だけでなく法的問題も危惧する医療者があり，そのことが終末期における最善の医療とケアの実現を阻んできたという側面が

表 48　「高齢者ケアの意思決定プロセスに関するガイドライン―人工的水分・栄養補給の導入を中心として」の概要（日本老年医学会，2012.[10]）

1. 医療・介護における意思決定プロセス
   医療・介護・福祉従事者は，患者本人およびその家族や代理人とのコミュニケーションを通して，皆が共に納得できる合意形成とそれに基づく選択・決定を目指す．
2. いのちについてどう考えるか
   生きていることは良いことであり，多くの場合本人の益になる――このように評価するのは，本人の人生をより豊かにし得る限り，生命はより長く続いたほうが良いからである．医療・介護・福祉従事者は，このような価値観に基づいて，個別事例ごとに，本人の人生をより豊かにすること，少なくともより悪くしないことを目指して，本人の QOL の保持・向上および生命維持のために，どのような介入をする，あるいはしないのがよいかを判断する．
3. AHN 導入に関する意思決定プロセスにおける留意点
   AHN 導入および導入後の減量・中止についても，以上の意思決定プロセスおよびいのちの考え方についての指針を基本として考える．ことに次の諸点に配慮する．
   ①経口摂取の可能性を適切に評価し，AHN 導入の必要性を確認する．
   ②AHN 導入に関する諸選択肢（導入しないことも含む）を，本人の人生にとっての益と害という観点で評価し，目的を明確にしつつ，最善のものを見出す．
   ③本人の人生にとっての最善を達成するという観点で，家族の事情や生活環境についても配慮する．

ある.「AHN ガイドライン」では,適切な意思決定プロセスを経て決定・選択することにより,法的および倫理的妥当性が確保されるとしており,こうした問題の解決に手がかりを与えることが期待される.

　古今東西において,"Man is mortal"(人は死すべき存在である)と理解されている.超高齢社会を迎えたわが国では,長い人生の総仕上げとしての高齢者の死亡が著しく増加している.高齢者の終末期を人生の最終段階に相応しいものとするには,最期まで人間らしく生きること,すなわち口から食べ続けることが必須であり,そのために歯科医師をはじめとする口腔ケアに携わる関係者の役割は重大である.

(飯島　節)

文　献
1. 高齢者に多い全身疾患
1-老年疾患
1) 大内尉義,秋山弘子編集代表,折茂肇編集顧問:新老年学,第3版,東京大学出版会,東京,383-386,2010.
2) 日本老年医学会編:老年医学系統講義テキスト,西村書店,東京,92-95,2013.
3) 鳥羽研二:介護保険と高齢者医療,施設介護の問題点.日医誌,34:981-986,1997.

2-循環器疾患
1) 日本高血圧学会高血圧治療ガイドライン作成委員会編:高血圧治療ガイドライン2014.日本高血圧学会,2014.
2) 高久史麿,尾形悦郎,黒川　清,他編:新臨床内科学　第9版,医学書院,東京,2009.
3) Eagle KA, Braunwald E : Acute myocardial infarction. Harrison's, 15th ed., MaGraw-Hill, New York, 2001.
4) 池田隆徳:心臓突然死を防ぐために―心電図検査の重要性―,日循予防,46:107,2011.
5) Tsukada T, Ikeda T, Ishiguro H, et al. : Circadian Variation in Out of Hospital Cardiac Arrests due to Cardiac Cause in a Japanese Patient Population. Circulation Journal, 74(9) : 1880-1887, 2010.
6) Guidelines JCS. Guidelines for Risks and Prevention of Sudden Cardiac Death (JCS2010), Circulation Journal, 76(2) : 489-507, 2012.
7) 子島　潤,宮武佳子,深山治久,他:改訂 歯科診療のための内科,永末書店,京都,2011.
8) Alan SM, Padma K, Richard MN, et al. : Rapid Measurement of B-Type Natriuretic Peptide in the Emergency Diagnosis of Heart Failure. N Engl J Med, 347 : 161-167, 2002.
9) Schulman SP : Cardiovascular again in health and therapeutic considerations with respect to cardiovascular diseases in older patients. O'rourke RA, Fuster V, Alexander RW, et al. ed., The heart-Manual of cardiology control, 10th ed., McGraw-Hill, New York, 39-48, 2001.

【参考文献】
＊子島　潤,宮武佳子,深山治久,他:改訂版　歯科診療のための内科,永末書店,京都,2011.
＊大渡凡人:全身的偶発症とリスクマネージメント,医歯薬出版,東京,2012.

3-脳血管障害
1) 子島　潤,宮武佳子,深山治久,他:改訂 歯科診療のための内科,永末書店,京都,2011.
2) 日本脳卒中学会:脳卒中治療ガイドライン2015,協和企画,東京,2015.

4-呼吸器疾患
1) 日本呼吸器学会COPDガイドライン第4版作成委員会:COPD(慢性閉塞性肺疾患　診断と治療のためのガイドライン,メディカルレビュー,東京,2014.
2) Global Initiative for Chronic Obstructive Pulmonary Disease. Global strategy for the diagnosis, management and prevention of chronic obstructive pulmonary disease. 2011 Available at www.goldcopd.com

【参考文献】
＊子島　潤,宮武佳子,深山治久,他:改訂　歯科診療のための内科,永末書店,京都,2011.

5-肝疾患
1) 子島　潤,宮武佳子,深山治久,他:改訂 歯科診療のための内科,永末書店,京都,2011.

6-代謝性疾患
1) 日本糖尿病学会糖尿病診断基準に関する調査検討委員会:糖尿病の分類と診断基準に関する委員会報告.

糖尿病, 53：455, 2010.
2) 日本糖尿病学会編著：糖尿病治療ガイド 2014-2015. 文光堂, 東京, 2014.
3) 林　泰史, 大内尉義, 上島国利, 他編：高齢者診療マニュアル, 日本歯科医師会, メジカルレビュー, 大阪, 2009.
4) 国立国際医療研究センター病院：糖尿病標準診療マニュアル, 第9版, 2014. http://ncgm-dm.jp/renkeibu/index.html
5) 日本動脈硬化学会編：動脈硬化性疾患予防ガイドライン 2012 年版, 日本動脈硬化学会, 東京, 2012.
6) 日本痛風・核酸代謝学会ガイドライン改訂委員会編：日本高尿酸血症・痛風の治療ガイドライン, 第2版 (2012年追補　ダイジェスト版), メジカルレビュー, 大阪, 2012.
7) Nidorf SM, Eikelboom JW, Budgeon CA, et al.：Low-dose colchicine for secondary prevention of cardiovascular disease. J Am Coll Cardiol, 61：404-410, 2013.

7—腎疾患
1) 大渡凡人：全身的偶発症とリスクマネジメント—高齢者歯科診療のストラテジー, 医歯薬出版, 東京, 2012.
2) 子島　潤, 宮武佳子, 深山治久, 他：改訂 歯科診療のための内科, 永末書店, 京都, 2011.

9—その他の疾患
1) 骨粗鬆症の予防と治療ガイドライン作成委員会：骨粗鬆症の予防と治療ガイドライン 2006 年版, ライフサイエンス出版, 東京, 2006.
2) 大渡凡人：全身的偶発症とリスクマネジメント—高齢者歯科診療のストラテジー, 医歯薬出版, 東京, 2012.
3) Aletaha D, Neogi T, Silman AJ, et al.：Rheumatoid arthritis classification criteria：an American College of Rheumatology/European League Against Rheumatism collaborative initiative. Arthritis and rheumatism, 62 (9)：2569-2581, 2010.
4) 越智隆弘, 山本一彦, 龍順之助編：関節リウマチの診療マニュアル (改訂版) 診断のマニュアルと EBM に基づく治療ガイドライン, 財団法人日本リウマチ財団, 2004.

10—精神神経疾患
1) 融　道男, 中根允文, 小見山　実, 他監訳：ICD-10 精神および行動の障害—臨床記述と診断ガイドライン— 新訂版. 医学書院, 東京, 2007.
2) 馬場　元：これからの高齢者医療 - 診断・治療・予防への対応. 高齢者特有の症状に対応する　老年症候群—抑うつ. 内科, 108(6)：994-998, 2011.
3) 髙橋三郎, 大野　裕 監訳：DSM-5 精神疾患の診断・統計マニュアル, 医学書院, 東京, 2014.

【参考文献】
＊大熊輝夫：現代臨床精神医学, 改訂第 11 版, 金原出版, 東京, 2008.
＊中島健二, 他：認知症ハンドブック, 第 1 版, 医学書院, 東京, 2013.

2. 高齢者の終末期
1) 終末期医療に関する意識調査等検討会：人生の最終段階における医療に関する意識調査報告書. http://www.mhlw.go.jp/bunya/iryou/zaitaku/dl/h260425-02.pdf, (参照 2014-6-1)
2) Lunney JR, Lynn J, Hogan C：Profiles of older Medicare decedents. J Am Geriatr Soc, 50：1108-1112, 2002.
3) 厚生労働省：平成 21 年簡易生命表　4. 死因分析 http://www.mhlw.go.jp/toukei/saikin/hw/life/life09/04.html, (参照 2014-6-1)
4) 日本呼吸器学会：医療・介護関連肺炎診療ガイドライン. http://www.jrs.or.jp/uploads/uploads/files/photos/1050.pdf, (参照 2014-6-1)
5) 日本老年医学会：「高齢者の終末期の医療およびケア」に関する日本老年医学会の「立場表明」2012. 日老医誌, 49：381-384, 2012.
6) 日本医師会：グランドデザイン 2007 　—国民が安心できる最善の医療を目指して—　各論　2007 年 8 月. http://dl.med.or.jp/dl-med/teireikaiken/20070829_1.pdf, (参照 2013-08-31)
7) Davies E, Higginson IJ, ed.：Better palliative care for older people. World Health Organization, 2004. http://www.euro.who.int/__data/assets/pdf_file/0009/98235/E82933.pdf, (参照 2013-08-31)
8) Finucane TE, Christmas C, Travis K：Tube feeding in patients with advanced dementia. JAMA, 282：1365-1370, 1999.
9) 厚生労働省：人生の最終段階における医療の決定プロセスに関するガイドライン. http://www.mhlw.go.jp/file/06-Seisakujouhou-10800000-Iseikyoku/0000078981.pdf (参照 2015-7-22)
10) 日本老年医学会：高齢者ケアの意思決定プロセスに関するガイドライン：人工的水分・栄養補給の導入を中心として. 日老医誌, 49：633-645, 2012.

I 老年歯科医学（高齢者歯科医学）の基本的事項

4 診療環境

1 高齢者歯科診療に応じた歯科診療所

　歯科受療する患者の多くは，地域の歯科診療所を利用する．高齢者でも例外ではなく，多くは歯科診療所を利用している．これは，歯科治療が高頻度疾患を外来治療で行うためであり，地域で開院している一次歯科医療機関が，歯科受療機関としては最も多いからである．また，多くの疾患を有している高齢者の歯科治療を行う環境へは，特別な配慮が必要と考えられる．ここでは，高齢者の歯科受療機会が最も多い歯科診療所の考え方について，通常の歯科診療所に必要な考え以外に，高齢者にとって特に必要なことを取り上げる．

1―通院高齢者の状況

　今後，要支援・要介護高齢者だけでなく自立高齢者の歯科来院機会が増加すると予測されている．そして，歯科に通院する高齢者の半数以上は，独居高齢者もしくは高齢者夫婦のみの世帯であると考えられている．

① 増加する歯科通院高齢患者

　医療施設（病院と診療所）を利用する患者について，疾病状況などの実態を明らかにするために，厚生労働省は3年に一度，「患者調査」を行っている．この調査は全国の医療施設を利用する患者を対象とし，層化無作為により抽出した医療施設における患者の実態調査である．2011（平成23）年の調査では，対象となった歯科診療所は約1,300施設で全国の診療所数の2％にあたり，約3万人の患者を客体として調査日1日に来院する歯科外来患者数を推計している．推計された歯科外来患者数は，136万2,500人であり，そのうち65歳以上は49万人，75歳以上では21万人であった．この数値は，1999（平成11）年の調査結果よりも65歳以上で17万人，75歳以上で10万人増加している[1]．さらに，患者調査の公表値を用いた歯科診療所の患者数の将来予測では，今後30年で65歳以上の患者は30万人近く増加すると結論づけている．

② 自立高齢者の増加

　高齢者人口が増加しているわが国では，今後は介護を要する高齢者が増加すると考えられているが，健康な高齢者が多いことを忘れてはならない．2010（平成22）年には，認知症患者280万人を含む要支援・要介護高齢者は482万人，自立高齢者は2,467万人で，はるかに多くの自立高齢者がいた．2030（平成42）年における予測値では，認知症高齢者，要支援・要介護高齢者はそれぞれ472万人，729万人と倍近くになるとしているが，

表1 介護を要する人とそうでない人の割合変化の見通し（2010年と2030年の対比）

(東京大学高齢社会総合研究機構編, 2013.[2] を改変)

	2010年 対象人口（万人）	65歳以上に占める割合（%）	人口に占める割合（%）	2030年 対象人口（万人）	65歳以上に占める割合（%）	人口に占める割合（%）
認知症	280	9.5	2.2	472	12.8	4
要支援・介護	482	16.3	3.8	729	19.8	6.3
上記以外（≒自立）	2,467	83.7	19.3	2,956	80.2	25.3
65歳以上の人口	2,948	—	23	3,685	—	31.6

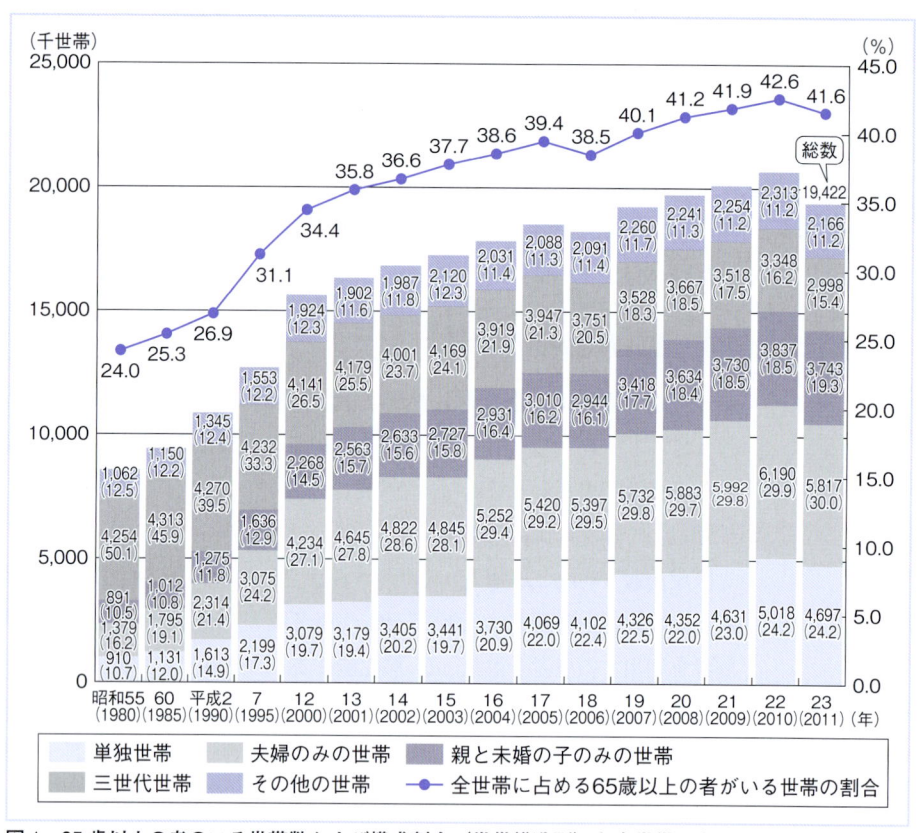

図1 65歳以上の者のいる世帯数および構成割合（世帯構造別）と全世帯に占める65歳以上の者がいる世帯の割合
（資料：昭和60年以前は厚生省「厚生行政基礎調査」，昭和61年以降は厚生労働省「国民生活基礎調査」）
（注1）平成7年の数値は，兵庫県を除いたもの，平成23年の数値は岩手県，宮城県および福島県を除いたものである．
（注2）（ ）内の数字は，65歳以上の者のいる世帯総数に占める割合（%）．
（注3）四捨五入のため合計は必ずしも一致しない．

同時に自立高齢者も 2,956 万人と 500 万人増加すると考えられている（**表1**)[2].

③ 高齢者世帯構造の変化

　独居高齢者や高齢者夫婦のみの世帯は，今後増加すると予測されている（**図1**)[3]．2010年の実績値では独居高齢者は 479 万世帯であったが，2030（平成42）年には 717 万世帯

に達すると予測されている．独居高齢者が高齢者世帯に占める割合は，2010（平成22）年の30%から2030（平成42）年には38%に増加する．高齢者夫婦のみの世帯は，2010（平成22）年には539世帯であったが，2030（平成42）年には569世帯であり微増し，高齢者世帯に占める割合は34%から30%と低下すると考えられている．独居そして高齢者夫婦のみの世帯は全世帯の15%であり，7世帯に1世帯は子供がいない，いわゆる高齢者単身世帯となる．

2─高齢歯科患者に必要な新たな歯科対応

加齢に伴う口腔機能の低下は，新たな歯科診療の場を創設している．う蝕，歯周病，歯の欠損など，従来からの歯科疾患に加え，歯科診療所で対応しなければいけない事項がいくつかある．そのための設備や環境が歯科診療所に必要とされる．

① 栄養指導のための環境（図2）

高齢者では栄養過多よりも低栄養に陥るリスクがあり，特に要介護高齢者では低栄養のリスクが高い．高齢者の低栄養と，感染症や褥瘡，筋肉の委縮などの健康障害や身体機能障害は強く関連している．高齢者の重篤な低栄養状態に至った場合には，多くの疾患に罹患していることが多く，低栄養状態からの脱却は極めて困難である．そのため，早期の介入が重要であり，定期的な栄養評価は推奨されている．歯科患者の特性として定期的受療が多く，歯科診療所の栄養指導の機能に加えることができる．また，補綴処置後の食事指導のための，調理指導は必要な機能である．

② 摂食嚥下リハビリテーションへの対応（図3）

通常の歯科治療設備に加え，摂食嚥下機能評価とリハビリテーションに必要な器具機材の保管，消毒・滅菌のための設備，環境を整える．診療空間は，患者だけでなく介護者や多職種が入れるだけの，十分な広さが必要である．

③ 言語聴覚療法への対応（図4）

基準に則った施設が必要であるが，言語聴覚士による言語聴覚療法は，歯科医師の指示のもとにも行える．

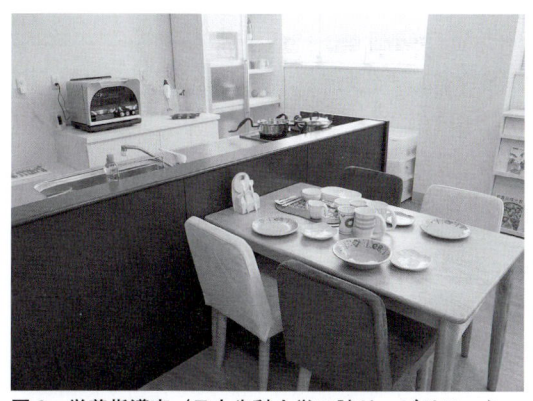

図2 栄養指導室（日本歯科大学口腔リハビリテーション多摩クリニック）

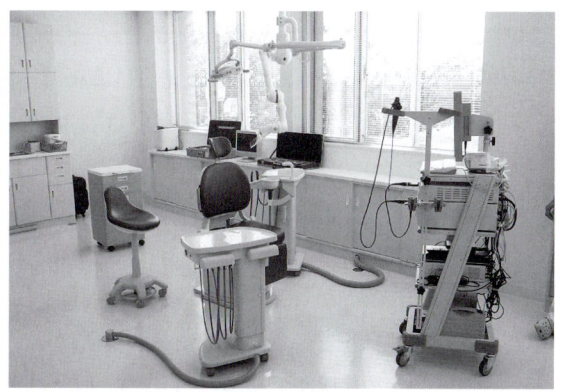

図3 嚥下内視鏡検査室（日本歯科大学口腔リハビリテーション多摩クリニック）

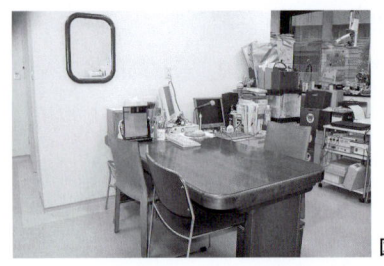

図4　言語聴覚療法室（日本歯科大学附属病院）

3—高齢歯科患者の安全対策

① 一般安全事項

　高齢患者に配慮した設備や環境は，一般の患者にも役立つ．高齢者の転倒は骨折などの重篤なけがの原因となる．滑らない床にするなどの高齢者のけがを防ぐための配慮が歯科診療所に求められる．特に，階段や段差と余裕のある空間は必要である．

1) 階段の1段の高さは150 mm以下，奥行きは300 mm以上であると緩やかに上り下りできる．車いすでは「段差が20 mm以下であれば」乗り越えることはできるが，必要に応じてスロープを設置する．
2) 各部屋の出入り口幅が800 mm以上であれば，車いすが入ることができる．玄関アプローチや廊下の幅は900 mm以上あり，診療スペースには介護者のスペースも確保できることが望ましい．
3) トイレの出入り口には手すりを付与する．車いすの高さが約450 mmであるので便座の高さも同じくらいが望ましい．
4) 診療所にある各施設（トレイ，待合室や診療室など）には，患者や介護者の不安を取り除くために表示を明確にする．
5) 高齢者は移動手段として車を使うことが多いので，駐車スペースの確保は通院しやすい環境に必要といえる．

② 安全な歯科診療のために

　歯科外来治療では，誤飲の恐れのある小器具や修復物を用いること，局所麻酔を多用し観血的処置が多いこと，そして，特に高齢患者では多くの疾患をもっており一般健康状態の把握が必要であること，などから，診療室での偶発症発生リスクが高いことが特徴である．そのため，安心できる歯科診療環境を整備するために，施設基準に合致した歯科診療室には歯科外来診療環境体制加算が算定でき，安全管理体制が整っている証となる．
　2014（平成26）年時点での施設基準は，(1) 医療安全対策にかかわる研修を修了した常勤の歯科医師が1名以上配置されていること，(2) 歯科衛生士が1名以上配置されていること（非常勤であっても可），(3) 緊急時の初期対応可能な医療機器（AED，酸素ボンベおよび酸素マスク，血圧計，パルスオキシメータ，救急蘇生セット，歯科用吸引装置）を設置していること，(4) 診療における偶発症等緊急時に円滑な対応ができるように，別の保険医療機関との事前の連携体制が確保されていること，(5) 口腔内で使用する歯科医療機器等について，患者ごとの交換や，専用の機器を用いた洗浄・滅菌処理を徹底する

など，十分な感染症対策を講じていること，(6) 感染症患者に対する歯科診療について，ユニットの確保等を含めた診療体制を常時確保していること，(7) 歯科ユニットごとに，歯の切削や義歯の調整，歯の被せ物の調整時等に飛散する細かな物質を吸収できるように，歯科用吸引装置等を設置していること，(8) 歯科診療にかかわる医療安全管理対策を実施している旨の院内掲示を行っていること，が挙げられている．

4―在宅療養を支援する歯科診療所

在宅または介護福祉施設などにおける歯科療養の多くは，歯科診療所からの訪問診療に委ねられている．そのため，訪問診療を行うにふさわしい施設として厚生労働省は施設基準を定めている．この基準に合致した歯科診療所を，在宅療養支援歯科診療所という．

① 施設基準

この在宅療養支援歯科診療所の施設基準として，2016（平成 28）年時点で表 2 に示すとおりであり，歯科医療者の条件や診療体制の整備を示したものである．

表 2　在宅療養支援歯科診療所の施設基準（厚生労働省告示）

1. 保険医療機関である歯科診療所であり，歯科訪問診療 1 又は歯科訪問診療 2 を算定していること．
2. 高齢者の口腔機能管理に係る研修を受けた常勤の歯科医師が一名以上配置されていること．
3. 歯科衛生士が一名以上配置されていること．
4. 在宅療養を担う保険医療機関の保険医等との連携により，患家の求めに応じて，迅速な歯科訪問診療が可能な体制を確保し，歯科訪問診療を担う担当歯科医の氏名，診療可能日等を，文書により患家に提供していること．
5. 当該地域において，在宅療養を担う保険医，介護・福祉関係者等との連携体制が整備されていること．
6. 在宅歯科診療に係る後方支援として，別の保険医療機関との連携体制が確保されていること．
7. 定期的に，在宅患者等の口腔機能管理を行っている患者数等を地方厚生局長等に報告していること．
8. 主として歯科訪問診療を実施する診療所にあっては，次のいずれにも該当するものであること．
    イ 当該診療所で行われる歯科訪問診療の患者のうち，六割以上が歯科訪問診療 1 を実施していること．
    ロ 在宅歯科医療を担当する常勤の歯科医師が配置されていること．
    ハ 直近一年間に五つ以上の病院又は診療所から，文書による紹介を受けて歯科訪問診療を開始した実績があること．
    ニ 在宅歯科医療を行うにつき十分な機器を有していること．
    ホ 歯科訪問診療における処置等の実施について相当の実績を有すること．

（羽村　章）

2　入院下の診療環境

1―治療体制の確立

① 治療体系

a. 全身管理下での入院下歯科治療

高齢者は加齢による臓器の機能低下に加え，呼吸器，循環器系などにおける合併疾患

表3 歯科における入院の適応症 (工藤ほか, 2001.[3])

1. 口腔外科手術を受ける患者の周術期管理
2. 全身麻酔を受ける患者の周術期管理
3. 重症炎症や外傷による消炎，疼痛・栄養管理
4. 偶発症の発生や基礎疾患の増悪の危険性が高い有病高齢者
5. 障害により外来通院が困難な患者
6. 訪問診療では治療が困難な患者
7. 早期に咬合・咀嚼機能の回復が必要な患者

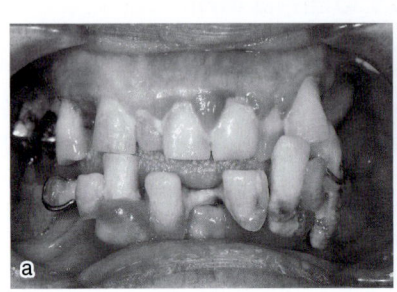

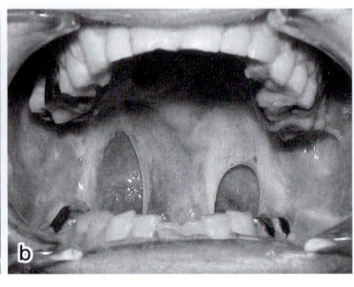

図5（a, b）　入院時口腔診査
a：64歳，女性，脳出血後遺症．義歯を外した直後に残存歯が口腔に落下した．
b：75歳，男性，Alzheimer（アルツハイマー）型認知症．経鼻経管栄養．

の保有率は高く[1]，歯科治療中または治療前後の血圧の変動，後出血，感染症といった合併症が一般患者よりも発症する危険性がある[2,3]．このような患者では，歯科処置の施行時のみならず，術後の経過観察のため入院下で歯科治療を行うことは有意義な方法である（表3）．

b. 医科疾患で入院している患者の歯科治療

歯科治療の可否は，主治医から基礎疾患などの情報提供を受け，治療場所の確保や予定時間などを患者にかかわる医療スタッフと連絡をとって決定する．人工呼吸器装着下にある患者，長期療養中の寝たきり高齢者で移動が困難な患者などは，病院に歯科が併設されていても病室での治療となることが多い．

高齢者は，訴えがなくとも何らかの歯科疾患や摂食嚥下障害をもっていることが多い[4,5]．患者の訴えや，主治医・看護師等による他覚的な所見から歯科に紹介されてきたときにはすでに重症化している場合も多く（図5），クリティカルパスに入院時口腔診査を導入して，歯科疾患や摂食嚥下障害を早期発見するシステムの構築が望ましい[6]．

② 家族とのインフォームドコンセント

高齢者の歯科診療では，自身での意思決定能力がない患者がしばしば対象となる．特に，認知症患者の治療に際しては，家族に対し，治療の必要性，リスク，成功率，標準的治療と治療方法の違いによる予後，一部負担金額の見積りなどを十分説明し，必ず同意を得ておくことが必要である[7]．歯科医学的診断による治療計画と家族の希望が一致しないこともあるため，注意が必要である．

③ 全身状態の把握

歯科診療の計画を立てるうえで，全身疾患，意識状態，栄養経路（経口，経管，胃瘻，

輸液），常用薬，高次脳機能（認知機能，注意障害，感情失禁，指示理解，半側空間無視），運動機能（麻痺，失調，不随意運動，聴力など），感染症（肝炎，MRSAなど），アレルギー（薬剤，食物），認知症に伴う行動・心理症状（behavioral and psychological symptoms of dementia；BPSD），歯科診療室までの搬送手段，退院予定などの情報が必要になる[8]．特に，抗凝固薬服用の有無，ビスフォスフォネート製剤服用の有無，抗菌薬の術前投与を要する心疾患などの有無，心臓ペースメーカの有無などについての情報は重要である．また，摂食嚥下障害治療の際には，栄養状態，脱水の有無，炎症（肺炎）の有無，サルコペニアの評価，造影剤アレルギーなどの情報も必要である[9]．

2―治療環境の整備

① 歯科診療室での治療環境

歯科診療室はバリアフリーとし，患者の安全確保のためストレッチャーやベッドの搬入に対応できるよう広い入り口とスペースを確保する（図6）．高齢者対応型や車いす対応歯科用ユニット[10]を設置することが望ましい．治療中は，血圧，脈拍，心電図，動脈血酸素飽和度のモニタリングを原則として行い，呼吸，循環機能の変化を早期に発見できるように努める（図7）．また，歯科治療に対して恐怖が強い患者や，歯科治療の意味が理解できず，指示に従えない患者に対しては，静脈内鎮静法や全身麻酔下での歯科治療が行える体制を整えられることが望ましい（図8）．

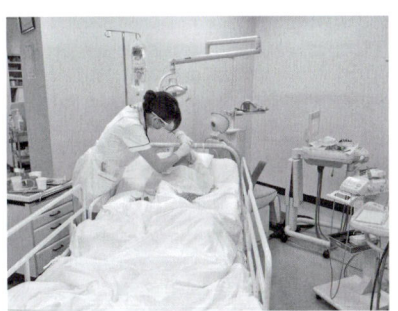

図6　ストレッチャー等の搬入にも対応が可能なスペースの確保

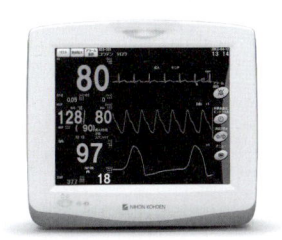

図7　生体情報モニター

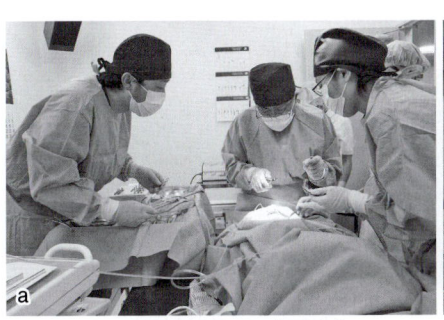

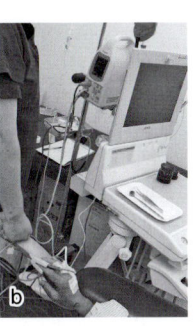

図8（a, b）　全身麻酔下での歯科治療

② 病棟での治療環境

　訪問診療用ポータブルユニットやカートなどが必要となる．看護処置の時間帯を避けるなど，時間調整も必要である．患者によっては，歯科治療直前後の全身状態は安定していても，近未来的に基礎疾患が重症化して歯科治療が受けられない状態に陥ることがある．患者背景によっては，通常はやや過剰と思われる抜髄処置や抜歯処置も，将来的に基礎疾患が重症化した際に管理しやすい口腔環境に整える意味においては選択肢となり得ることがある．

3―経口摂取支援のためのシステム構築

① 口腔ケアの普及（図9）

　入院患者の口腔ケアを，看護の一環として実施できる体制を整えることが重要である．近年，看護の領域においても口腔ケアは極めて重要視されている．一方，現在の看護師や医師の教育カリキュラムには歯科に関する内容がまだ極めて少なく，知識を補完する必要があると思われる[11]．看護師や介護職員を対象として，口腔のアセスメントやケア方法の教育・研修を行い，口腔ケアのプロトコールを整備して手順を標準化する[12,13]．病棟カンファレンスにおいて患者情報を共有し，他科と連携する体制が必要である[14]．

② 摂食嚥下リハビリテーションのシステム構築

　経口摂取再開の可否決定や低栄養の対策として，NST（nutritional support team；栄養サポートチーム）の一部門に多職種からなる嚥下チームを結成する．摂食嚥下障害の病態評価には，嚥下造影用装置や内視鏡装置の設置が望ましい（図10）．スクリーニングテスト，評価法[15]，訓練法[16]，嚥下造影[17]や嚥下内視鏡[18]の検査法，嚥下調整食[19]，外科的対応，歯科補綴的対応，リスク管理，機器の保守点検などについてのマニュアルやフローチャートを整備して手順を標準化する．初診時は検査を必要に応じて行い，治療方針や訓練計画を立案後，主治医の許可のもとに訓練を開始する．そして，定期的に嚥下回診および嚥下カンファレンスを実施し，治療方針の再検討やゴールの設定をチームで確認する[20]．認知症高齢者の食事支援としては，認知症の原因疾患による食行動変化を分析し[21~23]，食事環境などの調整を行う体制も重要である[24]．

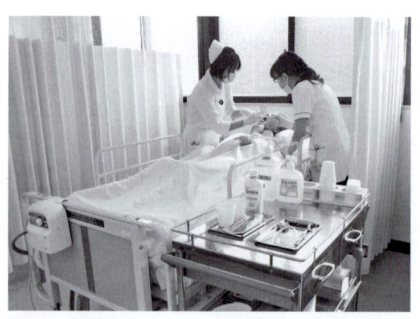

図9　歯科衛生士による看護師への口腔ケア実技指導

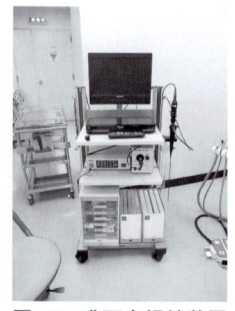

図10　嚥下内視鏡装置および周辺機器

4—ハイリスク患者への対応

① 歯科治療の際の安全確保

a. 歯科診療室における安全確保

院内の医療事故や安全強化に関する情報を収集して分析し，歯科診療のリスク管理体制に反映させる．ハイリスク患者のカルテに転倒，転落，異食，徘徊などのリスク項目を明示する，来院時から行動を注視する，診療時間が重複しないようスケジュールを管理するなどの注意を払う必要がある．歯科医療事故防止対策委員会等を設置し，歯科治療におけるリスク管理の強化・高度化を図るとともに，リスク管理マニュアルを整備することが必要である．

b. 歯科治療後の安全確保

病棟で患者の管理にあたっている責任ある立場のスタッフへ，歯科麻酔の使用，補綴装置の除去，仮着，外科処置後の縫合，抜糸，出血についての説明のみならず，止血ガーゼの誤食，縫合糸の自己抜去，暫間被覆冠の自己撤去などにも注意するよう指示する必要がある．

② 入院中における口腔の安全確保

認知症患者は，補綴装置の異物誤飲・誤嚥の事故が日常生活のなかで起こることが指摘され，しかも病院での事故発生頻度が最も高いことが報告されている[25, 26]（図11, 12）．一方，経口気管挿管時においても，口腔内偶発症防止対策の必要性が示唆されている[27]．

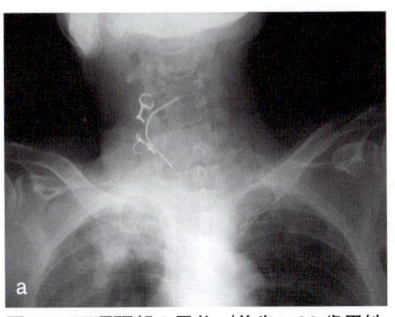

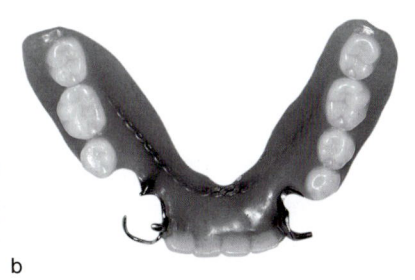

図11　下咽頭部の異物〈義歯，66歳男性，Alzheimer（アルツハイマー）型認知症〉
a：同じ病棟の他患者の義歯を誤飲した患者の胸部エックス線写真．
b：摘出された義歯．

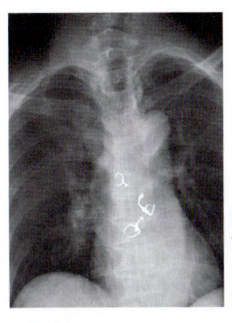

図12　消化管内異物（義歯，72歳女性，前頭側頭型認知症）
食道内に異物が確認され，開胸による食道異物除去術が施行された．

そこで，入院時に口腔診査を行い，義歯の写真やパノラマエックス線写真を撮影すること，看護師による日常の点検を行うことなどの対策が必要である[28]．また，医療事故防止対策委員会において歯科に関連した事例を紹介し，病院職員に対する口腔のリスク管理意識を高める取り組みも重要である．

(小林直樹)

3 在宅での診療環境

1─はじめに

　超高齢化に伴い，疾病や障害により歯科診療所などへの通院が困難な患者が増加し，在宅など療養する場での訪問診療が広く実施されている[1]．一般に，在宅には戸建て，集合住宅や介護つき高齢者向け住宅などの居住系施設を含むが，在宅は患者，家族の暮らしの場，生活の場であり，医療の場である歯科診療所とは異なる診療環境といえる．訪問診療は，歯科診療所における診療環境をいかに在宅などへ持ち込むかという視点ではなく，生活の場での療養環境に対応した診療体制が必要となる．また，訪問診療は，療養する患者，家族の生活に寄り添い，歯科疾患治療だけではなく，口腔ケアの充実や食支援を含む，生活機能の維持向上が目標となる．在宅での看取りを前提とする在宅医療が広く展開され，終末期へのかかわりも増加することから，歯科治療などについての意思決定プロセスの重視や臨床倫理への配慮も必要であり，生活環境，家族環境や在宅医療や介護サービスの状況など，生活者としての環境も把握し，コミュニケーションを充実し，患者，家族の意思や在宅療養についての価値観などを共有することが重要である．

2─在宅へのアプローチ

　歯科診療所から在宅までの移動方法や駐車場などの，アプローチにかかわる環境把握も必要となる．患者宅への移動方法は，歯科診療器材の搬入などから車による移動が多い（図13）[2]が，地域によっては，冬期の積雪などによる道路事情の問題や島嶼地区では海路でのアプローチも想定される．さらに，患者宅や近隣の有料駐車場，エレベーターの有無などの環境についても事前に把握しておくことが大切である．エレベーターのない集合住宅で，狭い急勾配の階段のところもあり（図14），器材の搬入出だけではなく，患者急変時の緊急搬送などへの対応についても考慮する必要が生じる．また，同行するスタッフ数と複数患者への訪問経路と順序，器材の量，滅菌や技工関係，感染症対応などについても考慮する必要がある．

3─家族介護者の介護力や医療・介護サービスなどの状況

　近年，独居者や高齢者のみの世帯が増加している．また，認知症高齢者の増加もあり，介護力に課題がある世帯も多くなる．家族介護者などの状況や介護サービスの導入量に

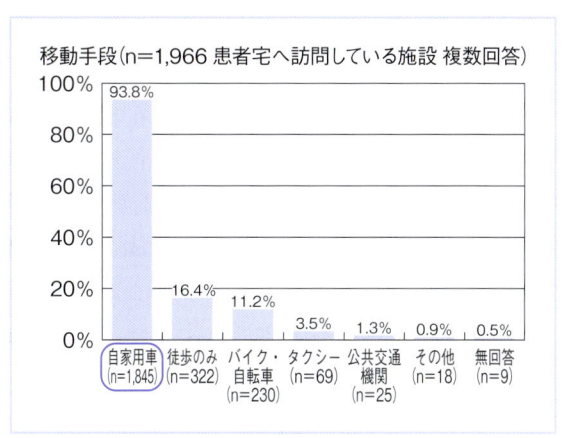

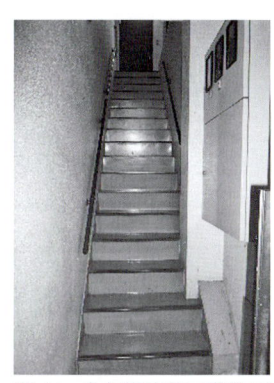

移動手段(n=1,966 患者宅へ訪問している施設 複数回答)

- 自家用車 (n=1,845): 93.8%
- 徒歩のみ (n=322): 16.4%
- バイク・自転車 (n=230): 11.2%
- タクシー (n=69): 3.5%
- 公共交通機関 (n=25): 1.3%
- その他 (n=18): 0.9%
- 無回答 (n=9): 0.5%

図13　在宅歯科医療における移動手段
(日本歯科医師会・日本歯科総合研究機構, 2009.[2])

図14　急勾配の狭い階段での3階の自宅へのアプローチ

より，介護力に大きな違いが出ることになり，口腔ケアや食事の調理，介助なども影響する．

　患者家族のキーパーソンの把握は治療内容の説明と同意，さらに一部負担金などの授受など事務処理などについても重要となる．また，そのキーパーソンの家族内での立場についての理解も必要であり，患者が独居で，訪問する歯科医師と異性の場合など，歯科医師の単独訪問は極力避け，歯科衛生士や介護支援専門員（以下，ケアマネジャー），ホームヘルパーなどと同行することも大切である．訪問時，家族やキーパーソンとなる者が常にいるとは限らない．認知症など患者本人の意思決定が明確でないと考えられるケースでは，治療などの意思決定プロセスを重視し，医療担当者側が複数の眼で観察，情報を共有し，確認することも必要である．また，担当ケアマネジャーとの連携を早期に確立しておきたい．居宅サービス計画などを把握し，住宅改造，居宅サービスや通所サービス，在宅医療，訪問看護など医療系サービスの状況などの確認が必要である．在宅療養する摂食嚥下障害患者も増加することから，食事場面の外部観察評価や摂食嚥下機能のスクリーニングテスト，頸部聴診など摂食嚥下機能評価を行い，食事姿勢の確保とその機能に適した食事形態，食事介助方法などが適切に提供されることが必要となる．したがって，在宅での食事場所，調理の状況，介護食など配食サービスの導入や食材購入などさまざまな食事環境を把握することも必要となる．

医療と介護との連携推進には，医療・介護にかかわる情報を関係する多職種間でいかに共有するかが課題であり，今後，ICT (information and communication technology；情報通信技術)を利用した情報共有への取り組みがさらに進み，在宅での通信情報端末の利用環境についても考慮する時代を迎えると考えられる．在宅現場でのケアカンファレンスの開催（図15）は，職種間の顔の

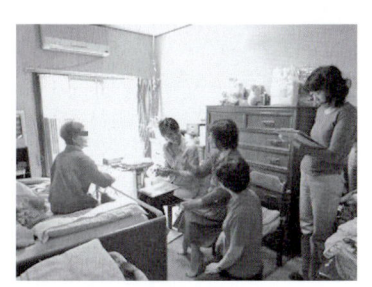

図15　在宅でのケアカンファレンス
患者，家族，ケアマネジャー，栄養士，歯科衛生士など．

みえる連携づくりに欠かせないことからも，在宅医療，介護の基本的情報である生活環境全体の把握が必要となり，そのうえで，歯科専門職からの口腔領域や食にかかわる情報をいかに発信し共有していくかを考えることが必要である．在宅では，介護連絡帳など，かかわる職種間での情報共有のノートなどが設置されていることが多い．最近の身体状況や介護サービスにかかわる状況の把握に活用するとともに，歯科医師，歯科衛生士がその連絡帳などに診療内容や口腔ケアの状況などを記載し，他の介護職や医療職への口腔領域の情報共有に役立たせることもよいと考える．

4―療養する部屋の環境

訪問診療では，患者の療養する部屋の状況によって，器材の配置や診療側の立ち位置などが大きく影響を受ける．患者の治療中の安楽で安全な姿勢確保と吸引や照明の確保など，診療上十分な配慮が必要となる（図16～18）．壁に近接したベッドの位置では，片側，一方向からの治療となり，術者と介助者の立ち位置が制限される場合もある．患者の身体状況によるが，介護ベッド上での診療より，リクライニングの車いすの場合のほうが姿勢確保が確実となり，患者により接近でき，歯科衛生士等の吸引など診療補助や摂食指導も行いやすいことから，車いすでの治療姿勢が望まれるケースもある．車いすなどへの移乗（トランスファー）の方法なども，事前に家族などと十分に打ち合わせをしておくことが望まれる（図19，20）．さらに，電源の位置の確認や吸引器の有無なども重要であ

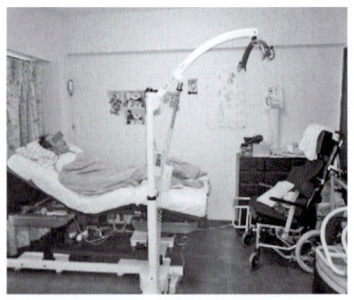

図16　療養する部屋の診療環境
その把握は重要である．

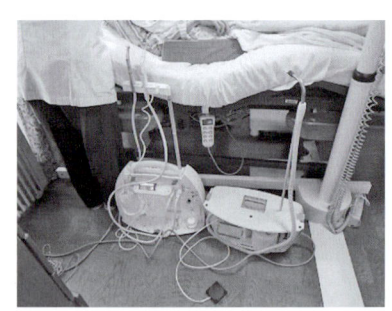

図17　ポータブルユニットのセッティング

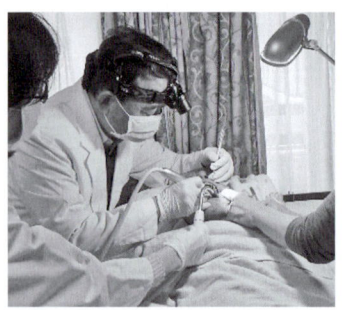

図18　在宅での歯科治療の状況
患者家族の協力も得ながらの歯科治療．

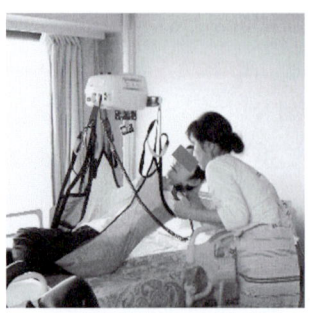

図19　在宅療養する重度障害のある若年者のケース
介護用ベッドから車いすへの移動．

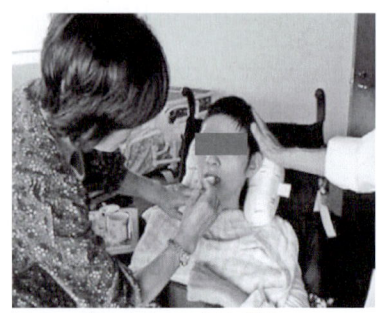

図20　車いす上での摂食指導

る．室内環境として，夏場でも部屋を閉め切って空調を入れずに過ごしている高齢者もあり，室温上昇などから，熱中症や脱水の恐れもあるため，十分な配慮が必要となる．また，体温調整が不良のケースもあり，空調温度や毛布や掛け布団などの調整についても配慮したい．

室内の照明は，可能な限り明るくすることが診療上では望まれるが，ケースによっては，明るくすることを忌避，拒否があるケースもあるので，家族などと相談しておきたい．また，歯の切削に伴う臭気や即充レジンなどの臭いについても，室内の換気をするなどの配慮も必要である．在宅酸素療法を行っているケースもあり，火気の取り扱いには十分な配慮が必要である．

また在宅では，ペットの犬や猫などを部屋で飼っているケースも少なくない．治療中は極力，別室へ移してもらうような配慮も必要である．

5―在宅医療の提供状況

近年，在宅医療における治療技術の進歩により，在宅で高度な医療対応がなされるケースも増加している．在宅酸素療法（図21），在宅人工呼吸療法，胃瘻（図22）などの各種経管栄養法，在宅における輸液＜中心静脈栄養，末梢静脈輸液や皮下輸液（図23）＞，膀胱バルーンカテーテルなどがある．これらのケースでの訪問診療では，在宅医や訪問看護師との連携を密に行い，常にバイタルサインのチェックを行い，輸液などのラインの確保と確認に十分な配慮が必要である．また，在宅での服薬管理は重要であり，特に認知症患者や高齢者世帯の場合には，服薬コンプライアンス（服薬順守）が低くなりがちで，薬剤が散乱，管理が不適切になっているケースもあり，服薬ボードの設置など訪問薬剤師などとの連携も欠かせない．

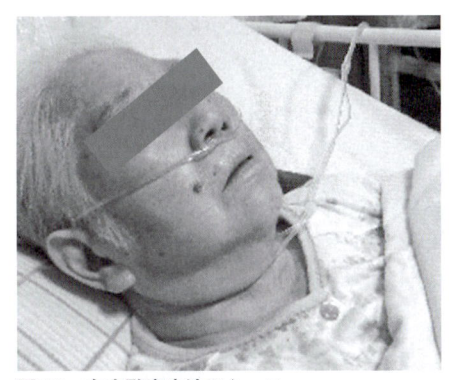

図21　在宅酸素療法のケース

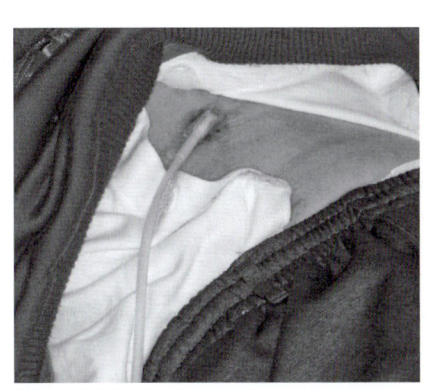

図22　胃瘻のケース

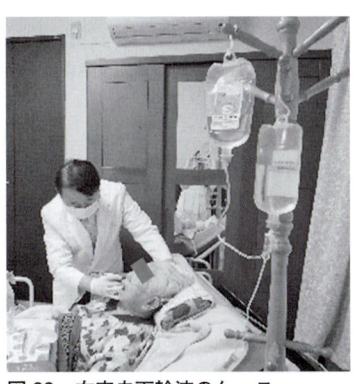

図23　在宅皮下輸液のケース

6―在宅療養のステージに伴う診療環境の変化

在宅への訪問診療は，長期に継続的な口腔機能管理を必要とするケースも多い．在宅療養にもステージがあり，在宅療養開始期の混乱する時期から，比較的，安定した在宅療養を過ごす安定期，そして終末期である．これらのステージによっても在宅での診療環境は変化することになり，それぞれのステージでの患者の生活機能や家族介護者の状況に十分に配慮した訪問診療を行うことが大切である．

（細野　純）

4　施設での診療環境

1―口腔ケアでのチームアプローチ

＊：p.159 以降参照．

介護保険施設＊への訪問診療では，施設職員等との多職種連携により，口腔機能の改善が大きく ADL，QOL に影響を与えることが確認されている．高齢・疾患・認知症などにより要介護状態でセルフケアが難しい入所者の口腔内の清潔を保持し，口腔機能の維持・回復を図るためには歯科医師・歯科衛生士による専門的口腔ケアと施設職員による日常的口腔ケアの連携が必要となる．そのためには短期・長期の無理のない口腔ケアプランを立案し，継続して実施されるようにしなければならない．誤嚥性肺炎の予防のためにも誤嚥のリスクの高い入所者に対しては，咀嚼・嚥下などの口腔機能を維持・向上できような口腔ケアプラン作成も必要である．

口腔機能維持管理体制加算算定後の介護職員の口腔ケアに関する意識変化[1]は，三つの介護保険施設全体で9割弱が向上したとし，歯科医師，歯科衛生士の口腔ケアにかかわる技術的助言により9割程度の介護職員で口腔ケア手技が向上したとしている．

歯科医師，歯科衛生士は口腔ケア実施や技術向上に口腔機能維持管理体制加算や経口維持加算等を取り入れながら支援を行っていくことが必要である（図24）．

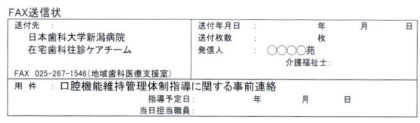

図24　施設からの口腔ケアに関する質問用紙（施設支援の一例）
事前に施設から質問内容等を FAX で受け，当日に適切な指導・回答ができるように心がけている．

2—介護保険施設での歯科医療

2011（平成23）年9月の歯科診療所の在宅医療サービスの実施状況[2]は，13,830施設（歯科診療所総数の20.6％）であり，居宅への訪問診療は，9,286施設（歯科診療所総数の13.8％）において78,078件実施された．1施設あたりの実施件数は8.4件であったのに対して，施設への訪問診療は，8,677施設（歯科診療所総数の12.9％）において227,497件実施され，1施設当たりの実施件数は26.2件であった．施設入所者に対する訪問診療が約3倍多くなっている（表4）．

介護老人福祉施設には，設備基準として医務室（図25）があり，また各施設でも食堂，レクリエーションルーム，談話室等の広いスペースや車いすのままで使用できる洗面台等を完備しており診療や口腔ケアを行いやすい環境にある．訪問診療を実施するにあたっては，各施設とも食事，入浴，レクリエーション，リハビリテーション等の1日のスケジュールがあり，担当者と相談のうえ，訪問時間や診療人数を決定する必要がある．

介護保険施設における歯科診療においても全身状態の把握が重要となる．要介護高齢者では何らかの全身疾患を有しており，病態は日によって変化し，悪化している可能性が高いため，診療を行う際には予測される危険度を把握しながら実施する必要がある．診療開始前には，施設での記録や看護師や介護職員からその日の体調などを聴取し，バイタルサインをチェックすることにより，全身状態の変化を捉え，リスクの判断をする必要がある．新潟県内で行った介護老人福祉施設（特別養護老人ホーム）入所者の歯科診療に関

表4 訪問歯科診療の実施状況
歯科診療所数：67,183件　　　　　　　　　　　　　　　平成23（2011）年9月中

	施設数	施設数に対する割合（％）	実施件数	実施1施設当たりの実施件数
在宅医療サービスを実施している	13,830	20.6	…	…
訪問診療（居宅）	9,286	13.8	78,078	8.4
訪問診療（施設）	8,677	12.9	227,497	26.2

（資料：厚生労働省「平成23年度医療施設（静態・動態）調査・病院報告の概況」）

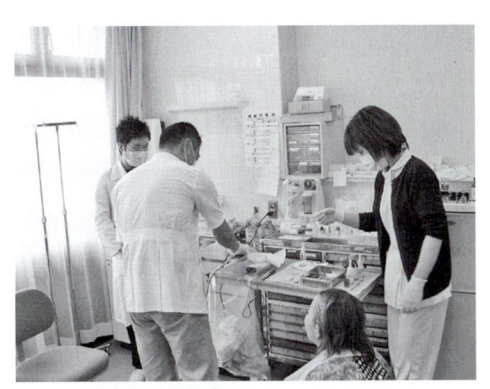

図25 医務室での診療

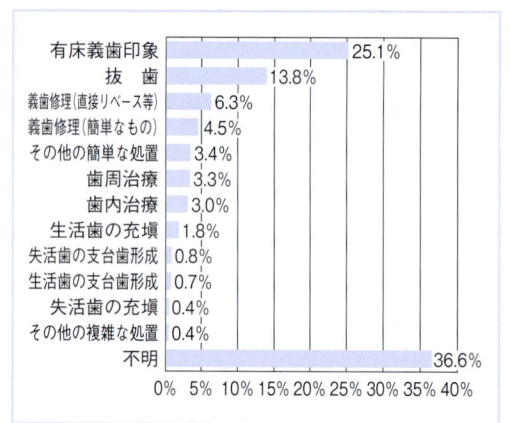

図26 最もストレスのかかると予測される処置
（江面，2003.[3]）

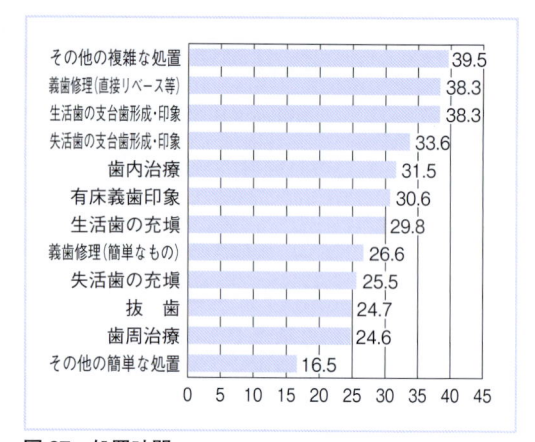

図27 処置時間
（江面，2003.[3]）

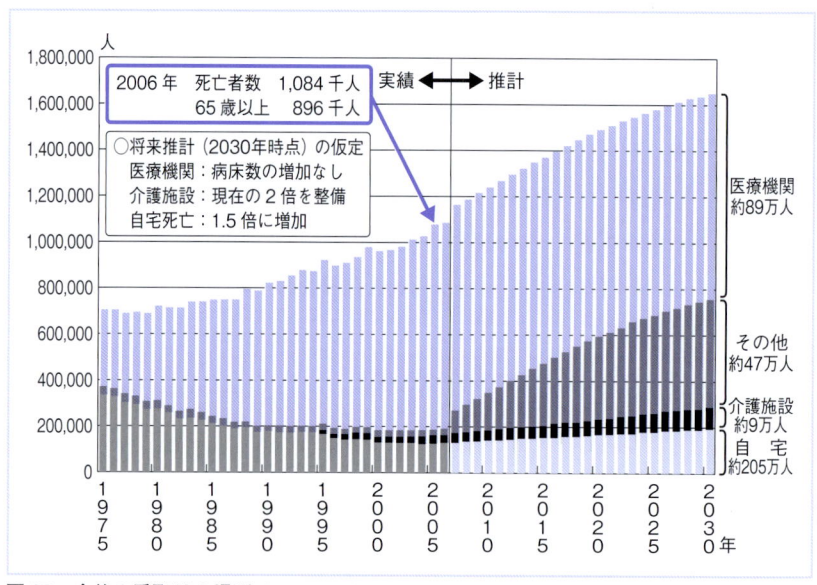

図28 今後の看取りの場所（厚生労働省）

する調査[3]では，患者に最もストレスのかかる処置は，有床義歯の印象採得，抜歯，直接リベース等義歯修理であった（図26）．また1人にかかる診療時間は25分から40分であった（図27）．歯科診療ではできるだけストレスをかけない工夫が必要であり，施設入所者は訪問診療のみで31.0%が対応できるが15.1%は通院治療の必要があると健診担当歯科医師は判断していた．

　診療終了後には，担当者に診療の状況を報告し，それと同時に文書による説明をする．また，このときに日常的口腔ケアの指示等もしておくことが技術や意欲の向上につながる．

　介護保険施設は，目標として在宅復帰を目指しているが，介護者がいないことや家庭の介護力不足などの理由で「終の住まい」となっているのが現状である．介護老人福祉施

設の退所者の行き先[4]では家庭1.8％，医療機関21.6％，死亡72.7％となっている．今後，介護保険施設が看取りの場所として徐々に増加すると推測されている（図28）．終末期におけるターミナルケアは，延命を目的とする治療ではなく，苦痛の緩和を中心とするケアを行うことにより残った人生の生活の質（QOL）の維持・向上といった，生命と人権を尊重した全人的なケア（トータルケア）が求められている．施設への訪問診療を実施していくと終末期患者の歯科的対応を求められることも多くなる[5]．歯科的対応では，口腔に起因する疼痛や不快症状の緩和，摂食機能の維持，肺炎防止，顔貌・コミュニケーションの維持等が挙げられるが，歯科医療者として多職種とともにチームの一員として参加していくことが求められる．こうした対応には，歯科医師としての自らの医療観や人生観に裏打ちされた全人的歯科医療の提供が必要となってくる[6]．

（江面　晃）

文　献

1．高齢者歯科診療に応じた歯科診療所

1) 厚生労働省：平成23年患者調査の概要．
2) 東京大学高齢社会総合研究機構編：東大がつくった高齢社会の教科書．ベネッセコーポレーション，岡山，2013．
3) 内閣府：1．高齢者の家族と世帯．平成25年版高齢社会白書（概要版）．

2．入院下の診療環境

1) 塚越完子，大曽根洋，小林茂勝：寝たきり老人入院下歯科治療における問題点．老年歯学，7(1)：56-61，1992．
2) 渋谷恭之，梅田正博，西松成器，他：有病者や要介護高齢者に対する入院歯科治療の実態．老年歯学，15(1)：46-51，2000．
3) 工藤憲生，川田　達：日之出歯科真駒内診療所での取り組み．石井拓男，梅田昭夫，梅村長生，坂井　剛編，コミュニティと歯科医療をつなぐ連携システムの実践．医歯薬出版，東京，182-189，2001．
4) 阪口英夫，高野喜久雄，藤本篤士，他：療養病床における歯科併設状況と口腔ケア・摂食嚥下リハビリテーションの実態（第1報）．老年歯学，19(4)：313-318，2005．
5) 厚生省老人保健福祉局老人保健課老人福祉計画課監修：高齢者ケアプラン策定指針．厚生科学研究所，東京，220-229，1994．
6) 小林義和，松尾浩一郎，渡邉理沙，他：当院における周術期口腔機能管理患者の口腔内状況および介入効果．老年歯学，28(2)：69-78，2013．
7) 藤村賢訓：高齢者医療における治療方針の決定と代諾者の役割 英国意思決定代行制度を参考に．九州法学会会報，67-71，2009．
8) 阪口英夫：老人病院での歯科治療．植松　宏，稲葉　繁，渡辺　誠編，高齢者歯科ガイドブック，医歯薬出版，東京，376-386，2003．
9) 馬場　尊：摂食・嚥下障害の評価・検査・診断．才藤栄一，向井美惠監修，摂食・嚥下リハビリテーション，第2版．医歯薬出版，東京，130-136，2007．
10) 玉澤佳純，服部佳功，佐藤智昭，他：車椅子患者と一般患者の両用型歯科用ユニット．日歯評論，698：9-11，2000．
11) Sumi Y, Nakamura Y, Nagaosa S, et al.：Attitudes to oral care among caregivers in Japanese nursing homes. Gerodontology, 18(1)：2-6, 2001.
12) Eilers J, Berger AM, Petersen MC：Development, testing, and application of the oral assessment guide. Oncol Nurs Forum, 15(3)：325-330, 1988.
13) Prendergast V, Kleiman C, King M：The Bedside Oral Exam and the Barrow Oral Care Protocol：Translating evidence-based oral care into practice. Intensive Crit Care Nurs, 29(5)：282-290, 2013.
14) 角　保徳，小澤総喜，守屋信吾，他：専門的口腔ケアを実施した入院高齢者の現状と課題．老年歯学，26(4)：444-452，2012．
15) 日本摂食・嚥下リハビリテーション学会医療検討委員会：摂食・嚥下障害の評価（簡易版）日摂食嚥下リハ会誌，15(1)：96-101，2011．
16) 日本摂食・嚥下リハビリテーション学会医療検討委員会：訓練法のまとめ（改訂2010）．日摂食嚥下リハ

会誌，14(3)：644-663, 2010.
17) 日本摂食・嚥下リハビリテーション学会医療検討委員会：嚥下造影の検査法（詳細版）．日摂食嚥下リハ会誌，15(1)：76-95, 2011.
18) 日本摂食・嚥下リハビリテーション学会医療検討委員会：嚥下内視鏡検査の手順2012改訂．2012.
19) 日本摂食・嚥下リハビリテーション学会医療検討委員会：日本摂食・嚥下リハビリテーション学会嚥下調整食分類2013．日摂食嚥下リハ会誌，17(3)：255-267, 2013.
20) 藤島一郎：摂食・嚥下障害治療の流れ．植松　宏監修，わかる摂食・嚥下リハビリテーション　評価法と対処法，医歯薬出版，東京，42-47, 2005.
21) Edahiro A, Hirano H, Yamada R, et al.：Factors affecting independence in eating among elderly with Alzheimer's disease. Geriatr Gerontol Int, 12(3)：481-490, 2012.
22) 枝広あや子，平野浩彦，山田律子，他：アルツハイマー病と血管性認知症高齢者の食行動の比較に関する調査報告 第一報 食行動変化について．日老医誌，50(5)：651-660, 2013.
23) Yamada R, Isoda J, Nakajima K, et al.：The features of "feeding rhythm disorder" according to the severity of dementia：the use of a specially designed recording sheet. J Jpn Acad Gerontol Nurs, 4(1)：73-82, 1999.
24) Yamada R：Effect on arranging the environment to improve feeding difficulties in the elderly with dementia. J Jpn Acad Gerontol Nurs, 7(2)：57-69, 2003.
25) 下山和弘，大渡凡人，清水一夫：日常生活で発生したクラウン・ブリッジの誤飲・誤嚥．老年歯学，27(4)：414-420, 2013.
26) 須田牧夫，菊谷　武，田村文誉，他：在宅要介護高齢者の窒息事故と関連要因に関する研究．老年歯学，23(1)：3-11, 2008.
27) 縄稚久美子，曽我賢彦，山中玲子，他：気管挿管における口腔内偶発症防止対策の必要性．日集中医誌，19：431-432, 2012.
28) 小林直樹：認知症におけるリスクヘッジとしての口腔ケア．ナーシング・トゥデイ，24(12)：82-86, 2009.

3. 在宅での診療環境
1) 厚生労働省：在宅における歯科医療と歯科診療で特別対応が必要な者の状況調査結果概要　平成24年度診療報酬改定結果検証にかかわる調査．2013.
2) 日本歯科医師会・日本歯科総合研究機構：在宅歯科医療にかかわる調査（在宅療養支援歯科診療所），2009.
3) 日本在宅医学会テキスト編集委員会編：在宅医学，メディカルレビュー社，東京，2008.

4. 施設での診療環境
1) 日本老年歯科医学会：平成24年度厚生労働省老人保健健康増進等事業 介護保険施設における効果的な口腔期維持管理のあり方に関する調査研究事業報告書，2013.
2) 厚生労働省：平成23年（2011）医療施設（静態・動態）調査・病院報告の概況．
3) 江面晃：新潟県要介護者歯科治療連携推進事業における調査に関する報告―特別養護老人ホーム入所者を対象とした，全身・口腔内状況．歯科治療診療の必要性及び病診連携の状況に関する調査―，新潟県，新潟県歯科医師会，2003.
4) 厚生労働省：平成25年介護サービス施設・事業所調査結果の概況．
5) 日本老年歯科医学会：終末期高齢者に対する歯科医療およびマネジメントニーズに関する調査研究，2013.
6) 日本歯科医師会：信頼される歯科医師Ⅱ 歯科医師の職業倫理，2008.

介護保険施設の現状

介護保険施設[*1]の状況

■施設数，開設主体別施設割合，入所者数の割合[1)]

介護保険施設は，2013（平成25）年10月1日現在，全国で「介護老人福祉施設」が6,754施設，「介護老人保健施設」が3,993施設，「介護療養型医療施設」が1,647施設あり，1施設あたりの在所者数は，「介護老人福祉施設」70.8人，「介護老人保健施設」81.4人，「介護療養型医療施設」40.0人で，各施設ともに利用率は90％以上である（表1）．在所者数の構成割合は，介護老人福祉施設55.0％，介護老人保健施設37.5％，介護療養型医療施設7.6％である．

■介護保険施設1施設あたりの従事者数[1)]

介護保険施設1施設あたり常勤換算従事者数は，介護老人福祉施設では，医師0.2人，看護師・准看護師4.0人など総数47.1人，介護老人保健施設では，医師1.1人，看護師・准看護師10.2人など総数54.2人，介護療養型医療施設では，医師2.4人，看護師・准看護師12.1人など総数34.3人であり，介護老人保健施設と介護療養型医療施設では歯科衛生士が0.1人採用されている．それぞれの施設の特徴によって医療従事者数が異なっている．

*1：p.277参照．

■退所（院）者の入所（院）期間[2)]

2014（平成26）年3月中に退所（院）した施設サービス受給者について，要介護1～5の状態区分別に入所（院）期間の割合をみると，介護福祉施設サービスでは，いずれの介護状態区分でも1年～5年未満の割合が最も多い．介護保健施設サービスでは，要介護状態区分が高くなるに従って，1年以上の割合が多くなっている．また，介護療養施設サービスでは，「要介護1」「要介護2」では90日未満の割合が多く，「要介護4」「要介護5」では，1年～5年未満の割合が多い（図1）．

介護保険施設に在所中の身体の状況

各介護保険施設の2013（平成25）年9月末の要介護度別在所者数の構成割合[1)]は，介護老人福祉施設では，「要介護5」が34.3％，介護老人保健施設では「要介護4」が27.0％と最も多い．介護療養型医療施設では「要介護5」が57.3％で最も多く，5割を超えており，各施設で要介護度が異なっている（図2）．

介護老人福祉施設230施設1,143名の調査報告[3)]では，認知症高齢者日常生活自立度判定基準による分類では，Ⅲaが33.8％で最も多く，Ⅲa以上では80.9％を占めていた（図3）．認知症の診断名では，「アルツハイマー型認知症」（32.5％），「脳血管性認知症」（11.6％）をはじめ，原因疾患が特定されているものは46.5％であった．一方で，原因疾患が特定されない「認知症」が38.8％，「診

表1 介護保険施設数，定員，在所者数，利用率　　　平成25年10月1日現在

	施設数	1施設当たりの定員（人）	1施設当たりの在所者数（人）	利用率（％）
介護老人福祉施設	6,754	72.4	70.8	97.9
介護老人保健施設	3,993	89.5	81.4	91.2
介護療養型医療施設	1,647	43.6	40.0	92.2

（厚生労働省：平成25年介護サービス施設・事業所調査）

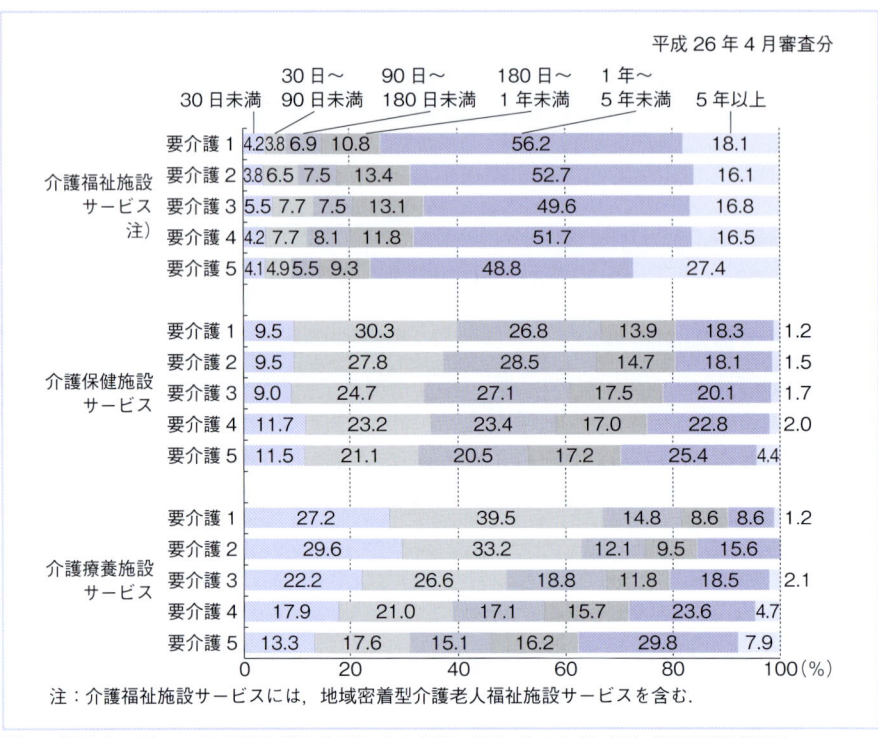

図1　施設サービス・要介護状態区分別にみた退所（院）者の入所（院）期間別構成割合
（資料：厚生労働省「平成25年度介護給付費実態調査（平成25年5月審査分～平成26年4月審査分）」）

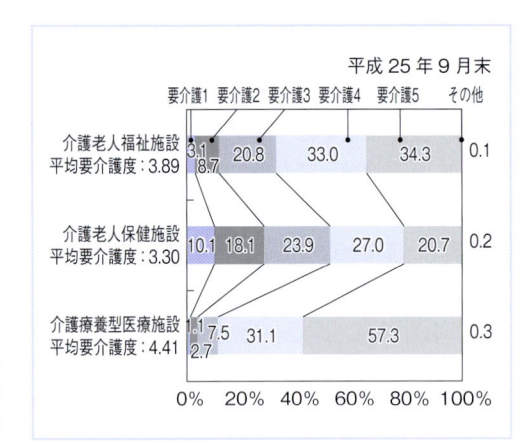

図2　要介護度別在所者数の構成割合
2013（平成25）年9月末
（資料：厚生労働省「平成25年介護サービス施設・事業所調査」）

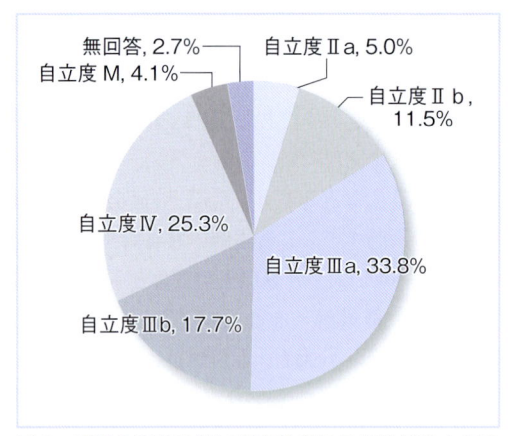

図3　新規入所者の認知症高齢者の日常生活自立度の状況（N＝1,143）
（資料：全国老人福祉施設協議会「特別養護老人ホームにおける認知症高齢者の原因疾患別アプローチとケアの在り方調査研究」）

断名なし，詳細不明」が4.4％あった（**図4**）．直近1か月間でBPSD（認知症の随伴症状）がある者は86.0％であった．その内容は，介護への抵抗30.4％が最も多く，次いで徘徊25.3％，妄想24.7％となっている（**図5**）．介護老人福祉施設入所時点で把握したおもな疾患は，「高血圧症」が38.4％と最も高く，「脳卒中（脳血管障害）」28.8％，「糖尿病」12.87％，「心不全」9.4％，「狭心症」6.6％，「高脂血症」5.8％，「パーキンソン病」4.8％，「気分（感情）障害」4.3％となっている（**図6**）．また，調査時の服薬状況は，95.2％が服薬中であり，平均服薬数は4.8種類である．10種類以

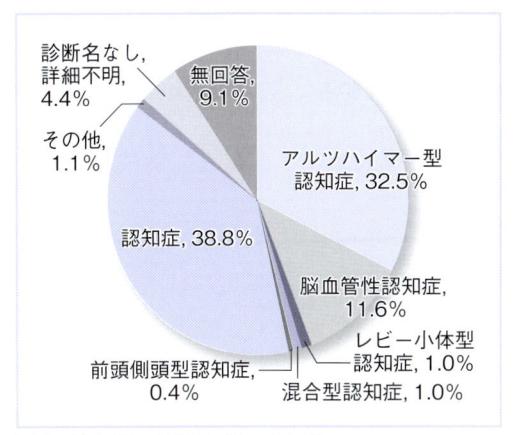

図4 認知症の診断名（N＝1,143）
（資料：全国老人福祉施設協議会「特別養護老人ホームにおける認知症高齢者の原因疾患別アプローチとケアの在り方調査研究」）

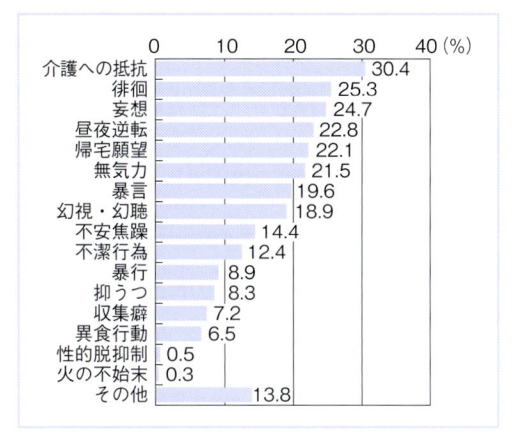

- 無回答，9.1%
- 診断名なし，詳細不明，4.4%
- その他，1.1%
- 認知症，38.8%
- アルツハイマー型認知症，32.5%
- 脳血管性認知症，11.6%
- 前頭側頭型認知症，0.4%
- 混合型認知症，1.0%
- レビー小体型認知症，1.0%

図5 BPSDの内容（N＝1,143）＊複数回答
（資料：全国老人福祉施設協議会「特別養護老人ホームにおける認知症高齢者の原因疾患別アプローチとケアの在り方調査研究」）

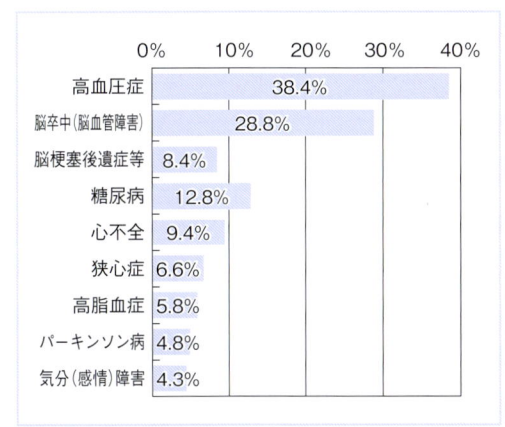

- 介護への抵抗 30.4
- 徘徊 25.3
- 妄想 24.7
- 昼夜逆転 22.8
- 帰宅願望 22.1
- 無気力 21.5
- 暴言 19.6
- 幻視・幻聴 18.9
- 不安焦燥 14.4
- 不潔行為 12.4
- 暴行 8.9
- 抑うつ 8.3
- 収集癖 7.2
- 異食行動 6.5
- 性的脱抑制 0.5
- 火の不始末 0.3
- その他 13.8

図6 入所時点で把握したおもな疾患（N＝1,143）＊複数回答
（資料：全国老人福祉施設協議会「特別養護老人ホームにおける認知症高齢者の原因疾患別アプローチとケアの在り方調査研究」）

- 高血圧症 38.4%
- 脳卒中（脳血管障害）28.8%
- 脳梗塞後遺症等 8.4%
- 糖尿病 12.8%
- 心不全 9.4%
- 狭心症 6.6%
- 高脂血症 5.8%
- パーキンソン病 4.8%
- 気分（感情）障害 4.3%

上服薬している人が7.3%あり，最多服薬数は15種類であった．種類別の服薬上位では，降圧薬と下剤が6割を超えており，次いで消化性潰瘍治療薬40.4%が続き，抗認知症薬の服用率は22.0%であった（図7）．

口腔内の状況について，新潟県の介護保健施設入所者4,887人の歯科健診結果[4]では，上下顎とも現在歯は犬歯を中心に前歯群で多く，後方臼歯群になるに従い減少している．欠損部は有床義歯で補綴されている部位が多く，架工義歯（ポンティック）による補綴が少なくなっている．上下顎ともに欠損部が補綴処置されていない部位が補綴されている部位より少ない（図8）．また，プラークコントロールの状況では，良好36.9%，やや不良28.6%，不良22.6%，不明11.9%であった．

口腔機能維持管理体制加算と口腔機能維持管理加算

口腔機能維持管理体制加算は，介護保険施設の入所者または入院患者に対する口腔ケアの取り組みを充実させる観点から導入された．施設における①口腔ケアを推進するための課題，②施設の目標，③具体的方策，④施設と歯科医療機関との連携など「口腔ケア・マネジメントの関わる計画」を作成することが算定の要件となっている．

口腔機能維持管理加算は，口腔機能維持管理体制加算を実施している介護保険施設において，在所者および入院患者に対して歯科衛生士がプロフェッショナルケアを実施し，日常の口腔清掃を行う介護職員への指導等を行うことが目的である．

口腔機能維持管理体制加算の算定[5]は調査対象施設4,000施設の56.6%と半分以上の施設が算定しており，施設別では，介護老人福祉施設58.3%，介護老人保健施設58.2%，介護療養型医療施設41.5%となっている（図9）．

口腔機能維持管理体制加算を算定していない施設では，協力歯科医療機関が「ある」88.4%，「ない」10.8%となっており，特に介護療養型医療施設では62.5%と少ない．

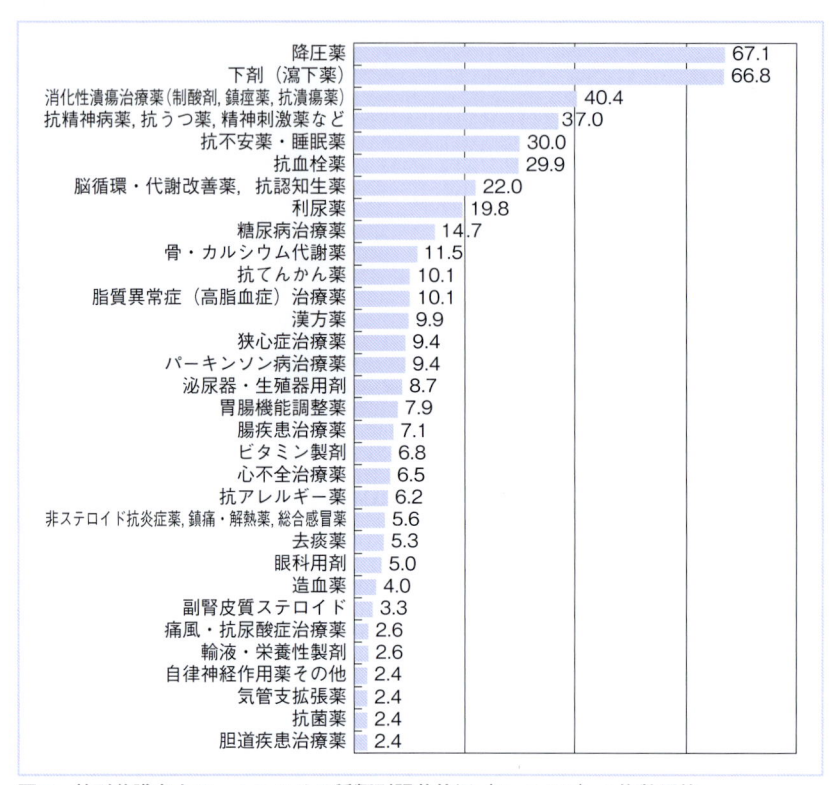

図7 特別養護老人ホームにおける種類別服薬状況（N＝1,143）＊複数回答
（資料：全国老人福祉施設協議会「特別養護老人ホームにおける認知症高齢者の原因疾患別アプローチとケアの在り方調査研究」）

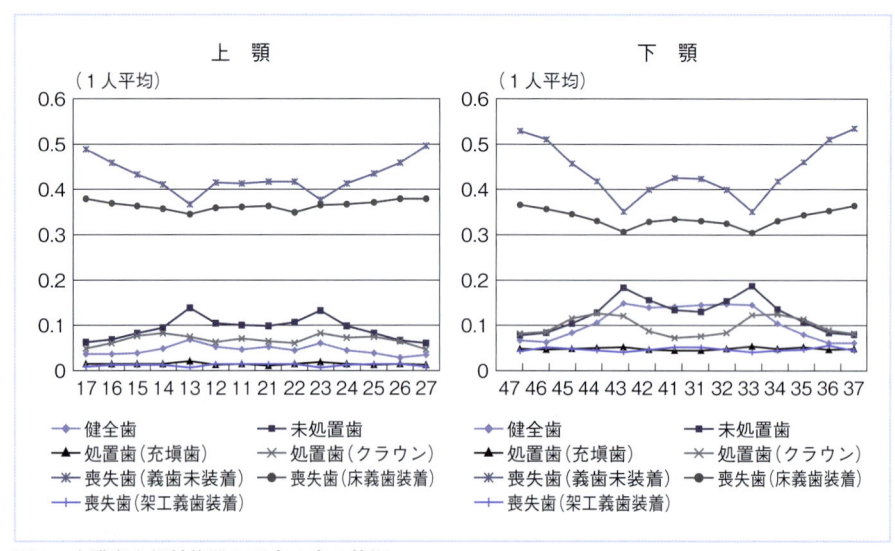

図8 介護老人福祉施設入所者の歯の状況
（江面，2003.[4]）

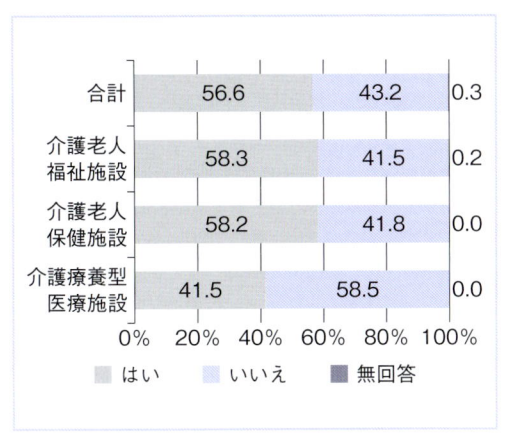

図9 口腔機能維持管理体制加算の算定状況
(日本老年歯科医学会, 2013.[5])

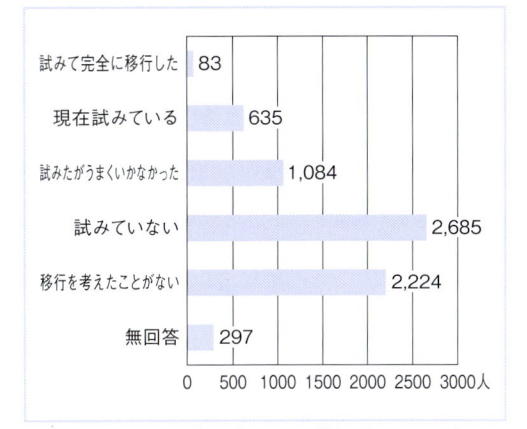

図10 胃ろうから経口摂取への移行（N=7,005）
(資料：全国老人福祉施設協議会「特別養護老人ホームにおける胃ろう等による経管栄養に関する実態調査」)

口腔機能維持管理体制加算を算定していない理由として，全体として「算定要件である歯科衛生士（歯科医師）がいない」50.9%が最も多く，次いで「算定の割には単位数が少ない」17.2%であった．

経口維持加算Ⅰ・Ⅱ，経口移行加算

介護保険施設において，摂食機能障害を有する入所者に対して，栄養ケア・マネジメントを充実させ「口から食べること」を支援する観点から，医師，歯科医師，管理栄養士，看護師，介護支援専門員など多職種が連携して経口による食事摂取の取り組みを推進することを目的としている．

経口維持加算の算定状況[5]は，経口維持加算Ⅰ（嚥下造影または嚥下内視鏡検査を実施した場合）を算定している施設数は，介護老人福祉施設5.1%，介護老人保健施設7.8%，介護療養型医療施設11.0%で，算定施設数は口腔機能維持管理加算に比べ少ない．その理由として全体では，「算定基準となる摂食・嚥下機能評価が困難」43.9%，「対象者がいない」29.1%，「誤嚥の不安がおおきい」16.5%が挙げられている．経口維持加算Ⅱ（摂食嚥下障害があり誤嚥する者）の算定は，介護老人福祉施設13.4%，介護老人保健施設30.2%，介護療養型医療施設14.6%である．算定していない理由は経口維持加算Ⅰとほぼ同様である．また，経口維持加算Ⅰの算定の指示は，全体で「医師のみ」53.8%，「医師と歯科医師が共同で」34.6%，「歯科医師のみ」1.9%であり，経口維持加算Ⅱでは，全体で「医師のみ」77.8%，「医師と歯科医師が共同で」10.5%，「歯科医師のみ」2.6%であった．いずれも歯科医師の関与は医師に比べ少ない．摂食嚥下機能評価は水飲みテスト32.4%，改訂水飲みテスト25.8%，RSST25.1%，段階的フードテスト24.6%が行われているが，超音波検査0.9%，嚥下内視鏡検査7.8%，嚥下造影9.2%であった．

経管栄養に関する介護老人福祉施設1,230施設での調査[6]では，1施設あたりの胃ろう者の平均割合は，10.5%であり，最小は0.5%，最大は42.0%としている．その施設に入所中の胃ろう者7,005名の胃ろう造設後の経過月数は平均35.3か月（約2年9か月）であった．胃ろうとなった原因は，頻回なむせ込みがあり誤嚥性肺炎を繰り返すようになったためが2,624名（37.5%），認知症による経口摂取困難が1,747名（24.9%）であった．また，胃ろうから経口摂取への移行については，「試みて完全に移行した」83名（1.2%），「現在試みている」635名（9.1%）で，「試みたがうまくいかなかった」1,084名（15.5%）であったが，「試みていない」と「移行を考えたことがない」との回答が4,909名（70%）であり（**図10**），今後の取り組みによっては，経口摂取への移行の可能性が十分残されている．

（江面 晃）

文献
1) 厚生労働省：平成25年介護サービス施設・事業所調査結果の概況.
2) 厚生労働省：平成24年度介護給付費実態調査の概況（平成25年5月審査分～平成26年4月審査分）.
3) 公益社団法人全国老人福祉施設協議会：平成22年度老人保健事業推進費等補助金（老人保健健康増進等事業分）事業 特別養護老人ホームにおける認知症高齢者の原因疾患別アプローチとケアの在り方調査研究. 2011.
4) 江面晃：新潟県要介護者歯科治療連携推進事業における調査に関する報告─特別養護老人ホーム入所者を対象とした，全身・口腔内状況．歯科治療診療の必要性及び病診連携の状況に関する調査─．新潟県，新潟県歯科医師会，2003.
5) 日本老年歯科医学会：平成24年度厚生労働省老人保健健康増進等事業 介護保険施設における効果的な口腔期維持管理のあり方に関する調査研究事業報告書. 2013.

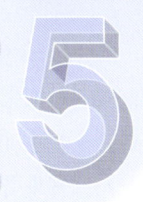

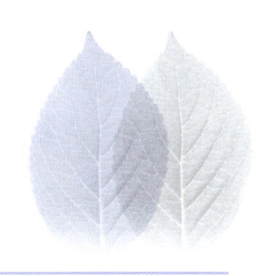

Ⅰ 老年歯科医学（高齢者歯科医学）の基本的事項

5 高齢者と栄養

1 口腔機能と栄養

　口腔機能には，咀嚼，嚥下，唾液分泌，味覚，発音などがあり，大別すれば食べることとコミュニケーションとに分けられる．高齢者は，生理的な食欲の低下，さまざまな疾患，薬剤の服用および身体機能障害などから一般に栄養障害をきたしやすい．口腔機能と栄養状態とは双方向の関係にあり，口腔機能が衰えれば栄養状態も悪くなり，反対に栄養状態が悪くなれば口腔機能が衰える．いずれにしてもそれによって健康的な生活が送れなくなり，また QOL も低下する．

　すなわち，口腔機能が低下すると食べにくい，あるいは食べられない食物ができて，栄養の偏りやエネルギー不足になる可能性がある．その結果，筋力の低下や免疫力の低下をもたらし，肺炎などの感染症にかかりやすくなる．また感染症などに罹患すれば，運動できなくなり，筋力の低下や認知機能の低下などと負のスパイラルをもたらす（図1）．

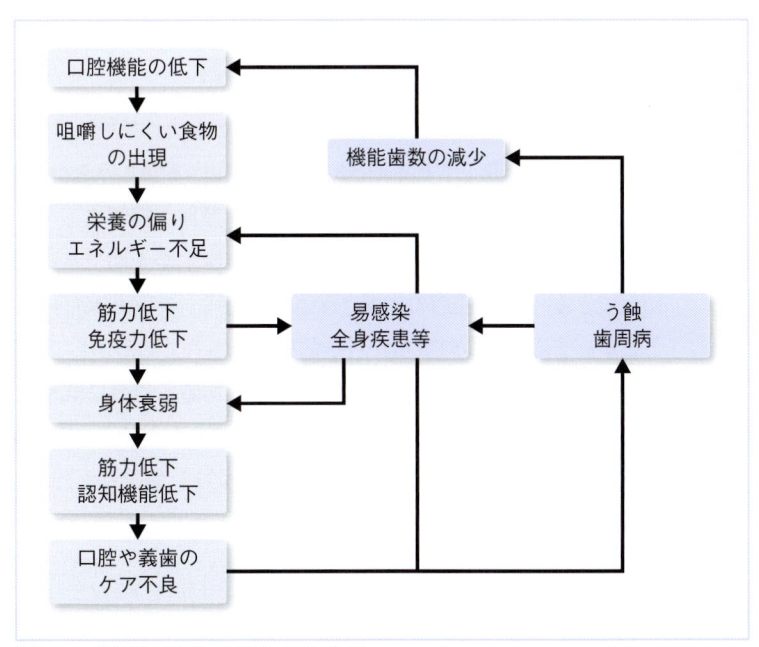

図1　口腔機能低下による負のスパイラル

1—高齢者における低栄養の実態

　血清アルブミン値3.5 g/dLをカットオフ値として用いた要介護高齢者の低栄養に関する実態調査によると，入院高齢者の約40％，居宅の介護を要する高齢者の約30％に低栄養が存在することが確認された．一方，地域自立高齢者を対象にした，外来受診の高齢者ではその割合は約10％，人間ドック受診高齢者では，女性0.2％，男性0.7％であった[1]．
　しかし，高齢者の低栄養状況に関する年齢層別の報告はなく，今後，調査対象の拡大，調査方法の統一化等行い，データ数を増やした状態での検討が必要である．

2—高齢者における低栄養の原因

　高齢者の低栄養（BMI＜18.5，体重減少率≧5〜10％/3〜6か月，血清アルブミン値≦3.5 g/dL）の原因としては，社会的要因（独居による意欲の低下による），精神的要因（うつや食事をするのを忘れる，空腹感を感じない，味覚または嗅覚の低下が進むなどの認知機能障害），疾病要因（悪性腫瘍，心血管疾患・呼吸器疾患，尿毒症，結合組織疾患，神経疾患，視覚障害；食事の準備と摂食行動に対する活動性を制限しうる），口腔機能の低下，加齢変化（中枢神経系の関与する食欲低下および消化管の加齢変化）がある．
　自立して生活している高齢者では低栄養（タンパク質の欠乏とエネルギーの欠乏）の割合は低く，逆に要介護認定が悪くなるほど低栄養の割合は増加する．また要介護認定を受けて在宅療養中の高齢者や，入院，介護施設入所中の高齢者は高頻度で低栄養状態にある．この低栄養状態は褥瘡発症のリスクになるのみならず，免疫能を低下させ，肺炎などの感染症の発症につながりやすいなど，高齢者の生命予後，疾患の発生，QOLの低下に直結する．

3—口腔機能の向上と低栄養の改善

　介護予防の一つとして，口腔機能の向上が含まれていることは妥当なことである．なぜなら口腔機能を向上させることにより，① 食べる楽しみを得ることから，生活意欲の高揚が図られる，② 会話，笑顔がはずみ，社会参加が継続する，③ 自立した生活と日常生活動作の維持，向上が図られる，④ 低栄養，脱水が予防できる，⑤ 誤嚥，肺炎，窒息の予防ができる，⑥ 口腔内の崩壊（う蝕，歯周病，義歯不適合）が止まる，⑦ 経口摂取の質と量が高まると七つの事項が科学的に論証されているからである[2〜7]．すなわち低栄養の予防として口腔機能の維持・向上が重要である．急激に低栄養を呈した要介護高齢者に対して，Aグループには高カロリー高タンパク食を与え，Bグループには，それに加え口腔機能向上訓練を行うようにし，血清アルブミン値をみたところ，Aグループはその値が低下したが，Bグループでは反対にその値が上昇した[8]．すなわち低栄養の改善には，栄養を単に付加するだけではなく，口腔機能向上訓練も同時に行わなくてはならない．
　表1に，口腔機能自己チェックシートを示す．これは，高齢者が自分でチェックでき，一つでも該当事項があれば歯科医院への受診を促すガイドになる[9]．歯科を受診する理由

表1　口腔機能自己チェックシート（植田, 2009.[9]）

以下に示すチェックシートを使って，ご自分の「口腔機能」をチェックしてみてください．
①から⑪まであてはまる方に○をつけて下さい．

①	固いものが食べにくいですか	1．はい	2．いいえ
②	お茶や汁物等でむせることがありますか	1．はい	2．いいえ
③	口がかわきやすいですか	1．はい	2．いいえ
④	薬が飲み込みにくくなりましたか	1．はい	2．いいえ
⑤	話すときに舌がひっかかりますか	1．はい	2．いいえ
⑥	口臭が気になりますか	1．はい	2．いいえ
⑦	食事にかかる時間は長くなりましたか	1．はい	2．いいえ
⑧	薄味がわかりにくくなりましたか	1．はい	2．いいえ
⑨	食べこぼしがありますか	1．はい	2．いいえ
⑩	食後に口の中に食べ物が残りやすいですか	1．はい	2．いいえ
⑪	自分の歯または入れ歯で左右の奥歯をしっかりとかみしめられますか		
	1a．どちらもできない　1b．片方だけできる　2．両方できる		

（1, 1a, 1b）のいずれかがある場合は口腔機能低下の可能性が高く，口腔機能向上サービスの利用について検討する必要があります．

が，う蝕や歯周病，義歯の不都合だけではないことも啓蒙できる．

4―特に舌機能の低下について

　咀嚼，嚥下，味覚，発音といった口腔機能すべてに関連しているのが舌である．したがって，舌機能が低下すれば必然と口腔機能が低下し，低栄養になる危険性が増す．その舌機能を評価する方法の一つに機器（図2）を利用した舌圧測定がある．特に75歳以上の患者には，補綴処置等を行う前に，最大舌圧の計測を行っておいたほうがよい．舌圧が低下していると義歯を製作しただけでは，咀嚼機能が改善されないことがあるからである．舌圧測定器による最大舌圧値と舌の厚みの相関を調べたところ，健常高齢者では，舌の厚みと最大舌圧との間に相関はみられないが，要介護高齢者では舌の厚みが厚いほど最大舌圧が高いという報告がある[10]．また舌の厚径と栄養状態には関連があるという報告もある[11]．要介護状態にならなくても，フレイル（frailty）になっていて，舌の厚みが減少し舌圧低下をきたしている可能性がある．舌のサルコペニア[*1]を防ぐためには，十分な栄養補給と，舌の動きを惹起するような食形態が必要であるとともに，話すことも含め

*1：p.178 参照．

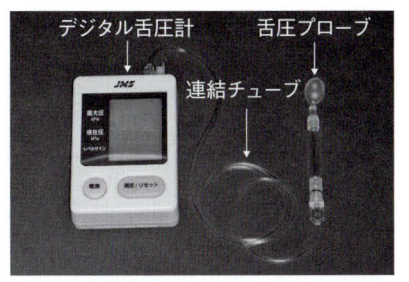

図2　舌圧測定器

て，舌や口腔の筋肉が十分に運動することが必要である．

5—口腔機能向上のための訓練[12]

　図1に示した口腔機能低下による負のスパイラルから脱却するためには，体位，食形態の調整などの代償的手段を併用して行う直接訓練と食物を用いず機能障害に対する特異的な方法で行う間接訓練を行う必要がある．この口腔機能向上訓練によって舌の筋力が上昇するというデータ[13,14]があるので，低栄養の改善には必須である．

　間接訓練には，「口唇を閉じることができない，流涎，口唇や舌の動きが悪い」などの場合に行う口唇・頬の伸展マッサージ，舌・口腔周囲筋の可動域訓練，舌・口腔周囲の筋力負荷訓練，構音訓練，ブローイングおよび嚥下体操がある．摂食嚥下障害や構音障害などに対して行う pushing exercise，また飲み込む動作ができない場合などに行う thermal-tactile stimulation，K-point 刺激法および嚥下反射促通手技，さらに食道が開かない場合などに行う Shaker exercise，Mendelsohn 手技などがある．

6—歯科におけるこれからの取り組み

　歯科医療従事者は，歯の保存や咬合の維持などを目標に臨床を行い，咀嚼が円滑に行えるように努力して，患者が疼痛もなく食事を行っていることを日常臨床で確認している．そのうえで超高齢社会においては患者の栄養状態にも気を配らなければならない．歯科治療のために自分で通院できる高齢患者に対して，BMI 等で簡単に栄養状態を評価し，栄養指導を行うことや，口腔機能向上や低下防止のための訓練を指導して必要な栄養を摂取することができるような状態に保つことも目標に診療を行えば，潜在的な低栄養を予防できる．通院できなくなってから患者の口腔内の状態を改善することは容易ではないが，在宅歯科医療における要介護高齢者支援を行うためにも歯科医療従事者は，口腔機能維持向上に関してや栄養管理についてもさらに学ばなければならない．

（櫻井　薫）

2 栄養状態の評価

1—栄養状態に関係する因子

　高齢者の摂食や栄養状態に関係する因子には，高齢者自身の問題である内的環境因子（身体や心理・精神状態）と，高齢者を取り巻く外的環境因子（食事内容やコミュニケーションなど）とがある．そのため，栄養状態を正確に評価するためには，両者を総合的に把握する必要がある．具体的には，以下の項目に関する情報を収集し，総合的な評価が行われる．

2―栄養状態を評価するための項目と方法

① 身体計測

　身長と体重の測定結果からBMI（body mass index, 体重〔kg〕÷身長〔m〕÷身長〔m〕）を算出し，肥満（BMI≧25）とやせ（BMI＜18.5）の状態を判定する．図3に特別養護老人ホーム入所時の対象者のBMIを4段階の食形態別に調査した結果[1]を示す．顕著に嚥下機能が低下している食形態Ⅳ（「やわらかゼリー・トロミ食」）対象者のBMIの平均値は，低体重とされる18.5を下まわっていた．

　また，自力で直立することが困難な高齢者の場合には，上腕周囲長や下腿周囲長，上腕三頭筋皮下脂肪厚や肩甲骨下部皮下脂肪厚などから体組成を判定することも可能である．ただし，上腕の筋肉が垂れ下がっていたり，下腿部に浮腫（むくみ）があったり，皮膚の弾力が低下していたりすると，正確な値が得られないことも多い．

　体重減少は，エネルギー代謝やタンパク質代謝が負のバランスにある状態といえる．高齢者では，健康な状態で6～12か月間安定している体重を「通常体重」とよび，体重減少率（次式）を求めるときの基準とする．

　　体重減少率（％）＝（通常体重－現体重）÷通常体重×100

　体重減少率が1か月に5％以上，3か月に7.5％以上，6か月に10％以上の場合には，低栄養状態の高リスクと判定される．

② 臨床検査

　血液の生化学検査によって得られる血清アルブミン値を用いる．アルブミンは血清タンパク質の約70％を占め，体内で浸透圧の維持や各種物質と結合してそれらの運搬に関与している．アルブミンは肝臓のみで生合成されるが，栄養状態が悪いと生合成に必要なアミノ酸が不足して，血清アルブミン値は低下する．栄養評価に用いられる血清アルブミンの正常値は3.5～5.0 g/dLで，3.5 g/dLを下まわると低栄養状態の中等度リスクと判定される．また，2.8 g/dLを下まわると，膠質浸透圧が低下して血管内の水分が膠質に移動し，浮腫が引き起こされる．図4に示すように，血清アルブミン値が低値であるほど，死

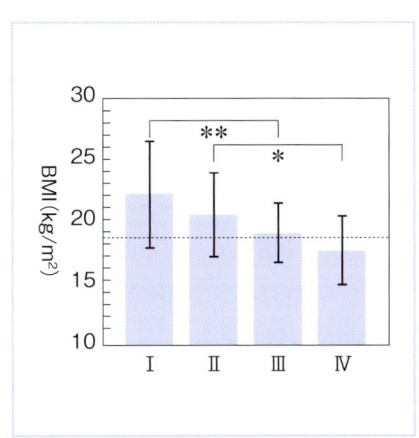

図3　特別養護老人ホーム入所時における調査対象者のBMI（高橋ほか，2006.[1]）
Ⅰ：食形態Ⅰ（やわらか食），
Ⅱ：食形態Ⅱ（やわらか一口食），
Ⅲ：食形態Ⅲ（やわらかつぶし食），
Ⅳ：食形態Ⅳ（やわらかゼリー・トロミ食）
＊：$p<0.05$，＊＊：$p<0.01$

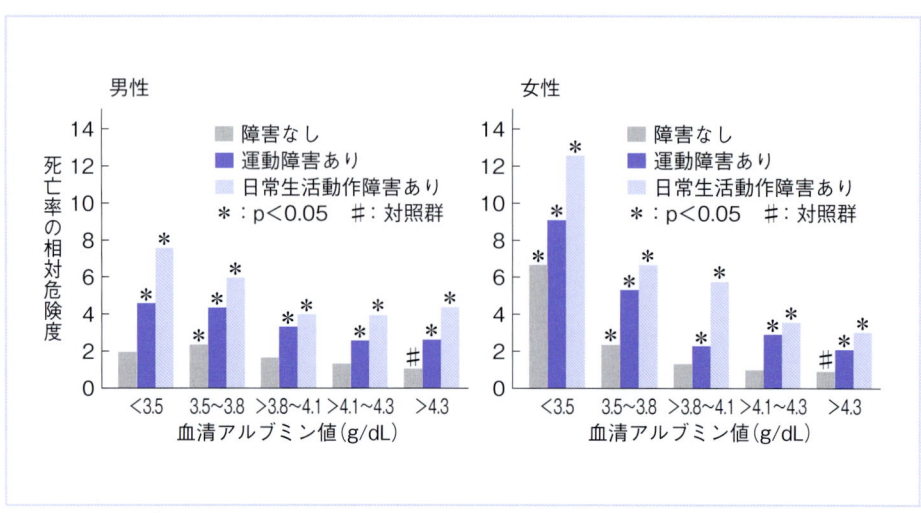

図4 血清アルブミン値と死亡率の相対危険度（Corti, et al., 1994.[2]）

亡率の相対危険度[2]は高くなる.

③ 診 査

　高齢者に接して会話をすることにより，その人の全体的な印象，たとえば顔の表情や血色，皮膚や爪の状態，声の出し方などからある程度栄養状態を把握することができる．皮膚の変化には，タンパク質欠乏のほかに，亜鉛欠乏や多種類のビタミン欠乏などが関与している．慢性的に鉄が欠乏すると，爪の発育が遅れて薄く，もろく，くぼんで匙状爪になる．口のなかをみると，口腔の衛生状態，歯や舌の状態がわかる．舌については，脱水症状による乾燥や，表面が舌苔で覆われて白くなっていないか注意する．このときに，食事摂取に影響するような痛みや，亜鉛欠乏による味覚の減退がないかも確認する．さらに，腹部の膨満感から食欲低下を起こすことがあるため，便や尿の排泄状況も聞き取って把握する．

④ 食事調査

　「簡易食物摂取状況調査[3]」により，在宅高齢者の主食（ご飯，おかゆ，パン，麺類），主菜（魚，肉，大豆製品），卵，牛乳・乳製品，野菜，果物などの主要な食品の習慣的な摂取状況を簡便に評価できる．この調査法では，摂取する頻度や量を「食べない」「少し食べる」「普通に食べる」「たっぷり食べる」などに分けて選択してもらえば，定量性は低いがエネルギー，タンパク質，脂質および炭水化物の摂取量の概量を知ることができる．ただし，記憶能力，視力や聴力，コミュニケーション能力などが低下した高齢者では，調査の信頼性は低くなる．

　一方，食事からの栄養成分の摂取量を調査するための方法に，「簡易喫食率調査法[4]」がある（図5）．エネルギーとタンパク質のおもな供給源である主食と主菜それぞれの喫食率について，供給量を1とした場合の残食量を0（全量を喫食），4分の1，3分の1，2分の1，3分の2，4分の3，1（全量を残食）として評価する．供給したエネルギー量とタンパク質量が明らかになっていれば，残食量から摂取したエネルギー量とタンパク質量を

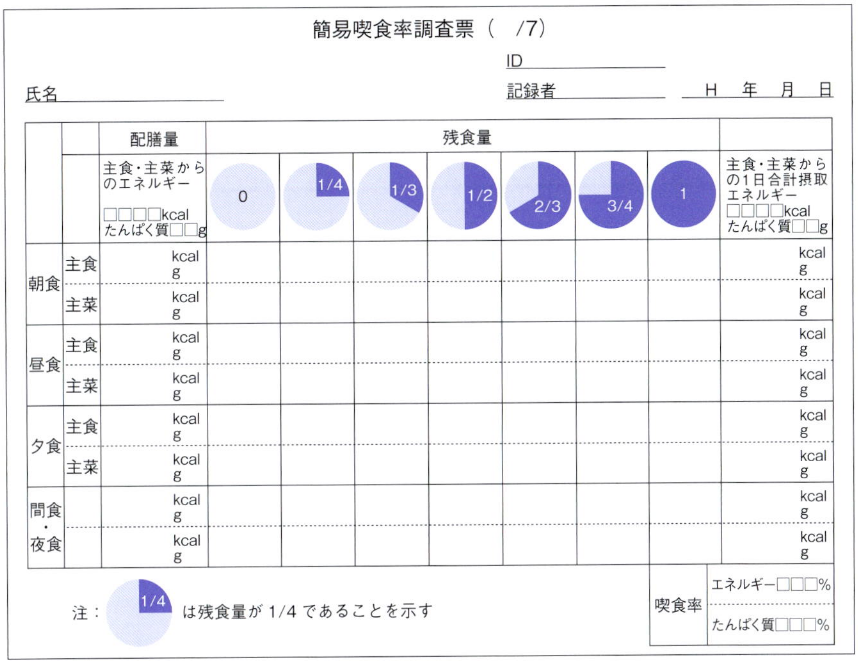

簡易喫食率調査票（　/7）

ID

氏名　　　　記録者　　　　H　年　月　日

		配膳量	残食量							
		主食・主菜からのエネルギー □□□□kcal たんぱく質□□g	0	1/4	1/3	1/2	2/3	3/4	1	主食・主菜からの1日合計摂取エネルギー □□□□kcal たんぱく質□□g
朝食	主食	kcal g								kcal g
	主菜	kcal g								kcal g
昼食	主食	kcal g								kcal g
	主菜	kcal g								kcal g
夕食	主食	kcal g								kcal g
	主菜	kcal g								kcal g
間食・夜食		kcal g								kcal g
		kcal g								kcal g

注：（1/4）は残食量が 1/4 であることを示す

喫食率	エネルギー□□□%
	たんぱく質□□□%

図 5　簡易喫食率調査票（杉山ほか，2009.[4]）（杉山編，1988.[5]）

算出することができる．ただし，高齢者の喫食状況は日や献立によって変動することがあるので，習慣的な喫食率を調べるためには，7 日間実施して平均を求める必要がある．

⑤ 食環境

在宅の高齢者の場合，食事をするためには，食材の購入，調理，配膳，下膳，後片づけ，ゴミ処理などすべての行為が必要となる．特に一人暮らしや高齢者のみの世帯では，これらすべてを本人が行うか，介護者が行うか，ホームヘルパーなどの介護サービス従事者が行うかによって食環境は大きく変化する．食欲不振などの問題には食環境の影響も大きいため，栄養状態を調査するうえで重要な情報となる．また，経済力の有無も食事を充実させるための大きな因子となる[6]．

⑥ 精神状態

転居や配偶者の死，自身の ADL（日常生活動作，activities of daily living）の低下，季節や天候などによって高齢者の精神状況は大きく変動し，それが食生活にも影響を及ぼすことがある．また，うつ病や認知症などの疾患がある高齢者は，食事摂取量が低下することもある．本人の精神状態に加えて，介護者のストレスの程度にも十分配慮することが必要である．

3─簡易な栄養状態の評価法

近年,高齢者の栄養状態評価の簡便なツールとして「簡易栄養状態評価[7]」(mini nutritional assessment;MNA)が欧米でよく用いられるようになった.日本語による調査票も開発されている.この調査票は,① 身体計測,② 一般状態,③ 食事状況,④ 自己評価の4項目から構成されている.身体計測の項目としては身長と体重から求めるBMIや過去3か月に体重減少がないかどうかなどを,一般状態としては全身状態や消化器系を中心とした疾患や症状,運動能力(寝たきりや外出できるかどうか),精神的なストレスなどについての質問項目が含まれる.栄養摂取については,特に高齢者で不足しがちなタンパク質,乳製品,野菜,果物についての簡単な質問が含まれている.さらに,高齢者で不足しがちな水分摂取についても確認する.これらのチェック項目から評価値を算出し,低栄養状態指標スコアと比べてリスクを知ることができる.

〈新井映子〉

3 高齢者の栄養管理

栄養管理の手順(図6)は,先にも述べてあるように主観的包括的栄養評価(subjective global assessment;SGA)などを用いて,栄養障害のリスク患者をスクリーニングして早期に発見する.次に適切な栄養ケアを立案するために,病歴や身体計測,身体所見ならびに臨床検査などをもとに,患者の栄養状態や病態を的確かつ総合的に評価し,栄養障害のアセスメントを行う.その結果から1日に必要な栄養量を推定し(図7),現在の総栄養摂取量に対して過不足のある栄養素の調整を図る.また,適切な栄養補給方法を選択すると同時に食材,栄養剤,輸液製剤の形態や種類も選択する.

栄養評価・栄養摂取量の決定・栄養プランニングののちに,投与経路の選択が必要とな

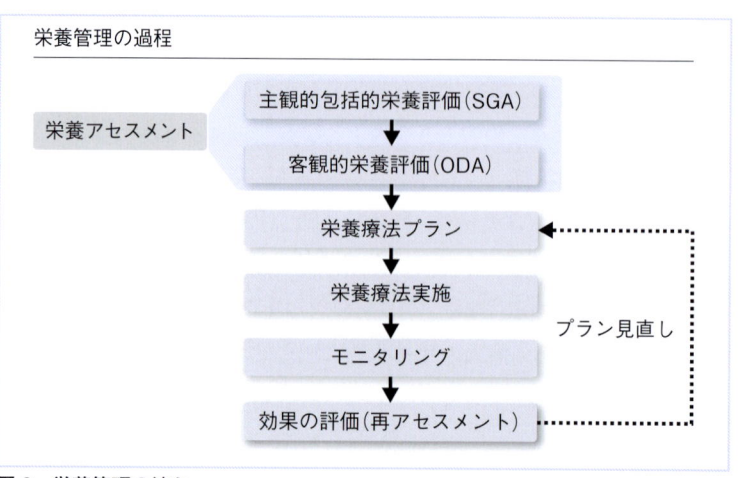

図6 栄養管理の流れ

基礎代謝エネルギー量（BEE）	（Harris-Benedictの式） 男：BEE＝66.47＋13.75×体重（kg）＋5.0×身長（cm）－6.75×年齢 女：BEE＝655.1＋9.56×体重（kg）＋1.85×身長（cm）－4.68×年齢
活動係数	寝たきり（意識低下状態）：1.0　　寝たきり（覚醒状態）：1.1 ベッド上安静：1.2　　　　　　　　ベッド外活動：1.3〜1.4 一般職業従事者：1.5〜1.7
傷害係数（ストレス因子）	術後（合併症なし）：1.0　　　　　長管骨骨折：1.15〜1.3 がん，腹膜炎，敗血症：1.1〜1.3　多発外傷，多臓器不全：1.2〜1.4 熱傷：1.2〜2.0

補正エネルギー必要量＝BEE×活動係数×傷害係数

図7　必要エネルギー量の算出方法

る．選択肢は，経口・経腸・静脈栄養法（中心ならびに末梢静脈栄養）がある．腸が機能している場合は，まずは腸を利用すべきであり，経口または経腸栄養法が選択される．腸を使うことで免疫機能を刺激し，免疫力の向上を得ることができるとされている．

経口栄養を開始する基準は，急性期においては，
1. 意識障害がJapan Coma Scaleで1桁である．
2. 重篤な心肺合併症や消化器合併症がなく，全身状態が安定している．
3. 脳血管病変の進行がない．
4. 水飲みテストで嚥下反射を認める．
5. 十分な咳（随意性または反射性）ができる．
6. 著しい舌運動・喉頭運動の低下がない．
7. 口腔内が清潔で湿潤している．

といったことが挙げられている．ここでは，舌や喉頭といった嚥下に伴う運動器官の機能の評価や口腔の清潔度といった評価はある一方で，咀嚼運動や，ましてや歯や咬合の有無といった歯科的な視点についてはほとんど考えられていない．

1―口腔状態と栄養管理

口腔状態が栄養摂取に及ぼす影響ならびに肥満や低体重といった栄養障害を引き起こす要因となるかを文献をもとに検討したところ[1]，2000年代以降，口腔状態と栄養摂取との関係についての大規模な横断調査がいくつか実施されており，歯の喪失により野菜や果物の摂取が減少していることは，おおむねコンセンサスの得られる結果となっている．

このように，歯の喪失が栄養摂取に変化をもたらす一因であることは間違いないことから，歯の喪失が肥満や低体重といった栄養障害につながるのではないかという仮説のもとに行われた研究もいくつか見受けられ，歯の喪失により肥満や低栄養といった栄養障害が増えている可能性が示されている．さらに要介護高齢者では，歯の喪失は健常高齢者以上に栄養摂取に影響を与えており，歯を喪失した者では義歯未装着により低栄養のリスク

が高くなることも報告されている．

　一方で，歯科治療による効果については議論が分かれている．療養型医療施設入所者を対象とした義歯治療前後の体重変化についての報告によると[2]，義歯装着6か月後には体重が有意に増加し，血清アルブミン値が上昇していたものの，その機序は明らかにされてはいない．さらに，咬合の喪失といった形態的な問題のみでなく，口腔機能についても評価しておく必要性も述べられており，たとえば，ADLの低下に伴って舌の力が低下していること[3]や低体重の者では舌の厚みが減少していること[4]も示されており，口腔の機能低下が低栄養を招き，サルコペニアを引き起こしていくといった仮説も考えられている．また，口腔機能訓練を実施したことにより栄養状態が改善したという報告もある[5]．しかし，このような口腔機能の低下が栄養状態の悪化を招くといった仮説はまだまだ証明されているとはいえず，日々の臨床等を通じて解決していくことがこれからの課題ともいえる．

2─栄養管理

　経口摂取をしている高齢者では，種々の全身疾患を含めた病態や精神的・心理的状態などが原因で食欲不振に陥る場合がある．高齢者は毎日同じような食事をしたり，1日および1回の食事摂取量が少なく欠食したりすることがある．今まで慣れ親しんだ食物嗜好や食習慣によって摂食量や摂食内容が左右されたりするため，食習慣を把握したうえでの指導が必要である．たとえば，1回あたりの食事量が少ない場合は食事回数を増やしたり，どうしても摂食量が少ない場合は，栄養補助食品の利用を検討することも必要となる．

　さらに，摂食嚥下障害は栄養管理において大きな問題となる．このような摂食嚥下機能を評価，診断できるようになることも歯科医師に求められている．とりわけ，義歯や舌接触補助床といった歯科治療により摂食嚥下機能を改善できる可能性も示されており[7]，経口摂取を続けていくという目標に向けて他職種と協働していかなければならない．

　経口からの摂取だけで必要エネルギー量を満たせない場合には，代替栄養療法を検討する（図8）ため，これについても知っておく必要がある．末梢静脈からの点滴では，多少の補助栄養や脱水補正にはなっても十分な栄養投与は望めない．高カロリー輸液（TPN）ではそれが可能だが，中心静脈穿刺に伴う危険，日々の管理の問題，カテーテル敗血症，高額な医療費といった課題があり，そうしたデメリットの割に経腸栄養より効果が劣る．そのため，消化管に機能障害がある場合を除いて第一に推奨されるのは経腸栄養である．経腸栄養法には，経鼻経管栄養（鼻腔チューブ），胃瘻，腸瘻などがあり，それぞれの状況に応じて選択される．

　経鼻経管栄養は，簡便で非侵襲的なため栄養管理の第一選択となる．しかし，鼻からチューブが出ていることによる外観の悪さ，咽頭にチューブが存在することによる不快感，自己抜去および気管への誤留置の懸念など多くのデメリットが挙げられる．また，嚥下においても不利であり，摂食嚥下リハビリテーションの妨げにもなる．このような問題を改善する目的で，食事のときにのみチューブを口腔から挿入し食道に留置する間欠的口

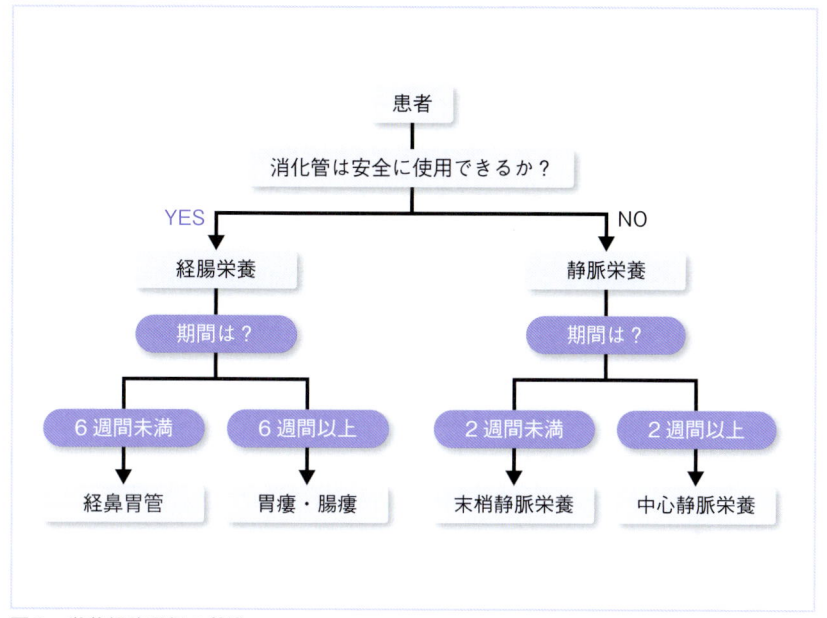

図8 栄養経路選択の基準

腔食道栄養法（Intermittent oro-esophageal tube feeding；IOE）といった方法が応用される場合もある．

　一方，長期管理に適しており近年著しく普及しているPEGは，経鼻経管栄養の持ついくつかの問題点を解決する優れた方法である．PEGとは，経皮内視鏡的胃瘻造設術（percutaneous endoscopic gastrostomy）のことで，一般的にはこれを用いた経腸栄養法のことを指すことが多い．経腸栄養は下痢や逆流による誤嚥といった合併症を起こしやすいが，その対策として最近では，半固形栄養剤を短時間で投与するという方法が広がっている．液体ではなく半固形の栄養剤を投与するメリットは，下痢や誤嚥を減らすだけでなく，投与時間を短縮でき，その分外出やリハビリテーションに時間を割くことができ，患者のADLやQOLの向上につながることにある．

　高齢者は，ほんの数日臥床するだけですぐにADLが低下する．ADLを落とさないようにするためには，栄養療法だけでは不完全で，同時に運動療法の実施も必要である．栄養の本来の目的は，生体機能の維持である．いくら栄養だけを投与しても，筋肉を動かさなければ脂肪が増えるばかりであり機能は回復しない．栄養療法と運動療法が車の両輪とならなければ真の効果は得られない．しっかり栄養を取り，できるだけ体を動かして体力をつけることが重要であることを患者や家族に理解してもらうことが大切である．

3─モニタリングと再評価

　提供されている食事の摂取量または残食量等を把握し，期待したエネルギーや栄養素の量が摂取できているかを把握する．また提供された食事の温度や形状等が適切であったかも判断する．発熱の有無，呼吸状態，喀痰量，咳などの全身状態を観察しながら，提

供している食事の7割以上を30分以内に喫食できているかを摂取できているかの一つの目安とする．十分な食事量が確保できていない場合には，食形態の調整や場合によっては経管栄養も含めて再検討を行う．一方で，経管栄養となっている患者では，経口摂取の可能性について常に検討しておく必要がある．今日，高齢者の経管栄養の是非が議論されてきており，無意味な延命が図られることのないようにすべきである．

　高齢者の栄養の目的は，生命を営むために必要な各栄養素を確保することであり，生理的な老化現象をできるだけ遅延させ,病的老化を予防することである．すでに高度な低栄養状態に陥っている高齢者の栄養改善を図るのは困難な場合がまれではない.そのような高齢者では容易に感染症を併発しやすく，すでに褥瘡を形成している場合も多く，基礎疾患の管理も困難で，介入効果も乏しい．そのような状況に陥らないような健康長寿を維持するための日々の食事を心がけることがまず大切であり，口腔機能の改善を含め，食生活に対する指導ができる歯科医師が求められてくる．

（吉田光由）

文　献
1．口腔機能と栄養
1) 菊谷　武，田村文誉，西脇恵子：介護予防のための口腔機能向上マニュアル，健帛社，東京，18, 2008.
2) Yoshino A, Ebihara T, Ebihara S, et al.：Daily oral care and risk factors for pneumonia among elderly nursing home patients. JAMA, 286：2238-2236, 2001.
3) 森田一三，中垣晴男，熊谷法子，他：日帰り介護施設（デイサービスセンター）の利用者の生活食事状況と嚥下機能の関係．日本公衛誌，80, 2003.
4) Lucas C, Rodgers H：Variation in the management of dysphagia after stroke：does SLT make a difference? Int J Lang Commun Disord, 33：Suppl 284-289, 1998.
5) 片山公則，田代正博，市原誓志，他：各ライフステージにおける歯の本数と自覚的健康度及びQOLとの関係．平成14年度8020公募研究事業研究報告書．
6) 野首孝祠，池邉一典，佐嶌英則，他：8020運動と高齢者の咀嚼機能並びにQOLとの関係．平成14年度8020公募研究事業研究報告書，119-124.
7) 才藤栄一：歯科治療による高齢者の身体機能の改善に関する研究．小林修平（主任研究者）口腔保健と全身的な健康状態の関係について（H13-医療-001）．H14厚生労働科学研究費補助金研究報告書，2003.
8) 平野浩彦，細野純監修：口腔機能と全身身体状況との関連．口腔機能向上マニュアル，東京都福祉保健財団，東京，15-16, 2010.
9) 植田耕一郎：口腔機能向上マニュアル，http://www.mhlw.go.jp/topics/2009/05/dl/tp0501-1f.pdf, 2009.
10) 岡山浩美，田村文誉，戸原　雄，他：要介護高齢者の舌の厚みに関する研究．障歯誌，314：723-729, 2010.
11) Tamura F, Kikutani K, Tohara T, et al.：Tongue thickness relates to nutritional status in the elderly. Dysphagia, DOI 10.1007/s00455-012-9407-z, 2012.
12) 戸原玄：医学の友社，http://www.igakunotomo.com/sesyoku/sesyoku10.html
13) Robbins J, Gangnon R, Theis S, et al.：The effects of lingual exercise on swallowing in older adults. J Am Geriatr Soc, 53(9)：143-149, 2005.
14) 菊谷　武，田村文誉，須田牧夫，他：機能的口腔ケアが要介護高齢者の舌機能に与える効果．老年歯学，19：300-306, 2005.

2．栄養状態の評価
1) 高橋智子，増田邦子，川野亜紀，他：摂食・嚥下機能が低下した高齢者の栄養状態の評価．日摂食嚥下リハ会誌，10：161-168, 2006.
2) Corti MC, Guralnik JM, Salive ME, et al.：Serum albumin level and physical disability as predictors of mortality in older person. The Journal of the American Medical Association, 272：1036-1042, 1994.
3) 森本絢美，高瀬幸子，秦　鴻四，他：簡易食物摂取調査による栄養素量の測定．栄養学雑誌，35：235-245, 1977.
4) 杉山みち子，五味郁子：高齢者の栄養管理―寝たきり解消の栄養学―，細谷憲政監修，第1版，日本医療

企画，東京，101, 2009.
5) 杉山みち子編：これからの高齢者の栄養管理サービス—栄養ケアとマネジメント，第一出版，東京，1988.
6) 江頭文江：在宅栄養管理の実際．ベッドサイドから在宅で使える嚥下食のすべて，金谷節子編著，第1版，医歯薬出版，東京，117, 2006.
7) 公益財団法人長寿科学振興財団健康長寿ネット（http://www.tyojyu.or.jp/hp/page000000600/hpg000000530.htm，2014年4月現在）

3．高齢者の栄養管理

1) Yoshida M, Suzuki R, Kikutani T：Nutrition and oral status in elderly people. Jpn Dent Sci Rev, 50：9-14, 2014.
2) Kanehisa Y, Yoshida M, Taji T, et al.：Body weight and serum albumin change after prosthodontic treatment among Institutionalized elderly in a long-term care geriatric hospital. Community Dent Oral Epidemiol, 37：534-538, 2009.
3) Tsuga K, Yoshikawa M, Oue H, et al.：Maximal voluntary tongue pressure is decreased in Japanese frail elderly persons. Gerodontology, 29：e1078-e1085, 2012.
4) Tamura F, Kikutani T, Tohara T, et al.：Tongue thickness relates to nutritional status in the elderly. Dysphagia, 27：556-561, 2012.
5) Kikutani T, Enomoto R, Tamura F, et al.：Effects of oral functional training for nutritional improvement in Japanese older people requiring long-term care. Gerodontology, 23：93-98, 2006.
6) Yoshida M, Masuda S, Amano J, et al.：Immediate effect of denture wearing on swallowing in rehabilitation hospital inpatients. J Am Geriatr Soc, 61：655-657, 2013.

【参考文献】
＊大熊利忠，金谷節子編：キーワードでわかる臨床栄養 改訂版〜栄養で治す！基礎から実践まで，羊土社，東京，2011.
＊栢下 淳，若林秀隆編：リハビリテーションに役立つ栄養学の基礎，医歯薬出版，東京，2014.

サルコペニア

サルコペニアとは

　サルコは筋肉，ペニアは減少を意味するギリシャ語であり，筋肉量減少，筋減弱症の意味である．狭義では加齢による筋肉量減少，広義では加齢以外の原因も含めた筋肉量減少，筋力低下，身体機能低下を意味する．サルコペニアを全身，嚥下，呼吸の筋肉に認めると，それぞれ寝たきり，嚥下障害，呼吸障害となる．

　2010 年の European Working Group on Sarcopenia in Older People の論文で，サルコペニアは進行性，全身性に認める筋肉量減少と筋力低下であり，身体機能障害，QOL 低下，死のリスクを伴うと定義された[1]．筋肉量減少（例：若年の 2 標準偏差以下）を認め，筋力低下（例：握力：男性 30 kg 未満，女性 20 kg 未満）もしくは身体機能低下（例：歩行速度 0.8 m/s 以下）を認めた場合にサルコペニアと診断する[1]．加齢のみが原因の場合を一次性サルコペニア，活動，栄養，疾患が原因の場合を二次性サルコペニアと分類している（**表 1**）．二次性サルコペニアでは低栄養のことが多い．

嚥下関連筋のサルコペニア

　サルコペニアを嚥下関連筋に認めることがある．たとえば加齢による筋肉量減少を，オトガイ舌骨筋[2]や舌[3]に認める．舌の筋肉量は上腕筋面積と関連する[3]．上腕筋面積は全身の筋肉量の目安であるため，全身にサルコペニアを認める場合，嚥下関連筋にもサルコペニアを認めやすい．健常高齢男性では誤嚥を認める場合，オトガイ舌骨筋の筋肉量が少なかった[2]．

表 1　サルコペニアの原因（Cruz-Jentoft, et al., 2010.[1]）

一次性サルコペニア
　加齢の影響のみで，活動・栄養・疾患の影響はない．
二次性サルコペニア
　活動によるサルコペニア：廃用性筋萎縮，無重力．
　栄養によるサルコペニア：飢餓，エネルギー摂取量不足．
　疾患によるサルコペニア
　　侵襲：急性疾患・炎症，外傷，手術，急性感染症，熱傷など．
　　悪液質：慢性疾患・炎症，がん，慢性心不全，慢性腎不全，慢性呼吸不全，慢性肝不全，関節リウマチ，慢性感染症など．
　　原疾患：筋萎縮性側索硬化症，多発性筋炎，甲状腺機能亢進症など．

表 2　サルコペニアの嚥下障害：診断基準案

①嚥下障害が存在している．
②全身のサルコペニアと診断されている（全身の筋肉量と筋力の低下）．
③画像検査（CT，MRI，超音波エコー）で嚥下筋のサルコペニアと診断されている．
④嚥下障害の原因として，サルコペニア以外の疾患が存在しない．
⑤嚥下障害の原因として，サルコペニアが主要因と考えられる（他に摂食嚥下障害の原因疾患：脳卒中，脳外傷，神経筋疾患，頭頸部がん，膠原病などが存在しても）．

Definite diagnosis：①，②，③，④
Probable diagnosis：①，②，④
Possible diagnosis：①，②，⑤

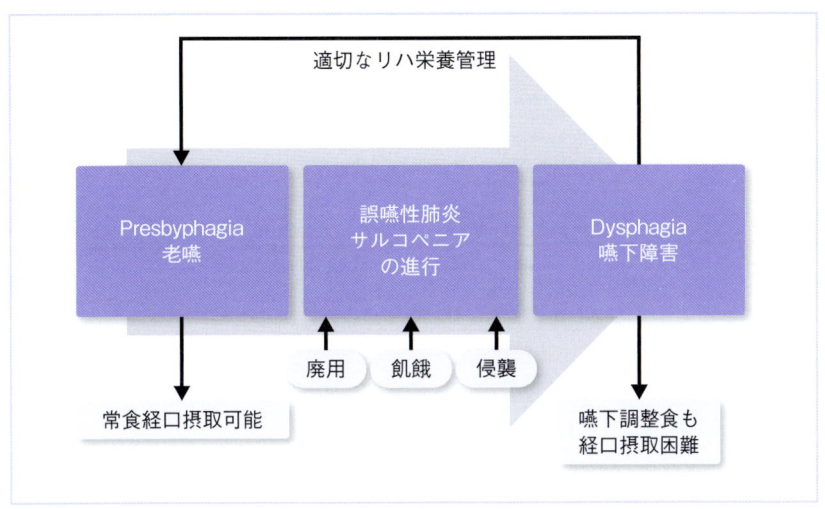

図1 誤嚥性肺炎・サルコペニアによる嚥下障害

健常高齢者では加齢とともにサルコペニアを認めることが多くなるが，加齢によるサルコペニアのみで重度の嚥下障害になることはない．健常高齢者の嚥下機能低下を老嚥（presbyphagia）とよぶ．老嚥は嚥下のフレイル（fraility）であり，嚥下障害ではない．老嚥の原因の一つは，加齢による嚥下関連筋のサルコペニアである[4]．

誤嚥性肺炎とサルコペニアの嚥下障害

老嚥の状態で誤嚥性肺炎を生じると，活動（禁食と安静臥床），栄養（不適切な栄養管理による飢餓），疾患（誤嚥性肺炎による侵襲）による二次性サルコペニアを合併しやすい[4,5]．その結果，嚥下関連筋，呼吸筋，四肢体幹の筋肉のサルコペニアが悪化して，サルコペニアによる嚥下障害を認めることがある（図1）[5]．第19回日本摂食・嚥下リハビリテーション学会のシンポジウム「サルコペニアと摂食嚥下リハ」（座長：藤島一郎，若林秀隆）において，サルコペニアによる嚥下障害の診断基準案が提唱された[4]．

低栄養もサルコペニアによる嚥下障害の原因であるため，低栄養の改善がサルコペニアによる嚥下障害の改善に重要である．誤嚥性肺炎以外にも，大腿骨近位部骨折など侵襲の大きい疾患や術後，慢性閉塞性肺疾患や慢性心不全などによる悪液質でも，サルコペニアによる嚥下障害を認めることがある．

（若林秀隆）

文献
1) Cruz-Jentoft AJ, Baeyens JP, Bauer JM, et al.：Sarcopenia：European consensus on definition and diagnosis. Age Ageing, 39：412-423, 2010.
2) Tamura F, Kikutani T, Tohara T, et al.：Tongue thickness relates to nutritional status in the elderly. Dysphagia, 27：556-561, 2012.
3) Feng X, Todd T, Lintzenich CR, et al.：Aging-related geniohyoid muscle atrophy is related to aspiration status in healthy older adults. J Gerontol A Biol Sci Med Sci, 68：853-860, 2013.
4) Wakabayashi H：Presbyphagia and sarcopenic dysphagia：association between aging, sarcopenia, and deglutition disorders. J Frailty Aging, 3：97-103, 2014.
5) 若林秀隆，藤本篤士：サルコペニアの摂食・嚥下障害―リハビリテーション栄養の可能性と実践．医歯薬出版，東京，2012.

II

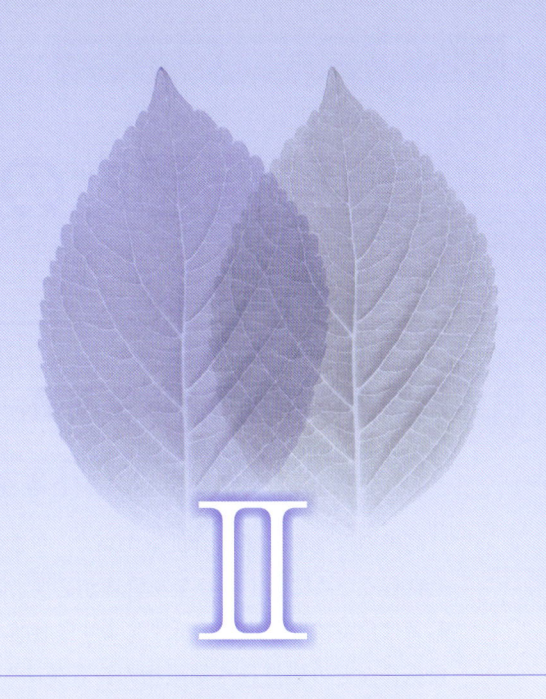

老年歯科医学
(高齢者歯科医学)
の実際

Ⅱ 老年歯科医学（高齢者歯科医学）の実際

全身疾患との関連

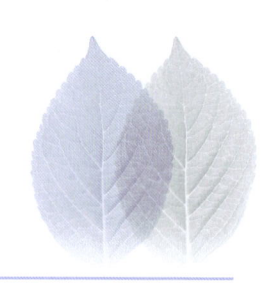

1 医療情報の収集（医療面接，他科への照会）

1─予防とリスクマネジメントを主眼にした情報収集

　高齢者は他科疾患の合併率が高く，さまざまな場面でストレスがかかる歯科治療を安全に行うためには十分な全身管理が必要であり，なかでも術前の評価が重要である．高齢者は全身的な予備力の低下により侵襲的な処置に限らず，根管処置，単純な抜歯，印象採得などの処置後や補綴物の装着後にも全身的に重篤な病態が発生することもある．これらは，治療に際しての不安や緊張状態，新たな口腔内環境に適応できなかったことなどが原因となり発生すると考えられる．したがって，老年歯科医療においては一般的に口腔外科や歯科麻酔科で行われる周術期の全身管理のみならず，診療所レベルで行われる一般的な歯科治療を行うにあたっても偶発症，不快事項を起こさせないための「予防」と「リスクマネジマント」の評価を行わなくてはならない[1]．高齢者歯科の治療目的は口腔機能の維持と向上にある[2]．歯科治療により向上した顎口腔系の機能が，良好な状態で長期に維持されることが治療の最終目標である．高齢者の歯科治療では心身の状態や社会的要因が治療の目標設定に影響することから，これらに配慮した治療計画の立案が必要である．したがって，その立案をするために，主訴，顎口腔の形態と機能，医学的問題点，心理精神面，社会的要因についての情報収集を行わなくてはならない（図1）．

2─医学的問題点の評価

　Ⅰ編で述べられているように，高齢者は老年疾患（老年症候群）により身体の生理機能，運動機能は成人より低下している．また，患者は循環器疾患，脳血管疾患の後遺症，呼吸器疾患などさまざまな医学的な問題点を有するいわゆる medically complex patients が多い[3]（図2）．

　歯科外来患者は，高齢であっても外来通院が可能ということから，全身状態は良好で歯科治療における危険性はそう高くはないと考えられがちである．しかし，大渡らの調査によれば，高齢者の87.5％に何らかの既往歴があり，既往疾患のうち55％が高血圧を含む循環器疾患であった[4]．高齢者の歯科外来では特に著しい血圧の上昇（高血圧危機）の発生が多く，そのほかに発作性の頻脈性不整脈，狭心症発作，脳血管疾患などが一般成人に比べて高い頻度で発生している[5]．したがって，特に循環器にかかわる既往歴の聴取と血圧をはじめとするバイタルサインの確認が重要である．要介護高齢者においては，さ

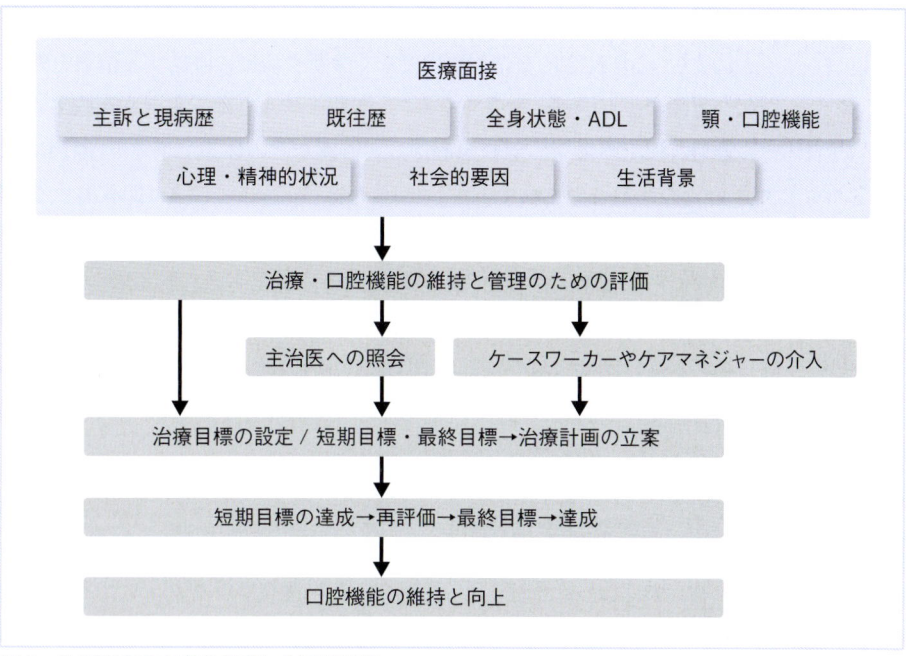

図1 治療計画の立案を考慮した医療面接

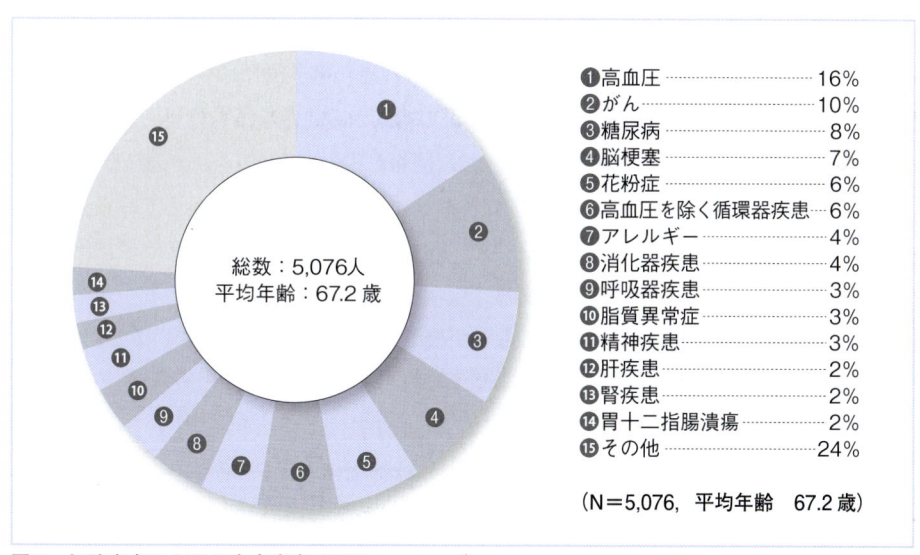

図2 初診患者における全身疾患 (伊藤ほか, 2014.[6])

① 高血圧 ……………… 16%
② がん ………………… 10%
③ 糖尿病 ……………… 8%
④ 脳梗塞 ……………… 7%
⑤ 花粉症 ……………… 6%
⑥ 高血圧を除く循環器疾患 … 6%
⑦ アレルギー ………… 4%
⑧ 消化器疾患 ………… 4%
⑨ 呼吸器疾患 ………… 3%
⑩ 脂質異常症 ………… 3%
⑪ 精神疾患 …………… 3%
⑫ 肝疾患 ……………… 2%
⑬ 腎疾患 ……………… 2%
⑭ 胃十二指腸潰瘍 …… 2%
⑮ その他 ……………… 24%

(N=5,076, 平均年齢 67.2歳)

らにそのリスクは高まると考えなければならない．

3―高齢者の特徴に配慮した医療面接

　高齢の患者は，コミュニケーションにおいて自分の意見に固執する，情緒不安定で気分のむらによって訴えに変化がある，他人の意見に同調しにくいといった精神・情動面での

特徴がみられることがある．そこで医療面接を行う場合，患者から解釈モデルを聞くことにより，心理社会的な情報だけでなく診断や治療に直結する情報を整理して得やすく，かつ信頼関係も構築しやすくなる[7]．解釈モデルとは，患者や医療者が考える病気の原因，経過，病気の影響，望む治療法，期待感などの体系である．「原因は何だと思いますか」「どんな治療を望まれますか」など，open question により聞き出し，共感的な態度で患者が自然に自分の考えをいえるように配慮する．

また，患者本人からだけの情報では不十分と考えられる場合，認知症等で意思疎通に支障をきたす場合などは，家族などの介護者からも現病歴，既往歴をはじめ必要な医学的，心理精神的，社会的問題点を聞き出す必要がある．特に要介護高齢者では本人が知らない家族的あるいは社会的問題点を抱えていることがあるので，介護者から情報を得ておくことは治療計画の立案上で大切である．

4―医療面接の実際

初診の際は，必ず問診票に主訴ならびに既往歴等を記入してもらう．高齢者の場合，視力の低下や認知症のために正確に記入できないこともあるので，その場合は家族や介護者に記入してもらう．患者が診察室に入ってくる際には，その歩行状態等にも目を配り身体機能をはじめとする ADL の評価の参考にする．また，難聴や視力低下など感覚器の機能低下がないかということも，問診票の記入の際に確認しておく．医療面接の手順は通常と同様に主訴，現症，現病歴，既往歴，家族歴について open question で聞いていくが，高齢者では話の重複や交錯から本人から的確な情報を得られないことがある．その場合は，open question で得られた情報を歯科医師がいったん整理をして，その後にそれらを「はい・いいえ」で回答できる close question に置き換えて時系列に現病歴，既往歴を確認する．高齢者では既往歴，現在治療中の疾患，内服薬は歯科治療前に必ず確認しなければならない内容である．服用薬は，患者が持参している「お薬手帳」で確認するとよい．処方されていても患者が指示どおりに服用していないことがあるので，必ず服用しているかを本人と家族に確認する[8]．

さらに，「誰とお住まいですか」「食事はどうしていますか」などの質問により生活環境，社会的環境，さらにキーパソンや介護者の有無についても聞く．これらの情報は治療計画を立案するうえで非常に重要な情報となる．

医療面接に併せて，バイタルサインを確認する．特に血圧・脈拍数と調律は，初診時はもちろんのこと，処置を行う前には必ず測定するべきである．そのほか，意識の状態，呼吸数，体温も確認しておくとより安心である．今日では，併せて経皮的動脈血酸素飽和度（SpO_2）を測定することを勧める．パルスオキシメータは非侵襲的に SpO_2 と脈拍数を測定できて携帯にも便利なので，特に要介護高齢者においては全身状態の指標として有用である[9]．

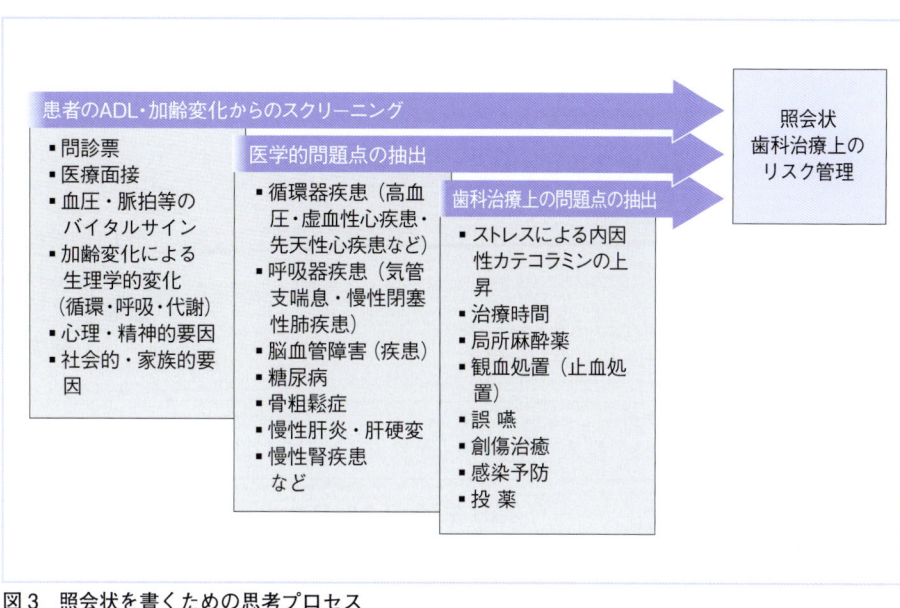

図3 照会状を書くための思考プロセス

5—適切な照会状の記載

　上記の手順で歯科治療を行うことができるコンディションであるか否かを問診票，医療面接，投薬状況などから判断する．現在治療中の疾患や既往歴がある場合はそれがリスクになる医学的問題点か否かを判断する．最後にその問題点を解決するためには，現時点で得られている情報だけでよいか吟味する．判断のために必要な情報が不足している場合や歯科治療の必要性を上まわって先に医学的問題点を解決しておかなくてはならないときに，主治医への照会を行うことになる（**図3**）．

　照会する側からは，①歯科受診時の主訴，②歯科で扱う病状と処置内容と対応方針，③問診や薬剤情報などですでに知り得ている情報，④主治医が加療している疾患，現症，加療内容，⑤提供してほしい診療情報（検査結果や休薬指示など）を具体的に記載する．それに対する回答を評価して処置の適否や計画を立てるのは歯科医師自身であり，その責任も歯科医師が負う．**図3**に示すように必要事項を端的に記載し，相手の医師が何を回答したらよいかを具体的に記載した照会状を作成する．

　上記に対する返事の内容を確認したうえで，自院の設備・スタッフ・自身の技術的な力量を鑑みて，担当する歯科医師が処置の可否を決定する．処置の可否を照会先の医師に委ねてはならない[10,11]（**図4**）．

照会状

2015年8月16日

照会先医療機関

医歯薬総合病院

内科　山田太郎 先生
御机下

〒113-8612
文京区本駒込1-7-10
●●歯科医院
歯科医師　●●一郎 ㊞　　印

ご多忙中恐れ入りますが下記の患者に付きお伺い申し上げます。

フリガナ		
患者氏名	鈴木　しづ子（貴院IDNo.2014330）殿	性別：女性
生年月日	1935年3月15日生　（80才）	職業：
病名（主訴）	右下　第一，第二大臼歯　根尖性歯周炎	

照会目的

　拝啓，先生には益々ご健勝のこととお慶び申し上げます．
　上記の患者は，右下顎大臼歯2本を近日中に抜歯予定です．2%キシロカイン（アドレナリン8万分1含有）局所麻酔を2mL使用し抜歯いたします．既に動揺が認められる歯ですので侵襲は軽度と考えます．
　患者様より高血圧，心房細動，糖尿病のため貴院にて加療中で，血糖降下薬と抗凝固薬が処方されているとうかがいました．
　つきましては，現在の病状ならびに血圧と血糖値のコントロール状態（HbA_{1c}ならびに空腹時血糖値），抗凝固療法のコントロール状態（PT-INR値）を御教示ください．処置時の留意点などについて先生からのコメントがございましたら併せてお願い致します．なお，抜歯は抗凝固薬の継続下で行って局所止血で対応する予定です．
　ご多忙の所恐縮ですが，宜しくお願い申し上げます．

敬具

図4　照会状作成例

（片倉　朗）

② 医療情報の分析と診療時・介入時の注意点

1―循環器疾患（高血圧症，狭心症，心筋梗塞，抗血栓療法患者）

　患者が歯科診療室内で診療を待っているとき，治療を受けているとき，そして診療終了後の帰宅途中や帰宅してまもなく重篤な身体の変調をきたすのは，循環器疾患に起因する場合が多い．特に突然死につながる急変の約50%は循環器疾患といわれている．高齢者には循環器疾患を有した人が多いので，患者本人の病意識とは別に，丁寧な問診や診察前の血圧測定は必須である．それにより，本人が知らないのに循環器疾患を有していることが発見される場合もある．

　循環器疾患は，自覚症状に気づいてもそれが頻繁に起こらなければあまり気にならない．症状が目立ち，日常生活に支障が出てから内科（循環器内科）を受診する患者も多いので，循環器疾患の既往は丁寧に聴く必要がある．高齢患者では，診療当日の血圧測定は必ず行う．外来高血圧（白衣高血圧）で若干高い測定値が出ても騒がず，少し休んでから再測定する．その結果，下がる傾向にあり収縮期血圧が140 mmHg未満か，拡張期血圧が90 mmHg未満になれば問題はない．その範囲に入らない場合は，内科または循環器内科で診察を受けているかどうかが問題になる．未治療患者は循環器内科への受診を勧め，歯科治療はその後とする．治療中の患者は，主治医に対して患者情報の照会を行う．その患者のコントロール状態を知ることと，投薬内容，歯科治療，特に観血処置時の注意点などを確認する．どちらの場合でも，歯科治療に際しては患者の体調を判断して治療開始の可否や，処置中であればその中止を判断する知識と勇気をもたなければならない．患者は重大さが理解できず，歯科治療で循環状態が変動するとは思っていない場合が多く，中止を決定した歯科医師に不満をいうことがあり，それに押し切られないだけの説明ができるようにしておく．

　最悪の場合は心停止であり，そのときには一次救命処置（BLS），気道の確保，呼吸の確認，胸骨圧迫（CPR），自動体外除細動（AED）の使用等の救命処置がスムーズにできなければいけない．心停止は滅多にないことなので1回や2回の講習を受けただけでは身体が動かない．定期的に口腔外科学会等の研修を受けて常に備えておく．

　循環器疾患患者に共通する抜歯時の注意点は，どのような簡単な抜歯でも，抜歯後は縫合を行い，止血をより完全にすることである．

　次に代表的な循環器疾患をあげ，それぞれについて歯科診療時・介入時の注意点を述べる．

① 高血圧症

　すべての循環器疾患に影響するのが血圧である．高血圧の定義については諸説があり混乱もあるが，血管や心臓に負担をかけないために高血圧状態が続くことは避けたほうがよいとの考えが循環器科医師の間では一般的である．高血圧ガイドライン（日本高血圧学会，2014年版）では，血管や心臓に負担の少ない至適血圧は，収縮期血圧120 mmHg未

表1　成人における血圧値の分類（mmHg）

分類		収縮期血圧		拡張期血圧
正常域血圧	至適血圧	＜120	かつ	＜80
	正常血圧	120-129	かつ/または	80-84
	正常高値血圧	130-139	かつ/または	85-89
高血圧	Ⅰ度高血圧	140-159	かつ/または	90-99
	Ⅱ度高血圧	160-179	かつ/または	100-109
	Ⅲ度高血圧	≧180	かつ/または	≧110
	（孤立性）収縮期高血圧	≧140	かつ	＜90

（日本高血圧学会高血圧ガイドライン作成委員会編：「高血圧治療ガイドライン」2014年版）

満かつ拡張期血圧を80mmHg未満としている（表1）．また，収縮期血圧が140mmHg以上か，または拡張期血圧が90mmHg以上の場合を高血圧としている．高血圧症に加えて肥満や糖尿病，動脈硬化，高脂血症，喫煙などがあると心臓血管および脳血管に対するリスクは高くなるといわれている．

　特に高齢者では血圧のコントロールが基本となり，それが狭心症や心筋梗塞の予防になるだけでなく，次に述べる脳血管疾患発症の予防にも有効である．しかし実際には高血圧が続いても，患者は自覚症状がなければ血圧測定すら行わない人が多い．高齢者はいろいろな疾患で医科受診の機会が多いため，血圧のチェックを受けていることが多い．しかし，一見して元気で，自分は健康であると信じ内科等に受診したことがない高齢者は危険である．そのような人も歯科受診の機会は多いので，血圧の異常を歯科医師が発見することになる．前述したように患者の問診を丸呑みせず，血圧，脈拍，体温，呼吸状態などのバイタルサインのチェックを，高齢初診患者には全例実施するべきである．また，高血圧以外に心疾患や糖尿病を合併していないか確認する．

　血圧は運動，ストレスなど精神的要因および疼痛等で容易に変動するため，患者への心身両面へのストレスはできるだけ避けなければいけない．ストレスにて自律神経の交感神経が緊張（血糖値上昇）し，ステロイドホルモン（特に糖質コルチコイド）が分泌されると血糖値も上昇する．この両者で自律神経とホルモンのバランスが狂うため，体温低下となり血管収縮が起こって血圧が上昇する．

　これらを予防するためには，初診時から患者と十分な会話を行い，患者の不安感，恐怖感を排除して信頼感を得る．診療室の雰囲気も大事で，歯科医師だけでなく歯科衛生士や他のスタッフも信頼感や好印象を得られるように態度に注意する．室内の音や臭いなどにも細心の配慮をする．

　患者にとって楽な診療体位を選択する．一般には診療スタイルに患者の体位を合わせるが，高齢者は患者ごとの状況をみて，それに診療スタイルを合わせるようにする．普通に行われる水平位での診療でも，極端に頭を低くしない．初診時は緊急を要する消炎手術はやむを得ないが，原則として観血処置は避けたほうがよい．疼痛を我慢させるよりも局所麻酔を使用した処置が高齢者にはやさしい．2％塩酸リドカイン（1/80,000アドレナリン添加のキシロカイン）は，アドレナリンの量を考えてもカートリッジ2本（1.8mL×2）

表2　外来での歯科治療を避ける患者には循環器疾患の患者が多い

- 重症の心疾患のある患者
- コントロールされていない高血圧症患者
- 着座後15分以上経過しても降圧しない患者
- 高血圧に頻脈が伴う患者（PRP上昇）
- 重症の低血圧患者

までを1回の治療で使用してもまず問題ない．しかし，高血圧症，糖尿病，甲状腺機能亢進症患者にはできるだけ少量の使用が望ましい．

診察時には日頃の血圧を問診で聴き，降圧薬服用の有無とその内容を確認する．初診時および再診時の冒頭で血圧を測定し，その変動を常に確認することが安全な歯科診療につながる．最近は一定時間ごとに血圧を測定し，記録する機器も普及している．後述の心疾患では心電計やパルスオキシメータ等のついた生体モニターを使用することがあるので，歯科医師のみならず歯科衛生士もこれらの機器の使用法も熟知しなければいけない．

最高血圧と脈拍数の積を pressure rate product（PRP）[*1]といっている．PRPは単位のない数値で，心筋の酸素消費量すなわち心筋の仕事量に比例するといわれている．術前から術中および術後のPRPの推移を監視することで血圧の変動に伴う心臓への負担を推測でき，患者の急変を予知する指標になる．Rate-pressure product（RPP）ともよばれている．

外来での歯科治療を避ける患者を表に示す（表2）．

歯科治療中に急に血圧が上昇した場合は，Ca拮抗薬のニフェジピン[*2]（アダラート）を投与する．ニフェジピン10mLカプセルに25Gの細い注射針を刺して吸引し，最初の4滴を30mLの水に溶解して経口投与する．

血圧は急激に下げる必要はない．従来行っていた舌下に直接摘下する方法は，高齢者において過度に血圧が低下した事例があり禁止となった．

② 狭心症

狭心症とは，冠状動脈の内腔が動脈硬化や動脈の攣縮で狭窄した結果，胸痛等の発作性症状を起こす疾患である．多くの臓器は多数の動脈で養われ，その1本が障害されてもバイパスがつくられるなどして栄養路は確保され臓器組織の壊死は避けられる．しかし，心臓を養う動脈は3本に分枝した動脈だけである（図5）．

右冠状動脈と左冠状動脈の2本があり，左冠状動脈は左冠状動脈前下行枝と左冠状動脈回旋枝の2本に分枝している．その結果3本の分枝した動脈で心臓を栄養している．心機能を維持するためには最低1本の冠状動脈の血流が必要で，その1本が閉塞すると危ない．

狭心症の発作が発現した場合，他の1本でも血行があれば心臓の機能は保たれる．そのため狭窄した動脈にカテーテルを挿入し，それを利用して狭窄部にステントを入れて内腔を拡張する治療が行われる．

狭心症を起こした患者へは，後述のように抗血栓療法を行い，特に抗血小板療法患者

[*1]：PRP（RPP）とは
最高血圧と脈拍数の積で表わす．心筋の酸素消費量に比例するため心臓の負荷状態を推測できる．

[*2]：ニフェジピンの舌下投与が行われていたが，急激な血圧降下が生じるため危険ということで現在では水に溶解して経口投与することになっている．

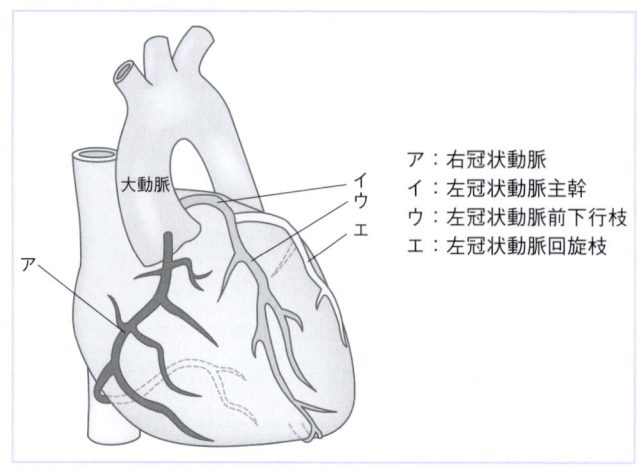

図5　心臓を栄養する動脈分枝

ア：右冠状動脈
イ：左冠状動脈主幹
ウ：左冠状動脈前下行枝
エ：左冠状動脈回旋枝

が多い．歯科治療中に狭心症の発作が起きることもある．発作は急に起こり，前胸部の漫然とした絞扼感，圧迫感，胸痛が症状である．下顎前歯の歯痛として訴えられることもあり，鑑別診断を行う．当然治療を中断し様子をみるが，通常は4～5分間の安静で改善する．症状によっては患者がもっている，または診療所に常備してあるニトログリセリン錠（0.3 mg）を舌下投与する．投与して1～2分で症状が改善する．1回で効かなければ5分おきに3回まで投与が可能である．しかし，30分しても改善しなければすみやかに専門医療機関へ移送する．狭心症発作は歯科治療に対するストレスや精神的興奮が誘因となる．ニトログリセリン錠は必ず患者の保有場所や診療所内の保管場所を確認しておく．循環器科医師の治療を受けており，最近1か月以内に狭心症発作がないか，または月1～2回程度の軽い発作であれば歯科治療は可能である．もし主治医から処方された亜硝酸製剤貼付薬（フランドールテープ等）を患者がもっていれば，2時間前から貼付させる．直前での貼付では効果がない．それでも治療中に発作を起こした場合は，ニトログリセリン錠の舌下投与を行う．ニトログリセリンは心拍数の減少，冠状動脈の拡張，静脈灌流量の減少などにて狭心症発作を抑える．注意点は血圧が低下するので投与後は患者を十分休ませることである．

③ 心筋梗塞

　冠状動脈の内腔が著しく狭窄したため閉塞し，閉塞部より先の血行が途絶えた結果，支配下の心筋に動脈の分枝に一致して扇型の部分的な壊死を起こしたものである．壊死部分は回復しないが，壊死範囲が少ない場合は他の健常部の心筋の働きで代償する．

　歯科治療中に心筋梗塞を発症した場合と，心筋梗塞後の患者の歯科治療が問題となる．発作後6か月以上経過し，循環器科のコントロールがよければ，全身麻酔下の手術でも可能といわれているが，再発の可能性は十分ある．特に狭心症発作は再梗塞を起こしやすく，致死率が高い．治療に際しては，心電計のモニターが必要であり，決して無理をしない．

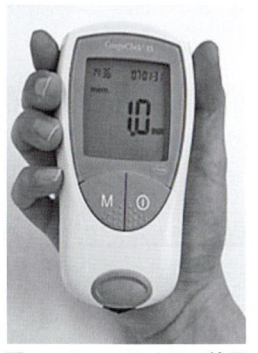

図6 チェアサイドで使用できる PT-INR 測定 コアグチェック XP Plus（エーザイ）．

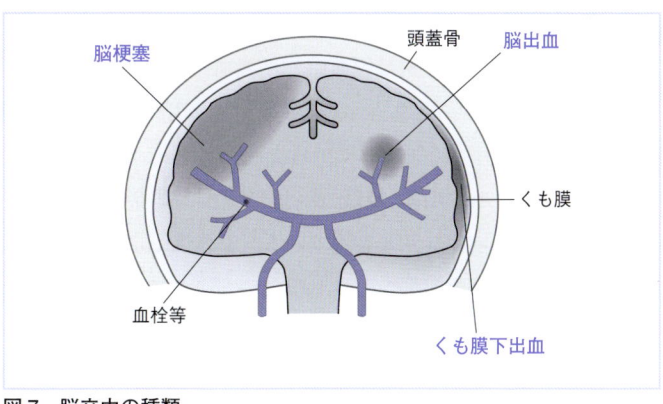

図7 脳卒中の種類

④ 抗血栓療法患者への対応

　心筋梗塞や脳梗塞を起こした患者では，再発予防に抗血栓療法は常に行われていると考えて間違いない．最近では，抗血栓療法を休薬しての抜歯等の観血処置は，心筋梗塞や脳梗塞の再発の危険が高いので推奨されていない．そのため，普通抜歯は抗血栓薬を休薬しないで行うことが一般化している．この問題については，「抗血栓療法患者の抜歯に関するガイドライン」が2010年に日本有病者歯科医療学会，日本口腔外科学会，日本老年歯科医学会の3学会共編として出されたが，2015年改訂版（2015年3月発行）が出たので参考にしていただきたい[5]．

　術前に血液凝固検査である PT-INR（international normalized ratio）を測定して，抗凝固効果を確認したうえで手術に臨めばより安全性が確保できる．普通抜歯では，PT-INR は2.0〜3.0に維持されていることが目標となっている．外来のチェアサイドで指先からの採血で簡単に検査ができる機器も開発されている（図6）．

2─脳血管疾患（脳梗塞，脳出血，後遺症）

　脳卒中とは急性の脳血管疾患の総称である．わが国では1年間に人口10万人あたり約300人の患者が発生しており，身近な疾患である．死因としては「がん」「心疾患」「肺炎」についで4位であるが，本疾患による後遺症が問題で，要介護者になる原因のトップである．

　脳卒中には，脳梗塞（70％），脳出血（20％），くも膜下出血（10％）があり，いずれも歯科診療中に起こる可能性がある疾患である．脳卒中発症には高血圧症，糖尿病，高脂血症，喫煙などの生活習慣病の存在がいわれており，予防が進められているがまだまだである（図7）．

　脳卒中患者は急性期を過ぎて症状が安定してから歯科へ受診するが，ほとんどの患者が片麻痺や摂食嚥下障害，発語障害などの後遺症を有している．各疾患について記載する．

① 脳梗塞

脳梗塞は脳血管が閉塞することで起こるが，原因により脳血栓（アテローム血栓性脳梗塞），脳塞栓（心原性脳血栓症），ラクナ梗塞（脳深部の細い血管の動脈硬化により起こる小さな梗塞）に分けられる．

脳血栓はほとんどがアテローム硬化症である．約50％の症例で，一過性脳虚血発作が前駆症状となっている．一過性脳虚血発作は歯科診療中でも起こることがあり，歯科医師は専門医への受診を勧めるべきである．脳血栓が起こると軽い片麻痺から昏睡，さらに重篤な症状になる．急性期の患者は歯科受診しないが，麻痺や失語のリハビリ期に歯科を受診する．摂食嚥下障害が起こるので，口腔機能のリハビリも並行して行われる．歯科治療の際にはバイタルサインを確認して，患者の状態を把握して脳梗塞の再発に注意する．

脳塞栓の原因は，ほとんどが心臓内に形成された血栓が剥離して脳血管につまることによる．リウマチ性心臓弁膜症，心房細動，心筋梗塞，細菌性心内膜炎などがあると起こりやすい．症状は急激に推移し，数秒から1分以内に症状がすべて発現する．主要症状は脳血栓と同じであり，意識はあり，その場では死に至らない．再発しやすく歯科受診中でも起こす．軽い片麻痺やろれつが回らなくなった場合は，これを疑い直ちに歯科治療を中止して専門医への搬送を手配する．本疾患の既往がある患者は，抗血栓療法（バイアスピリン，ワーファリンなど）を受けている．

② 脳出血

脳内での出血の結果，脳実質内に血腫が形成される．血腫は脳細胞を傷害し種々の症状が発現する．原因は脳動脈瘤，動静脈奇形，血管腫などがあり，高血圧症がベースにある場合が多い．高齢者に好発し，脳血管疾患の死亡者の60％が脳出血である．症状は突発性の頭痛，嘔気，嘔吐，めまい，起立や歩行不能などである．後遺症も問題で，言語中枢損傷では失語症を残す．

③ くも膜下出血

脳硬膜の内側にくも膜があり，その内側にくも膜下腔ある．70％が脳の動脈瘤破裂でくも膜下腔内に出血する．突発性の頭痛，嘔気，嘔吐，一時的な意識消失が起こり，頸部硬直，Kernig（ケルニッヒ）徴候と特徴的症状を起こす．眼底検査では網膜前出血がみられる．歯科診療では予防法はないが，脳動脈瘤患者には注意し，急激な血圧上昇は禁忌である．歯科受診は後遺症を持っての受診となるので，脳梗塞患者と同様な配慮が必要である．

④ 一過性脳虚血発作

頭蓋内外の脳血管病変が原因で，一過性に血圧が降下して諸症状を発現する．手足のしびれ感，不全麻痺が一過性にあり，数秒から数時間続く．24時間以内なら後遺症はないので患者は安易に考える場合があるが，脳梗塞の前駆症状でもあるので発作に遭遇した場合は，専門医への受診を勧める．

3—呼吸器疾患（気管支喘息，慢性閉塞性肺疾患 COPD，肺炎）

呼吸器疾患は気管支喘息と慢性閉塞性肺疾患（COPD）が多く，彼らは在宅酸素療法を受けている．歯科は呼吸器の入り口を担当し，切削片や注水下の治療が多いので配慮が必要である．

① 気管支喘息

気管の慢性炎症で気管支粘膜に浮腫を生じ，何らかの刺激で過敏性が亢進して平滑筋束の異常収縮が起こり，気道が狭窄する疾患である．さらに気管粘液にて気道閉塞も起こる．刺激がなければ起こらないし，喘息発作時に気管支拡張薬を投与することで気道の閉塞は改善する．発作時はヒューヒューと喘鳴が聞こえ，咳が出て呼吸困難になる．小児喘息は約7％と多いが，成人では約4％といわれている．歯科を受診する喘息患者は，長期管理されている患者が多い．「喘息予防・管理ガイドライン2012」では，治療ステップが1から4まであり，重症度に応じて決められている．長期管理薬の第1ステップは，ステロイド薬と長時間作用性吸入β刺激薬（気管支拡張薬）が入ったドライパウダー吸入式喘息治療配合剤（アドエア，シンビコート，レルベア，フルティフォーム）である．病状により低容量から高容量に増量できる容器に入っている．吸入薬が使用できないか効果が不十分な場合は，気管支拡張作用と抗炎症作用があるテオフィリン（テオドール）徐放錠や抗炎症効果と気流制限改善効果があるロイコトリエン受容体拮抗薬（LTRA）（プランルカスト，オノン，シングレア）が投与される．歯科に受診の外来患者は，このように投薬で予防されているものを対象とする．もし自宅で頻繁に発作が起きる患者は入院管理下に行わなければならない．

喘息発作の誘因は花粉，カビ，ダニなどのアレルゲン，タバコや排気ガスの煙，寒冷前線通過前などの気象，疲労やストレスなどの心身の変化，歯科治療時の切削片や水，そしてアスピリン喘息の原因となる鎮痛薬などがある．歯科では切削粉塵に注意することや，口腔内に水をためない工夫，診療体位に注意する．アスピリン喘息の誘因となるため，歯科でよく使用するポンタール，ボルタレン，ロキソニンなどは使用禁忌である．使用できるのはシメトリド・無水カフェイン（キョーリンAP2）と立効散（ツムラ立効散エキス顆粒）である．アスピリン喘息とは，アスピリンに限らずシクロオキシゲナーゼ（COX）阻害作用をもつ非ステロイド性抗炎症薬の投与で誘発される気管支喘息を総称している．

もし，歯科外来で喘息発作が起きた場合は処置を中断し，患者が呼吸しやすい体位（起坐呼吸）をとり，患者が持っている前述した吸入薬を用いる．症状により専門医療機関への搬送が必要である．

② 慢性閉塞性肺疾患（chronic obstructive pulmonary disease；COPD）

気管支喘息が可逆性疾患であるのに対し，COPDは非可逆性疾患であり疾患別死因の4位である．慢性的に咳と痰が続き，労作性呼吸困難が起こる．喫煙が本疾患を増悪させ，喫煙歴が疾患発症に影響する．喫煙は歯周病の症状をマスクして重症化させる原因になり，口腔がんや前がん病変の口腔白板症発生にも深い関係がある．高齢者の禁煙は

口腔衛生だけでなく前述の気管支喘息やCOPD予防に重要である.

本疾患患者は在宅酸素療法を受けている場合が多く,歯科受診時にも携帯用酸素ボンベを使用している.歯科診療時には患者体位に注意し,前頸部の伸展や息ごらえを避ける.持続的な酸素吸入療養患者は,歯科の治療中に開口させても鼻からの酸素吸入をスムーズに行う.パルスオキシメータでの監視は有効である.

③ 肺　炎

肺実質に起こる急性の感染性炎症である.最近死因の3位に上った.わが国では罹患率,死亡率も高く,特に高齢者ほど注意を要する.肺炎は市中肺炎と院内肺炎に分けられる.市中肺炎は入院以外で普通の生活をしている人に発症した肺炎である.細菌性肺炎(肺炎球菌,黄色ぶどう球菌,インフルエンザ菌,クレブジエラ)と非定型肺炎(マイコプラズマ肺炎,クラミジア肺炎,レジオネラ肺炎)に分けられ,いずれも口腔や鼻咽腔からの感染が多い.高齢者は国の補助により肺炎球菌予防ワクチンの接種ができるので,肺炎予防が進んでいる.歯科外来には急性期の肺炎患者は来院しないが,男性70歳以上,女性75歳以上では重症化する危険が高い.院内肺炎は種々の基礎疾患を持ち,感染しやすい高齢者は発症しやすい.口腔機能と関係が深い誤嚥や院内感染,気管挿管患者や気管切開患者の人工呼吸器関連肺炎(ventilator-associated pneumonia；VAP)などがある.入院患者に対する周術期の口腔機能管理実施時には,これら呼吸器疾患への予防を念頭に置いて実施することが肝要である.

(山根源之)

4—消化器疾患(肝炎,肝硬変)

① 歯科治療前に確認すること

a. 肝疾患の種類

肝炎や脂肪肝は終末形として肝硬変や肝がんに移行する.そこで現在の疾患の種類や状態,重症度を確認する.

b. 原　因

薬剤性,アルコール性,ウイルス性(A型,B型,C型)など.

c. 治療内容

食事療法か,薬物療法か.またウイルス性肝炎に対する抗ウイルス薬(インターフェロン)は,発熱や全身倦怠感などの副作用が多く,歯科治療に影響を与える.

d. 症　状

急性肝炎では倦怠感,黄疸,皮膚の掻痒感などがみられるが,慢性肝炎では自覚症状が乏しい.しかし,脾腫,食道静脈瘤,腹水などの症状があれば,肝硬変に移行している可能性がある.また出血,貧血,肝性脳症の既往があるか否かを確認する.

e. 肝機能検査値

ALT(GOT),AST(GOT),γ-GTP,ALP,総ビリルビン(間接ビリルビン,直接ビリルビン),総タンパク,アルブミン,LDH(乳酸脱水素酵素),コリンエステラーゼ(ChE)

表3 ウイルスマーカーと肝炎の状態（茶山監修[1]）（日本消化器病学会関連研究会肝機能研究会肝機能研究班編，2007[2]）

HBe抗原（＋）	ウイルス量が多く，感染力が強い
HBe抗体（＋）	ウイルス量は減少して，感染力は弱い
HBs抗原（＋）	HBVに感染いている（HBe抗体があれば，感染力は弱い）
HBs抗体（＋）	B型肝炎の既往，HBワクチン接種後
HBc抗体（＋）	高値の場合現在の感染の可能性，低値の場合過去の感染の可能性
IgM-HBc抗体（＋）	B型急性肝炎，B型慢性肝炎の急性増悪
HCV抗体（＋）	C型肝炎の可能性，もしくは感染の既往

など．ウイルス性肝炎が疑われるときはHBs抗原・抗体，HBe抗原・抗体，HCV抗体，脾臓に障害が疑われるときは血球成分の破壊も考慮し，赤血球数，白血球数，血小板数を確認する．

② 投薬の選択

マクロライド系抗菌薬は肝代謝性なので，肝疾患患者への使用は避けるべきである．また，肝硬変では低アルブミン血症，浮腫，解毒作用低下が薬剤の副作用を増加させるので使用する薬剤は必要最小限にとどめる．

③ 易出血性

肝硬変では門脈圧亢進・脾腫・脾機能亢進による血小板の破壊と，タンパク合成能の低下による血液凝固因子の生成の低下が出血の原因となる．観血処置に際しては適切な縫合を行い，局所止血（薬）材や止血シーネを応用する．

④ 感染予防

肝硬変では白血球が破壊されるため易感染性となる．必要に応じ抗菌薬の投与を行う．

⑤ ウイルス性肝炎

a．抗原・抗体検査

ウイルスマーカーから，ウイルス性肝炎患者がどのような状態にあるか判定する（表3）．

b．感染の予防

患者から医療従事者への感染，患者間の感染，医療従事者から患者への感染が考えられる．院内感染対策はスタンダードプリコーション（standard precautions，標準予防策）が基本で，歯科処置を行う際はマスク，手袋，ゴーグル（できればフェイスガード）を使用し，術着や診査用具もなるべくディスポーザブルの製品を用いる．器具を滅菌する場合は流水下でよく洗浄し，オートクレーブにかける．リキャップ時の針刺し事故が多いので，基本的にはリキャップをしない．血液や注水した水が飛散することを防ぐようにサクションを行う．また，医療スタッフがわかるようにカルテに印をつけるなどの工夫も必要である．さらに，万が一医療事故が発生したときに備え，日ごろから対処法を確認し，できればB型肝炎ウイルスのワクチンを接種しておく．なお，C型肝炎についても同様の処置を行うが，ワクチンはまだ開発されていない[3]．

5─代謝・内分泌疾患（糖尿病）

糖尿病患者は食事療法，運動療法，薬物療法で血糖値が適切にコントロールされていれば，健常者と同様の歯科治療が可能である．しかし，以下のことについて注意する必要がある．

① 歯科治療前に確認すること

a. 糖尿病の種類

1型糖尿病は膵臓のβ細胞が破壊され，インスリンの量が絶対的に不足するもので，小児糖尿病，インスリン依存型糖尿病などと呼ばれる．2型糖尿病は食事や運動などの生活習慣が関係し，糖尿病の約95％以上を占める．その他，他の病気が原因となるもの，妊娠糖尿病などがある[1]．

b. 血糖値のコントロール状況（血糖値，フルクトサミン，HbA1c）

HbA1c値は過去1〜2か月の血糖値の平均を反映し，糖尿病の状態を知る上で重要な情報となる．2013年4月1日よりHbA1cの表記がNGSP値[*3]に統一され，5.6％未満は基準範囲内，5.6〜6.5％は保健指導レベル，6.5％以上は受診勧奨レベルとされている[2]．

[*3：NGSP値]
National glycohemoglobin standardization programのことで国際標準値である．

c. 治療内容（食事制限，運動療法，血糖降下薬，インスリン）

食事制限や運動療法のみで血糖値が良好にコントロールされている場合，歯科治療を通常通り行える．血糖降下薬やインスリンを使用している場合は種類，用量，投与回数，投与時間を確認する．ときに経口の血糖降下薬でも術後の低血糖を起こすことがある．

d. 低血糖，高血糖発作の有無

低血糖症状や高血糖症状を起こしたことがあるか，またそのときどのような対処を行ったかを確認する．歯科治療後にも症状が発現する可能性があることを説明し，そのとき行った対処法が医学的に妥当であれば，今回も同じ対処をするように指導する．

e. 合併症の有無

3大合併症と呼ばれる糖尿病神経障害，糖尿病網膜症，糖尿病腎症（細小血管障害）や脳梗塞，脳卒中，心筋梗塞，下肢閉塞性動脈硬化症など（大血管障害）の疾患を合併していないことを確認する[1]．

② 薬剤の選択

ステロイド薬は血糖値を上昇させるといわれている．またアドレナリン（エピネフリン）も血糖値を上昇させるといわれているが，歯科で頻用される局所麻酔薬（歯科用キシロカインカートリッジ，オーラ注歯科用カートリッジ）の配合量では問題ないと考える．

③ 易感染性

血糖コントロールが不良な糖尿病患者は，感染しやすく，また感染すると重症化しやすい．時間的に余裕があれば，内科主治医に対診し血糖値をコントロールしてから観血的処置を行う．術前には感染源を除去し，術後は抗菌薬を投与したうえで，含嗽を励行させる．また，感染すると，インスリンに抵抗性があるホルモンやサイトカインが分泌され，普段より高血糖となる．このため糖尿病も悪化し，さらに感染症も重症化していく悪循環に陥

る．したがって，重症感染症患者では入院し，血糖コントロールが必要となる場合がある．

④ 易出血性

　高血糖状態は血管の内皮細胞の機能を低下させ，血管壁を脆弱にする．また，大血管障害を合併している患者では抗凝固薬や抗血小板薬を服用している可能性がある．その結果易出血状態となるため，適切な局所止血法の応用が必要となる．外科手術に際しては暴力的な手術操作を避け，組織のダメージを最小に抑えることが重要である．

⑤ 創傷治癒遅延

　創部の感染，タンパク質の分解促進によるタンパク質の不足，血管障害による酸素量の低下により創傷治癒は遅延する．このため外科処置の範囲は最小限にとどめ，適切な縫合，保護床の使用などにより創の保護に努める．

⑥ 術後の低血糖症

　大脳をはじめとした中枢神経系はグルコースをエネルギー源としている．そのため，血糖値が低下すると中枢神経系の症状が発現する．初期にはあくび，空腹感，悪心が発生し，さらに低下すると冷や汗，頻脈が現れ，意識がもうろうとして異常な行動をとるようになり，次第に意識を消失して昏睡に陥り，最終的には死に至る．進行が速く，高血糖による影響よりも危険とされている．低血糖症の多くは食事の摂取量が減ったにもかかわらず，今までどおり血糖降下薬やインスリンを使用するために起きる．したがって観血的処置後の注意では，低血糖のことを説明し，必ず通常量の食事を摂取したうえで，薬を使用するように指導する必要がある．口腔疾患は食事摂取に支障をきたすので，特に注意する．

⑦ 慢性合併症の存在

　歯科治療時に問題となる合併症は脳梗塞，心筋梗塞，糖尿病性腎症などが挙げられる．それぞれの状況に合わせ，術中のモニタリングを行い，観血処置もなるべく最小限にとどめる必要がある．抜歯などの小手術では感染予防の観点から抗菌薬の投与は必須であると考えるが，糖尿病性腎症を考え選択・投与量に注意する．

⑧ 糖尿病と歯周炎

　以前より糖尿病になると歯周病になりやすく，かつ悪化しやすいことはよく知られていた．しかし最近では，糖尿病と歯周病は双方向性の関係を有することが指摘され，歯周病を治療することにより，糖尿病も改善する可能性が注目されている．

⑨ HbA1c と歯科治療

　歯科治療，特に抜歯などの観血的処置を行ううえで目標となる HbA1c 値を明確にしている文献はないが，日本歯周病学会による「糖尿病患者に対する歯周病治療ガイドライン」では相対的に侵襲性の低い歯周外科治療では概ね HbA1c7％未満が参考値として考えられている．ただし日本人においては6.5％未満であることが望ましいとしていることから，HbA1c が6.5％未満であれば健常者と同様に行うことが可能である[3]．

6―腎疾患（腎不全・人工透析）

① 歯科処置前に確認すること

a. 腎臓疾患の種類

　腎臓疾患は何か，急性か慢性か，原発性か続発性か，軽症か重症か．

b. 検査値

　尿量，尿比重，尿タンパク，尿素窒素（BUN），血清クレアチニン値（Cr），クレアチニンクリアランス（CCr）など．

c. 治療内容

　薬物療法が行われていれば，服用している薬剤を確認する．

d. 原因疾患と合併症

　代表的な原因疾患は糖尿病と高血圧症で，合併症は心不全・肺水腫，高血圧症，貧血，骨・カルシウム異常などである．

② 人工透析患者に確認すること

a. 人工透析の種類

　血液透析と腹膜透析のどちらを行っているか．期間はどのくらいか．

b. シャント[*4]

　点滴にはシャントがない側を選択する．

c. 処置日・時間

　血液透析は週に何回行われているか，1回にどのくらいの時間を要するか，午前か午後かを確認し，歯科治療を行う時間を決定する．

e. 抗凝固薬

　ヘパリン，低分子ヘパリン（フラグミン，クリバリン），メシル酸ナファモスタット（フサン，ベラブ）が使われている．

f. 貧血の状態，輸血の有無

　重症貧血患者では輸血が必要となる場合もあり，輸血の既往があれば，感染症の有無を確認する[1)]．

g. 透析中のトラブル

　人工透析中に起こったトラブルの頻度や全身への影響を確認する．

h. 水分制限の状態

　透析と透析の間の体重コントロールが不良であれば水分摂取の自己管理が不十分で，歯科治療後の注意事項に対しても厳守できない可能性がある．

③ 投薬の選択

　ペニシリン系，セフェム系抗菌薬は腎排泄性であるが，腎毒性が低いため第1選択と考えられる．しかし透析患者へ投与は通常の1/2～1/3量にする．またマクロライド系は肝代謝・糞便中排泄で，通常量を使用しても問題はない．NSAIDsは重篤な腎障害がある患者に対し禁忌とされている．これは腎臓の血液量を減少させ腎障害を悪化させる危

*4：シャント
動静脈をつなぎ合わせ，透析時に針を刺入する場所．

険があるためで，腎臓への影響を考慮する必要のない透析患者には通常量の使用が可能である．歯科用の局所麻酔薬は透析患者に通常どおり使用して問題ないとされている[2]．

④ 処置日

透析直後は体内の不純物が濾過され，水分バランスが最も改善されているが，透析には時間がかかり，観血処置を行う時間がない．また直後は抗凝固薬の作用が残っている可能性がある．したがって透析患者の観血的処置は，人工透析の翌日の午前中に行う．また，2日続けて人工透析を行わない日も処置を避けるべきである．

⑤ 出 血

現在では血液検査値を確認したうえで，なるべく抗凝固薬や抗血小板薬を休薬せず観血処置を行っている．このため，創部を的確に縫合し，適切な局所止血法を応用する必要である．また，人工透析を行っている患者に対しては，局所ヘパリン化法の応用や低分子ヘパリン，メシル酸ナファモスタットの使用を依頼する．

⑥ 貧血，心疾患などの合併症

腎臓疾患患者は多くの合併症を持っているので，観血処置の際は血圧・脈拍・心電図・SpO_2・呼吸数・呼気ガス二酸化炭素濃度などをモニタし，循環動態に注意を払う．また治療のために副腎皮質ホルモン，抗血小板薬，高圧利尿薬，カルシウム拮抗薬など多くの薬剤が投与されていることに注意する．

⑦ 腎性糖尿病

腎臓疾患患者は糖尿病を合併していることが多いので，歯科治療の際は糖尿病に対する注意も必要である（詳細は「糖尿病」の項目を参照のこと）．

（小澤靖弘）

7―精神神経疾患（統合失調症，老年期うつ，認知症）

① 統合失調症

ドパミン受容体を遮断することで生じるおもな副作用は，錐体外路症状（不随意運動）と高プロラクチン血症である．錐体外路症状の顎口腔症状として多いのは口唇や舌の不随意運動，不正咬合，顎関節脱臼であり，口渇も多く認められる．統合失調症の患者は口腔ケアに無頓着であることが多く，また，症状をうまく説明できない．状況を判断して家族等の同伴を求めることが有効な場合がある．口腔清掃が十分にできず，う蝕や歯周病があっても症状を訴えることが少なく，進行している場合が多いため，家族等に口腔ケアを介助するようアドバイスし，口腔内のチェックと清掃を習慣づけることも必要である．抗精神病薬の副作用である錐体外路症状により歯科治療が困難な場合には，精神科医に薬の調整を依頼するとよい[1]．統合失調症の患者の口腔内でみられる症状としては，

　① 口腔衛生の不良
　② 口渇
　③ 痛みへの反応性の低下⇒歯科受診を遅らせる
　④ 服用薬の副作用としての錐体外路症状（オーラルジスキネジアなど）

⑤ コミュニケーション不良

⑥ 食行動の異常（早食い，丸飲み，咀嚼不良）や窒息

⑦ 抗精神病薬の多剤併用大量長期投与で，大脳基底核線状体のドパミン分泌低下によりサブスタンスPが低下し，その結果，嚥下反射や咳嗽反射が低下することによって不顕性誤嚥を引き起こしやすくなる．また，薬剤による消化管運動低下により胃食道逆流を起こしやすく，逆流物の誤嚥も肺炎の原因となる．しかし，非定型抗精神病薬の至適投与量では，不顕性誤嚥は起こりにくいといわれているので，可能であれば薬剤の調整が望まれる．

⑧ セルフケア困難による生活習慣病や歯周病

などがあげられる[2]．

統合失調症の患者には，身体異常感が存在するため，体験・記憶・価値判断・感情などによる「不定愁訴」が発現する．歯科医師は病状を理解したうえでの対応が求められる．中村[3〜6]は，統合失調症患者への対応の一般的留意点として，① 十分な対話を心掛ける，② 訴えをよく聴く，③ わかりやすい説明（簡潔な説明・必要最小限で），④ 十分に納得させて治療する，⑤ 不安を抱かせない，⑥ 初回は診察・検査・投薬のみ，⑦ 非可逆的治療は急がない，⑧ ゆっくりした治療を心掛ける，としている．

② 老年期うつ

うつ病ではさまざまな身体症状を伴い，口腔領域の訴えも多岐にわたる．舌痛や歯痛，味覚異常，知覚麻痺，咬合異常などさまざまな訴えがあり，その症状に見合うだけの器質的原因がない場合は，うつ病を疑う必要がある．なかには抑うつ気分などの精神症状が目立たず，身体症状の訴えが主体となっている場合もあるので注意を要する．

三環系，四環系抗うつ薬の副作用で口腔内が乾燥し，う蝕やカンジダ症の原因となることもある．その場合は，処方医に薬の変更を相談するとよい．また，うつ病では意欲低下のために口腔ケアができず，う蝕，歯周炎などを発症しやすい[7]．

患者がうつ病ではないかと疑われる場合は，二質問法[8]＊5や口腔関連の状態から判断する．うつ病の治療を受けている患者の口腔内に現れる状況としては，①口腔衛生状態の悪化，②口渇（服用薬の副作用），③錐体外路症状（オーラルジスキネジアなど）（服用薬の副作用），④他の疾患との合併，⑤不定愁訴の可能性，などがあげられる[9]．

精神科への紹介も，困難な対応の一つである．まずは日常的に信頼できる精神科医との連携を築くことが最も重要で，その精神科医からの患者との会話についてのアドバイスがとても有用である．精神科という言葉を聞いただけで拒否反応を示す患者が多いので，歯科における患者との信頼関係の樹立が第一歩である．「精神科を受診することで楽になると思います」「歯科治療は継続的に行います」「精神科医に診てもらうことで歯科治療もうまくいくと思います」「とても信頼できる精神科医を紹介できます」などの語りかけは，重要な切り札となる．紹介する時期は，早いほど有効といわれており，患者の心理を考慮しながら，受診を薦めなくてはならない[10]．

＊5：うつ病のスクリーニング（二質問法）[10]

二つの質問のうち，一つが合致した場合，うつ病である可能性が90％とされている．

・この1か月間，気分が沈んだり，ゆううつな気持ちになったりすることがよくありましたか？

・この1か月間，どうも物事に対して興味がわかない，あるいは心から楽しめない感じがよくありましたか？

表4 FASTに対応した口腔機能などの変遷とその対応

FAST stage	臨床診断	FASTにおける特徴	口腔ケア（セルフケア）	口腔機能（摂食嚥下機能）	口腔のケア（支援・介助）
1 認知機能の障害なし	正常	・主観的及び客観的機能低下は認められない	正常	正常	健常者と同じ対応
2 非常に軽度の認知機能の低下	年齢相応	・物の置き忘れを訴える ・喚語困難			
3 軽度の認知機能低下	境界状態	・熟練を要する仕事の場面では機能低下が同僚によって認められる ・新しい場所に旅行することは困難	従来のブラッシング法は保持されるものの，口腔清掃にむらが生じる 新たな清掃器具，手技などの指導の受け入れが困難となるケースがある		認知症との診断がされていないケースが多く，口腔清掃の低下を契機に認知症と診断される可能性がある時期である
4 中等度の認知機能低下	軽度AD	・夕食に客を招く段取りをつけたり，家計を管理したり，買い物をしたりする程度の仕事でも支障をきたす	従来のブラッシング法は何とか保持されるものの，口腔清掃状況に低下を認める 新たな清掃器具，手技などの指導の受け入れは極めて困難となる		複雑な指導の受け入れが困難となるため，単純な指導を適宜行うことにより口腔清掃の自立を促すことが必要となる． 一部介助も必要となる時期であるが，介助の受け入れは自尊心が障害となり困難な場合が多い
5 やや高度の認知機能低下	中等度のAD	・介助なしでは適切な洋服を選んで着ることができない ・入浴させるときなだめすかすなどの説得の必要性が出現する	自らのブラッシング行為は遂行困難となる	認知機能の低下により，先行期に障害を求めるケースがある 食事摂取に偏りが出現し，自己の嗜好性に合った品目のみの摂取などを認めることがある	口腔清掃を促すことにより口腔清掃の自立は困難ながら保持できるが，介助は導入に配慮が必要で，不適切な導入は介助拒否となることもある 対象者の食事への嗜好性に配慮した食事提供が必要となる
6 高度の認知機能低下	やや高度のAD	・不適切な着衣 ・入浴に介助を要する ・入浴を嫌がる ・トイレの水を流せなくなる ・尿，便失禁	セルフケアが困難となる清潔行為が困難となるためブラッシングなども行わなくなるが，歯ブラシなどを提示するとブラッシング行為は行うことがあるが，清掃行為としての認識は低下	先行期障害が顕著 食具の使用が限られる 摂食・嚥下機能は保持されているが，一口量，ペーシングが不良となりそれが原因でむせ，食べこぼしなどが出現する	口腔清掃は一部介助が必要となり全介助のケースもあるが，対象者の不快感を極力軽減する配慮が必要となる 使用可能な食具を選択しその際，一口量が過剰にならない配慮が必要となる 食事の配膳などにも配慮が必要となり，ケースによっては一品ごとに提供することも効果的である
7 非常に高度の認知機能低下	高度のAD	・言語機能の低下 ・理解しうる語彙は限られた単語となる ・歩行能力，着座能力，笑う能力の喪失 ・昏迷および昏睡	セルフケアが顕著に困難となる	食具の使用が困難となる 多くの場合嚥下反射の遅延が認められるものの，咀嚼機能，嚥下機能は保持されている 姿勢の保持が困難となり，そのために摂食・嚥下障害が出現する 廃用症候により摂食・嚥下障害の出現も認められる	口腔清掃は全介助となり，口腔内感覚の惹起を目的に食事提供前の口腔ケアが効果的なケースもある 食事環境（配膳，食形態，姿勢など）の整備に配慮が必要となり，食事も一部介助から全介助となるケース，さらには経口摂取が困難となり経管栄養などの方法も必要となる

※本文はp.202.

③ 認知症

a．概 要

　高齢者認知症には，多い順にAlzheimer（アルツハイマー）型認知症（Alzheimer's disease；AD），血管性認知症（vascular dementia；VaD），Lewy（レビー）小体型認知症（dementia with Lewy bodies；DLB），前頭側頭変性症（frontotemporal lobar degeneration；FTLD）がある．歯科治療を行うにあたり，術前に確認しなければならないのが，この認知症のタイプである．血管性認知症は，降圧薬や高血栓療法などで脳血管疾患の再発が予防できれば，急激な認知症の進行は抑制可能とされている．しかし，それ以外の

*6：おもな認知症の評価尺度（進行度・BPSD）
・簡易長谷川式認知機能評価スケール
・MMSE
・認知症の日常生活自立度
・ADL＋行動心理評価（新評価尺度）
・FASTの分類（進行度・程度分類）
・BPSD評価(NPI, DBD, Behave AD)

変性を原因とした認知症では，程度の差はあるが時間経過とともに進行し，身体機能の急速な変化を生じる可能性があることに留意した治療計画（診療方針）を立てるべきである．

Alzheimer（アルツハイマー）型認知症は，代表的な認知症であることから評価法[*6]も多く考案されている．そのなかで多用されている評価法の一つに，functional assessment staging[11]（FAST）がある．FASTは，重度化する各ステージで生じる問題をADLの障害を基準にして判定する評価法であり，これに口腔の問題を付記したものが平野ら[12]により示されている（p.201, **表4**）．摂食嚥下機能低下は中等度から顕在化することが多く，このステージでは先行（認知）期の障害に起因するものが多い．特に「ストローなどを刺す行為」「食品パックの開封」などの理解できず食事行動に混乱が生じるケースは，軽度の段階でも30％近くにみられる[13]．また進行して重度になると，身体機能は維持されているものの，高度な認知機能低下により生活のほとんどすべてを介助者に頼るようになる．食具の先行により手づかみによる食事，一口量が調整できず，むせや食べこぼしなども目立ってくる．さらに進行すると，失禁，歩行障害，さらには嚥下機能低下が起こり，

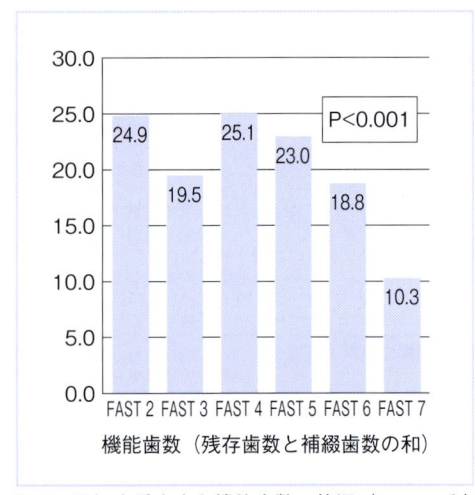

図8 認知症重症度と機能歯数の状況（AD175人）
（平野，枝広）〈平野（主任研究），2014.[14]〉

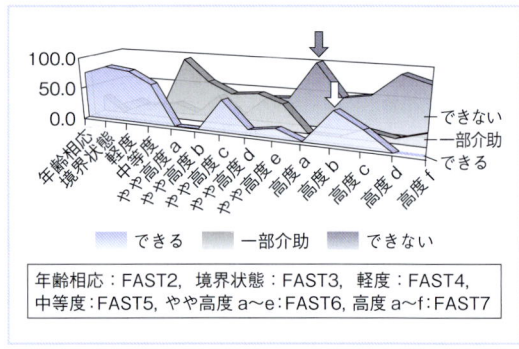

図9 認知症重症度と義歯使用可否の関係（AD175人）
（平野，枝広）〈平野（主任研究），2014.[14]〉
高度eは該当者なし．

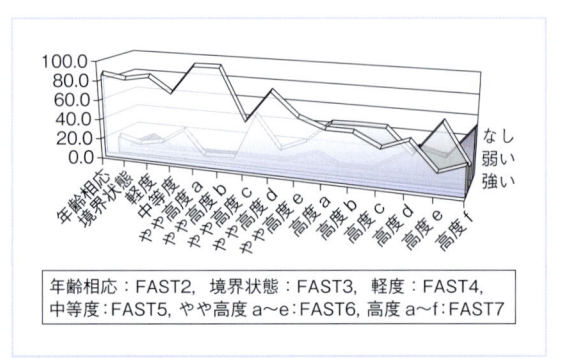

図10 認知症重症度と咬合時咬筋活動量（咬筋触診による）の関係（AD175人）（平野，枝広）〈平野（主任研究），2014.[14]〉

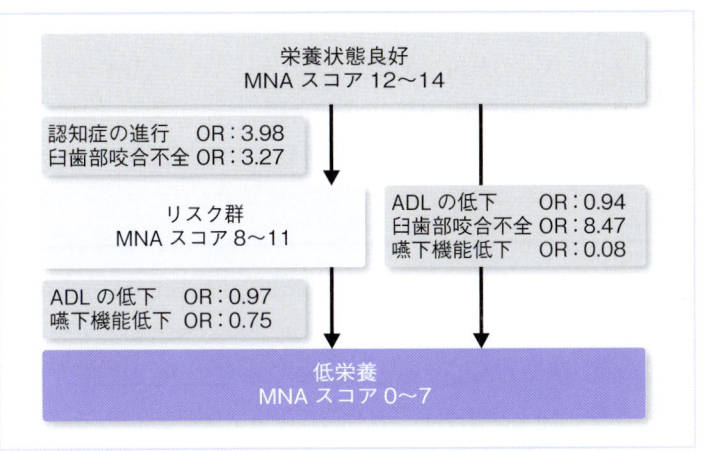

図 11 認知症重症度（CDR*）と四肢筋肉量・栄養状態の関係（AD171 人）
（弘中, 高城〈平野（主任研究），2014.[14]〉）
*CDR：clinical dmentia rating（認知症重症度分類）

身体合併症や急性疾患発症のリスクが高まる．

b．重症度と口腔環境，機能との関連

　機能歯数（残存歯数と補綴歯数の和）は，FAST5（中等度認知症）から統計学的に有意に減少すると報告されている[14]（図8）．FAST6になる時期から義歯使用の際に介助を必要とする度数が増加する傾向があり，さらに使用拒否が加わることで長期に義歯が外されていることが多い．しかし再度装着を試みると，FAST7前半では約半数が装着可能となり（図9），認知症患者の歯科治療の一つの指標となる．特に義歯使用困難の結果として，咀嚼機能低下に伴う低栄養や脱水のリスクが高まる．さらには，咬合支持の喪失があると，嚥下機能にも不都合が生じたり，咀嚼関連筋の活動量の低下から筋機能の廃用のリスクも高くなる（図10）．また，このことは咀嚼可能食品にも影響は大きく，咀嚼困難な食品が増加する．患者にとって義歯は異物であり，違和感があることから外してしまう場合も多く，口腔機能の回復には困難が伴う．

　認知症が重症度を増すと，栄養状態（mini nutritional assessment；MNA）が有意に低くなり，サルコペニアの診断基準で用いられる四肢筋肉量（skeletal muscle mass index；SMI）も有意に低下する[14]．また，軽度認知症の時点で，AWGS（Asian working group for sarcopenia）[15]における女性のカットオフ値 5.7 kg /m^2，男性は 7.0 kg /m^2）を下まわり，サルコペニアのリスクは高い．さらに重症度が増すと，ほぼ全員がサルコペニア前駆状態（presarcopenia）[16]であり，身体機能も低下傾向にあるといえる．高齢者における咬合と栄養状態の関係の検討は，Muller ら[17]，Kikutani ら[18]などの報告がある．平野ら[14]の調査における Alzheimer（アルツハイマー）型認知症高齢者を対象とした弘中らの報告では，低栄養のリスク因子は栄養状態によって異なり，ADL低下，認知症の重度化，臼歯部咬合不全，嚥下機能低下が確認されたが，Alzheimer（アルツハイマー）型認知症は進行性の疾患であるため，効果が期待できる低栄養改善を目的とした歯科的介入として，臼歯部咬合改善が示唆されたとしている（図11）．Alzheimer（アルツハイマ

ー）型認知症では，重度化，ADL低下，嚥下機能低下を抑制することは極めて困難であるが，咬合の維持・改善が栄養改善に大きく寄与する可能性は期待できる．

c. 病状の進行を意識した治療計画

Alzheimer（アルツハイマー）型認知症に代表される変性性認知症は進行し死に至る病であり，その過程において口腔に関連するケアやニーズも変化する．

Alzheimer（アルツハイマー）型認知症では，軽度から中等度で記憶障害などの高次脳機能障害により自身による口腔衛生管理が不十分になる傾向にあり，う蝕や歯周病の発症リスクが高まる．また，食事の自立摂取も困難になったり，歯科受診を拒否することも多くなる．すなわち，「環境との関わり障害」が生じる時期でもあることから，口腔領域の課題を把握する際には，「身体機能障害」によるもの，あるいはその両方かを整理して臨むべきである[19〜21]．

歯科診療室で歯科治療を行う場面であれば，「今，＊＊さんは歯科に来たのですが，入れ歯で何か困っていることはありますか？」などと，「今，どこにいて，何をする場面なのか」を明確に伝え，円滑な治療への導入に心がける必要がある．このような「環境との関わりの障害」に対応するうえで，パーソナルセンタードケアなどの認知症ケアに関する知識習得は，今後の歯科医療従事者に必要なことといえる．

d. これからの取り組み

超高齢社会を迎え，認知症のリスクが高まるといわれている85歳以上の超高齢者人口も500万人に達する．認知症を発症し，通院拒否などにより受診困難となり，歯科医療とのかかわりが途切れてしまい，口腔環境が悪化し，口臭，歯痛，歯の動揺，顎顔面の腫脹，義歯使用困難，食事拒否など，家族やケアスタッフがその変化に気づいた時点で歯科受診依頼となるケースが多く，口腔内も劣悪な状態になっている．

このような状況を生じさせないためには，認知症初期支援において歯科医師や歯科衛生士が積極的にかかわることが重要である．認知症を正しく理解し，予知性のある歯科治療，口腔衛生管理と口腔機能管理を継続的に提供することが歯科に求められている最も重要な課題である．

（平野浩彦）

8―血液・免疫疾患

① 血液疾患

高齢者に多いのは，貧血，血小板減少性紫斑病，骨髄異形成症候群，白血病，悪性リンパ腫，多発性骨髄腫などである．

貧血は一般に加齢に従って高齢者は軽度の貧血傾向がみられるため，一種の生理現象とも考えられている．病的なものか生理的なものかは医師の診断によるが，歯科患者では貧血による口腔粘膜や顔面皮膚の蒼白色に注意する．もし貧血が疑われた場合は他の重大な基礎疾患に伴う場合があるので専門医への対診が必要である．

骨髄異形成症は徐々に進行する高齢者に多い貧血で，白血病に移行しやすいタイプを

含む症候群として注目されている．抜歯などの侵襲的歯科治療は避けたほうがよい．白血病は未分化な正常幹細胞が形質転換を起こし白血病幹細胞が増殖することによって正常の造血能が障害され，さらに全身臓器に浸潤する予後不良の疾患である．

急性白血病の三大初発症状は発熱・出血傾向・貧血であるが，患者の約20%において歯肉出血や抜歯後出血などの口腔症状が初発症状としてみられる．歯科治療上の注意点としては，急性白血病では患者の血液所見に注意が必要である．易感染性や出血傾向を認めるので，血液内科担当医との緊密な連絡が必要である．慢性白血病の場合，基本的には健全者と同様の処置が可能といわれているが，急性転化などの可能性もあるため血液検査所見の定期的な確認および担当医との密な連携が大事である．

悪性リンパ腫，特に非Hodgkin（ホジキン）リンパ腫が高齢者には多い．放射線療法と化学療法のいわゆるサンドイッチ療法がよく行われ，成功すれば成人と同等の治療結果が得られる．これらの治療により高齢者では口腔乾燥や口腔粘膜炎がみられるので，歯科的対応が求められる．寛解後の患者に対しての歯科治療は健常者と同様に行える．

多発性骨髄腫は形質細胞が悪性腫瘍化したもので，治療にビスフォスフォネートが用いられることがあるので，歯科的対応に配慮が必要である．

慢性DIC（播種性血管内凝固症候群）は腹部大動脈瘤や固形がんに合併し，止血が困難なため歯科では観血処置を避けるのが望ましい．

高齢者では薬の副作用が出やすく，なかでも血液の異常が多い．歯科で使用する抗菌薬や消炎鎮痛薬も例外でなく，溶血性貧血や汎血球減少には注意が必要である．

② 免疫疾患

自己免疫異常を基盤とする膠原病は，結合組織を中心とした炎症により疼痛，発熱，体重減少，多臓器障害などを起こす疾患群である．関節リウマチ[*7]，全身性エリテマトーデス，多発性筋炎，全身性強皮症，血管炎症候群などがある．

[*7]: p.126 参照．

全身性エリテマトーデスは20～40代の女性に好発し，高齢者は少ない．多発性筋炎は高齢者にもみられるが間質性肺炎や悪性腫瘍との合併が問題になる．いずれもステロイド療法が行われるので，歯科治療の際には周術期のステロイドカバーを考慮する．全身性強皮症は比較的まれな疾患であるが，手指の屈曲に障害をもつことが多いので，歯磨きなどの口腔衛生に支障をきたすため指導が必要である．

9—感覚器の疾患

① 視覚障害

加齢とともに視力は低下する．その原因疾患として，白内障，緑内障，糖尿病性網膜症，加齢黄斑変性症，網膜静脈閉塞症などがあげられるが，いずれも加齢との関わりが大きい．老人性（加齢性）白内障は，50歳代では37～54%，60歳代では66～83%，70歳代では84～97%，80歳代になると100%に認められる．視力低下の程度は個人により差があり，社会生活上の必要性を考えて白内障手術が広く行われている．手術で視力が回復している場合は歯科治療上の問題はない．

緑内障には原発性緑内障，正常眼圧緑内障，続発性緑内障がある．かつては，緑内障は眼圧の上昇によって生じる疾患とされていたが，正常眼圧緑内障が多くなったため，今日では視神経線維の視神経乳頭部の器質的障害で視野に異常が出る疾患と定義されている．緑内障に対しては原則として眼圧降下を目的とする治療が行われる．隅角の閉塞のない開放隅角緑内障と隅角の閉塞がある閉塞隅角緑内障に大別される．薬物の投与に際しての注意点は，閉塞隅角緑内障患者には副交感神経をブロックする抗コリン薬は禁忌である．またベンゾジアゼピン系睡眠薬も房水圧を上昇させるので使用できない．
　糖尿病性網膜症は糖尿病の合併症で，高血糖の持続による網膜毛細血管の障害により網膜に循環障害が起こる．網膜に新生血管が生じると眼にかすみを感じ，出血が起こると視力が低下する．
　加齢黄斑変性症は黄斑の加齢変化を基礎とする疾患である．黄斑部の細胞が萎縮する萎縮型加齢黄斑変性症と脈絡膜からの新生血管が伸展し，その血管が脆弱であるために浮腫を生じる滲出型加齢黄斑変性症がある．
　網膜静脈閉塞症は高齢者に多い．高齢者では高血圧や動脈硬化により網膜血管の内皮細胞が障害されて血栓が形成されて血管が閉塞する．これは糖尿病患者に好発する．糖尿病性網膜症，加齢黄斑変性症などと同様に抗VEGF療法（抗血管新生薬）が行われる．
　歯科治療に際しては以上の各疾患の背景にある高血圧，動脈硬化，糖尿病などの合併症の状態に注意を払う必要がある．口腔衛生指導などは視力低下を念頭に置いて実施しないと難しい．

② 聴覚障害

　高齢者の聴覚障害は一般にみられる中枢性聴覚障害とは異なり，末梢の蝸牛レベルにあるものが多い．内耳蝸牛の感覚細胞や血管，神経経路に障害が起こり，音の伝達障害を生じるが，補聴器で補助できる加齢性難聴で，対応が可能である．難聴には加齢性難聴（老人性難聴）のほか，薬剤性難聴，突発性難聴，心因性難聴などがある．薬剤性難聴の原因は抗菌薬ではストレプマイシン，ゲンタマイシン，利尿薬のフロセミド，抗がん剤のシスプラチンなどがある．口腔外科患者ではそれらの薬剤を使用する機会があるので，その際は注意が必要である．突発性難聴の原因としてウイルスのほか，精神的ストレスとの関係もいわれている．その治療には安静が最も重要であるので，歯科治療がストレスになりそうな場合は再発を起こしやすいので注意する．難聴のある高齢者に対する注意点は，①ゆっくり明瞭な発音で話す，②こちらは相手の顔をみながら話し，相手にはこちらの口もとをみながら聞くように指導する，③1回の話で理解してもらえない場合は，何度も繰り返して話す，④患者の興味がある話題から入り，こちらの話しに引き込む，⑤補聴器使用者はスイッチが入っているか，故障していないかを確認する，⑥必要なら筆談を加える，⑦聞こえないからこちらの話しを理解できないだけなので，話が通じないからといって軽蔑する態度をとらない．

③ めまい

　良性発作性頭位めまい症は，特定の頭位をとると回転性のめまいが起こるもので，めま

い発現までに若干の時間があり増強したあとに減弱し,消失する．歯科治療では術者の都合のよい体位を求めやすいが,患者の頭位には配慮する．Ménière(メニエール)病はめまい発作を繰り返し,難聴や耳鳴りなどを特徴とする．Ménière(メニエール)病の発症,増悪にはストレスが強く関連していることが知られている．心身の安静を第一とするようにいわれているので,歯科治療そのものがストレスになるが,極力ストレスを与えないようにすることが肝要である．

(安藤智博)

10─その他の疾患

① 骨粗鬆症

骨強度の低下によって骨の脆弱性が亢進し,骨折危険率の増大した疾患である[1]．従来は低骨量と骨組織の微細構造の異常を特徴とし,骨の脆弱性が増大して骨折の危険性が増大する疾患と定義されていた．しかし,骨強度の規定因子として骨の質も重要な役割を果たしていることが明らかになり,疾患の概念が変わった．ただし,骨量の測定値は骨粗鬆症の診断と治療方針決定に重要である．日本骨代謝学会,日本骨粗鬆症学会による定義[2]において,以下の条件を満たす場合,原発性骨粗鬆症と診断する．条件とは,① 脆弱性骨折があり,骨密度がYAM(young adult mean;若年成人平均値)の80％未満,② 脆弱性骨折なしで,骨密度がYAMの70％以下または−2.5SD以下である．この原発性骨粗鬆症のほか,続発性骨粗鬆症(**表5**[3])が存在し,common diseaseとして扱われる．歯科治療では,骨粗鬆症による障害,すなわち圧迫骨折に伴う脊柱後弯症,亀背が発症すると歯科診療台での体位保持に工夫が必要となる．歯を喪失した高齢者の骨粗鬆症患者では顎骨が萎縮し,皮質骨は薄くなることがある．また,骨粗鬆症の治療薬として広く用いられている,ビスフォスフォネート製剤(bisphosphonate;BP)の投与患者に顎骨壊死,顎骨骨髄炎が発症することが明らかになっている．閉経した高齢者に対して軽度の骨粗鬆症であっても骨折予防の点からBP製剤の処方率は高く,歯科診療において患者の処方歴を確認する必要がある[*8]．

*8:p.418参照．

骨粗鬆症患者に多い大腿骨骨折による人工骨頭置換術後の患者に対する歯科観血処置時には,術前に抗菌薬投与を行い感染予防に務めることが望ましい．

表5 続発性骨粗鬆症の原因(骨粗鬆症の予防と治療ガイドライン作成委員会編,2012.[3])

内分泌性	副甲状腺機能亢進症,クッシング症候群,甲状腺機能亢進症,性腺機能不全など
栄養性	胃切除後,神経性食欲不振症,吸収不良症候群,ビタミンC欠乏症,ビタミンAまたはD過剰
薬物	ステロイド薬,抗痙攣薬,ワルファリン,性ホルモン低下療法治療薬,SSRI,メトトレキサート,ヘパリンなど
不動性	全身性(臥床安静,対麻痺,廃用症候群,宇宙旅行),局所性(骨折後など)
先天性	骨形成不全症,マルファン症候群
その他	糖尿病,関節リウマチ,アルコール多飲(依存症),慢性腎臓病(CKD),肺疾患など

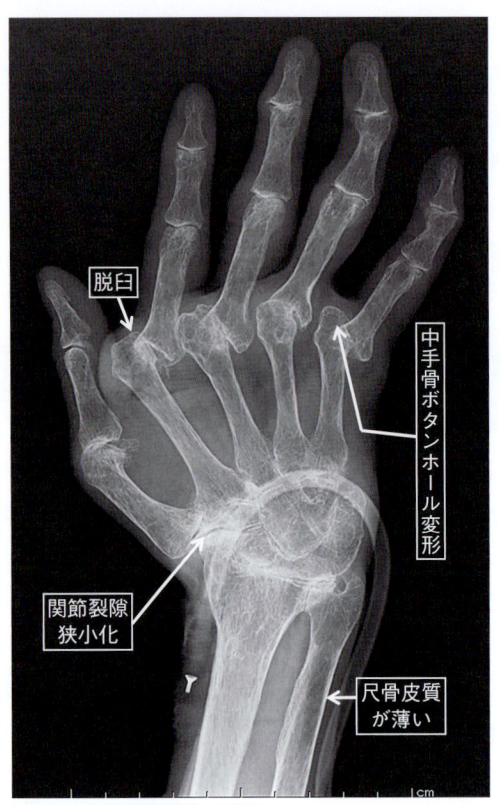

図12 中手指節関節の脱臼
手根骨関節裂隙が狭小化し，不明瞭となる強直症（Stage4）．尺骨の皮質が薄く，骨粗鬆症．

② リウマチ疾患

　高齢者のリウマチ疾患のなかで最も多いのは，関節リウマチ（rheumatoid arthritis；RA）である．関節リウマチは多発性関節炎を主体とする進行性炎症性疾患で，関節外にも間質性肺炎，胸膜炎，血管炎による皮膚潰瘍，虚血性腸炎，心筋炎などを合併する．60歳以上で発症したRAを高齢発症RA（elderly-onset rheumatoid arthritis；EORA）と称し，60歳未満発症のRA（younger-onset rheumatoid arthritis；YORA）の二つに分類される．EORAは慢性発症だけでなく，急性発症の場合は発熱を伴うことから不明熱や原因がわからない炎症が疑われることがあるので注意が必要である．一般には中高年の女性に好発し，遺伝的要因が多い．顎関節にもまれに症状が出る場合もあり，開口障害や筋痛を訴える．最近では歯周病との関連性を示唆する文献も報告されている．高齢者の場合は，罹病年数が症状の程度を左右する．また薬物投与が長期に及ぶ場合があり，胃腸障害，腎障害，肝障害を合併する頻度が高いので歯科治療の際にはこれらのことにも注意する．

　治療にはメトトレキセート（MTX）や生物学的製剤などの疾患修飾抗リウマチ薬（Disease-modifying antirheumatic drugs；DMARDs）が選択され[4]，新規にRAを発症した患者の障害は減少した．高齢患者では慢性発症と急性発症の混在，進行群と予後良好群

の混在,ステロイド薬反応が不完全な群と良好な群の混在がある[5].また,高齢患者では薬による副作用が高率に生じて重症化するので,抗リウマチ薬の多剤併用率と生物学的製剤使用率が低く,MTX平均使用量が少ないが,ステロイド薬の使用頻度は高い[6].管理が不十分なRAでは白血球数と血小板数の増加,赤血球沈降速度やCRPの亢進,アルブミン低下,貧血などが発症する.

歯科診療ではRAによる合併症や障害に留意して,MTXや生物学的製剤の使用状況を考慮し,周術期には注意が必要となる.MTX投与症例では骨髄抑制や間質性肺炎[7〜9]などが問題であり,口内炎も起こる.また,ステロイド薬投与症例では,骨粗鬆症や感染の危険が高く,難治性口内炎や口腔カンジダが発現する.生物学的製剤投与症例では,CRPの変化や臨床症状(発熱,倦怠感,疼痛)がマスキングされることがあるので,感染症(細菌性肺炎,結核),間質性肺炎[10]の合併に注意する.

手指にRAが発症(図12)すると歯ブラシの把持が困難となり,口腔清掃が不十分で義歯の着脱も困難となり,口腔衛生自己管理ができない.頸椎にRAが発症すると頸椎脱臼を起こす危険があるので歯科診療時の体位や気管内挿管時の頸椎への加重には注意する.

人工関節置換例,MTXや生物学的製剤投与例では,必要に応じて歯科観血処置前に抗菌薬投与を行い感染予防に努める.

(山口雅庸)

文 献

1. 医療情報の収集(医療面接,他科への照会)

1) 下山和弘,櫻井 薫,深山治久,他編:日本老年歯科医学会監修 高齢者歯科診療ガイドブック,52-53,66-67,口腔保健協会,東京,2010.
2) 那須郁夫:歯科医師による咀嚼器機能発揮支援は日本人の健康寿命を延ばす.日歯医師会誌,66(11):1071-1081,2014.
3) 木村祐一郎,武田 瞬,酒井克彦,他:東京歯科大学市川総合病院歯科・口腔外科における平成23年度外来初診患者の臨床統計.歯科学報,113(1):64-68,2013.
4) 大渡凡人,植松 宏,海野雅浩:高齢者歯科外来患者の既往疾患と初診時血圧の関連.日歯麻誌,28(2):195-203,2000.
5) 大渡凡人:全身的偶発症とリスクマネージメント 高齢者歯科診療のストラテジー,医歯薬出版,東京,7-11,2012.
6) 伊藤泰隆,野口沙希,三條祐介,他:東京歯科大学市川総合病院歯科・口腔外科における平成24年度外来初診患者の臨床的検討.歯科学報,114(5):456-462,2014.
7) 川渕奈三栄,北啓一朗,中垣内浩子,他:外来診療における患者解釈モデルの質的検討─解釈モデルをどう扱うべきか─.日本プライマリ・ケア連合会誌,36(2):88-92,2013.
8) 牧野路子,内藤 徹,円林彩子,他:高齢者歯科外来における疾患および服薬の実態関する実態調査.J Fukuoka Dent Coll,39(2):95-99,2013.
9) 寺嶋 毅:診療情報提供書(紹介状・照会状)の書き方 その1・医科から.日歯医師会誌,66(12):1183-1090,2014.
10) 片倉 朗:診療情報提供書(紹介状・照会状)の書き方 その2・歯科から.日歯医師会誌,67(1):47-53,2014.
11) 森戸光彦編集主幹:歯科衛生士講座 高齢者歯科学,第2版,永末書店,京都,94-97,2014.

2. 医療情報の分析と診療時・介入時の注意点

1─循環器疾患〜 3─呼吸器疾患

1) 山根源之:基礎疾患を伴う高齢者の観血的処置.日本口腔外科学会編,一般臨床家,口腔外科医のための口腔外科ハンドマニュアル'07,クインテッセンス出版,東京,251-263,2007.

2) 大内尉義，秋山裕子編集代表：新老年学，第3版，東京大学出版会，東京，671-748，797-844，911-963，2010.
3) 山根源之監訳分担：歯科医師が行う医療管理―医学的問題を抱えた患者への対応，第5版，永末書店，京都，2011.
4) 水野嘉夫：内科学エッセンス2　歯科医師が知っておくべき全身疾患，一世出版，東京，2014.
5) 日本有病者歯科医療学会，日本口腔外科学会，日本老年歯科医学会編：科学的根拠に基づく抗血栓療法患者の抜歯に関するガイドライン，2015年改訂版，学術社，東京，2015.

4―消化器疾患（肝炎，肝硬変）
1) 茶山一彰監修：かかりつけ医のためのB型慢性肝炎診療マニュアル，http://www.bms.co.jp/pdf/medical/bkanen/bkanen03_1_201106.pdf.
2) 日本消化器病学会関連研究会肝機能研究班編集：肝炎ウイルスマーカー・肝機能検査法の選択基準，第1版，文光堂，東京，2-8，2007.
3) 大阪府，大阪府歯科医師会：平成24年度歯科医療安全管理体制推進特別事業 歯科診療所における医療安全管理に関する手引き，2.1-2.53，2013.

5―代謝・内分泌疾患（糖尿病）
1) 厚生労働省：糖尿病ホームページへようこそ
   http://www.mhlw.go.jp/topics/bukyoku/kenkou/seikatu/tounyou/.
2) 一般社団法人日本糖尿病学会：HbA1cの新目標と施行について，http://www.jds.or.jp/.
3) 日本歯科医学会 監修：糖尿病患者に対する歯周病治療ガイドライン，特定日営利活動法人日本歯周病学会発行，2008.

6―腎疾患（腎不全，人工透析）
1) 第二次腎性貧血治療ガイドライン作成ワーキンググループ：2008年版日本透析学会「慢性腎臓病患者における腎性貧血治療のガイドライン」，透析会誌，41(10)：661-716，2008.
2) 荒川幸喜，外木守雄：臨床のヒント Q&A23．歯科学報，111(5)：493-496，2011.

7―精神神経疾患（統合失調症，老年期うつ，認知症）
1) 山田岳史：統合失調症．歯科衛生士のための全身疾患ハンドブック，医歯薬出版，東京，126-127，2015.
2) 久永明人：統合失調症・うつ病とは．5疾病の口腔ケア，医歯薬出版，東京，174-181，2014.
3) 中村広一：抗精神病薬起因の錐体外路症状に由来する顎口腔領域の臨床症状について．日有病歯誌，14：1-7，2005.
4) 中村広一：統合失調症の歯科臨床― 第1報 診療場面における問題点―．精神科治療学，21：765-769，2006.
5) 中村広一：統合失調症の歯科臨床― 第2報 抗精神病薬の副作用の影響および本症患者に特有な現象について―．精神科治療学，21：897-902，2006.
6) 中村広一：統合失調症患者の歯科診療―問題点と対応―．障歯誌，27：541-547，2006.
7) 佐久間俊一：うつ病．歯科衛生士のための全身疾患ハンドブック，医歯薬出版，東京：124-125，2015.
8) 鈴木竜世，野畑綾子，金　直淑，他：職域のうつ病発見および介入における質問紙法の有用性の検討．精神医学，45：699-708，2003.
9) 久永明人：統合失調症・うつ病とは．5疾病の口腔ケア，医歯薬出版，東京，174-181，2014.
10) 豊福　明：うつ病患者への正しい向き合い方．The Quintessence，33-34：88-97，2014.
11) Reisberg B, Ferris SH, Anand R, et al.：Functional staging of dementia of the Alzheimer type. Ann NY Acad Sci, 435：481-483, 1984.
12) 平野浩彦，本間　昭：実践！　認知症を支える口腔のケア，52．東京都高齢者研究福祉振興財団，東京，2007.
13) 校広あや子，平野浩彦，山田律子，他：アルツハイマー病と血管性認知症高齢者の食行動の比較に関する調査報告第1報食行動変化について．日老医誌，50：651-660，2013.
14) 平野浩彦（主任研究者）：平成25年度厚生労働科学研究費補助金（長寿科学研究開発事業）要介護高齢者等の口腔機能および口腔の健康状態の改善ならびに食生活の質の向上に関する研究（H25－長寿 一般-005）報告書，2014.
15) Arai H, Akishita M, Chen LK：Growing research on sarcopenia in Asia. Geriatr Gerontol Int, 14：1-7, 2014.
16) Cruz-Jentoft AJ, Baeyens JP, Bauer JM, et al.：Sarcopenia：European consensus on definition and diagnosis：Report of the European Working Group on Sarcopenia in Older People. Age Ageing, 39：412-423, 2010.
17) Muller F, Duvermay E, Loup A, et al.：Implant-supported mandibular overdentures in very old adults：a randomized controlled trial. J Dent Res, 92：154S-160S, 2013.
18) Kikutani T, Yoshida M, Enoki H, et al.：Relationship between nutrition status and dental occlusion in

community dwelling frail elderly people, Geriatr Gerontol Int, 13：50-54, 2013.
19) Sato E, Hirano H, Watanabe Y, et al.：Detecting Sings of dysphagia in patients with Alzheimer's disease with oral feeding in daily life. Geriatr Gerontol Int, 10：doi：1111/ggi.12131, 2013.
20) Edahiro A, Hirano H, Yamada R, et al.：Factors affecting independence in eating among elderly with Alzheimer's disease. Geriatr Gerontol Int, 12：481-490, 2012.
21) 平野浩彦編，枝広あや子，野原幹司，他：認知症高齢者への食支援と口腔ケア，ワールドプランニング，東京，23，2014.

【参考図書・参考文献】
＊小野繁：歯科医師に必要とされる心身医学的対応，ラジオ NIKKEI MEDICAL LIBRARY：2007. 10. 9
＊東京都立心身障害者口腔保健センター：もし精神疾患を有する患者が来院したら，センターだより　第5号：http://www.tokyo-ohc.org, 2010. 4.1

8—血液・免疫疾患
1) 額田忠篤：高齢者疾患の解説，医薬ジャーナル社，大阪，436-464, 2013.
2) 亀田秀人：膠原病と歯科治療—副腎皮質ステロイド治療時の注意点—. 日有病歯誌，22(3)：171-178, 2013.

9—感覚器の疾患
1) 長寿科学振興財団：健康長寿ネット—感覚器疾患，http://www.tyojyu.or.jp/hp/menu000000400/
2) 額田忠篤：高齢者疾患の解説，医薬ジャーナル社，大阪，322-338, 346-351, 2013.

10—その他の疾患
1) NIH Consensus Development Panel on Osteoporosis Prevention, Diagnosis, and Therapy, 2001.
2) 日本骨代謝学会，日本骨粗鬆症学会合同原発性骨粗鬆症診断基準改訂検討委員会：原発性骨粗鬆症の診断基準 2012 年度改訂版，日本骨粗鬆症学会誌：21(1)：9-21, 2013.
3) 骨粗鬆症の予防と治療ガイドライン作成委員会編：骨粗鬆症の予防と治療ガイドライン 2011 年版，東京，108, 2012.
4) Smolen JS, Landewé R, Breedveld FC, et al.：EULAR recommendations for the management of rheumatoid arthritis with synthetic and biological disease-modifying antirheumatic drugs：2013 update, Ann Rheum Dis, 73(3)：492-509, 2014.
5) 杉原毅彦：関節リウマチ 高齢者，内科，109(4)：643-646, 2012.
6) 大西佐知子，岩本雅弘，簑田清次：高齢発症関節リウマチの治療．日本臨床免疫学会会誌，33(1)：1-7, 2010.
7) 日本医療機能評価機構：抗リウマチ剤抗リウマチ剤（メトトレキサート）の過剰投与に伴う骨髄抑制．医療安全情報 No.2, 2007.
8) 日本リウマチ学会 MTX 診療ガイドライン策定小委員会：関節リウマチ治療におけるメトトレキサート（MTX）診療ガイドライン 2011 年版，日本リウマチ学会，2011.
9) 厚生科学審議会疾病対策部会リウマチ・アレルギー対策委員会：リウマチ・アレルギー対策委員会報告書．厚生労働省，2011.
10) 中原英子：生物学的製剤によるマスキングとは？．内科，109(4)：629-633, 2012.
11) Yaszemski MJ, Shepler TR：Sudden Death from Cord Compression Associated with Atlanto-Axial Instability. in Rheumatoid Arthritis. Spine, 15(4)：338-341, 1990
12) 荻原伸英，高橋　淳，平林洋樹，他：頭蓋頚椎移行部病変に対する軸椎垂直亜脱臼の整復の重要性．J Spine Res, 3：1231-1235, 2012.

Ⅱ 老年歯科医学（高齢者歯科医学）の実際

2 口腔機能管理

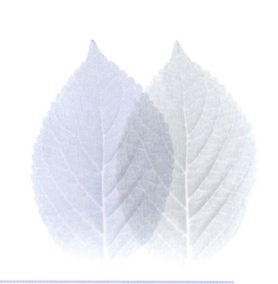

1 高齢者と口腔機能

　口腔機能には，主として咀嚼，嚥下，味覚，唾液分泌，発音，呼吸などが挙げられる（**表1**）．これらのいずれの機能も高齢者で低下がみられる．それらの一つの機能のみが低下していることよりも，複数の機能が低下していることが多いのが高齢者の口腔機能低下の特徴の一つである．それぞれの機能が特異的に低下している場合には，たとえば咀嚼機能不全や咀嚼機能障害とよばれる．それに対し，口腔機能低下症という疾患が仮にあるとすれば，程度の違いはあっても舌機能，咀嚼機能，唾液分泌，味覚など複数の機能が低下している状態を示すだろう．

　高齢者の口腔機能低下の原因は，歯周病，う蝕および歯の喪失による咀嚼機能の低下，老化による筋力，筋量の低下や唾液分泌の低下などの，疾病等による機能低下と生理的な機能低下とがあるが，複合的な要因による場合が多い．サルコペニアも咬合力低下や舌圧低下による口腔機能の低下に直接的，間接的な影響を与える．

　口腔機能が低下すると，直接的には摂食嚥下障害，味覚障害，構音障害，低栄養，口腔乾燥などを引き起こし，その結果として二次的に誤嚥性肺炎，歯や粘膜の自浄性低下，口臭，脱水，窒息，コミュニケーション障害などを引き起こす．さらには，認知機能低下の要因になるといわれている[1]．また，QOL（quality of life）の低下やADL（activities of daily living）の低下など，多面的な影響を与える．高齢者では，全身状態はもとより，パーソナリティ，社会的背景，精神・心理的背景が関与していることも多いため，医療面接の際に十分な情報を収集し，診療計画の立案時に考慮する必要がある．

　高齢者の口腔機能に低下が認められた場合，機能回復のためにリハビリテーションが必要である．リハビリテーションの手法には種々あるが（**表2**），たとえば脳血管疾患の結果として舌の運動障害が生じた場合，舌の可動範囲を回復させるための訓練が治療的アプローチであるのに対し，舌接触補助床（PAP）を利用して摂食嚥下機能や発音機能を回復させるアプローチを代償的アプローチという．原因を取り除くことが困難な場合も多い

表1　おもな口腔機能
- 咀嚼
- 嚥下
- 味覚
- 唾液分泌
- 発音
- 呼吸

表2　リハビリテーションのアプローチ
- 治療的アプローチ
- 代償的アプローチ
- 経済的アプローチ
- 心理的アプローチ
- 環境改善アプローチ

ため代償的アプローチが必要となることが多い．いずれのアプローチによるリハビリテーションであっても，口腔機能低下を適切に評価することにより，機能低下の程度を把握し，リハビリテーションのゴールを設定する必要がある．

機能低下を評価するためには検査などの客観的な尺度が必要である一方，機能低下に対する患者自身の主観的な感じ方を評価することも同時に必要となる．主観の評価法には，visual analogue scale（VAS）法（図1），numerical rating scale（NRS）法（数値化スケール法）（図2），verbal rating scale（VRS）法（図3），glass scale 法（図4），Likert scale（リッカート尺度）法（図5），face scale 法（図6）などがある．また別に，chips scale（チップ・スケール）法がある．五つの白いプラスチックのチップを用いる方法で，チップの数が苦痛などの程度を示す．患者に自分の苦痛と同じ程度のチップの数を取らせて評価する．

これらの主観の評価法は，患者の訴えの度合いを測る，治療前後の満足度の比較をするといった，主観の定量化を行うことができるのが特徴である．どの方法を使用するかは，評価対象者や評価内容により選択する必要がある．個々の臨床的検査では表現できない総合的な気分（mood）を評価することが，これらの方法を用いる重要な目的の一つである．

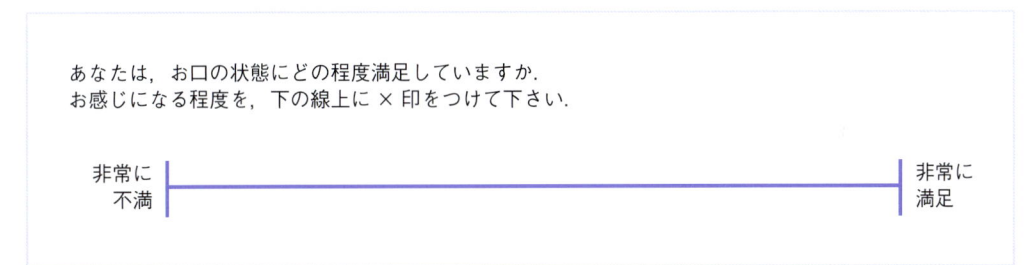

図1 Visual analogue scale 法の例
Visual analogue scale 法は，一端に最も悪い評価，他端に最もよい評価を表す言葉を添えた100 mm の線分を用いる方法である．患者に自分の状態にあった位置にマークさせ，最も悪い評価の端からの mm 数を評価とする．利用が容易であるため広く用いられているが，患者が評価法を理解することは必ずしも容易ではないため，本法への理解に疑問がある場合には他の方法を検討しなければならない．

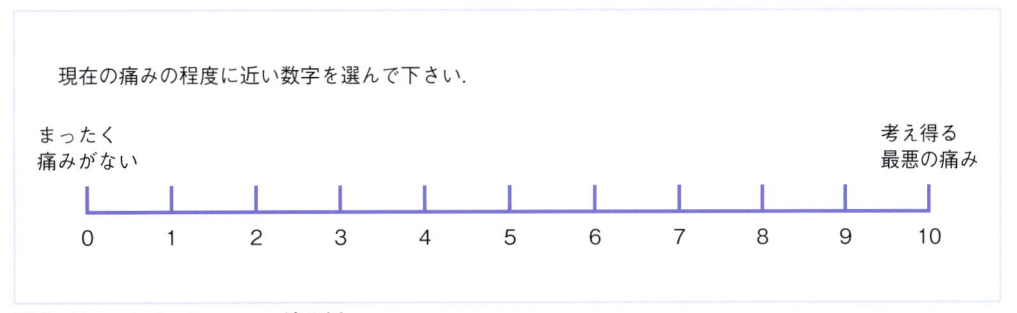

図2 Numerical rating scale 法の例
Numerical rating scale 法は，一端に最も悪い評価，他端に最もよい評価を表す言葉があり，その間に数段階の数値が添えられた線分を用いる方法である．7段階や10段階のものが用いられる．古くから顧客満足度調査などで利用されている方法である．

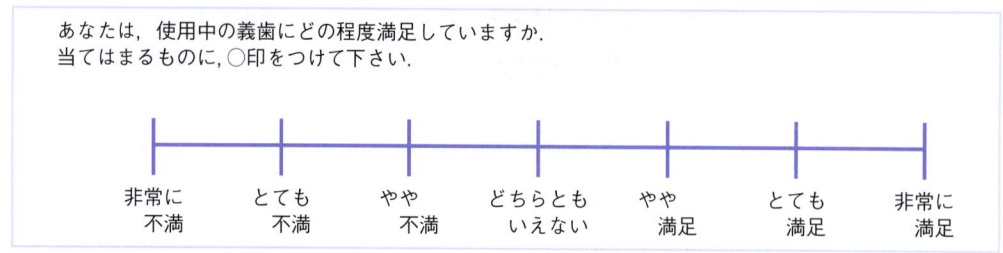

図3 Verbal rating scale 法の例
Verbal rating scale 法は，修飾語を線分上に配置することにより選択肢に順序関係を持たせた方法である．たとえば，「非常に痛い」「やや痛い」「ほとんど痛くない」「まったく痛くない」といった選択肢のなかから自分の状態にあったものを選ぶ．方法が理解しやすい反面，中間の選択ができない，使用する修飾語に選択が左右されやすいなどの欠点もある．

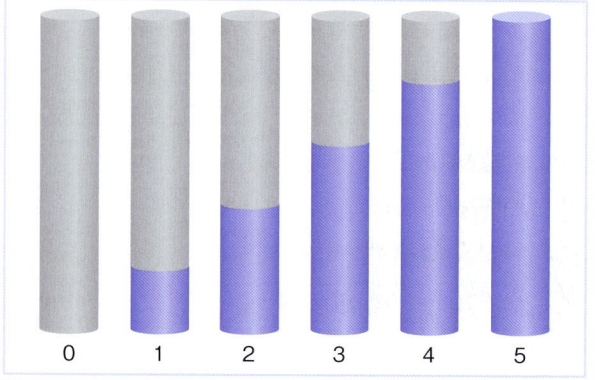

図4 Glass scale 法の例
Glass scale 法は，visual analog scale 法を小児用に改良したものであるため，高齢者にも理解しやすい．六つの円柱やグラスの絵から構成される．円柱は，不満や痛みなどの評価したいもので満たされている．0は空であり「不満なし」を意味し，5が「最も不満」を意味する．

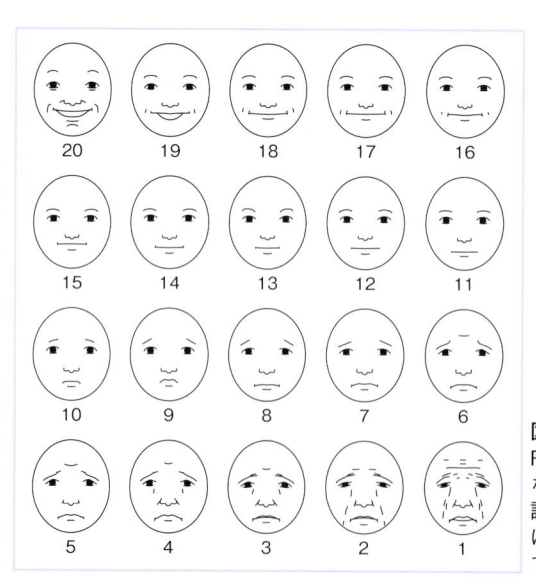

図5 Likert scale 法の例
Likert scale 法は，説明文に対して，「同意」「やや同意」「普通」「やや不同意」「不同意」など程度を示す説明語から自分の状態の説明にもっとも近い語を一つ選ぶ方法である．「非常に」などの強い修飾語がつく選択肢は選ばれにくく，「どちらともいえない」などの中立的な修飾語がつく選択肢が選ばれやすい．

図6 Face scale 法の一例 (Lorish, et al., 1986.[2])
Face scale 法は，順序をもって並んだ複数の顔のなかから現在の状態に近いものを選ぶ方法である．詳細な尺度の評価ではなく，総合的な気分の評価に適するとされる．最初の顔は幸せに満ちた笑顔であり，最後の顔は苦痛に満ちた泣き顔である．

（上田貴之）

2 咬合と口腔機能の評価

1―咬合の評価

咬合状態（上下顎間における歯の接触関係）に関しては，個々の歯のレベルから歯列全体のレベルまで，さまざまな単位の評価方法があり，評価する患者の年代層や治療の専門性に応じて適切な方法が選択されている．高齢者においては，歯の欠損とそれに伴う咀嚼能力の低下が歯科治療の対象となる場合が多く，咀嚼能力の低下に関連する代表的な口腔内因子として，上下顎間の咬合接触状態をさまざまな単位によって表現した概念である咬合支持（occlusal support）が挙げられる．したがって，高齢者において咀嚼能力の回復をはかるためには，まず咬合支持の的確な評価が必要不可欠である．そこで，本節では，歯科補綴学領域において一般的に用いられている咬合支持の評価法を二つ紹介する．

① Eichner の分類

Eichner の分類[1]は，上下顎間の咬合接触を左右の小臼歯部 2 か所と大臼歯部 2 か所，合計 4 か所の咬合支持域（occlusal supporting unit）で評価するもので，4 か所の咬合支持域が維持されている A 群，1〜4 か所の支持域が失われ前歯部だけで接触している場合も含む B 群，上下歯列間に咬合接触がない C 群に大別され，さらに細かく分類されている（図 7）．Eichner の分類の特徴は，咀嚼能力との強い関連が証明されていることと，補綴治療の難易度を評価する際の有用性である．すなわち，咀嚼能力を維持するためには，両側（B2 まで）ないしは片側（B3 まで）の臼歯部咬合支持域を維持することが重要であ

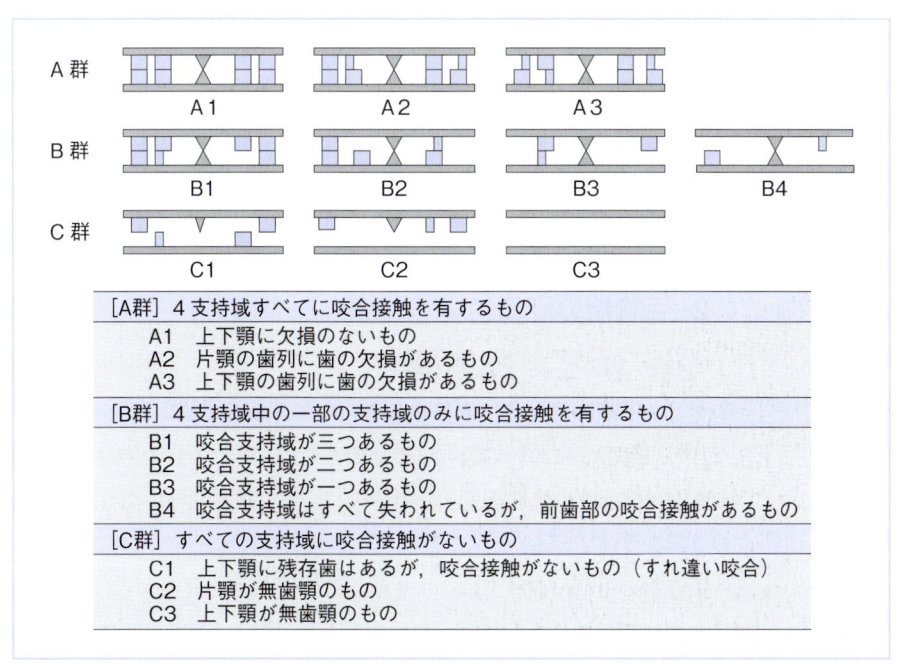

[A群] 4 支持域すべてに咬合接触を有するもの
A1　上下顎に欠損のないもの
A2　片顎の歯列に歯の欠損があるもの
A3　上下顎の歯列に歯の欠損があるもの
[B群] 4 支持域中の一部の支持域のみに咬合接触を有するもの
B1　咬合支持域が三つあるもの
B2　咬合支持域が二つあるもの
B3　咬合支持域が一つあるもの
B4　咬合支持域はすべて失われているが，前歯部の咬合接触があるもの
[C群] すべての支持域に咬合接触がないもの
C1　上下顎に残存歯はあるが，咬合接触がないもの（すれ違い咬合）
C2　片顎が無歯顎のもの
C3　上下顎が無歯顎のもの

図 7　Eichner の分類（Eichner, 1990.[1]）

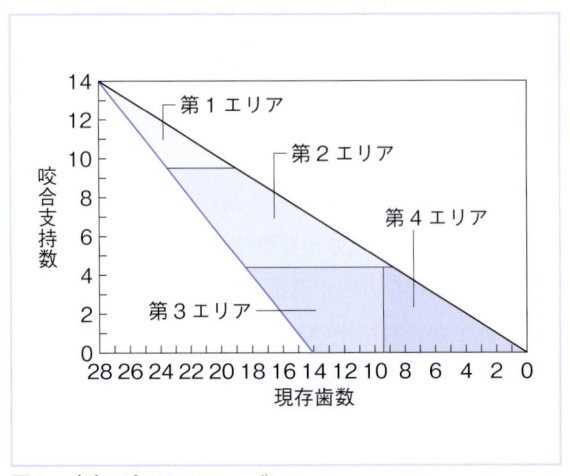

図8 咬合三角 (宮地, 2011.[4])

ること[2],咬合支持域が左右すべて揃っており歯の欠損がない場合（A1）と片側1箇所だけで臼歯部咬合支持が維持されている場合（B3）において，歯周病罹患が咀嚼能力に影響を及ぼしやすいこと[3]が大規模疫学調査の結果から報告されている．また，補綴治療を行ううえでは，臼歯部の咬合支持域をすべて喪失し前歯部のみの咬合接触となったB4や，臼歯部に残存歯が存在するものの咬合接触していないためいわゆるすれ違い咬合となったC1，片顎無歯顎で全部床義歯と天然歯列で咬合する状況となったC2など，難度の高い状況を把握するうえで有用な分類法になっている．

② 宮地の咬合三角

宮地建夫[4]によって提唱されて以来，欠損歯列症例を一口腔単位で評価する方法として普及している．横軸に上下顎の残存歯数（28〜0），縦軸に上下の歯の咬合支持数（0〜14）をプロットしたグラフ上に，完全な天然歯列の状態，14歯残存しながら咬合接触がない状態，完全な無歯顎の状態を頂点とした三角形（咬合三角）が設定され，そのなかにすべての欠損歯列を包含する（図8）．咬合三角は，歯数と咬合支持数によって四つのエリアに分けられ，それぞれ咬合欠損レベル，咬合欠陥レベル，咬合崩壊レベル，咬合消失レベルと定義されており，欠損拡大のリスク評価とともに補綴治療の立案に利用される．

2—舌機能の評価

① 咀嚼・嚥下における舌の役割

舌は，下顎の中央部に位置するきわめて可動性の高い器官であり，咀嚼・嚥下・構音などの口腔機能において最も重要な働きを担っている．舌の可動性は，舌自体の形態を変える内舌筋と舌の位置を変える外舌筋によって成り立っており，これらの筋群は舌下神経の支配を受けている．

固形物の咀嚼においては，まず前歯で咬断された食片が舌によって臼歯部に搬送され，咬合面に載せられる．咀嚼が開始されると，開口〜閉口〜咬合の咀嚼周期ごとに，舌は舌背中央部に樋状の凹面を作って食片を包み込み（準備相），一側の歯列咬合面に移動させ

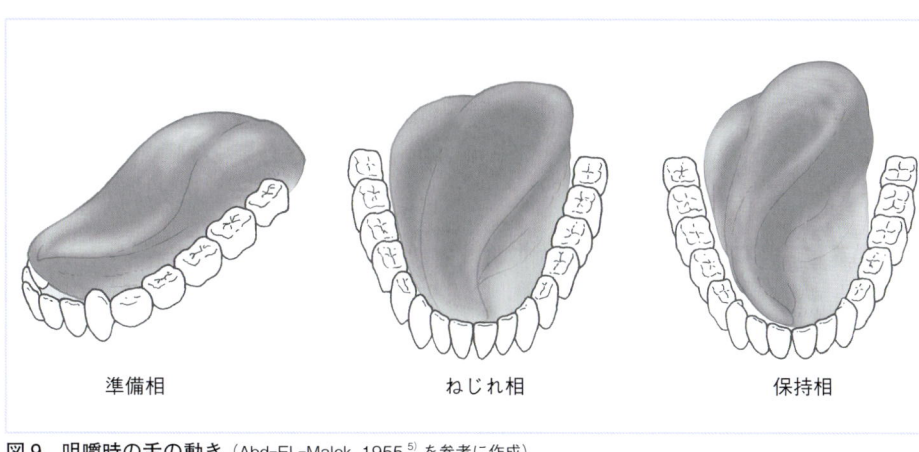

図9 咀嚼時の舌の動き (Abd-EL-Malek, 1955.[5] を参考に作成)

準備相　　　ねじれ相　　　保持相

表3 プロセスモデルに基づく舌運動障害の症状

プロセスモデルの段階	舌のはたらき	舌運動障害による症状
Stage I transport	食物を前歯部から臼歯部に移送し、回旋によって歯列咬合面に載せる.	食物を前歯部から臼歯部に搬送できない. こぼれる.
Processing	下顎の咀嚼運動に合わせて挙上しながら、食片を歯列咬合面付近に維持する.	食物の粉砕が進行しない. 口腔内にたまる.
Stage II transport	食片が細分化し唾液と混和されて舌背上で食塊を形成すると、前後運動によって咽頭方向へ移送する.	食塊の形成と口腔から咽頭への送り込みができない.
Hypopharyngeal transit	嚥下時には舌全体が挙上して強く口蓋に圧接するとともに、舌根の後方移動によって中咽頭を狭窄して嚥下圧を形成する.	一回で飲み込めない, 飲み込んだ後も喉に残留する, むせる, 誤嚥する.

注：プロセスモデルでは stage I transport の前に食物を口腔内に取り込む ingestion の段階がある.

（ねじれ相), ねじれた状態で舌背を歯列舌側面に押しつけることによって咬断・粉砕された食片が口腔底に落下するのを防ぐ（保持相）など, 巧妙で多彩な動き（図9）を[5]口唇, 頰, 下顎と協調しながら繰り返し行う. この一連の過程で十分に細分化され唾液と混和された食片は, 舌と口蓋との間に凝集して食塊を形成し, さらにその一部は舌の前後運動と口蓋への押しつけによって生じる圧によって口峡を越えて中咽頭へ送り込まれ, 嚥下反射を待つ. 反射により制御される咽頭期嚥下に際しては, 舌は適量の食塊を陥凹した舌背と口蓋との間に包含するとともに, 舌尖の強い押しつけと後方への動きで食塊を咽頭方向へ送り込み, さらに食塊が逆流することなくスムーズに咽頭を通過して食道に送り込まれるように, 口蓋との接触を維持しつつ咽頭後壁の隆起と協調した舌根部の後方移動により中咽頭腔を狭窄させる. 食物の経口摂取において営まれる咀嚼から嚥下に至るこれらの舌の動きは, 随意的・反射的に制御され, 食物の量や物性に応じて巧妙に調節される.

舌運動障害には, 先天的には脳性麻痺などによる発達障害, 後天的には口腔がん術後などの器質的障害と脳卒中や神経疾患による機能的障害があり, 嚥下の準備期, 口腔期, 咽頭期のいずれにおいても大きな影響を及ぼす（表3）. したがって, 高齢者歯科臨床に

おいてしばしば遭遇する咀嚼・嚥下障害においては，単に歯の欠損，咬合支持の減少，義歯の不適合だけではなく，舌機能の低下を考慮に入れなければならない．特に，摂食嚥下リハビリテーションにおいては，上記のように複雑かつ多岐にわたる舌運動がどのように損なわれているかを的確に把握し，それに合ったアプローチを選択する必要がある[6]．しかしながら，開口状態で挺舌させて随意的な舌の可動範囲を評価することはできても，機能時の舌の動きを直接観察することはできない．そのため，摂食嚥下障害の診断・治療・リハビリテーションにおける大きな課題の一つとして今日も研究が続けられている．

② **舌機能の画像診断**

舌の動きを体外から観察する方法として，嚥下造影（videofluoroscopic examination of swallowing；VF）や超音波検査（ultrasonography；US），嚥下内視鏡検査（videoendoscopic evaluation of swallowing；VE）などがある．それぞれ舌の表示範囲に制約があり，また検査法としての利点と欠点がある．嚥下造影（VF）は，透視方向によって矢状面あるいは前頭面における嚥下運動全体と食塊の動きが観察でき，誤嚥の検出には最も信頼性が高い検査法である．舌全体が描出され，食塊や他の器官の動きと同時に舌運動が観察できるという利点があるが，顎骨や歯が重複することが難点である（**図10**）．また，放射線被曝を伴うため，長時間や頻回の検査には用いにくい．

USの場合，顎下部に超音波プローブを当てることによって舌背部の動きが描出される

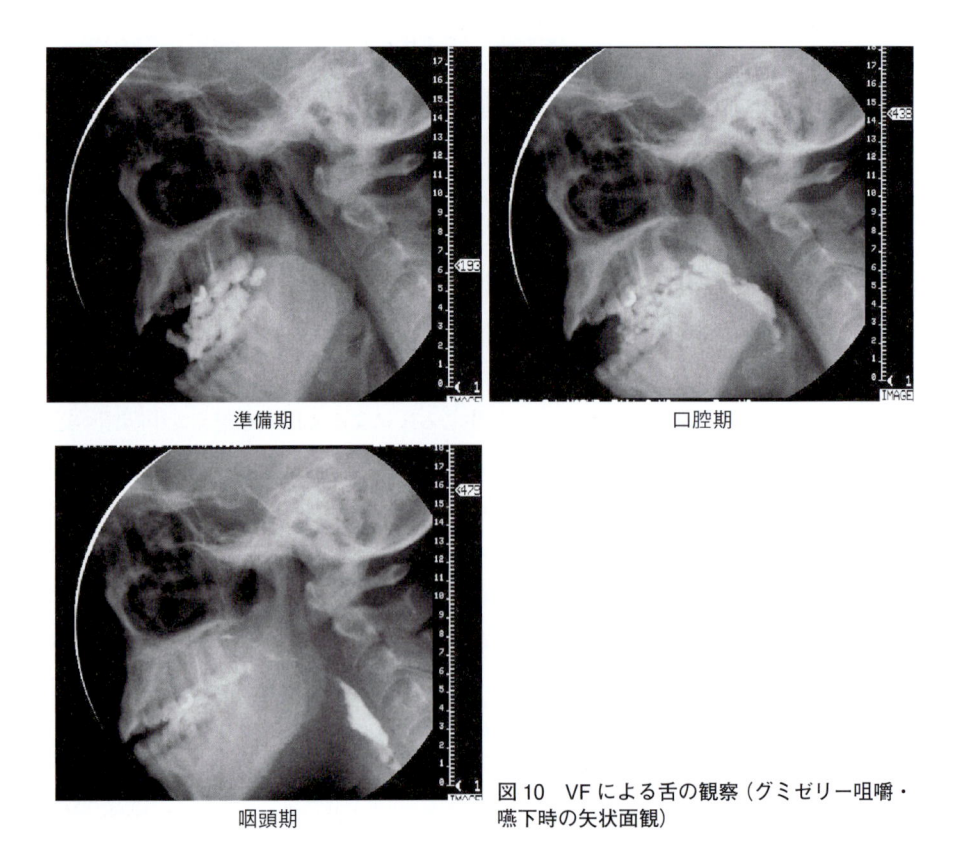

準備期　　　　　　　　　　　　　　　口腔期

咽頭期

図10 VFによる舌の観察（グミゼリー咀嚼・嚥下時の矢状面観）

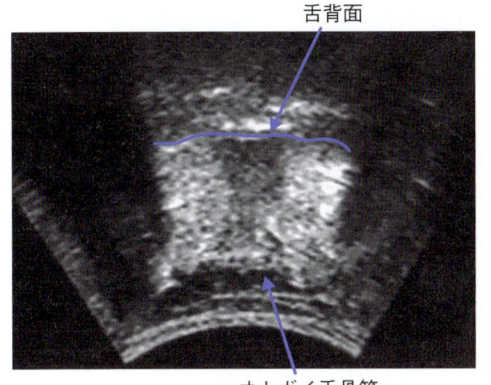

図11 USによる舌の観察（前頭面観）
（日本歯科大学口腔リハビリテーション多摩クリニック田村文誉先生のご厚意による）

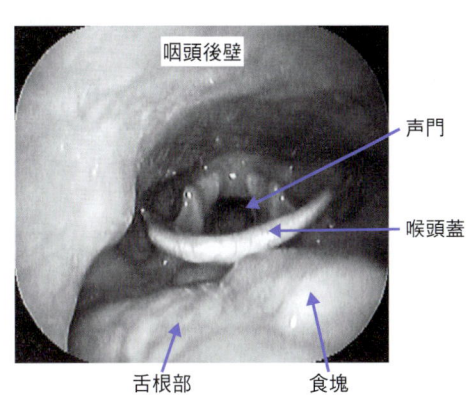

図12 VEによる舌の観察

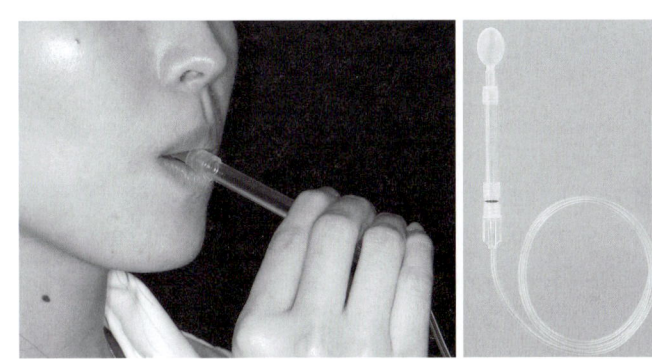

図13 プローブ型舌圧測定器（左：測定しているところ，右：全体像）

（図11）．VFのように大型の機器と撮影環境を必要とせず，放射線被曝の為害性もないことが利点であるが，一断面での観察であり，食塊や口蓋部を描出することはできないこと，画像情報の解釈が容易ではないことなどが難点である．

VEは，使用する機器が最も小型で可動性が高く，現在医療機関だけでなく，在宅訪問診療においても使用されている．小型のファイバースコープを鼻孔から挿入し，先端を上咽頭に設置して中咽頭，下咽頭，喉頭部分を観察する（図12）．嚥下の瞬間は軟口蓋が挙上するためホワイトアウトが生じて観察できないが，嚥下前・後の食塊の状況，喉頭侵入や残留などを直接観察することができる．しかし，舌の動きとしては舌根部のみが観察できるだけで，垂直方向の動きがわからないため，嚥下前の食塊の送り込みがどれだけ活発に行われているかによって，間接的に舌の機能を評価することになる．

③ 舌圧測定による舌機能評価

舌は，咀嚼・嚥下時に口蓋と接触することによって食塊の形成と咽頭への搬送・圧出などの働きを担っている．舌と口蓋との接触により産生される圧（舌圧）は，舌運動のバイオメカニカルな指標として，摂食嚥下リハビリテーションの分野において注目されている．舌圧の測定方法には二通りあり，圧測定用プローブ（測定子）を口に咥える方法（図13）

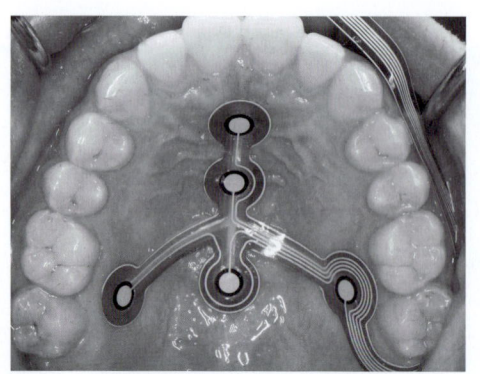

図14 舌圧測定用センサシート（口蓋に貼付したところ）

と口蓋部に圧力センサを貼付する方法（図14）である．前者は，プローブを最大努力下で押さえる最大押しつけ圧の測定により，加齢[7]や種々の疾患における嚥下障害[8〜13]による舌筋力の低下の検出，リハビリテーションによる舌筋力の改善の評価[14〜19]において有用である．一方，後者は，自然な嚥下時の舌圧を多点で測定するのに適しており[20]，最大値，持続時間，力積，順序性，バランスなどさまざまなパラメータから舌運動を間接的に評価する．これまでの研究から，加齢による嚥下時舌運動の変化[21]や，各種疾患における舌圧と嚥下障害との関係[22〜24]が報告されている．また，最近では嚥下時舌圧と咽頭圧[25]や舌骨・喉頭の動き[26,27]との協調性が明らかにされており，嚥下の口腔期と咽頭期を包括的に評価するうえでも指標となる．

④ フードテストによる舌機能評価

フードテストは，食物を用いて摂食嚥下障害をスクリーニングする方法の総称であるが，一般にプリンやゼリーがよく用いられることが多い．方法は，茶さじ一杯（約3〜4g）のプリンやゼリーを舌背前部に置いて食べさせ，2回空嚥下を行わせたのち，口腔内残留，むせ，声質や呼吸の変化などの嚥下障害の兆候をチェックする（表4）[28]．舌機能に関しては，舌背や口蓋部における口腔内残留の状態（図15）により，食塊の形成・搬送・圧出能力の低下が示唆される．フードテストは機器を要せず，簡便でありながら，他のスクリーニングテストと組み合わせることによって誤嚥を検知する感度と特異度を高めることができ[28]，臨床で広く用いられている．

表4 フードテストの評価基準（戸原ほか，2002.[28]）

点数	評価内容
1	嚥下なし，むせあり かつ/または 呼吸切迫あり
2	嚥下あり，呼吸切迫あり
3	嚥下あり，呼吸良好，むせあり かつ/または 湿性嗄声あり，かつ/または 口腔内残留中等度あり
4	嚥下あり，呼吸良好，むせなし，口腔内残留ほぼなし
5	4に加えて，反復嚥下が30秒以内に2回可能

※評価基準が4点以上であれば最大2施行繰り返し，最低点を評点とする．

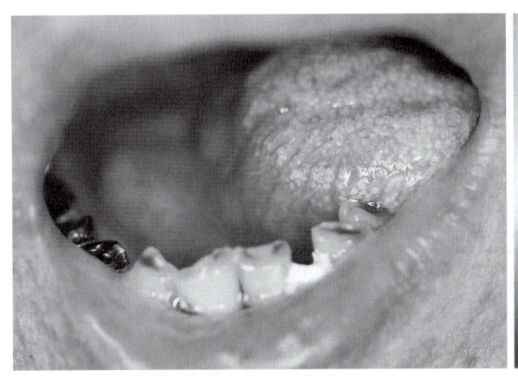

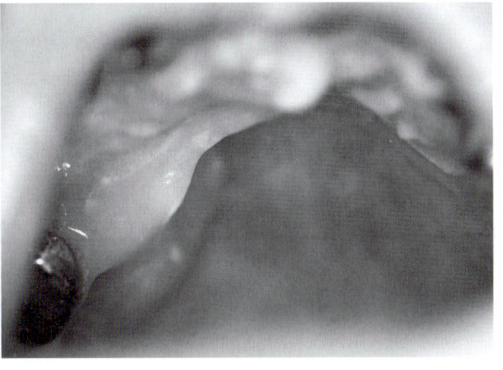

図15　フードテスト後の口腔内残留
左：右側舌部分切除患者，右：ゼリーを用いたフードテストの結果，右側口蓋部に残留がみられる．

（小野高裕）

3 咀嚼機能の評価法

　食事は個体保存のための重要な要素であり，要介護状態となった場合，最も自立が失われないものは食事であるという報告もある[1]．また家族や友人とともに食事ができるということは高齢者の社会性を維持するためには重要な要素である．高齢者にとって咀嚼機能の衰えは，栄養摂取能力の低下だけととらえるのは不適当であり，味覚，におい，歯ごたえ，社会性など食に関係するQOLの低下となる．また健康寿命の延伸を考えた場合にも咀嚼の役目は重要であり，咀嚼の評価法を熟知することは高齢者の口腔機能管理にとって有用である[2]．咀嚼はさまざまな器官の協働からなっており，単に食物を噛み砕くということが咀嚼ではない．咀嚼機能の評価法としては，単に粉砕能だけでなく，食物の混和能を加味した方法，下顎運動，顎口腔系の筋電図，咬合力，舌・口唇運動など咀嚼に関わる運動から評価する方法があり，現在までさまざまなものが提案されている[2,3]．

1―直接的検査法

① 食品粉砕能をみる評価法（図16～18）

　ピーナツ，生米などを咀嚼，粉砕させ，それを回収，乾燥し，規格化された網目の篩で，粒子を分別し，粒子の大きさの分布状態から咀嚼能率を算定する方法であり[4～7]，篩分法と総称される．Olthoffらは，各篩の上に残った資料を秤量し，累積篩上％が全体の50％となる粒度に相当する篩径を粒度分布の代表値であるメディアン径として算出し，各咀嚼回数のメディアン径を指数関数近似し咀嚼効率を求める方法を示した[6,7]．篩分法は，これまで古くから広く用いられてきた方法であり，他の方法の尺度となるものであるが，乾燥，秤量の操作が必要で，簡便な方法とはいいがたい．

② 咬断能力をみる評価法[8,9]（図19，20）

　食物を噛み切る能力を評価するものである．グミゼリー等を規定回数咀嚼させ，増加し

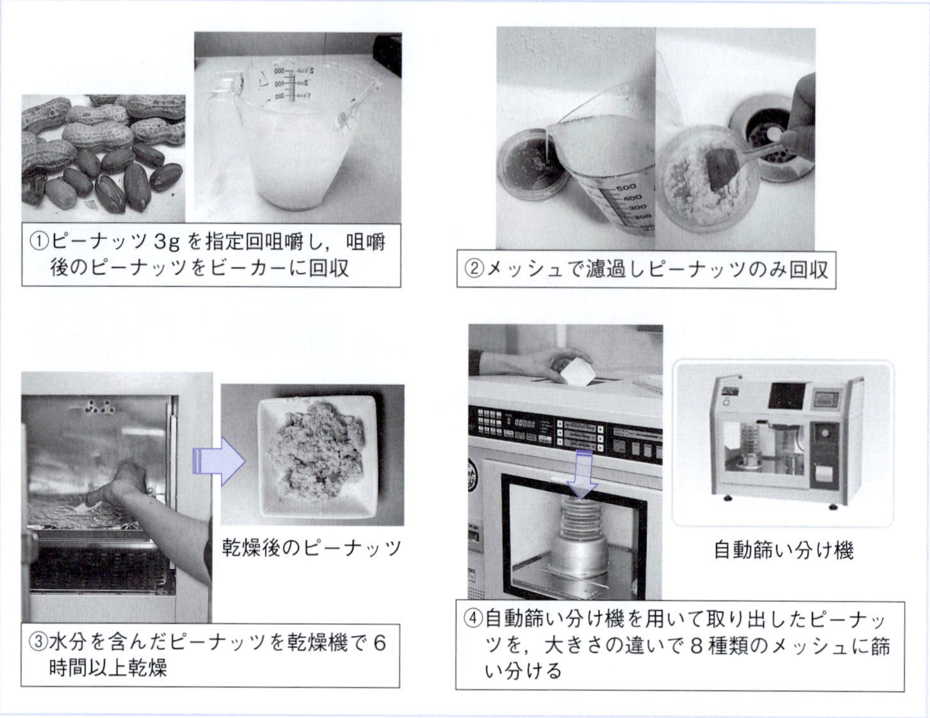

図16 篩分法による咀嚼効率の測定
自動篩い分け器による手順.

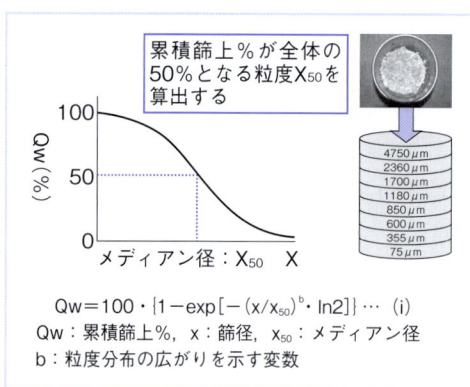

①ピーナッツ3gを指定回咀嚼し,咀嚼後のピーナッツをビーカーに回収
②メッシュで濾過しピーナッツのみ回収
③水分を含んだピーナッツを乾燥機で6時間以上乾燥
乾燥後のピーナッツ
自動篩い分け機
④自動篩い分け機を用いて取り出したピーナッツを,大きさの違いで8種類のメッシュに篩い分ける

4750 μm
2360 μm
1700 μm
1180 μm
850 μm
600 μm
355 μm
75 μm

メディアン径:X_{50}

$Qw = 100 \cdot \{1-\exp[-(x/x_{50})^b \cdot \ln 2]\} \cdots$ (i)
Qw:累積篩上%, x:篩径, x_{50}:メディアン径
b:粒度分布の広がりを示す変数

累積篩上%が全体の50%となる粒度X_{50}を算出する

図17 各咀嚼回数のメディアン径(X_{50})の算出
ピーナッツ約3.0gを5回,10回,15回,20回および30回自由咀嚼させ,各規定回数咀嚼終了後,試料を回収し,水洗したあと乾燥させる.乾燥後の試料を目開きが75から4750μmの8種類の篩を使用し篩い分け,各篩上に残った試料を秤量し,得られた値を粒度分布を表すRosin-Rammler方程式(i)に回帰させる.この回帰曲線上で累積篩上%が全体の50%となる粒度に相当する篩径を粒度分布の代表値であるメディアン径X_{50}として算出する.

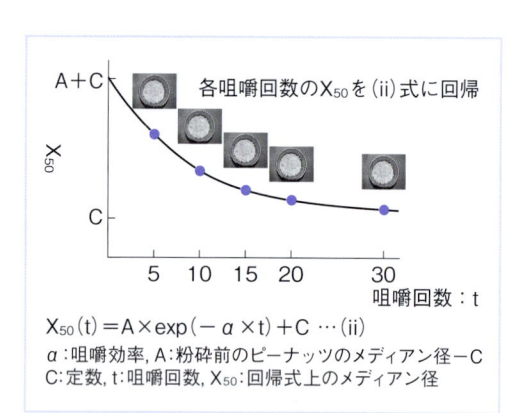

各咀嚼回数のX_{50}を(ii)式に回帰

咀嚼回数:t

$X_{50}(t) = A \times \exp(-\alpha \times t) + C \cdots$ (ii)
α:咀嚼効率, A:粉砕前のピーナッツのメディアン径$-$C
C:定数, t:咀嚼回数, X_{50}:回帰式上のメディアン径

図18 咀嚼効率αの算出
各咀嚼回数のメディアン径を咀嚼回数の指数関数へと回帰させる.
この回帰曲線の傾きを示す変数αを算出し,咀嚼効率とする.

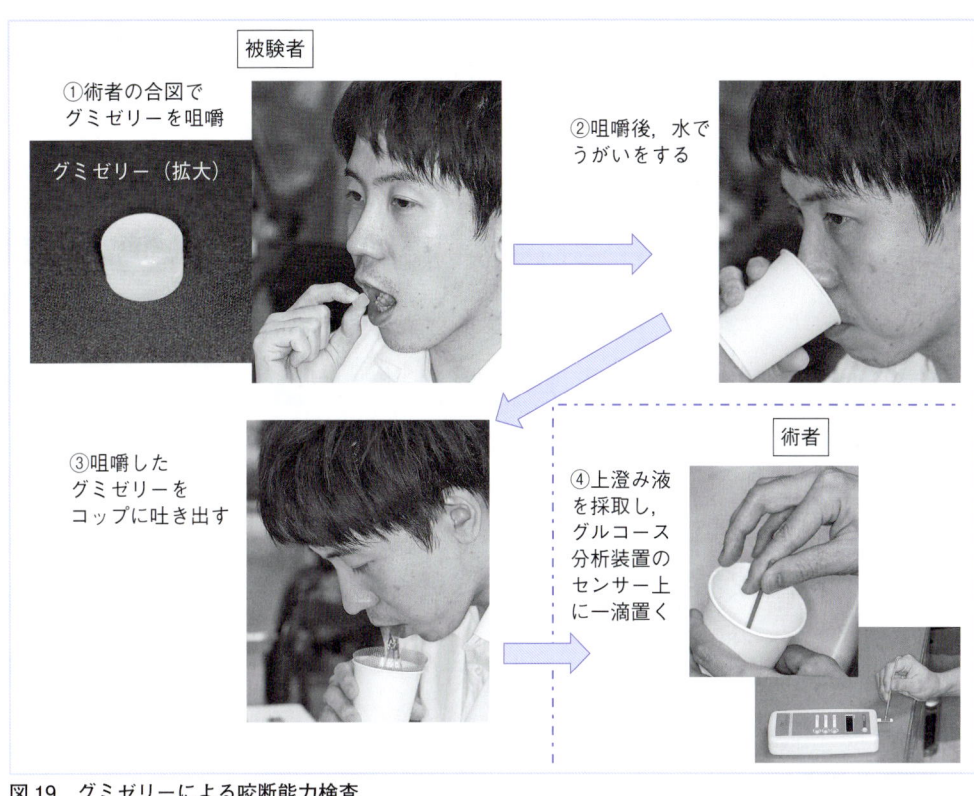

図19 グミゼリーによる咬断能力検査

たグミゼリーの表面積を，溶出したグルコース濃度を測定することにより評価する方法である．咀嚼したゼリーを口に含んだ定量の蒸留水とともに吐き出しその上澄みの糖濃度を測定するもの，咀嚼したゼリーを30秒流水にて水洗し，15 mL，35℃蒸留水中で撹拌しグルコースを溶出させ糖濃度を測定するものがある．どちらも咀嚼によって増加する表面積を，溶解するグルコース量により咀嚼能力を評価するので，噛み切れず亀裂が入った状態のグミゼリーも評価に供することができる．特色としては，①従来の篩分法と比べ測定時間が圧倒的に短いこと，②再現性が高いこと，③嚥下しても為害性がないこと，④幼児から高齢者，有歯顎者や義歯装着者など幅広い被験者に応用可能であること，などが挙げられる．

③ 混合能力をみる評価法

a．色変わりチューインガムによる方法[11]（図21）

咀嚼による混合能力試験では，古くからチューインガムが利用されてきた．市販の通常のガムを用い咀嚼によって唾液に溶出する重量から判定する方法[10]が用いられたが，近年，混和によりクエン酸が溶出し色が変化するガムが開発され使用されるようになった[11]．色の変化はクエン酸の溶出によるpHの変化に伴い，黄緑から白色，ピンク，赤色となる．きわめて正確に数値を得たい場合は色彩色差計にて計測するが，定量化されたカラースケールも開発されている[12,13]ので，簡便かつ正確な方法といえる（図22）．本法には患者自身が自己の咀嚼能力を色によりある程度判定できるという特徴がある．ただ，噛

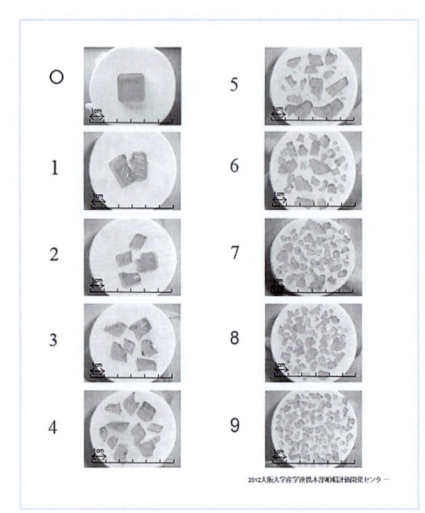

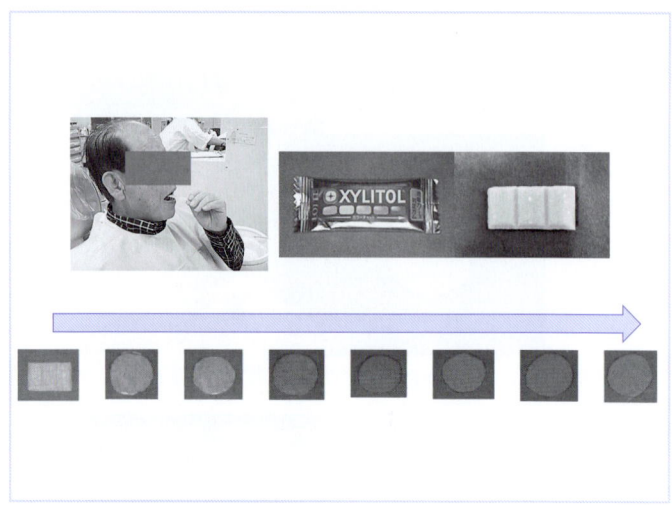

図20 検査用グミゼリーを用いた咀嚼能率スコア法（安井ほか，2012.[9]）
咀嚼したグミゼリーの粒子の大きさを視覚により判定する．

図21 咀嚼後の色により評価
咀嚼の進行によりガムが唾液と混和されると唾液中に黄色，青色の色素が排出され，同時にクエン酸が溶出することによって，ガム内部のpHが上昇し，赤色色素が発色する．

図22 色彩色差計とカラースケールによる評価
ガムの色を評価する方法として色彩色差計を用いる場合とカラースケールを用いる場合がある．各目盛りの色は下部のΔE値と対応している．

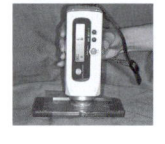

〈色判定法1〉色彩色差計
色彩色差計により測色
→色変化量を表す，ΔEを算出

〈色判定法2〉カラースケール
視覚的に近い色を選択
各目盛りの色は下部のΔE値と対応

図23 摂取可能食品アンケート（越野ほか，2007.[16]）
義歯の改善により摂取が可能となりやすい食品や硬度が明らかにされている食品などを中心に嗜好性，テクスチャー調理法などを考慮して選択した25品目を選択した．固さによって五つに分類し，それぞれのグループに咀嚼難易度によって係数を設定し，それぞれの食品の点数に所属するグループの係数を乗算し，累計し咀嚼スコアとした．

次の食品について，下の回答項目より現在の状況に最も近いものを選んで［　］の中に書き入れてください．

［2］…容易に食べられる　　［□］…嫌いだから食べない
［1］…困難だが食べられる　［△］…義歯になってから食べたことがない
［0］…食べられない

1. あられ　　　　　［　］　2. (生)あわび　　［　］　3. いか刺し　　［　］
4. イチゴ　　　　　［　］　5. カマボコ　　　［　］　6. (生)きゃべつ　［　］
7. (ゆで)きゃべつ　［　］　8. こんにゃく　　［　］　9. (煮)さといも　［　］
10. スルメ　　　　　［　］　11. 酢ダコ　　　　［　］　12. (漬)大根　　　［　］
13. (煮)たまねぎ　　［　］　14. (古漬け)たくわん［　］　15. 佃煮こんぶ　［　］
16. (揚)鳥肉　　　　［　］　17. (焼)鳥肉　　　［　］　18. (漬)なす　　　［　］
19. (生)人参　　　　［　］　20. (煮)人参　　　［　］　21. バナナ　　　　［　］
22. ハム　　　　　　［　］　23. ピーナッツ　　［　］　24. (焼)豚肉　　　［　］
25. りんご　　　　　［　］

んだあと，経時的に色変化が進行するという報告[14]があるため，咀嚼直後に判定するべきである．

b．2色ガムの混合の程度を評価する方法[4,5]

色の違うガムを所定回数同時に噛んでもらい，その混合状態を視覚スケールにて評価する方法である．簡便で，咀嚼後の色変化は起こらないので，試料採取のあと時間をおいて計測できるためフィールドでの調査には適しているが，段階の少ない視覚スケールを用いるため，正確に定量化するのは難しい．

④ 摂取可能食品から評価する方法（図23）[15〜21]

摂取可能な食品を問診することにより各人の総合的な咀嚼能力を把握しようというものである．力や運動，粉砕能を直接測定するわけではなく，調査対象者の被験者の主観や嗜好が入りやすいという欠点がある．また食品の選定にもよるが，咀嚼能力が比較的高い人たちには違いが現れにくいので，義歯装着者[15〜18]や顎顔面損傷患者[19]など咀嚼機能が低下した被験者に用いられている．対象患者の咀嚼能力にあわせた食品，嗜好の影響が少ない食品を選択することが大変重要であり，咀嚼難易度にあわせて食品ごとに係数を設定するなどの工夫がなされている．また患者の満足度や篩分法などの他の評価方法との関連も検証されている．摂取可能食品の厳密な選定のために各食品咀嚼時の筋活動量などを解析し食品群に分類する試み[20]や，咀嚼能力の低下した要介護高齢者のための食品群を選定しようという試み[21]もなされている．

2─間接的検査法

① 咀嚼時の下顎運動から評価する方法[22〜24]（図24，25）

下顎運動は上顎を基準としたときの下顎の相対運動であり，顎口腔機能解析の重要な評価法一つである．限界運動は「ポッセルトの図形」や「スウェディッシュバナナ」とよばれる特徴的な図形を描き，そのなかに機能運動路として咀嚼運動路が描かれる．近年の技術の進歩により光学的な手法や磁気センサなどにより簡便に下顎運動を計測可能なシステムが実現している．下顎切歯点の三次元運動のみの解析システムが多いが，下顎

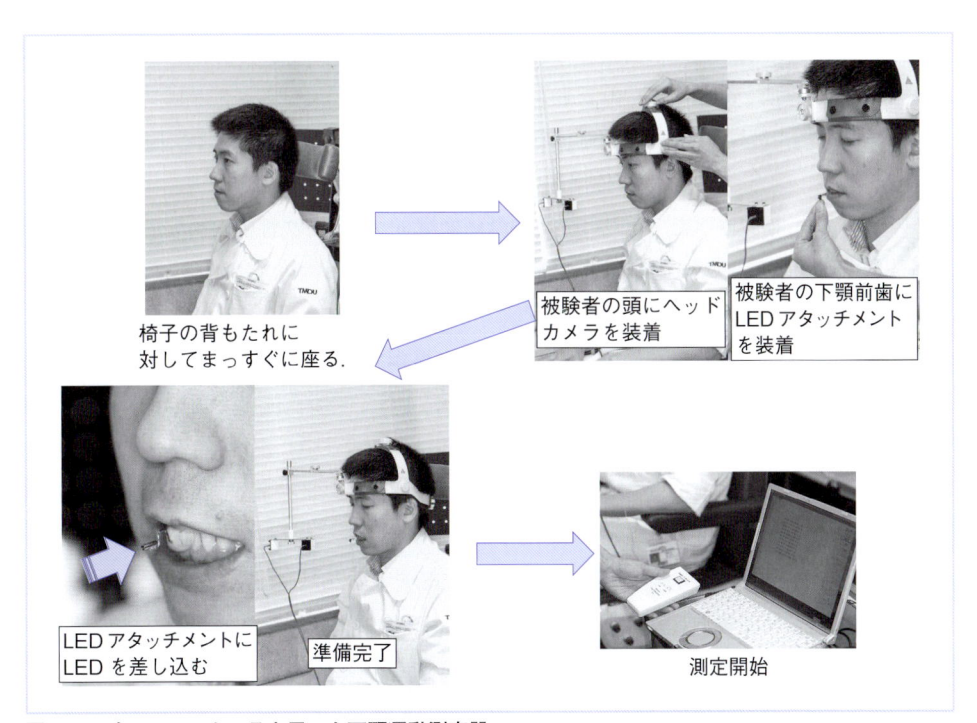

図24　2台のCCDカメラを用いた下顎運動測定器
下顎の1点のみの追跡であるがカメラが頭部に取りつけてあるため，頭部動揺を補正する必要はない．

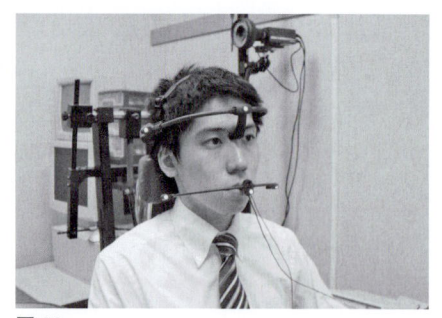

図 25
下顎運動は，作業側顆頭と非作業側顆頭の動きが違うなど，1点の運動だけでは追跡し切れない剛体の三次元運動である．図は頭部に設置した3個の LED と下顎に設置した3個の LED の座標を計測・演算し，頭部に対する下顎の相対的な6自由度の動きを計測・解析するシステムである．

を剛体運動として捉え，6自由度で計測可能なシステムも開発された．しかしながら計測と解析が煩雑なため臨床的には下顎切歯点のみのシステムが使用されることが多い．開閉口相時間，咀嚼周期などの時間的要素，開口量や側方変位量，運動経路のパターン[22]，運動経路の安定性[23]や咀嚼能率[24]などの他の項目との関連がこれまで数多く報告されている．

② 舌運動[18]・口唇運動[19]から咀嚼を評価する方法

咀嚼は下顎だけでなく口唇や舌などの口腔周囲器官の協調運動によってなされるが，これら運動の咀嚼の進行に伴う変化，下顎運動との協調などを計測することによって咀嚼機能を評価するものである．舌運動計測では古くはエックス線映画法が使用されたが，現在では非侵襲的な超音波[25]が使用されるようになった．口唇運動ではモーションキャプチャシステム[26]が使用されていたが非常に高価であったため，一般的な評価方法とはいいがたかった．ただビデオや動画像解析ソフトが高性能かつ安価になったため，新たな高齢者の咀嚼の評価法が提案される可能性もある．

③ 咀嚼筋筋電図から評価する方法[27,28]

咀嚼は多数の協働筋，拮抗筋が協調することによって行われるが，これらの筋（咬筋，側頭筋，顎二腹筋など）の筋活動によって咀嚼機能を評価しようというものである．下顎運動の同時記録によりその診断的価値が高まる．皮膚上に貼付した表面電極による筋電図が一般的である．表面筋電図は放電持続時間，放電間隔などの時間的要素，積分電位などを解析対象とする．

④ 咬合接触状態から評価する方法（図 26）[29]

黒色あるは青色のシリコンにより咬合面間距離を計測する方法．専用の機器により計測は自動化されていて，咬合接触点数や咬合接触部位の厚みに応じての色分け表示やその分の面積を算出してくれ，簡便かつ正確である．

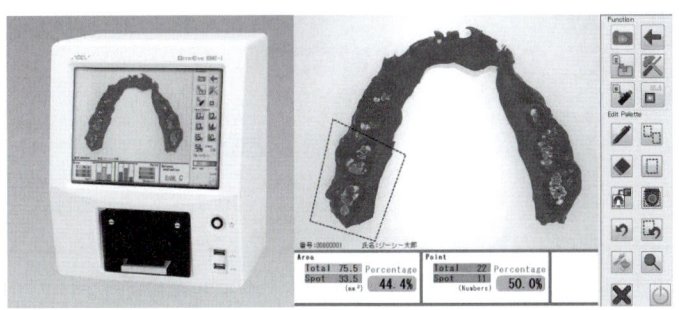

図26 バイトアイ
シリコンの厚みにより咬合間距離を計測するシステム．
（ジーシー社HPより）

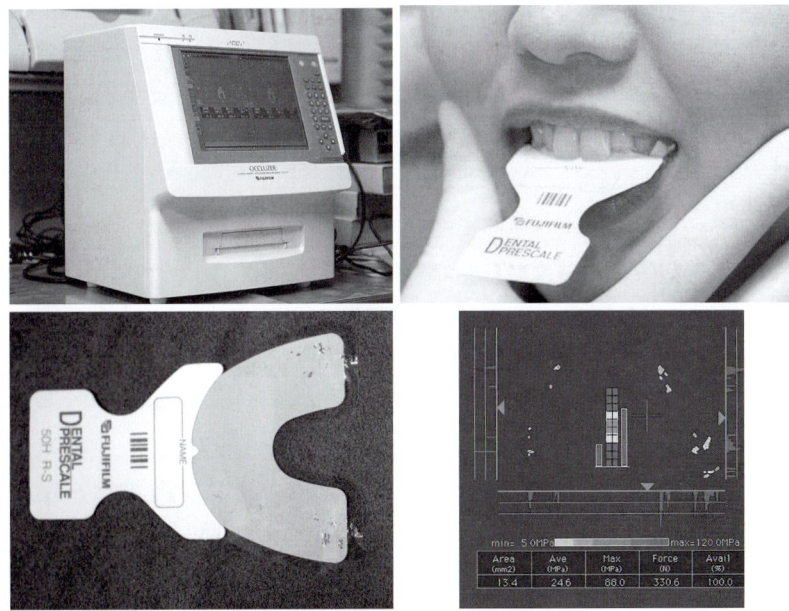

図27 感圧シートによる咬合力と咬合力分布の計測（咀嚼学会編，2006.[30]より改変）
咬合力が加わるとシート（左下写真）中のマイクロカプセルが破れ赤い色素が発色する．その濃度を専用計測機（左上写真）にて測定することにより力を定量することができる．写真右下が結果表示画面で咬合力の中心や咬合接触面積を算出することができる．

⑤ 咬合力から評価する方法（図27）

　咬合力の大小は咀嚼筋の力を反映するものであり，咀嚼能力の1側面を表すものである．近年シート状のセンサで咬合接触の位置や接触の強さ，接触面積を計測できるシステムが開発され，単に咬合力だけでなくそのバランスや咬合力の重心なども算出可能となっている．またシート状センサには，時系列で計測可能なものもある．高価な専用の機器が必要となるが，シートと計測機器が分離可能なものは計測機器を共有することにより幅広い応用が可能である．しかし，近年はセンサを噛むだけの単純な計測器が高齢者を対象とした研究では多く用いられている[31]．

（水口俊介）

4　味覚の評価と味覚障害

1─高齢者の味覚と全身の健康

　味覚は五つの基本味からなる．すなわち，苦味，酸味，甘味，塩味，うま味である．苦味と酸味は毒物や腐敗物の摂取を避けるためのシグナル，甘味，塩味，うま味はそれぞれ糖，ミネラル，アミノ酸摂取のシグナルと考えられている．これらのシグナルを受容する味覚は成長発育に伴って変化するが，出生時から既に備わっている．ヒトにおける味覚は，単に摂取すべきものと摂取してはならないものとの識別を行うばかりでなく，食物をおいしく味わい，豊かな人生を送るための重要な感覚であり，全身の健康と深く関与する．

　味覚障害患者は，1990（平成 2）年調査（日本口腔・咽頭科学会による）では年間約 14 万人，2003（平成 15）年調査では年間約 24 万人と推定され，急速な高齢化を背景に患者数は増加している．患者年齢は，65 歳以上が半数をしめ，40 歳代以下は 1/4 以下で，10 歳以下は極めて稀である[1]．

　加齢による味覚の変化についてはさまざまな報告があり，必ずしも一定の見解は得られていない．すなわち，加齢に伴い味覚の低下がみられるという報告[2]と全身疾患や薬剤服用のない元気な高齢者では味覚は変化しにくいという報告がある[3]．前者の理由として加齢に伴い味蕾の数が減少するという報告[4]がある一方で，味蕾の数は加齢と関係しないという報告[5]がある．いずれにしても，高齢者では味覚障害罹患率が高いことは間違いなく，その原因として服用薬剤，口腔疾患，全身疾患，栄養障害などが重要である．

　高齢者の味覚障害は，単に感覚障害にとどまらず，食欲不振から体重減少，栄養障害，体調不良を惹起し，要介護のリスクが増大する[6]．高齢者の健康を支える医療の一つとして味覚障害に対する診断と治療は重要である．

2─味覚のメカニズム

① 味蕾の構造と味覚受容器

　末梢における味覚受容は味細胞の集合体である味蕾で行われる．味蕾は，舌，軟口蓋，咽頭および喉頭の上皮に存在する．舌では 2,000〜8,000 の味蕾が茸状乳頭（舌前方 2/3），葉状乳頭（舌辺縁）および有郭乳頭（舌根部）に分布する（図 28）．

　味蕾は複数の味細胞から構成されており，唾液に溶けた呈味物質は味蕾の味孔から味細胞に達する．味細胞は 5 基本味質（甘味，苦味，塩味，酸味およびうま味）を特異的に受容する味覚受容体を有している．この受容体を介し，味物質の化学的エネルギーは受容器電位に変換される．この現象は，「エネルギー変換する（transduce）」の語源から，トランスダクション（transduction）といわれる．味覚受容体は塩味および酸味を受容するイオンチャンネル型受容体と甘味，苦味およびうま味を受容する G タンパク共役型受容体の二つに大別される．味細胞は形態的に 4 種類（Ⅰ〜Ⅳ）の細胞に区別される．Ⅰ型細胞は支持細胞である．Ⅱ型細胞には G タンパク共役型受容体が，Ⅲ型細胞にはイオンチ

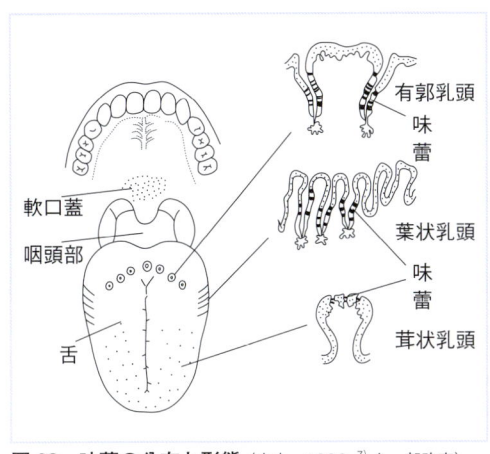

図28 味蕾の分布と形態（山本，1996.[7]）を一部改変）

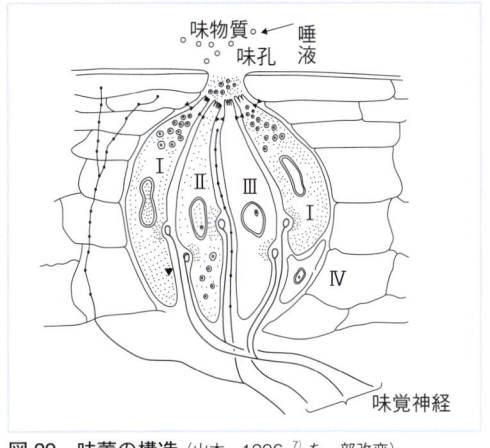

図29 味蕾の構造（山本，1996.[7]）を一部改変）

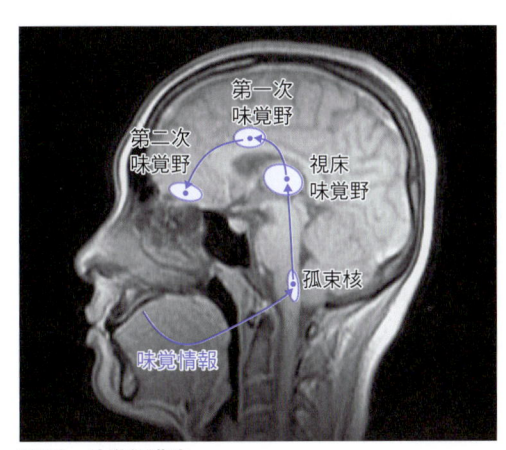

図30 味覚伝導路

ャンネル型受容体が発現している．Ⅳ型細胞は基底細胞である．Ⅲ型細胞では味覚神経とのシナプスが存在するが，Ⅱ型細胞ではシナプスはなく，ATPを介した情報伝達が行われる（図29）．

② 味覚伝導路

味蕾の味細胞からの情報は活動電位（インパルス）として味覚神経〔顔面神経（舌前方2/3および軟口蓋に分布），舌咽神経（舌後方1/3および咽頭に分布）および迷走神経（咽頭および喉頭に分布）〕を介して延髄の孤束核に投射される．その後，孤束核から視床味覚野（後腹側内側核小細胞部）を経由し，第一次味覚野（大脳皮質味覚野）に至り基本的な味の情報（味の質や強さ）が認識されると考えられている．さらに，味覚情報は第二次味覚野（眼窩前頭皮質）に投射され，食物の認知，おいしさや好き嫌いの判断などがなされる（図30）．この過程で，味覚情報は，口腔体性感覚，内臓感覚，嗅覚，視覚などの情報，さらに，気分・空腹感・記憶・感情などと統合される．すなわち，味覚は総合感覚である．このことは，味覚障害の診断と治療を行ううえで重要である．なぜなら，味覚は，

味蕾の障害だけでなく，口腔疾患，内臓疾患，嗅覚障害，心因的因子などの影響を受けるからである．

3 ― 味覚検査法

① 原因精査

a. 問　診
　・発症時の状況（感冒，中耳炎，頭部外傷，薬剤服用，心理的ストレスの有無など）
　・随伴症状（口腔乾燥，嗅覚障害，口内炎など）
　・全身疾患〈糖尿病，消化器疾患，悪性貧血，鉄欠乏性貧血，腎障害，肝障害，Sjögren（シェーグレン）症候群，甲状腺機能障害，脳疾患，副鼻腔炎，うつ病など〉
　・服用薬剤

b. 口腔内精査
　・視診（口腔乾燥，舌炎，舌苔など口腔病変の有無，鉄欠乏性貧血や悪性貧血に随伴する舌症状には要注意）
　・実体顕微鏡診査（マイクロスコープやコンタクトエンドスコープによる舌乳頭診査）

c. 唾液分泌量測定
　安静時唾液分泌量および刺激時唾液分泌量．

d. 口腔細菌培養検査（特に口腔カンジダ菌）

e. 血液一般検査
　血糖値，血清亜鉛，ビタミン B_{12}，葉酸，血清鉄，赤血球数，ヘモグロビン，ヘマトクリット，MCV，MCH，MCHC など．

② 味覚機能検査

a. 電気味覚検査
　舌や軟口蓋を微弱な直流電流で刺激することにより，金属を舐めたような電気味覚が生じることを利用した検査法である．ペースメーカ装着者には使用できない．国内で利用

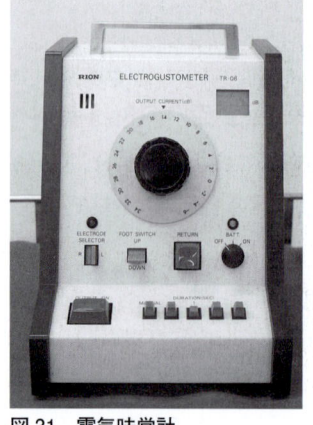

図31　電気味覚計

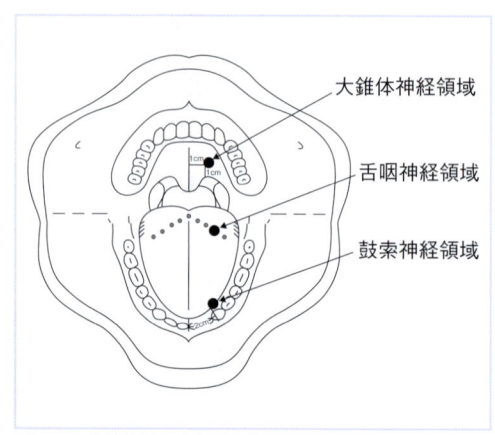

図32　味覚検査の測定部位

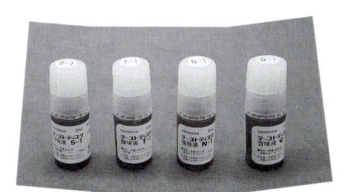

図33 濾紙ディスク法（試薬）

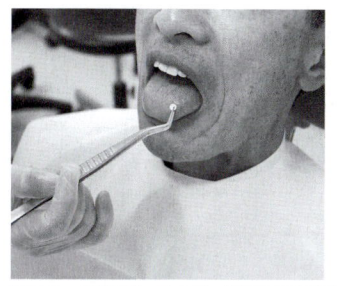

図34 濾紙ディスク法（検査の実際）

できる電気味覚計（TR-06型：リオン社製）（図31）は，-6 dB（4 μA）～34 dB（400 μA）まで21段階の刺激設定である．刺激電極には直径5 mmのステンレス製円形平板電極が用いられている．測定部位は図32に示す．鼓索神経領域（舌前方），舌咽神経領域（舌後方），大錐体神経領域の左右両側6か所とすることが一般的である．正常域値の上限は，鼓索神経領域で16 dB，舌咽神経領域で14 dB，大錐体神経領域で22 dBとされ，左右の測定値の差が6 dB以上の場合は異常を疑う[8]．この検査は，顔面神経麻痺における障害部位の診断など味覚伝導路の障害を診断するうえで有用である．

b．濾紙ディスク検査

呈味物質を用いる味覚検査法である．国内で利用できるテーストディスク法（三和社製）（図33）では，苦味，酸味，甘味，塩味の4基本味について，5段階濃度系列に設定した溶液を用いて，直径5 mmの円形濾紙に溶液を浸して測定部位に置き，感じた味を答えさせ，認知閾値（味質を正確に判別できる最小濃度）を測定する（図34）．うま味は現在検査できない．測定部位は電気味覚検査と同様である（図32）．4基本味の濃度は各味質により異なった濃度が設定されており（表5），いずれの味質においても濃度3までの味質を認知できれば正常範囲内と診断する．この方法は，電気味覚検査に比べて検査時間が長いことが欠点であるが，味覚伝導路障害の診断に加えて，味質ごとの定性定量評価が可能である．すなわち，味覚減退（閾値上昇）のみならず味覚錯誤（本来の味質と異なった味として感じる）などの診断にも有用である．

表5 テーストディスク法による試薬と濃度

味質 \ 濃度番号	1	2	3	4	5
甘味液S 精製白糖	15 mg (0.3%)	125 mg (2.5%)	500 mg (10%)	1,000 mg (20%)	4,000 mg (80%)
塩味液N 塩化ナトリウム	15 mg (0.3%)	62.5 mg (1.25%)	250 mg (5%)	500 mg (10%)	1,000 mg (20%)
酸味液T 酒石酸	1 mg (0.02%)	10 mg (0.2%)	100 mg (2%)	200 mg (4%)	400 mg (8%)
苦味液Q 塩酸キニーネ	0.05 mg (0.001%)	1 mg (0.02%)	5 mg (0.1%)	25 mg (0.5%)	200 mg (4%)

株式会社三和化学研究所 HP（http://www.info.pmda.go.jp/go/pack/722970AT1022_1_02/）による．

c. 全口腔法

前述のように，電気味覚検査は味質別診断ができず，濾紙ディスク法は検査時間が長いことが欠点である．全口腔法は，基本4味の溶液を口腔に含み味覚を調べる方法で，味質別診断を短時間で行うことができる利点がある．ただし，部位別の閾値を調べることはできない．味質溶液および濃度は各施設でさまざまに行われており，統一されていない現状である．わが国では，水と異なる何かの味と感じる最小濃度の「検知閾値」，および味質を正確に判別できる最小濃度の「認知閾値」を調べる方法が一般的である．一方，欧米では，ある濃度の味質溶液を基準にして他の濃度の強さを表現させる「閾値上検査」が用いられている．

d. ソルセイブ検査

食塩を浸透させた濾紙を口に含み塩味の認知閾値を測定する方法である．検査濾紙は市販されており〈アドバンテック東洋（株）〉，その濃度は7段階に設定されている．簡便な方法であるが，検査味質が塩味のみであるため，他の味質に対する障害は診断できない．

4—味覚障害の症状

味覚障害の症状は，以下のように分類される．① 味覚減退（hypogeusia）：味が薄く感じる，② 味覚消失（ageusia）：まったく味がしない，③ 自発性異常味覚（subjective dysgeusia）：口のなかに何もないのに常に味がする，④ 解離性味覚障害（dissociated taste disorder）：特定の味（甘味など）だけが判らない，⑤ 味覚錯誤（錯味症：parageusia）：本来の味質を異なる味として感じる（例：塩味が苦く感じる），⑥ 悪味症（cacogeusia）：食物が嫌な味になる，⑦ 味覚過敏（hypergeusia）：味を濃く感じる（表6）．これらは，味覚障害を訴えて来院する患者の主観的表現であり，実際の味覚検査値とは必ずしも一致しないことがある．

表6 味覚障害の症状と分類

味覚減退	味が薄く感じる
味覚消失	まったく味がしない
自発性異常味覚	口のなかに何もないのに常に味がする
解離性味覚障害	特定の味（甘味など）だけが判らない
味覚錯誤（錯味症）	本来の味質と異なる味質を感じる
悪味症	食べ物が嫌な味になる
味覚過敏	味を濃く感じる

5—味覚障害の原因

味覚障害の原因はさまざまで，かつ同一患者において複数の原因を有している場合が多い．

味覚障害の原因を味覚の伝導経路（図30参照）における障害部位から，① 末梢レベ

表7 味覚障害の原因と障害レベル（冨田，2011.[9]）より一部改変）

原因（大別）	原因（詳細）	障害レベル
薬剤性	副作用に味覚障害のある各種薬剤（血圧降下剤，消化性潰瘍用剤，解熱鎮痛消炎剤，抗生物質製剤，抗ヒスタミン剤，糖尿病用剤，肝臓疾患用剤，高脂血症用剤，不整脈用剤，痛風治療剤，精神神経用剤，抗パーキンソン剤，腫瘍薬など多種）[10]	末梢レベル and/or 神経レベル and/or 中枢レベル
栄養障害	亜鉛欠乏，ビタミン欠乏（Vit.A, Vit.B$_{12}$, Vit.B$_2$ など），摂食障害など	末梢レベル and/or 神経レベル
口腔疾患	舌炎，口内炎，口腔乾燥（唾液分泌量低下を含む），口腔カンジダ症，口腔粘膜疾患（口腔扁平苔癬）など	末梢レベル
全身疾患	糖尿病，消化器疾患（胃・腸手術を含む），悪性貧血，鉄欠乏性貧血，腎障害，肝障害，Sjögren症候群，甲状腺機能障害，脳疾患（脳腫瘍，脳梗塞），頭部外傷，耳鼻咽喉科疾患など	末梢レベル and/or 神経レベル and/or 中枢レベル
味覚神経障害	中耳炎，中耳外傷，中耳手術，顔面神経障害（Bell麻痺，Ramsay Hunt症候群など），球麻痺，扁桃手術，喉頭手術，など	神経レベル and/or 中枢レベル
嗅覚障害	慢性副鼻腔炎，加齢による嗅覚障害，嗅裂炎，など	末梢レベル and/or 神経レベル
頭頸部癌治療	頭頸部癌の放射線治療，抗がん剤の副作用など	末梢レベル and/or 神経レベル
心因性	うつ病，神経症，転換性障害，神経性食欲不振など	中枢レベル

ル障害〔味覚受容体の障害（味を受ける部分の障害）〕，② 神経レベル障害〔味覚神経の障害（味を伝える部分の障害）〕，③ 中枢レベル障害〔味覚情報の統合の障害（味を感じる部分の障害）〕と分類する方法がある（表7）[9]．末梢レベル障害は，① 味蕾に対する外的障害（舌炎，口腔乾燥，火傷など）と② 味蕾に対する内的障害（亜鉛欠乏，鉄欠乏，ビタミン欠乏など栄養障害による味細胞の再生不良）に細分される．なお，障害部位が複数のレベルで同時に生じている場合もある．たとえば，糖尿病の多くでは，糖尿病による神経レベル障害に加えて末梢レベル障害（唾液分泌量低下，口腔カンジダ症）の併発がみられる．障害レベルを明らかにすることは，治療方針を立案するために有用である．

　味覚障害の原因別頻度は報告者によって異なるが，一般に薬剤性が最も多いと考えられている．その他に多い原因として，亜鉛や鉄など微量元素の欠乏を含む栄養障害，口腔疾患（口腔乾燥症，口腔カンジダ症，口腔粘膜疾患），全身疾患〈糖尿病，消化器疾患，悪性貧血，鉄欠乏性貧血，腎障害，肝障害，Sjögren（シェーグレン）症候群，甲状腺機能障害，脳疾患，頭部外傷，耳鼻咽喉科疾患など〉，心因性などが挙げられる[11]．

6—味覚障害の治療

　味覚障害の治療にあたっては，原因を特定することが重要である（表7）．薬剤の副作用が原因と考えられた場合には，薬剤の変更が可能かどうかを処方医に対診する．栄養

障害に対しては，亜鉛やビタミンの投与，食事指導を行う．亜鉛や鉄など微量元素は味細胞の新生に関与していることから，亜鉛製剤の投与が味覚障害の改善に効果的な場合がある．口腔疾患に対しては，含嗽剤・軟膏や抗真菌薬投与，口腔健康管理を含む歯科治療を行う．内科疾患，耳鼻咽喉科疾患，心因性疾患などの疾患に対しては，専門診療科に対診する．なお，味覚障害と関連する全身疾患には，口腔疾患（口腔症状）を伴う症例が多い．たとえば，糖尿病は味覚障害と関連する代表的な疾患であるが，口腔症状として口腔乾燥感を訴える場合が多く，二次的に口腔カンジダ症，舌炎を発症し味覚障害を増悪させる．また，味覚障害の原因となる鉄欠乏性貧血や悪性貧血は特有の舌症状を伴う．最近の報告[12]では，味覚障害患者の約94％に何らかの口腔疾患（併発症状を含む）がみられることが示されている．したがって，全身疾患が味覚障害の原因と考えられた場合においても口腔をよく観察し，併発する口腔疾患を見逃さないことが重要である．とくに，唾液分泌量は味覚と深く関わる[13]ため，口腔乾燥症状の診断と治療は極めて重要である．また，高齢者では歯周病や歯の欠損，さらには義歯装着による口腔体性感覚の障害が味覚を障害する場合があり，歯科治療が効果的な場合がある．

以上述べたように，味覚障害の治療にあたっては医科歯科連携が重要[14]であり，実質的なシステムづくりが重要である．

（笹野高嗣）

5 唾液の評価と分泌障害

1—唾液腺

唾液は，口腔周囲に左右両側にある耳下腺，顎下腺，舌下腺の3大唾液腺（図35）と，数多くの小唾液腺から分泌される．各唾液腺の特徴をまとめると，次のようになる（表8）．

唾液には，安静時唾液と刺激時唾液があり，安静時唾液は，おもに顎下腺から分泌され，漿液性と粘液性との混合性である．これに対して味覚や咀嚼による刺激時唾液は，お

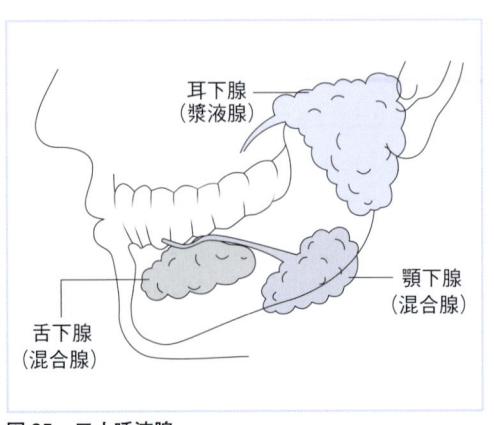

図35　三大唾液腺

表8 唾液腺の種類と特徴

	耳下腺	顎下腺	舌下腺	小唾液腺
部位・大きさ	下顎枝の後方部から耳の前方．大部分が表在性．大きさは唾液腺のなかで最大．	下顎骨体と口腔底（顎舌骨筋）との間にある．大きさは耳下腺の1/2．	口腔底粘膜のすぐ下．舌下ヒダの下方にある．大きさは，3大唾液腺のなかで最小．	舌，口蓋後方，頬粘膜，口唇粘膜．
開口部	上顎第二大臼歯に対向する頬粘膜の乳頭部．	舌小帯の横の舌下小丘．	舌下部の口腔底．多数の小管が開口．	
唾液の性状	漿液性，水分が多い．	混合性（漿液性＋粘液性）．	混合性，糖タンパクを多く含む．	混合性．
安静時唾液の分泌割合	25%	60%	7〜8%	7〜8%
刺激時唾液の分泌割合	50%			

表9 唾液の役割 (Whelton, 2004.[1] を改変)

流動性／潤滑作用	口腔内の組織を覆い，物理的，温度的，化学的刺激から保護する．また，呼吸，発語，嚥下時のスムーズな動きを補助する．
イオン補給	飽和状態のカルシウムとリンが再石灰化を促す．
緩衝作用	口腔内（歯垢など）を酸性に傾けるバイオフィルムを中和し，脱灰を防ぐ．
清掃（嚥下）作用	食塊形成を助け，嚥下しやすくする．
抗菌作用	特異的（たとえばIgA）ならびに非特異的（たとえばライソゾームやラクトフェリン）抗菌作用によって，口腔細菌叢を制御する．
凝集作用	ムチンや糖タンパクが細菌を凝集する．
ペリクル形成	歯の表面にタンパクの薄い保護膜を作る．
消化作用	アミラーゼなどの酵素が消化作用を有する．
味覚	味質を溶解し，味蕾の機能を助ける．
水分調整	脱水状態では，唾液分泌は減少する．口腔乾燥が，飲水を促し，腎臓からの尿の排出を抑える．

もに耳下腺からの分泌が加わり，水分が多い漿液性となる．

2―唾液の役割

　唾液は，口腔と消化器系の環境を保ち，正常な摂食嚥下機能を維持する．唾液がなければ，嚥下，発音，消化，そして味を感じることもできない[1]．**表9**に唾液の役割を示す．

3―唾液分泌速度

　唾液分泌には日間変動と季節変動がある[2]．安静時唾液の分泌速度は，午後3時ごろピークに達するとされ，睡眠中が最小でほとんど分泌されなくなる．夜間や起床時に口渇感が生じやすいのはこのためである．したがって，安静時唾液を比較するには，一定の時間帯に行う必要があるが，日間変動も大きい．

　平均的な唾液分泌速度は，安静時で約0.3 mL／分，刺激時で約1〜2 mL／分とされている[3]．わが国の高齢者（平均年齢66歳）では，刺激時唾液は男性で1.3 mL／分，女性

で 0.9 mL／分と，これまでの欧米の報告よりやや低い値を示している[4]．1 日の唾液分泌量は，1〜1.5 L とされている．

4─加齢による変化

組織学的研究によって，老化に伴い唾液腺に退行性変化が生じることが明らかになっている．一般に，腺房細胞の一部が，脂肪や結合組織に置換される．老化に伴う唾液腺構造の変化により，唾液分泌機能の予備能力は低下する．そのため高齢者では，疾患や服用薬剤，放射線治療などの影響により，容易に唾液分泌量の低下が生じる．

安静時唾液は，唾液腺の基礎的な活動を示し，刺激時唾液は，刺激に反応する腺の能力を示すとされている．口腔乾燥症の初期の段階では，まず安静時唾液の分泌低下が起こる．刺激時唾液も減少するようであれば，唾液分泌障害として重度の状態であるといえる．

5─ドライマウスとは？

ドライマウスは，さまざまな状態を含むあいまいな言葉である[5]．口が渇いているという感覚（口渇，口腔乾燥感；xerostomia はこれにあたる）[6]と，実際に唾液分泌が少ない（唾液腺機能低下，salivary gland hypofunction；SGH））[7]という両方の状態を含む．前者は，患者の主観（自己評価）によるものであり，後者は，客観的な検査の結果と考えるとよい．

ドライマウスが及ぼす影響は，唾液の働き（**表9**）を考えれば想像できる．味覚異常のほか，咀嚼や嚥下，発声が困難になり，義歯の維持安定が低下し，義歯による疼痛が生じやすくなる．ビスケットやクラッカーなどの乾燥した食品を食べるのが困難になり，嚥下するために飲み物が必要になる．また，自浄作用の低下によって，う蝕や歯周病，カンジダ症に罹患しやすくなるといわれている．

Ikebe ら[8]によれば，義歯装着者の自覚症状と口腔乾燥感との関係について，60 歳以上の有床義歯装着者約 500 人について調査した結果，咀嚼時に口腔乾燥感がある者は，ない者に比べて咀嚼や発音に不満がある場合が有意に多く，義歯による疼痛や義歯が外れやすい，また摂取困難な食品あるなどの傾向があった．

6─口腔乾燥の評価方法

口腔乾燥感は，自覚症状によるものであり，質問票や問診によって判断する．一方，唾液分泌低下は実際に測定し診断する．両者は必ずしも一致しないので，臨床的には対応に苦慮することも多い．唾液分泌速度低下（唾液腺機能低下，SGH）は，実際の測定値で判断するが，正常値（正常と異常の境界）をどう設定するかが問題である．

7─唾液分泌速度の測定

安静時唾液と刺激時唾液を同時に測定したい場合は，まず，安静時唾液を測定する．も

し，刺激時唾液を先に採取した場合，唾液腺が安静状態に戻るには相当な時間が必要である．安静時唾液は日間変動があり，安静時唾液の変化を調べたいのであれば，一定の時間に測定する必要がある．

各唾液腺からの唾液に比べ，全唾液は，測定がより簡単であり，しかも臨床的価値も高い．唾液腺機能低下は，一般に複数の腺について同時に生じるので，全唾液で診断が可能である．各腺の唾液は，それぞれの腺からカニューレを使って採取する．このようにして採取する各唾液腺からの唾液は，安静時には非常に少量で，一般に味覚で刺激して採取する．

8―分泌速度の基準値

平均的な唾液分泌速度は，安静時で約 0.3 mL／分，刺激時で約 1〜2 mL／分とされている[3]．わが国の高齢者（平均年齢 66 歳）では，刺激時唾液は，男性で 1.3 mL／分，女性で 0.9 mL／分と，これまでの欧米の報告よりやや低い値を示している[4]．安静時唾液では，顎下腺からのものが 2/3 以上を占め，刺激時には，耳下腺唾液が優位になる（**表 8** 参照）．

9―口腔乾燥感（xerostomia）の判定

前述のように，口腔乾燥感は自覚症状によるものであり，これまで多数の質問票が使用されている．選択肢のなかから頻度を問うものや，visual analogue scale を用いたものもある．Thomson ら[9]は，11 個の質問によって口腔乾燥感を測定する方法を開発し，Enoki ら[10]は，日本語版を作成し回答の頻度を調べた（**表 10**）．

表 10 Xerostomia Inventory（Enoki, et al., 2014.[10]）（60 歳以上，平均年齢 66 歳の日本人，n＝1,281）

質問項目	頻繁〜ときどき	ほとんどない	まったくない
1．食物を飲み込みやすいように一緒に飲み物を飲む．	24	38	38
2．食事中に口が渇く．	20	42	38
3．就寝中口が渇いて，飲み物を飲むために起きる．	29	38	33
4．口が渇いている．	41	38	21
5．乾燥した食物は食べるのが難しい．	23	45	32
6．口の渇きを癒すためにのど飴やガムなどを食べる．	28	36	36
7．ある特定の食物を飲み込みにくいと感じる．	15	46	39
8．顔の皮膚が乾燥している．	32	46	22
9．目が乾燥している．	34	41	25
10．唇が乾燥している．	38	42	20
11．鼻の中が乾燥している．	33	44	23

回答選択肢：①頻繁に　②しばしば　③ときどき　④ほとんどない　⑤まったくない

表11 唾液分泌に影響を及ぼす要因

性別
年齢（加齢）？？
日内変動：睡眠中↔食事中
精神状態，ストレス（交感神経優位）
全身疾患（Sjögren症候群，糖尿病など）
薬剤（種類，数，特に多剤服用）
口腔内状態：歯数，咬合力，義歯

10―唾液分泌に影響する因子

　これまで，唾液分泌に影響を及ぼす要因として表11のようなものが挙げられている．

　年齢については，唾液は加齢とともに減少し，性別では女性のほうが少なく，全身疾患や薬剤は唾液分泌量を減少させるとされている．

　唾液腺は，加齢に伴って，脂肪細胞や結合組織が増え，腺房細胞の数は減少するが[11]，もともと十分な予備能があり，疾患や服用薬剤がなければ，唾液分泌能は高齢者になっても維持されるとされている[11〜13]．

　唾液分泌は，これまで述べたように刺激によって著しく増加する．したがって，唾液分泌は，食事のとき最も多く，睡眠時に最少になるという日内リズムもある．また，のどが渇く夏場に多く，冬場に少ないという季節による変化もある．原因として，心理的ストレスなども挙げられているが，特に高齢者では年齢や全身疾患よりも薬剤の副作用による唾液分泌障害が多いとされている．

　また，義歯の装着など口腔内の状態の影響については，一定の見解が得られていない．Ikebeらは，性別や多剤服用とともに，咬合力低下が唾液分泌速度に有意な関連があることを報告した[14]．また，Matsudaらは，適切な全部床義歯を装着すると，安静時，刺激時とも唾液分泌速度が大きくなることを示した[15]．

11―薬剤とドライマウス

　高齢者，特に虚弱高齢者は，慢性疾患の治療のため，数多くの常用薬を服用している．それら多くの薬剤は，口腔乾燥感や唾液分泌機能低下の原因となりうるが，どの薬剤が関与しているかを示すのは困難なことが多い．唾液分泌を減少させる薬剤としては，循環器官用薬（降圧薬，抗不整脈薬，利尿薬，血管拡張薬など），中枢神経系用薬（抗うつ薬，催眠鎮静薬，抗不安薬，解熱鎮痛消炎薬，抗パーキンソン薬など），消化器官用薬（消化性潰瘍用薬など），アレルギー用薬（抗ヒスタミン薬，副腎皮質ホルモンなど）が挙げられているが，特定の薬剤よりむしろ，多剤服用が，口腔乾燥症に対する最大のリスクファクターであると考えられている．

12―高齢者のドライマウスの有病率

口腔乾燥感の発症頻度は，国，性別や質問の内容によって異なるが，一般の高齢者では，12〜39％とされている．わが国では，60歳以上約1,000名の結果より，起床時の口腔乾燥感は38％，食事中の口腔乾燥感は9％という報告もある[16]．

また，唾液分泌機能低下は，測定方法や閾値によって異なり，5〜47％と，こちらも論文によって著しい違いがある．Ikebeら[4]は，日本の60歳以上350名を調査した結果，刺激唾液0.5 mL／分未満を唾液分泌機能低下とした場合，男性では約20％，女性では約30％にみられ，性別によって有意差がみられたと報告している．虚弱高齢者の研究は数少ないが，多剤服用者が多いので，ドライマウスの頻度はより高いと考えられる．

13―ドライマウスへの対応

原因療法としては，①薬剤の副作用の除去，軽減，②唾液分泌改善薬，③水分供給，④口腔の理学療法（マッサージ），⑤生活習慣や体質の改善，⑥咀嚼機能の回復などが挙げられる．また対症療法としては，①人工唾液，保湿剤，②粘膜痛や違和感への対応，③口腔ケアなどが挙げられるが，いずれも決定的なものはなく，試行錯誤的に組み合わせて用いられることが多い．

（池邉一典，松田謙一，榎木香織，前田芳信）

6 口　臭

1―高齢者口臭症のための行動科学

高齢者の口臭は，周囲とのコミュニケーションの障害となる．ときに，介護者でさえ感情的となり，高齢者の介護・保護責任放棄，さらには虐待にまで発展することがある．したがって，口臭には専門家の立場からのアドバイス，あるいは積極的な援助が必要となる．わが国の老年歯科医学は，その臨床あるいは機能回復で非常に進歩しているが，今後はこのような配慮に傾注する必要が出てくるだろう．すなわち，患者のみならず周囲の心理学的観察そして行動科学的判断が必須となる．これは20年来続く世界的趨勢で，たとえば国際歯科研究学会では高齢者の行動科学に焦点がある．このような観点をとりわけ必要とするのが口臭症患者である[1]．

高齢者の口臭では，第一に早めにかかりつけ歯科医が気づく必要がある．そして，周囲の人々・本人の認識・行動をよく観察し，コミュニケーション障害が存在すれば，ただちに口臭症を治療しなければならない[1]．しかし一方，口臭症という診断を告げると，患者あるいは介護者などの行動をさらにネガティブにする，あるいは抑制することもある．介護者に，客観性や要介護者への配慮が不足するか，あるいは高齢者に問題解決能力・意識が乏しければ，口臭症の告知は，行動科学的にはマイナスとなる[2]．あくまでも口臭治

療ではなく，口臭予防として処置を開始しなければならない．口臭予防の意味・価値も，コミュニケーション障害が発生するまで，理解が得られない場合も少なくない．その際は，口臭物質には以降に示す毒性が存在するので，十分に口臭予防の理由となりうる[3,4]．

2―口臭症の分類と診断

　口臭の国際分類（表12）が確立されており，プロトコル（図36）に基づき治療するのが理想的である[5~7]．真性口臭症のうち口腔由来の病的口臭は，歯周病や唾液分泌低下による場合がほとんどである．生理的口臭は舌苔の沈着による．特に高齢者の場合，流動食・経管栄養・胃瘻までの処置を受けている場合はもちろん，健康な者でさえ咀嚼機能が十分でない場合が少なくない．このような場合，舌苔は多量に沈着する傾向にあり「口腔由来の口臭」の原因となる[5~7]．

表12　口臭症の分類[5~7]

Ⅰ．真性口臭症；社会的容認限度を超える明らかな口臭が認められるもの
a. 生理的口臭 　　器質的変化，原因疾患がないもの（ニンニク摂取など一過性のものは除く） b. 病的口臭 　　1. 口腔由来の病的口臭；口腔内の原疾患，器質的変化，機能低下などによる口臭 　　　　　　　　　　　（病的な舌苔，プラークなどを含む） 　　2. 全身由来の病的口臭；耳鼻咽喉・呼吸器系疾患など
Ⅱ．仮性口臭症
患者は口臭を訴えるが，社会的容認限度を超える口臭は認められず，検査結果などの説明（カウンセリング）により訴えの改善が期待できるもの
Ⅲ．口臭恐怖症
真性口臭症，仮性口臭症に対する治療では訴えの改善が期待できないもの

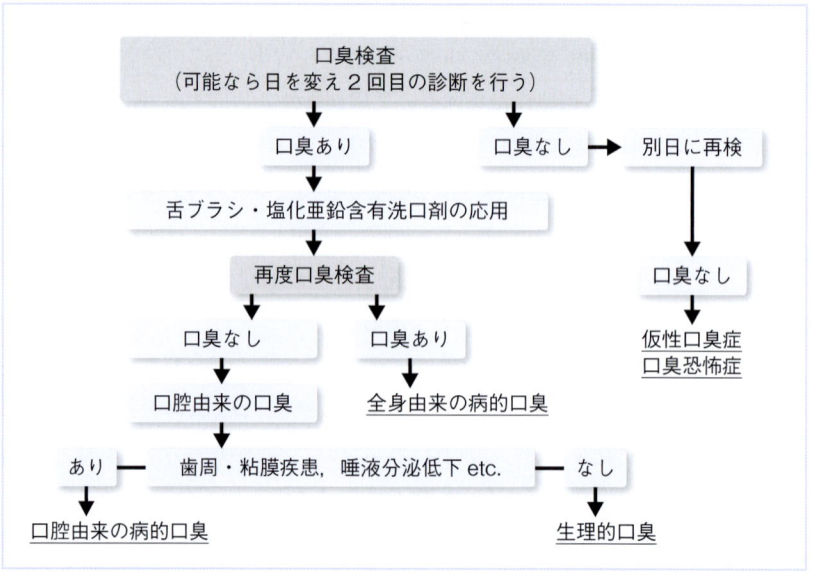

図36　口臭診断のプロトコル[5~7]

口臭検査法には種々の機器を用いたりもするが，高齢者の場合，周囲の人々に状況を聞くだけでも十分である．ところが一方，本人に口臭の自覚がないことが多く，みえる形で口臭検査をすると患者の尊厳を傷つけることがある．それを予防するには，口臭検査と気づかれず，自然な形で官能検査するほうが患者の行動変容の障害とはならない[2]．具体的には，術者はマスクを外し，患者が洗口などする前に患者と会話しながら口腔診査している最中に術者の嗅覚で審査する．あるいは，「アーといって」と指示し口腔・扁桃を診査するようにみせながら，呼気を検査する．

3—口臭原因物質と毒性

口臭の原因物質は，揮発性硫黄化合物（volatile sulfur compounds；VSC）である．そのなかでも，硫化水素，メチルメルカプタン，そしてジメチルサルファイドである[5〜7]．VSC以外にも，口腔内空気中には200種類前後の体内産生ガス成分があるが，口臭と相関するのはVSCのみである[8]．しかし口腔に存在するジメチルサルファイドは，日本人にとっては必ずしも悪臭ではないため，口臭物質といえるのは硫化水素とメチルメルカプタンのみである．

Yaegakiらは，歯周病口臭では，メチルメルカプタンが硫化水素に比べ高濃度であると報告した（図37）[3,4]．歯周病のVSCは，歯周ポケットからではなく6割が舌苔から産生され（図38），メチルメルカプタン/硫化水素比は歯周病の重症度に比例する（図39，40）．理由は，歯周病原因菌がメチルメルカプタンを大量に産生し，ポケットメチオニンが多いことが挙げられる．一方，硫化水素は青酸ガスに近い毒性があり，歯周病原物質としてもよく知られている．その病原性をまとめた（表13）．さらに，口臭物質は口腔組織の老化の大きな原因である（図41）．

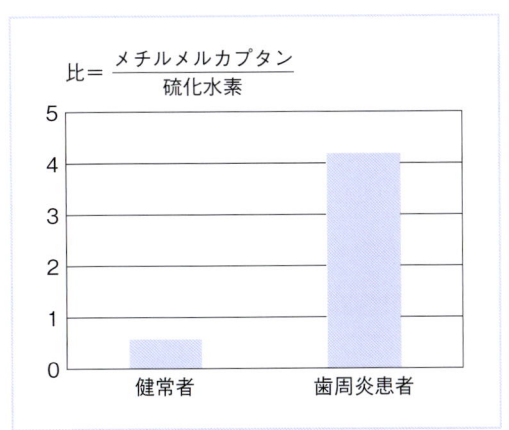

図37 健康人と歯周病患者口臭における，硫化水素とメチルメルカプタンの比 (Yaegaki, et al., 1992.[3,4])

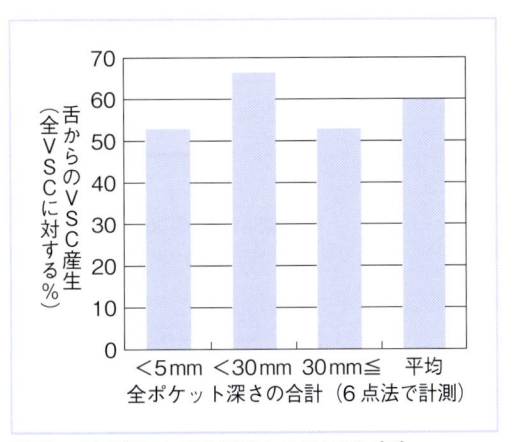

図38 歯周病における舌背からのVSC産生 (Yaegaki, et al., 1992.[3,4])

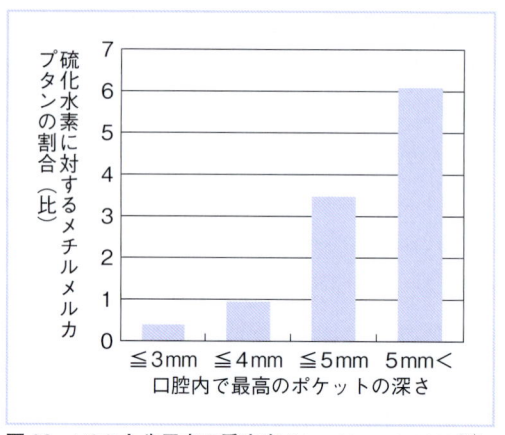

図39 VSCと歯周病の重症度 (Yaegaki, et al., 1992.[3,4]) 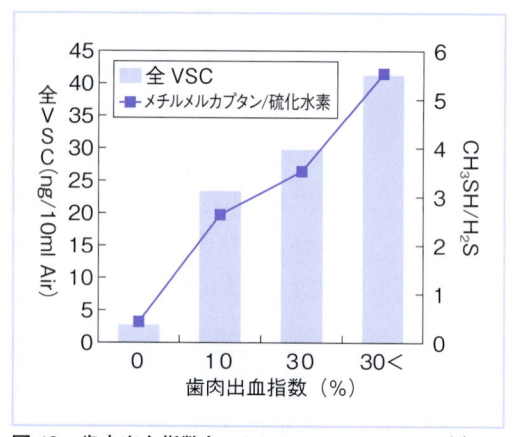　　図40 歯肉出血指数とVSC (Yaegaki, et al., 1992.[3,4])

表13　口臭物質の病原性 (Yaegaki, et al., 1999.[1])

1) 口腔粘膜上皮のLPS透過性を亢進
2) 発炎因子や菌体外毒素の粘膜透過性亢進
3) コラーゲン合成阻害，コラーゲン分解促進
4) 骨芽細胞の増殖抑制
5) 破骨細胞の積極的な分化誘導・増殖
6) 白血球，歯肉線維芽細胞・上皮細胞による活性酸素の著明な増加（酸化ストレスの増加）
7) 歯肉線維芽細胞・上皮細胞・上皮幹細胞・骨芽細胞のアポトーシス増加
8) IL-1，PGE_2，MMP-1の増加

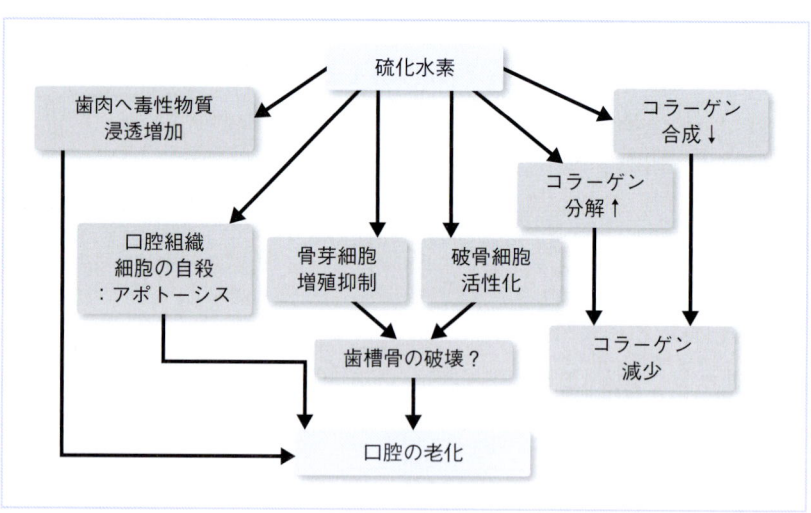

図41　口腔組織の老化

4—口臭の治療

　歯周病・粘膜疾患・全身疾患があるときは，これらの治療を優先させる．以上のような有病者でも健常者でも，高齢者では舌清掃を含む口腔衛生管理が有効である[1,5~7]．舌清掃具には，舌ベラと舌ブラシがある．両者の効果に差がないとの報告も多いが，採用した

研究方法が不適切なため，差がみられていない[9]．ガスクロマトグラフィーによる口臭測定，適切な研究デザインで検討すると，ブラッシングの評価が高い[10]．しかし，舌への機械的刺激は，舌がん発生促進因子である．舌ベラは舌苔のみならず糸状舌乳頭を掻きとってしまうことも少なくない．歯ブラシでさえ，舌をブラッシングすると2～3回で微小な舌粘膜の損傷が発生する．しかし，ワイヤー植毛タイプは緩圧能もあり機械的刺激がきわめて少ない．100ｇの圧力で30回以下のブラッシングであれば，舌を損傷しないことが証明されている[10]．健常者であれば，朝食直後歯磨き前に舌清掃するよう指導する[11]．

右舌背面，中央，左舌背面と三つの部位に分け，分界溝から前方への一方向のブラッシングで計10回に留める．前後方向への往復ブラッシングは，舌ブラシの損傷・舌損傷の原因となるので行ってはならない[10, 11]．

（八重垣健）

7　口腔衛生と口腔環境——口腔ケアと肺炎予防

1—急峻なわが国の高齢化と高齢者の口腔環境

我々が想像する以上に，わが国の高齢化の波は深刻度を増している．この大きな変化は歯科の世界にも確実に影響を与え，これまで経験したことのないさまざまな対応を迫られる時代に入ると予想される．脳血管疾患や心疾患の手術を受け，その後数種類から十数種類の薬剤を服用している人が歯科医院に来院することは珍しくない．一方，脳梗塞等の後遺症で障害をもち，家族に支えられながら診療室を訪れる患者も多くなっている．施設や病院を訪問し，まったく衛生管理がなされていない口腔をみることもある．また近年，残存歯数が急激に増加している．そして残存歯周囲の歯肉が薬剤によると思われる腫脹や発赤により著しい炎症状態を呈しているケースに遭遇する機会が増えた（**図42**）．このような変化は短期的には気づかないが，3年から5年の期間で区切ってみるとはっきりした傾向を読み取ることができる．安全で安心の医療を提供することが医療人としての務めであるが，高齢化の波がどのような形で医療行為に影響を与えるかをシミュレーションしている医療機関や医療関係者はまだまだ少ない．その意味で老年歯科医学の果たす役割は大きい．

2—口腔の特殊性と口腔内微生物

口腔は食物を摂取する働きだけでなく，発音や呼吸という大切な役割を担っている．また人間として質の高い生活を送るうえでも，非常に重要な器官である．口腔は，温度，湿度，栄養などあらゆる点において，微生物が繁殖しやすい条件がそろっていることから，呼吸器感染症をはじめ全身の疾患の発症と密接に関連している．それゆえ，口腔保健上，口腔内微生物のコントロールは極めて重要である．口腔内微生物は生活行動や生理的作用によって大きく日内変動する．長期臥床の入院患者や要介護者にとって家族，看護・介

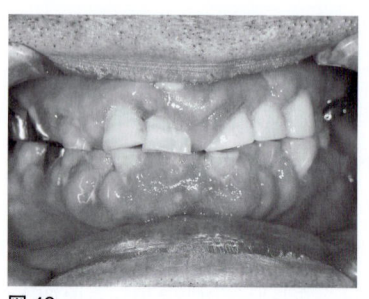

図 42
降圧薬を服用後，数か月で歯肉の増殖が発症し，加えて歯が挺出，咬合の著しい不調和を起こし来院（68歳男性）．

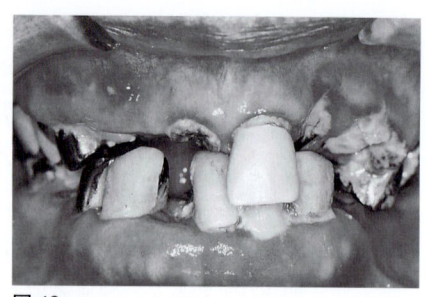

図 43
80歳代の女性で，在宅で療養している．主たる介護者は夫．劣悪な口腔衛生状態に対する認識はほとんどなく，著しい口臭を伴う．

護職員による口腔ケアがおろそかになれば，プラークに加え，痰が舌と口蓋にこびりつき，コロニー数・細菌数が増加の一途をたどる．口腔と咽頭は当然のことながら，つながっている．口腔が不衛生になれば咽頭部も細菌の増殖が起こる．さらに義歯が衛生的に管理されていなければ，義歯の支台装置や義歯床が細菌の温床となってしまう．

3―在宅，施設，病院における入所者の口腔管理の実態

　在宅や施設，病院で療養されている重度要介護者の多くが自分では口腔内を十分に清掃できない．そのため，先ほど述べたように家族や介護職，看護職の口腔ケアに対する取り組みいかんによっては劣悪な口腔衛生状態を呈している（**図43**）．とくに残根状態になった歯の周囲や臼歯部の歯間部に多量の食渣やプラークをみることがある．加えて歯の辺縁歯肉は出血しやすく，著しい口臭を伴う．長期にわたってこのような状態にある重度要介護者の多くが熱を出したり，肺炎のリスクが高くなっている．一方，脳血管疾患等の後遺症などで口腔内や口腔周囲筋に運動障害や口腔内の感覚の低下がみられることがある．さらに，高齢者においては廃用症候群とよばれる不活動状態によって生じる二次障害が生じることが多い．口腔領域における廃用症候群には，口腔内や顔面の感覚の低下，顔面表情筋の萎縮，舌などの咀嚼・嚥下関連筋の萎縮，唾液腺の萎縮（分泌低下），顎関節の拘縮などがみられる．これらのことが，さらに口腔衛生状態を劣悪化させている．加えて歯科保存治療や補綴歯科治療がなされていない場合，咀嚼効率の著しい低下が起こっている．このため低栄養状態を呈しているケースが多い．以上のことを踏まえ，要介護者の場合，ケアマネジャー，介護，看護職と連携を取りながら，多職種連携を形成することが求められる．

4―急増する残存歯数（現在歯数）と易感染性の高齢者の増加

　歯科医療技術の向上と国民の口腔保健に対する関心の高まりによって，8020達成者は推定値で38%を超えた[*1]．8020運動がスタートした当初は，わが国においては達成が難しいスローガンであると一部でいわれたが，平成20年代に入り，驚くほど残存歯数は伸長し，平成30年代に50%を達成する勢いである．一方平均寿命の増進によって，疾病と

*1：p.452 参照．

障害をもち，感染しやすい高齢者の急増が社会の新たな問題として浮かび上がっている．このことは難しい条件，環境下で歯と口腔を管理していかなければならない時代に突入したと認識していい．歯と口腔の専門職として今後，どのように超高齢社会を展望し，対策をとらなければならないか火急の問題であり，歯科の一分野の話をしているのではなく，歯科全体として知恵を出しあい，皆でその知恵を共有しなければならない．その際，キーワードになるのが，老年歯科医学でありその一分野である老年歯周病学（歯周治療）と口腔機能管理である．また，長年歯科診療室にメインテナンスで通院している患者が疾病や傷害により病院に入院し，在宅医療を受療する機会も増加すると予想される．

日頃から診療室からさまざまな転機を経て，患者が要支援，要介護状態になることを想定し対応の準備が必要である．

5—高齢者の健康を脅かす誤嚥性肺炎

肺炎はわが国における死因の第3位である．肺炎の発症率は加齢とともに増加し，肺炎で死亡する人の大部分は65歳以上の高齢者であり，年々増加傾向にある．また，肺炎のために入院を余儀なくされ，長期の安静臥床を続ける間に廃用症候群が進行し，さまざまな合併症を引き起こし，結果的に要介護状態となる危険性もはらんでいる．すなわち，肺炎は高齢者の罹病率や死亡率を上昇させ，医療費や介護費用を増大させる大きな要因である．肺炎を発症した高齢者の多くは，食事のときにむせこんだり，食べ物が喉につかえたりするという症状がなくとも，夜間睡眠中に唾液が下気道や肺に入り不顕性誤嚥[*2]を生じていることがわかっている．肺炎になると，栄養や免疫機能がさらに低下し，繰り返す不顕性誤嚥のために肺炎が反復，重症化し，ついには死に至ることも稀ではない．

*2：むせが確認できるものを顕性誤嚥，そうでないものを不顕性誤嚥という．

6—口腔の刺激による嚥下・咳反射の改善

通常，唾液は無意識のうちに嚥下され，誤嚥することは稀である．ヒトの生体は本来，誤嚥を防ぐメカニズムが備わっているためで，この誤嚥を防ぐ主要な仕組みには二つの機構がある．

先に述べたように，一つは食物を飲み込むときに働く嚥下反射，もう一つは気管・気管支内に入り込もうとする異物を押し出そうとする喀出に関連する咳嗽反射である．

最近，この二つの反射改善に口腔清掃の有効性が示された[1]．口腔清掃を中心とした口腔ケアは，感染源対策としての細菌の除去ばかりでなく，嚥下反射，咳反射に関与する物質であるサブスタンスPの分泌を増加させ，両反射を活性化する感染経路対策としても有効であることが明らかになった（**図44**）．

7—誤嚥性肺炎予防における歯科の役割

要介護高齢者にとって，保健上，大きな問題となるのは肺炎をはじめとする呼吸器感染である．全国11か所の介護老人福祉施設入所者を対象として，施設ごとに，入所者を介護者による毎日の口腔清掃に加え，週に1回，歯科衛生士による専門的，機械的な口腔清

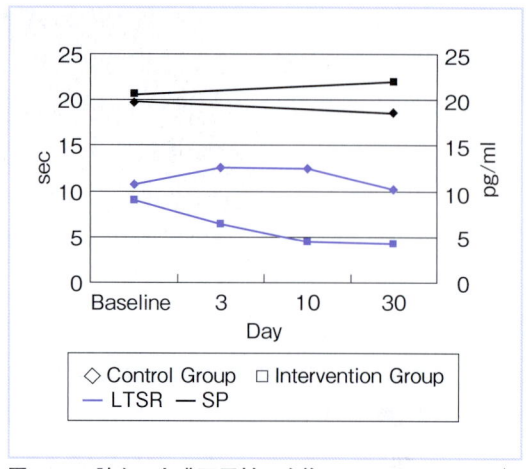

図44 口腔ケアと嚥下反射の改善 (Yoshino, et al., 2001.[1])
1か月間の歯ブラシを主体とした口腔ケアによってサブスタンスPが増加し，嚥下反射が改善している．
LTSR：嚥下反射潜時，SP：サブスタンスP

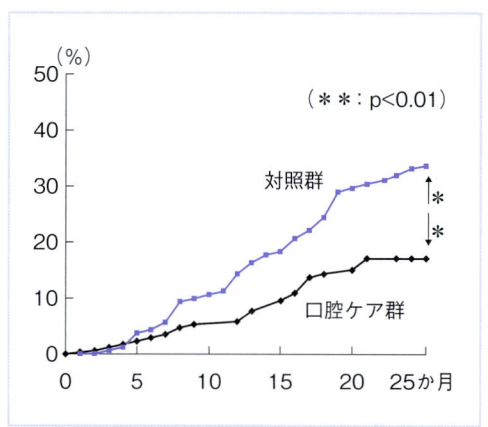

図45 期間中の発熱発生率 (米山ほか，2001.[2])
2年間にわたる週に1回の歯科衛生士による専門的口腔ケアと介護職による日常的口腔ケアによって発熱を起こす人の数が対照群に比較し，有意に減少 (0.01<P)．

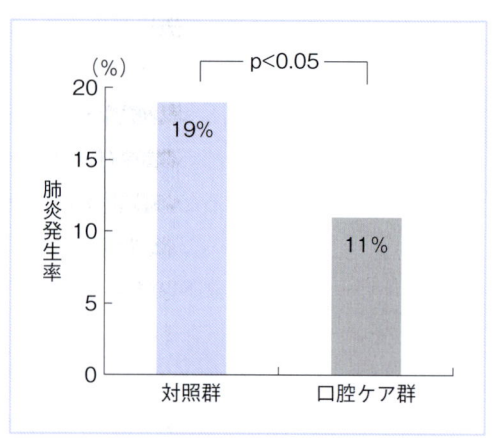

図46 2年間の肺炎発症率 (Yoneyama, et al., 1999.[3])
2年間の口腔ケアによる介入によって，対照群に比較し，有意に肺炎の発症数が減少した (0.05<P)．

掃を行う群と新たな介入を行わない，これまでどおりの対照群とに無作為に分け，2年間の発熱日数，肺炎による入院，死亡者数を比較した．その結果，期間中に7日以上の発熱を発生した者は，口腔ケア群27名 (15%)，対照群54名 (29%) と対照群で有意に多かった ($p<0.01$) (図45)．同様に，肺炎を引き起こした者は，口腔ケア群21名 (11%)，対照群34名 (19%) であり，対照群のほうが有意に多く発症していた ($p<0.05$) (図46)．特に，肺炎による死亡者数をみると，ケア群では14名 (7%) であったが，対照群では30名 (16%) と有意に多く ($p<0.01$)，発症した肺炎がより重度となっていた[2]．

近年，誤嚥性肺炎だけでなく，季節性のインフルエンザにも専門的口腔ケアが効果的であるという報告が出された[4]．継続した口腔ケアは，高齢者の呼吸器感染症の予防に極め

て重要である．歯科関係者が口腔ケアを通して病院や施設，在宅で誤嚥性肺炎の予防に努めることは非常に社会的意義が高い．

8―咽頭細菌と口腔ケア

特別養護老人ホームで，寝たきり度と咽頭細菌数，発熱日数と咽頭細菌数の関係について調べた結果，自立度が低く介護が必要な人ほど，咽頭細菌数が有意に高いことが判明した．また特別養護老人ホームにおいて，5か月間にわたり入所者を2群に分け，口腔ケア介入群と対照群を比較したところ咽頭細菌数は対照群ではほとんど変動がなかったのに対し，口腔ケア群では有意に減少し，5か月目にはケア開始前の約1/10となった[5]．

一方，機械的清掃と非機械的（化学的）清掃の効果について比較したところ，含嗽剤による化学（薬物）的な清掃だけでは，咽頭部の細菌数の減少効果は限られ，機械的清掃を主体とした口腔ケアが効果的であることが示唆された[6]．

9―診療室から在宅医療につなぐ

歯科診療室における治療の究極のゴールは，たとえ患者がどのような環境に置かれようとも，歯科疾患を再発させるプラークをセルフケアとプロフェッショナルケア（プロケア）の両面からコントロールしていくことである．つまり，メインテナンスは診療室で終わるわけではなく，家庭において療養を受ける環境になっても，病院に入院するようになっても，継続してコントロールされて初めてそのゴールを勝ち取れる．これは理想論のように思えるが，メインテナンスを診療室の柱にしている診療所における説得力のあるゴールであり，責任ある姿である．ただ，我々は急に来院しなくなった患者にどのような環境的な変化が生じたのか，知るすべがないか，知ろうとしていないだけである．歯周治療等のメインテナンスを完遂するためにも，診療室における診療から在宅医療につなぐシステムが必要になってくる．

10―口腔ケアの質の担保が求められる

口腔ケアは，今ではどの看護，福祉の本や雑誌をみても掲載されている．しかしその掲載された内容をみると，口腔ケアの質を含め実態が曖昧なことが多い．口腔ケアの内容，質によって結果にかなりばらつきが起こり得る．多職種連携のなかで，すべての職種に同じクオリティを求めることは非現実的である．それであれば，多職種連携のなかで，歯科医師，歯科衛生士がしっかり質の担保をとることが何より大切である．その中核になるものが，歯周基本治療だと考える（**図47，48**）．一方，口腔ケアは継続が大切で，他の職種と連携し，シームレスなケアを行う際，歯科衛生士は連携のイニシアチブを取る必要がある．口腔ケアに加えて診療室で培った口腔衛生管理のノウハウを応用することによって，QOLの向上をはかることができる．

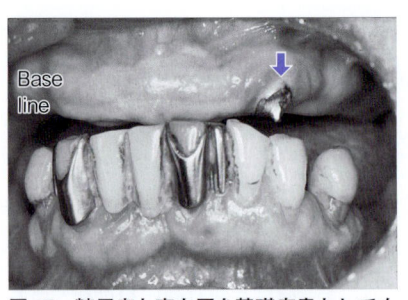

図47 糖尿病と高血圧を基礎疾患としてもち，口腔衛生管理のスタート時の正面観
歯肉のあらゆるところから出血がみられる．|3 においては全周囲において慢性の炎症像が確認できる（70歳代女性）．

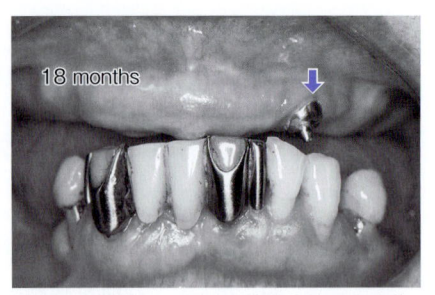

図48 2週間に1回の口腔衛生管理を実施，18か月後
歯肉からの炎症が改善．とくに|3 においては顕著．

11―効果的な口腔ケアについての留意点

　診療室を出て，診療室外で歯科診療やケアに携わるときとくに大切にすることは，他人の家，施設に訪問するという意識である．つまり礼儀を欠くと，その後の受け入れが非常に困難になる．また，患者や家族は介護や療養で経済的にも精神的にも疲れており，両者を癒す心が求められる．つまり礼儀に加え，温かく誠実に対応することが何より求められる．さらに治療やケアはデリケートな場所にかかわるため，できるだけ丁寧に行うことが求められる．以上の心が培われると，ターミナルケアの場面まで対応できる．

　誤嚥性肺炎の効果的予防法を，以下の5項目に簡潔にまとめる．

① 家族，看護・介護者による日常的な口腔ケアと口腔衛生管理を切れ目なく，継続的に実施（連携の重要性）
② 安全な食環境を提供するために摂食嚥下機能および口腔の機能を評価したうえで，歯科治療や適切な口腔ケアをプログラム化する
③ 認知症やうつ等の精神的症状を把握し，心のケアまで見据えた対応をする
④ 栄養状態の低下が肺炎発症の背景になるので，低栄養を予防するための口腔機能の向上を図る．
⑤ 食後，座位をとり，胃食道逆流現象を予防する．また痰の管理に十分注意する．

　患者の体調に十分配慮し，口腔衛生状態が悪化しやすい現状を理解したうえで，セルフケアとプロフェッショナルケアの配分を考え，ケアプランを含めた治療計画を立てること．その際，患者の残存能力を最大限に引き出し，介護者や家族の労力を減らすような支援体制を検討する．治療開始時，大変デリケートな歯周組織に対してできる限り丁寧に対応する（非侵襲的な歯周基本治療を行う）．菌血症に対する配慮は歯周基本治療の初期段階においては必須である．またこの段階での信頼関係がその後の治療の成果につながることを忘れてはならない．

12—口腔ケアと咽頭ケアの重要性

在宅医療に携わっていると痰がうまく喀出できず，苦しそうにしている患者にたびたび遭遇する．多くの場合，SpO$_2$の値も正常値より低く，呼吸管理上のリスクになっている（図49）．咽頭部に貯留した痰を吸引器の操作だけでしっかり取り去ることは，決して容易ではない．そこで，球状ブラシ等を使って可及的に口腔から咽頭部まで粘膜の清掃をするとともに，嚥下反射，咳反射を誘発しながら痰の除去に努めることは，呼吸管理や誤嚥性肺炎の予防にとっても非常に重要である．

13—インプラント治療を受けた患者が要介護状態になったらどうするか

インプラントは歯科の重要な治療法であるとともに，ある意味において予知性の高い治療である．しかし，このインプラント治療も十分な感染予防に根ざしたメインテナンスケアがあって，はじめて評価がえられる．しかし残念なことに30〜50年の歴史を持ったオッセオインテグレーションインプラントも，患者の高齢化で社会的に大きな問題となろうとしている．もし，病院に入院し，要介護状態になったら，他者のケアに頼らざるを得ない．その際，いったい誰がインプラントのケアを担うのだろうか．看護師でもなく，介護職でもなく，だれも手がつけられないというのが実情である．歯科職，それも歯周治療とインプラントのメインテナンスに精通した歯科医師，歯科衛生士にしか任せられない（図50）．

14—終末期における口腔ケアの意義

終末期における歯科の役割はあくまで脇役であるが，口腔ケアとしてかかわったり，食支援としてかかわる役割がある．難しい歯科治療が求められることはほとんどなく，緩和ケアとしてのかかわり，納得の人生を演出するためのかかわりに重点が置かれる．終末期においては口内炎等の口腔粘膜の病変が発症しやすく，痛みで食事が摂れなくなったり，

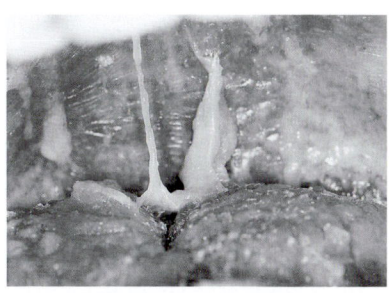

図49 多量の痰が口狭部を閉鎖している
介護老人保健施設に入院．熱が一向に減少しないため，口腔内をみたところ，口蓋から咽頭部にかけて著しい量の痰や痂皮化した剝離上皮が堆積．口腔内をケア後，発熱のパターンが明らかに改善．

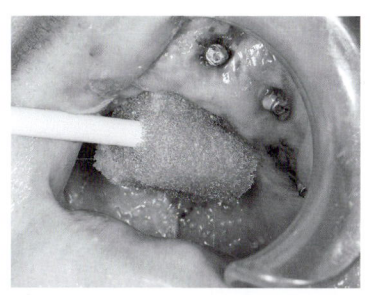

図50 インプラントを有する要介護高齢者が急増している
70歳代に認知症を発症し，40歳代に埋入したインプラントの上部構造が破損し，口唇粘膜を傷つけていたケース．インプラント周囲炎を起こし，やっとの思いで，鋭縁部の削合を行う．

話ができなくなったりし，衰弱が進むケースもある．たかが口内炎といっても終末期においては，ぜったいに無視できない疾病であり，予防的に対策をとる必要がある．詳細は別項に譲るが終末期ケアにおいては痛みのコントロールが重要な課題になるので，口腔のケアの重要性はますます高くなる．開業歯科医師にとっては終末期医療への参加は戸惑うことが多い．しかし口腔は人生の終末になるほど大切になり，歯科職が終末期まで関わり続けることの医学的，社会的意義は大きい．

15―まとめ

超高齢社会を世界で最初に迎えたのは，わが国である．わが国の高齢者人口は2025年にピークを迎えることを考えると，高齢者への対応が急務であるにもかかわらず，現実には歯科医療の対応は大幅に遅れている．その背景にはさまざまな要因が考えられるが，何より担い手である多くの開業医・歯科衛生士にとって診療室の外，つまり施設や病院に出ていくことに不慣れであること，さらに多職種連携となるとさらに心のハードルが高く，「私には関係ない」「専門家に任せる」となってしまうことがほとんどである．しかしながらその一方で，長年メインテナンスをしてきた患者たちが医院に来られなくなったときにどうするかという課題を抱えている．高齢になっても「歯」が残る時代，多歯多死時代をどう乗り切ればよいのか，これは老年歯科医学の大きなテーマであり，火急の課題である．

（米山武義）

8 口腔衛生と口腔環境（口腔湿潤剤，含嗽剤）

プラーク中の細菌を誤嚥することは，高齢者にとって肺炎の原因となる[1]．口腔清掃を行い，口腔微生物数を減少させることにより誤嚥性肺炎の発症を抑制することができるといわれているため[2,3]，口腔微生物の温床となっている部位を効果的に清掃することが口腔衛生状態の改善に特に有効である．有歯顎者においては，おもに歯面が口腔微生物の温床となっている[4]．これに対し無歯顎者においては，舌背や義歯が口腔微生物の温床となっている[5,6]．歯面，舌および義歯といった部位を特に効果的に清掃することが誤嚥性肺炎のリスクを減少させることにもつながると考えられる．

口腔内の清掃には，ブラシによる機械的清掃と，含嗽剤などを用いる化学的清掃とがある．若年者の口腔内と異なり，高齢者では加齢により口腔粘膜の弾性が低下し口腔粘膜の水分量が減少するため[7]，また加齢や薬剤の服用により唾液量が低下するために[8,9]口腔乾燥が進行している場合が多い．特に要介護者においては認識力の低下や口呼吸などにより口腔乾燥が著明で，口腔内が痂皮で覆われているような場合もある．そのような場合はブラシによる機械的清掃のみでは汚れはほとんど除去できず，清掃効果も十分に得られない．口腔湿潤剤などを応用することにより口腔内を湿潤状態にし，環境を整えたうえで機械的清掃を行うことが効果的である[10]．また，機械的清掃のみの場合よりも機械的清掃と化学的清掃を併用した場合のほうが，デンタルプラークおよび口腔微生物数の抑制効

果が大きい[11]．各種口腔湿潤剤や含嗽剤の特徴や使用法を把握したうえで，積極的に清掃に用いることが効果的である．

1─口腔湿潤剤を用いた口腔清掃

① 口腔湿潤剤を用いた清掃の効果

ブラシのみによる口腔清掃と，口腔湿潤剤とブラシとを併用した口腔清掃との効果を検討するために，要介護高齢者に対する舌清掃前後での舌苔付着程度と舌表面湿潤度の比較を行った．ブラシのみの清掃では，舌苔付着程度と舌表面湿潤度ともにほとんど変化がなかったのに対し，ジェルタイプの口腔湿潤剤と舌ブラシを併用した清掃では，舌苔付着程度（図51）と舌表面湿潤度（図52）ともに，2週間後の評価で改善を認めた[12]．このことより，舌ブラシのみの清掃では十分な舌苔の除去効果は期待できないが，口腔湿潤剤を併用することで舌苔付着量を減少させ，また舌の湿潤度を増加させることができ（図53），より効果的な清掃効果が得られることがわかる．

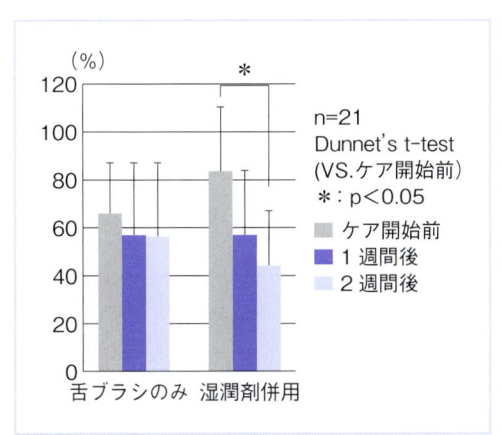

図51 舌清掃法の違いによる舌苔付着程度の変化の比較（上田ほか，2014．[12]）
舌ブラシのみの舌清掃では，2週間後に舌苔の減少は認められなかった．一方，舌ブラシと口腔保湿剤を併用した舌清掃では，2週間後に舌苔の減少が認められた．

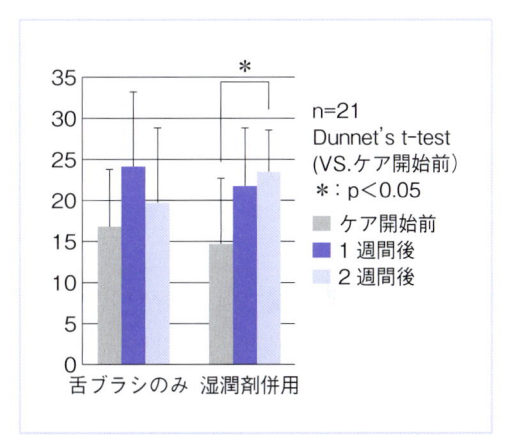

図52 舌清掃法の違いによる舌表面湿潤度の変化の比較（上田ほか，2014．[12]）
舌ブラシのみの舌清掃では，2週間後に湿潤度の増加は認められなかった．一方，舌ブラシと口腔保湿剤を併用した舌清掃では，2週間後に湿潤度の増加が認められた．

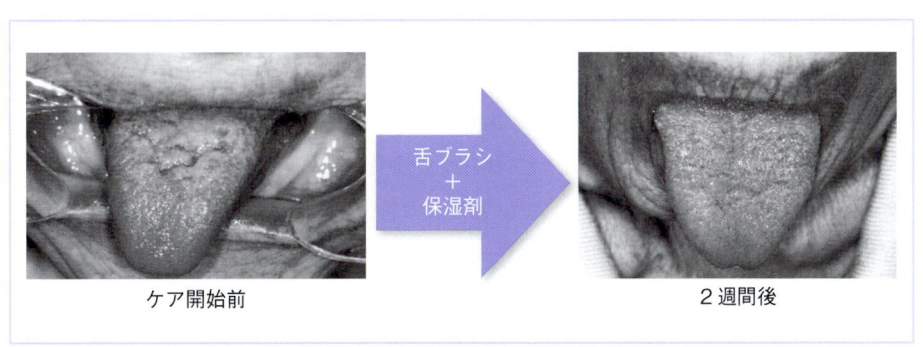

図53 舌ブラシと口腔保湿剤を用いた舌清掃の臨床例（上田ほか，2014．[12]）
2週間の舌清掃で，舌苔は顕著に減少し，水分量は増加した．

② 口腔湿潤剤

　口腔湿潤剤にはジェルタイプ，リキッドタイプ，スプレータイプなどがある．いずれのタイプの口腔湿潤剤にもさまざまな製品があり，特徴も異なる．製品の特徴をよく理解したうえで使用する必要がある．抗菌成分を配合した製品も発売されているので，口腔乾燥を伴う要介護高齢者には特に適していると考えられる．

a. ジェルタイプ

　使用方法：手指やスポンジブラシなどにとり，口腔内に塗布して使用する．

　利点：リキッドタイプと比較して湿潤効果が長い．
　　　　粘度が高いため咽頭部への流れ込みが少ない．

　欠点：粘度が高いため湿潤度が低下するにつれて固形状の形態となる．そのため新しく湿潤剤を塗布するときは古い湿潤剤を除去する必要がある．

b. リキッドタイプ

　使用方法：口腔に含んでうがいをしてから吐き出す．
　　　　　　スポンジブラシをリキッドタイプの口腔湿潤剤に浸漬して，軽く絞ってから口腔内を清拭するように塗布する．

　利点：湿潤剤が口腔内に速やかに広がる．
　　　　べたつかない．

　欠点：ジェルタイプと比較して湿潤効果が短い．
　　　　うがいや吐き出しができない人は使用できない．
　　　　嚥下機能が衰えていると誤嚥の危険性がある．

c. スプレータイプ

　使用方法：口腔内に噴霧して使用する．ケア前の口腔内の湿潤に特に適する．

　利点：湿潤剤が口腔内に速やかに広がる．
　　　　携帯しやすくいつでも使用できる．

　欠点：蒸散性が高く，湿潤効果が短い．
　　　　スプレータイプは口腔清掃開始時の湿潤に便利である．湿潤効果の持続時間はきわめて短く，口腔湿潤剤としての効果は限定的である．

2─含嗽剤を用いた口腔清掃

① 含嗽剤を用いた清掃の効果

　各種含嗽剤に含まれる有効成分により口腔微生物数が減少したり[13〜15]，プラークの形成量が減少したり[16,17]といった効果が認められている．湿潤効果のある成分が含まれている含嗽剤もあるので，各製品の特徴をよく理解したうえで使用する必要がある．

② 各種含嗽剤に用いられるおもな有効成分の機序および特徴

a. 殺菌・消毒作用

(1) ヨウ素化合物：ポビドンヨード

　機序：溶液中に溶出した遊離ヨウ素の酸化力による．アミノ酸のチオール基やフェノー

ル性水酸基，アミノ酸や核酸の N-H 結合を酸化して主要な結合を阻害したり，細胞膜や細胞壁のリン脂質の不飽和脂肪酸へ結合して膜の安定性に影響を与えるとされる．

特徴：抗微生物スペクトルが広く，グラム陽性菌，グラム陰性菌，結核菌，真菌，ウイルス，クロストリジウム属など一部の芽胞に有効である．その反面，アナフィラキシーショック様症状が現れることがある．また，口腔内貯留時間が短いという特徴もある．

(2) クロルヘキシジン：グルコン酸クロルヘキシジン

機序：100 mg/L 未満（0.01 w/v％）の濃度で静菌的に，100〜500 mg/L（0.01〜0.05 w/v％）の濃度で殺菌的に作用する．静菌的な濃度（100 mg/L 未満）では，負電荷を帯びる微生物表面に吸着し，細胞壁を透過して細胞膜透過性を障害する．その後，カリウムイオンのような低分子成分の漏出を引き起こしたり，酵素を阻害したりする．殺菌的な濃度（100〜500 mg/L）では，細胞内に急速に侵入し，ATP や核酸を凝固し沈殿を生成する．

特徴：バイオフィルム形成を抑える．細菌の表面や歯面に吸着して抗菌性を示すほかミュータンス菌などの歯面への吸着を防ぐ．粘膜面にも吸着するため比較的長い時間その抗菌性を示す．その反面，アナフィラキシーショック様症状が報告されている[18]．現在日本国内では使用が制限されており，0.05％未満の低濃度のものしか使えない．また，長期的な使用で歯の着色をもたらし，フッ素イオンによって失活するという特徴もある．

(3) 界面活性剤

機序：薬剤の陽イオン部が負電荷を帯びる微生物表面に吸着し，細胞壁を透過して細胞膜透過性を障害する．その後，カリウムイオンのような低分子成分の漏出を引き起こしたり，酵素を阻害したりする．陽性の界面活性剤と，両性の界面活性剤とがある．

(ア) 塩化ベンゼトニウム（陽性）

特徴：グラム陽性菌，グラム陰性菌，真菌の一部，エンベロープを有するウイルスの一部に有効である．結核菌や多くのウイルス，芽胞に無効であり，グラム陰性桿菌である緑膿菌，*Burkholderia cepacia*，セラチア，*Achromobacter xylosoxidans* などが抵抗性を示す場合がある．含嗽剤としての効力は穏やかなものであり，陰イオン界面活性剤の併用で作用が減弱する[19]．

(イ) 塩化セチルピリジニウム（陽性）

特徴：グラム陽性球菌だけでなく，真菌に対しても抗微生物作用を示す．副作用が少ないが，クロルヘキシジンと比較して長期間の作用はない．

(ウ) 塩化ベンザルコニウム（陽性）

特徴：塩化セチルピリジニウムと比較して効力は穏やかなものであり，プラーク抑制効果も少ない[20]．

(エ) ラウリルジアミノエチルグリシンナトリウム（両性）
　特徴：両性界面活性剤であるため，陽イオン部の殺菌作用に加え，陰イオンの働きによる洗浄作用も有する．

(4) 過酸化水素水
　機序：ヒドロキシルラジカルを発生することにより，脂質膜，DNA，細胞内容物を攻撃する．カタラーゼと接触して分解し，水と酸素が生じる際の酸素の発泡作用による洗浄効果も期待できる．グラム陽性菌，グラム陰性菌，酵母，ウイルスに有効である．グラム陽性菌に対するよりもグラム陰性菌に対する効力のほうが強い．
　特徴：口内炎消炎作用を有するが，口腔粘膜を刺激することがある．

(5) フェノール誘導体
　(ア) イソプロピルメチルフェノール
　　機序：親油性であり，非イオン性でタンパク質を変性させ細胞膜を通過しやすい．細胞膜透過性を障害し低分子成分を漏出したり，呼吸系および代謝系酵素を阻害する．
　　特徴：バイオフィルム内の微生物を殺菌し，広範囲の抗菌・抗真菌スペクトルをもつが，創傷粘膜には刺激性がある．
　(イ) チモール
　　機序：イソプロピルメチルフェノールの異性体であり，同様の機序による．
　　特徴：広範囲の抗菌・抗真菌スペクトルを有するが，特異臭や刺激性がある．
　(ウ) トリクロサン
　　機序：細菌の脂肪酸合成を阻害する．
　　特徴：プラーク抑制効果に優れ，また特にグラム陽性菌に対して特に顕著な殺菌作用を示すが，微生物に薬剤抵抗性を与えてしまう可能性がある．また，粘膜びらんなどの副作用を生じる可能性がある．

b．抗炎症・消炎作用
　殺菌・消毒作用のある成分とともに，以下の成分が多くの製品に配合されている．
①グリチルリチン酸モノアンモニウム
　漢方薬のカンゾウに含まれ，優れた抗アレルギー，抗炎症作用を示す．
②グリチルリチン酸ジカリウム
　漢方薬のカンゾウに含まれ，優れた抗炎症作用を示す．
③トラネキサム酸
　プラスミンの働きをおさえることで，止血作用を発揮．また，アレルギー症状や炎症が緩和される．

3―含嗽剤および口腔湿潤剤を用いた口腔清掃の実際

まず体位を整えて全身状態と口腔内状態を確認し記録を行う．口腔微生物の温床である舌背に付着している微生物数は，特に舌乳頭が認識できないような厚い舌苔が認められる箇所に多いため[21]，舌苔の付着状態もよく確認しておく（**図54**）[22]．義歯装着者の場合には義歯を外して洗浄し，義歯洗浄剤に浸漬する．次に，口腔湿潤剤を舌と口腔粘膜に塗布する．手指でもよいが，スポンジブラシや弾性のあるスプーン型のエラストマー製の舌ブラシを用いると舌後方にも塗布しやすい（**図55**）．その後，30秒以上なじませる．その間に含嗽剤に浸した歯ブラシやスポンジブラシを用いて歯や頬粘膜などの清掃を行う．

30秒が経過したら，含嗽剤に浸した舌ブラシを用いて舌を清掃する．ガーゼか口腔清掃用ウェットティッシュで舌を保持しながら，舌ブラシを舌背後方から手前に向かって引くように動かす．塗布した口腔湿潤剤を舌ブラシで前方へ回収してくる気持ちで行うとよい．適宜，ガーゼまたは口腔清掃用ウェットティッシュにて拭き取りを行う．拭き取りが十分でないと，舌苔中の細菌が口腔内に拡散してしまう．含嗽が可能な場合には，その後に含嗽剤を用いて含嗽する．

その後，再度口腔湿潤剤を口腔内全体に塗布する．この際には，湿潤効果が長く持続するジェルタイプが向いている．義歯装着者の場合には，必要に応じて義歯内面にも塗布しておく[23]．

要介護高齢者に上記のような含嗽剤と口腔湿潤剤とを併用した口腔清掃を行った場合，ブラシのみで口腔清掃を行った場合と比較して舌表面総嫌気性菌数，舌苔付着量程度を抑制し（**図56，57**），また舌表面湿潤度を増加させた（**図58**）[24]．これらのことより，各製品の特徴を理解し，ブラシだけでなく含嗽剤や口腔湿潤剤を併用して口腔清掃を行

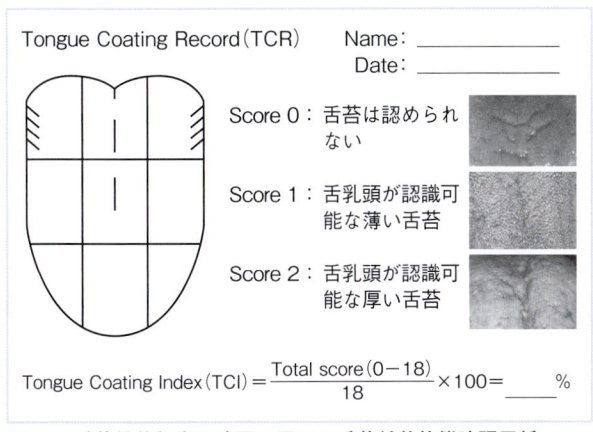

図54 舌苔付着程度の確認に用いる舌苔付着状態確認用紙
(Shimizu, et al., 2007.[22])
舌表面を9分割し，各エリアにスコアづけを行う．合計スコアからtongue coating index（TCI）（%）を算出する．

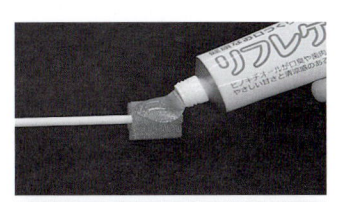

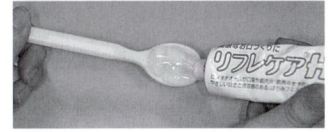

図55 ジェルタイプの口腔保湿剤の塗布にあたって
スポンジブラシ（上）や弾性力があるエラストマー製のスプーンタイプの舌ブラシ（下）などを使用すると塗布しやすい[23]．

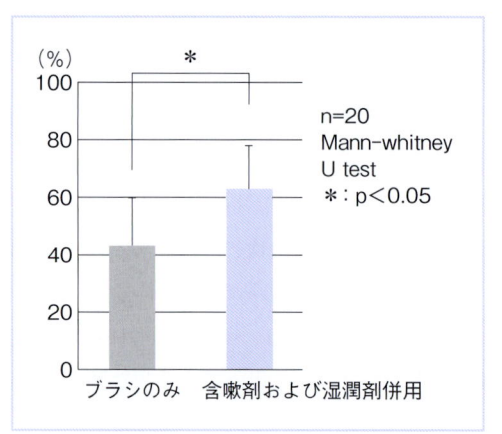

図56 清掃法の違いによる舌表面微生物数の減少率の比較（竜ほか，2012.[24]）
ブラシのみの清掃群と比較して，含嗽剤および湿潤剤を併用して清掃した群は減少率が大きかった．

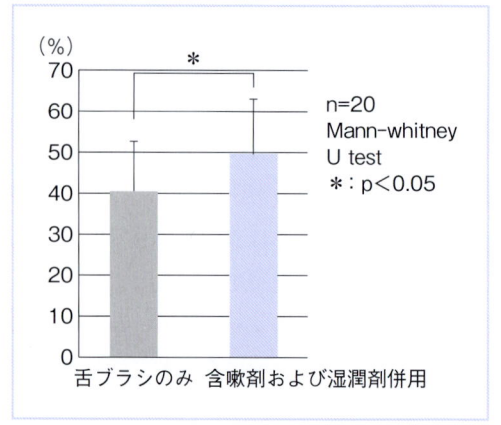

図57 清掃法の違いによる舌苔付着程度の減少率の比較（竜ほか，2012.[24]）
ブラシのみの清掃群と比較して，含嗽剤および湿潤剤を併用して清掃した群は減少率が大きかった．

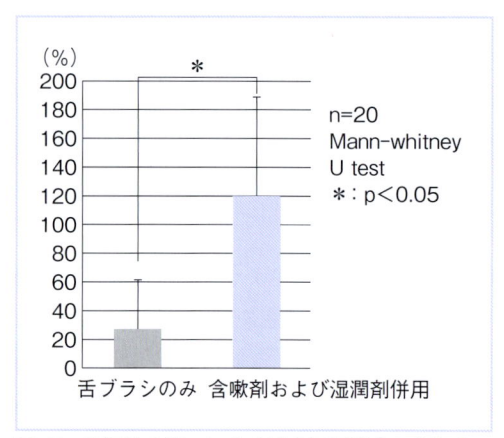

図58 清掃法の違いによる舌表面湿潤度の増加率の比較（竜ほか，2012.[24]）
ブラシのみの清掃群と比較して，含嗽剤および湿潤剤を併用して清掃した群は増加率が大きかった．

うことが，効果的に口腔微生物を抑制し口腔衛生状態を改善させるために有効であることがわかる．

（竜　正大）

文献

1．高齢者と口腔機能
1) 武下　肇，池邉一典，香川良介，他：高齢者における咬合力と軽度認知機能低下との関係　SONIC STUDYより．老年歯学，28(2)：99-100, 2013.
2) Lorish CD, Maisiak R：The Face Scale：a brief, nonverbal method for assessing patient mood. Arthritis Rheum, 29(7)：906-909, 1986.

2．咬合と口腔機能の評価
1) Eichner K：Renewed examination of the group classification of partially edentulous arvhes by Eichner

and application and advices for studies on morbidity statistics. Stomatlogie der DDR, 40：321-325, 1990.
2) Ikebe K, Matsuda K, Murai S, et al.：Validation of the Eichner index in relation to occlusal force and masticatory performance. Int J Prosthodont, 23：521-524, 2010.
3) Kosaka T, Ono T, Yoshimuta Y, et al.：The effect of periodontal status and occlusal support on masticatory performance：the Suita study. J Clinical Periodontol, 41：497-503, 2014.
4) 宮地建夫：症例でみる欠損歯列・欠損補綴 レベル・パターン・スピード, 医歯薬出版, 東京, 15, 2011.
5) Abd-El-Malek S：The part played by the tongue in mastication and deglutition. J Anat, 89：250-254, 1955.
6) 日本老年歯科医学会：摂食・嚥下リハビリテーションにおける診断支援としての舌機能検査法ガイドライン. 日本歯科医学会ガイドラインライブラリ, http://www.gerodontology.jp/file/guideline/guideline.pdf, 2013.
7) Utanohara Y, Hayashi R, Yoshikawa M, et al.：Standard values of maximum tongue pressure taken using newly developed disposable tongue pressure measurement device. Dysphagia, 23：286-290, 2008.
8) Yoshida M, Kikutani T, Tsuga K, et al.：Decreased tongue pressure reflects symptom of dysphagia. Dysphagia, 21：61-65, 2006.
9) Ono T, Kumakura I, Arimoto M, et al.：Influence of bite force and tongue pressure on oro-pharyngeal residue in the elderly. Gerodontology, 24：143-150, 2007.
10) 梅本丈二, 津賀一弘, 北嶋哲郎, 他：神経筋疾患と脳梗塞患者の嚥下造影検査の所見と最大舌圧の関係. 老年歯学, 23：354-359, 2008.
11) Umemoto G, Tsuboi Y, Kitashima A, et al.：Impaired food transportation in Parkinson's disease related to lingual bradykinesia. Dysphagia, 26：250-255, 2011.
12) 武内和弘, 武内和弘, 小澤由嗣, 他：嚥下障害または構音障害を有する患者における最大舌圧測定の有用性 新たに開発した舌圧測定器を用いて. 日摂食嚥下リハ会誌, 16：165-174, 2012.
13) Mano T, Katsuno M, Banno H, et al.：Tongue pressure as a novel biomarker of spinal and bulbar muscle atrophy. Neurology, 82：255-261, 2014.
14) Robbins J, Gangnon RE, Theis SM, et al.：The effects of lingual exercise on swallowing in older adults. J Am Geriatr Soc, 53：1483-1489, 2005.
15) 歌野原有里, 林 亮, 吉田光由, 他：ディスポーザブルプローブを用いて舌運動リハビリテーションを行った口腔癌症例. 顎機能誌, 11：158-159, 2005.
16) 菊谷 武, 田村文誉, 須田牧夫, 他：機能的口腔ケアが要介護高齢者の舌機能に与える効果. 老年歯学, 19：300-306, 2005.
17) 山口聡子, 松山美和, 松崎幸代, 他：舌部分切除症例に対するリハビリテーション 補綴治療と機能訓練を施行した1症例. 顎顔面補綴誌, 29：67-75, 2006.
18) Adams V, Mathisen B, Baines S, et al.：A systematic review and meta-analysis of measurements of tongue and hand strength and endurance using the Iowa Oral Performance Instrument（IOPI）. Dysphagia, 28：350-369, 2013.
19) 田代宗嗣, 本多康聡, 大平真理子, 他：舌抵抗訓練を含む摂食機能療法による最大舌圧の変化. 老年歯学, 29：357-361, 2015.
20) Hori K, Ono T, Taminea K, et al.：A newly developed sensor sheet for measuring tongue pressure in swallowing. J Prosthodont Res, 53：28-32, 2009.
21) Tamine K, Ono T, Hori K, et al.：Age-related changes in tongue pressure during swallowing. J Dent Res, 89：1097-1101, 2010.
22) Hirota N, Konaka K, Ono T, et al.：Reduced tongue pressure against the hard palate on the paralyzed side during swallowing predicts dysphagia in patients with acute stroke. Stroke, 41：2982-2984, 2010.
23) Hamanaka-Kondoh S, Kondoh J, Tamine K, et al.：Tongue pressure during swallowing is decreased in patients with Duchenne muscular dystrophy. Neuromuscul Disord, 24：474-481, 2014.
24) Hashimoto M, Igari K, Hanawa S, et al.：Tongue pressure during swallowing in adults with down syndrome and its relationship with palatal morphology. Dysphagia, 29：509-518, 2014.
25) Yano J, Aoyagi Y, Ono T, et al.：Sequential Coordination between Lingual and Pharyngeal Pressures Produced during Dry Swallowing. BioMed Research International, Article ID 691352, 2014.
26) Hori K, Taniguchi H, Hayashi H, et al.：Role of tongue pressure production in oro-pharyngeal swallow biomechanics. Physiological Reports, 1：e00167, 2013.
27) Li Q, Minagi Y, Hori K, et al.：Coordination in oro-pharyngeal biomechanics during human swallowing. Physiology & Behavior, 147：300-305, 2015.
28) 戸原 玄, 才藤栄一, 馬場 尊, 他：Videofluorography を用いない摂食・嚥下障害評価フローチャート. 日摂食嚥下リハ会誌, 6：196-206, 2002.

3．咀嚼機能の評価法

1) Tsuji T, Sonoda S, Domen K, et al.：ADL structure for stroke patients in Japan based on the functional independence measure. Am J Phys Med Rehabil, 74：432-438, 1995.
2) 野首孝祠，五十嵐順正，榎本昭二，他：咀嚼機能の客観的評価とそのデータベース構築．日歯医師会誌, 18：75-86, 1999.
3) 大山喬史，河野正司，小林 博，他：咀嚼能力検査法のガイドライン．日歯医師会誌, 24：39-50, 2005.
4) 石原寿郎：篩分法による咀嚼能率の研究．口病誌, 22：207-255, 1955.
5) Manly RS, Braly LC：Masticatory performance and efficiency. J Dent Res, 29：448-462, 1957.
6) Olthoff LW, van der Bilt A, Bosman F, et al.：Distribution of particle sizes in food comminuted by human mastication. Arch Oral Biol, 29(11)：899-903, 1984.
7) 田中義浩：多変量測定による咀嚼粉砕機能の評価―第2報 筋放電持続時間からの咀嚼効率の解析―．口病誌, 67(1)：70-80, 2000.
8) 志賀 博, 小林義典：有床義歯補綴治療における総合的咬合・咀嚼機能検査（解説）．日歯医師会誌, (0047-1763) 64(10)：1028-1038, 2012.
9) 安井 栄, 野首孝祠, 吉牟田陽子, 他：検査用グミゼリーによる咀嚼能率スコア法の臨床活用に向けた信頼性の検討．日咀嚼誌, 22(1)：11-17, 2012.
10) 小澤 至：チューインガムによる咀嚼混合能力の判定について．補綴誌, 3：52-55, 1959.
11) 平野 圭, 高橋保樹, 平野滋三, 他：新しい発色法を用いた色変わりチューインガムによる咀嚼能力測定に関する研究．補綴誌, (46)：103-109, 2002.
12) Hama Y, Kanazawa M, Minakuchi S, et al.：Properties of a color-changeable chewing gum used to evaluate masticatory performance. J Prosthodont Res, 58(2)：102-106, 2014.
13) Hama Y, Kanazawa M, Minakuchi S, et al.：Reliability and validity of a quantitative color scale to evaluate masticatory performance using color-changeable chewing gum. J Med Dent Sci, 61(1)：1-6, 2014.
14) 山賀栄次郎, 金澤 学, 内田達郎, 他：咀嚼後の保管方法が色変わりガムの咀嚼後経時的色変化に与える影響．日咀嚼誌, 23：86-87, 2013.
15) 山本為之：総義歯白歯部の人工歯の配列について（その2）．補綴臨床, 5：395-400, 1972.
16) 越野 寿, 横山雄一, 平井敏博：無歯顎補綴治療効果の客観的評価に関する研究―全部床義歯装着者の咀嚼機能評価法について―．北海道医療大学歯学雑誌, 26(1)：30-31, 2007.
17) 佐藤裕二, 石田栄作, 皆木省吾, 他：総義歯装着者の食品摂取状況．補綴誌, 32：774-779, 1988.
18) 内田達郎, 下山和弘, 長尾正憲, 他：全部床義歯装着者の咀嚼能力とその変化の評価を目的とした摂取状況調査表の検討．補綴誌, 36：766-771, 1992.
19) 中島 博, 松浦正朗, 岡田とし江, 他：顎顔面部損傷労働災害患者の障害認定のための新しい咀嚼障害評価方法の検討．日口外誌, 46：462-471, 2000.
20) 柳沢幸江：食物の咀嚼筋活動量，及び食物分類に関する研究．小児歯誌, 27：74-84, 1989.
21) 小城明子, 植松 宏, 柳沢幸江：咀嚼能力評価に適するパラメータおよびテスト食品の検討．日咀嚼誌, 14：86-87, 2004.
22) 志賀 博, 小林義典：咀嚼運動の分析による咀嚼機能の客観的評価に関する研究．補綴誌, 34：1112-1126, 1990.
23) 志賀 博, 小林義典, 荒川一郎, 他：咀嚼機能の客観的評価 咀嚼運動のリズムと経路の安定性の主成分分析．顎機能誌, 11(2)：146-147, 2005.
24) 雲野美香, 志賀 博, 小林義典：グミゼリー咀嚼時の運動経路のパターンと咀嚼能率との関係．補綴誌, 49：65-73, 2005.
25) 越野 寿：舌運動機能が咀嚼機能に及ぼす影響―超音波診断装置による舌運動の評価と篩分法による咀嚼能力の評価．補綴誌, 38：799-810, 1994.
26) 平野恭吉：有歯顎者における咀嚼時口唇の動き．補綴誌, 39：1142-1153, 1995.
27) 田中誠也：高齢有歯顎者の咀嚼筋筋活動様相について．補綴誌, 44(2)：310-322, 2000.
28) 橋本 真, 志賀 博, 小林義典：総義歯補綴治療前後における咀嚼能力と咬筋筋活動．顎機能誌, 19(1)：10-18, 2014.
29) 久保大樹, 佐藤正樹, 柏木宏介, 他：歯接触分析装置（バイトアイ）の接触面積の再現性に関する基礎的研究．歯科医学, 76(2)：83-88, 2013.
30) 日本咀嚼学会編：咀嚼の本, 口腔保健協会, 東京, 2006.
31) 新川哲子, 林田直美, 森下路子, 他：一般高齢者の客観的咬合力とQOLとの関連．保健学研究, 23(2)：29-34, 2011.

4．味覚の評価と味覚障害

1) Ikeda M, Aiba T, Ikui A, et al.：Taste disorders：a survey of the examination methods and treatments used in Japan. Acta Otolaryngol, 125：1203-1210, 2005.

2) Fukunaga A, Uematsu H, Sugimoto K：Influences of aging on taste perception and oral somatic sensation. J Gerontol A Biol Sci Med Sci, 60：109-113, 2005.
3) Toffanello ED, Inelmen EM, Imoscopi A, et al.：Taste loss in hospitalized multimorbid elderly subjects. Clin Interv Aging, 8：167-174, 2013.
4) Arey LB, Tremaine MJ, Monzingo FL：The numerical and topographical relations of taste buds to human circumvallate papillae throughout the life span. Anatomical Record, 64：9-25, 1935.
5) Arvidson K：Location and variation in number of taste buds in human fungiform papillae. Scand J Dent Res, 87：435-442, 1979.
6) 佐藤しづ子, 金田直人, 酒井 梓, 他：日口診誌, 26(3)：280-288, 2013.
7) 山本 隆：脳と味覚―おいしく味わう脳のしくみ（ブレインサイエンス・シリーズ18），共立出版，東京，49-50，1996．
8) 北奥恵之：電気味覚計．阪上雅史編，耳鼻咽喉科診療プラクティス12 嗅覚・味覚障害の臨床最前線，第2版，文光堂，東京，92-95, 2003.
9) 冨田 寛：味覚障害の全貌，初版，診断と治療社，東京，204, 2011.
10) 厚生労働省：重篤副作用疾患別対応マニュアル 薬物性の味覚障害，2011．
11) 冨田 寛：味覚障害．佐藤昌康，小川尚編，最新味覚の科学，第1版，朝倉書店，東京，231-232, 1997.
12) 佐藤しづ子：高齢者の味覚障害に対する口腔内科学的診断および治療の重要性．基本味と匂学会誌，20(2)：97-109, 2013.
13) Satoh-Kuriwada S, Shoji N, Kawai M, et al.：Hyposalivation strongly influences hypogeusia in the elderly. Journal of Health Science, 55：689-698, 2009.
14) 佐藤しづ子著，笹野高嗣監修：高齢者の味覚障害に歯科医院を役立てよう！，第1版，学建書院，東京，1-45, 2014.

5. 唾液の評価と分泌障害

1) Whelton H：Introduction：the anatomy and physiology of salivary glands. Saliva and oral health, Edgar M, Dawes C, O'Mullane D eds, British dental association, London, 1-13, 2004.
2) Dawes C：Circadian rhythms in the flow rate and composition of unstimulated and stimulated human submandibular saliva. J Physiol, (Lond) 244：535-548, 1975.
3) Dowes C：SFR. Edgar M, Dawes C, O'Mullane D eds, Saliva and oral health. British dental association, London, 1-13, 2004.
4) Ikebe K, Sajima H, Kobayashi S, et al.：Association of salivary flow rate with oral function in a sample of community-dwelling older adults in Japan. Oral Surg Oral Med Oral Pathol Oral Radiol Endod, 94：184-190, 2002.
5) Thomson WM, Ikebe K, Tordoff JM, et al.：Dry mouth and medication. MacEntee MI ed, Oral healthcare and the frail elder：a clinical perspective, Blackewll, 51-71, 2011.
6) Fox PC, Busch KA, Baum BJ：Subjective reports of xerostomia and objective measures of salivary gland performance. J Am Dent Assoc, 115：581-584, 1987.
7) Navazesh M：Methods for collecting saliva. Annals of the New York Academy of Sciences, 694：72-77, 1993.
8) Ikebe K, Morii K, Kashiwagi J, et al.：Impact of dry mouth on oral symptoms and function in removable denture wearers in Japan. Oral Surg Oral Med Oral Pathol Oral Radiol Endod, 99：704-710, 2005.
9) Thomson WM, Chalmers JM, Spencer AJ, et al.：The Xerostomia Inventory：a multi-item approach to measuring dry mouth. Community Dent Health, 16：12-17, 1999.
10) Enoki K, Matsuda KI, Ikebe K, et al.：Influence of xerostomia on oral health-related quality of life in the elderly：a 5-year longitudinal study. Oral surgery, oral medicine, oral pathology and oral radiology, 117：716-721, 2014.
11) Scott J：Age, sex and contralateral differences in the volumes of human submandibular salivary glands. Arch Oral Biol, 20：885-887, 1975.
12) Baum BJ：Salivary gland fluid secretion during aging. J Am Geriatr Soc, 37：453-458, 1989.
13) Ghezzi EM, Ship JA：Aging and secretory reserve capacity of major salivary glands. J Dent Res, 82：844-888, 2003.
14) Ikebe K, Matsuda KI, Morii K, et al.：Relationship between bite force and salivary flow in older adults. Oral Surg Oral Med Oral Pathol Oral Radiol Endod, 104：510-515, 2007.
15) Matsuda K, Ikebe K, Ogawa T, et al.：Increase of salivary flow rate along with improved occlusal force after the replacement of complete dentures. Oral Surg Oral Med Oral Pathol Oral Radiol Endod, 108：211-215, 2009.
16) Ikebe K, Nokubi T, Sajima H, et al.：Perception of dry mouth in a sample of community-dwelling older adults in Japan. Spec Care Dentist, 21：52-59, 2001.

6. 口　臭

1) Yaegaki, K, Coil MJ：Clinical Application of the Questionnaire for Diagnosis and Treatment for Halitosis. Quintessence International, 30：328-333, 1999.
2) 八重垣健：口臭．松久保隆，八重垣健，前野正夫編，口腔衛生学，一世出版，東京，2014.
3) Yaegaki K, Sanada K：Volatile sulfur compounds in mouth air from clinically healthy subjects and patients with periodontitis. J Periodont Res, 27：233-238, 1992.
4) Yaegaki K, Sanada K：Biochemical and clinical factors influencing oral malodour in periodontal patients. J Periodontol, 63：783-789, 1992.
5) 宮崎秀夫，荒尾宗孝，岡村和彦，他：口臭症分類の試みとその治療必要性．新潟歯学会誌，29：11-15, 1999.
6) Seemann R, Conceicao MD, Filippi A, et al.：Halitosis management by the general dental practitioner-results of an international consensus workshop. J Breath Res, 8(1)：017101, 2014.
7) Yaegaki K, Brunette DM, Tangerman A, et al.：Standardization of clinical protocols in oral malodor research. J Breath Res, 6：017101, 2012.
8) Van den Velde S, van Steenberghe D, Van Hee P, et al.：Detection of odorous compounds in breath. J Dent Res, 88(3)：285-289, 2009.
9) Outhouse TL, Al-Alawi R, Fedorowicz Z, et al.：Tongue scraping for treating halitosis. Cochrane Database Syst Rev. 19(2)：CD005519, 2006.
10) Yaegaki K, Coil JM, Kamemizu T, et al.：Tongue Brushing and Mouth Rinsing as Basic Treatment Measure for Halitosis. Int Dent J, 52：192-196, 2002.
11) Fukui Y, Yaegaki K, Murata T, et al.：Diurnal Changes in Oral Malodor among Dental-office Workers. Int Dent J, 58：159-156, 2008.

7. 口腔衛生と口腔環境――口腔ケアと肺炎予防

1) Yoshino A, Ebihara T, Ebihara S, et al.：Daily Oral Care and Risk Factors for Pneumonia Among Elderly Nursing Home Patients. JAMA, 286：2235-2236, 2001.
2) 米山武義，吉田光由，佐々木英忠，他：要介護高齢者に対する口腔衛生の誤嚥性肺炎予防効果に関する研究．日歯医学会誌，20：58-68, 2001.
3) Yoneyama T, Yoshida Y, Matsui T, et al.：Lancet 354(9177), 515, 1999.
4) Abe S, Ishihara K, Adachi M, et al.：Professional oral care reduces influenza infection in elderly. Arch Gerontol Geriatr, 43(2)：157-164, 2006.
5) 弘田克彦，米山武義，太田昌子，他：プロフェッショナル・オーラル・ヘルス・ケアを受けた高齢者の咽頭細菌数の変動．日老医誌，34：125-129, 1997.
6) Ishikawa A, Yoneyama T, Hirota K, et al.：Professional oral health care reduces the number of oropharynqeal bacteria. J Dent Res, 87：594-598, 2008.

8. 口腔衛生と口腔環境（口腔湿潤剤，含嗽剤）

1) Sumi Y, Miura H, Michiwaki Y, et al.：Colonization of dental plaque by respiratory pathogens in dependent elderly. Arch Gerontol Geriatr, 44：119-124, 2007.
2) Scannapieco FA, Papandonatos GD, Dunnford RG：Associations between oral conditions and respiratory disease in a national sample survey population. Ann Periodontol, 3：251-256, 1998.
3) Yoneyama T, Yoshida M, Ohrui T, et al.：Oral care reduces pneumonia in older patients in nursing homes. J Am Geriatr Soc, 50：430-433, 2002.
4) Socransky SS, Haffajee AD：Dental biofilms：difficult therapeutic targets. Periodontol 2000, 28：12-55, 2002.
5) Ryu M, Ueda T, Saito T, et al.：Oral environmental factors affecting number of microbes in saliva of complete denture wearers. J Oral Rehabil, 37(3)：194-201, 2010.
6) Yasui M, Ryu M, Sakurai K, et al.：Colonization of the oral cavity by periodontopathic bacteria in complete denture wearers. Gerodontology, 29：e494-502, 2012.
7) Nakagawa K, Sakurai K, Ueda-Kodaira Y, et al.：Age related changes in elastic properties and moisuture content of lower labial mucosa. J Oral Rehabil, 38(4)：235-241, 2011.
8) Dodds MW, Johnson DA, Yeh CK：Health benefits of saliva：a review. J Dent, 33：223-233, 2005.
9) Nagler RM, Hershkovich C：Relationships between age, drugs, oral sensorial complaints and salivary profile. Arch Oral Biol, 50：7-16, 2005.
10) Ooka T, Mukai Y：Changes in Oral Dryness of the Elderly in Need of Care -The Effect of Dentifrice with Oral Moisturizing Agents. Dental Medicine Research, 32(3)：174-180, 2012.
11) Boyle P, Koechlin A, Autier P：Mouthwash Use and the Prevention of Plaque, Gingivitis and Caries. Oral Dis, 20：1-68, 2014.
12) 上田貴之，須藤るり，渡邉幸子，他：口腔ケア用ジェルを併用した舌清掃による要介護高齢者の舌苔除去

効果．老年歯学，27(4)：366-372, 2014.
13) Roberts WR, Addy M：Comparison of the in vivo and in vitro antibacterial properties of antiseptic mouthrinses containing chlorhexidine, alexidine, cetyl pyridinium chloride and hexetidine. Relevance to mode of action. J Clin Periodontal, 8(4)：295-310, 1981.
14) Schiott CR, Löe H, Jensen SB, et al.：The effect of chlorhexidine mouthrinses on the human oral flora. J Periodont Res, 5(2)：84-89, 1970.
15) 鴨井久一，宮田裕之，扇　正一，他：口腔内病原性細菌に対する in vitro でのポビドンヨード溶液の殺菌効果．日歯周誌，32(2)：660-666, 1990.
16) Löe H, Schiott CR：The effect of mouthrinses and topical application of chlorhexidine on the development of dental plaque and gingivitis in man. J Periodont Res., 5(2)：79-83, 1970.
17) 小川智久，小延裕之，鴨井久一，他：ポビドンヨード含有含嗽剤（イソジンガーグル®）の歯周縁下細菌叢および臨床症状に及ぼす影響．日歯周誌，38(3)：354-358, 1996.
18) 高橋敦子，小林寛伊，大久保　憲：クロルヘキシジングルコン酸塩によるアナフィラキシー反応．医療関連感染，2：18-19, 2009.
19) Compton FH, Beaqrie GS：Inhibity effect of benzethonium and zinc chloride mouthrinses on human dental plaque and gingivitis. J Clin Periodontol, 2(1)：33-43, 1975.
20) 鴨井久一，外崎美香：洗口剤などに配合されている殺菌消毒薬に関する考察．歯界展望，113(3)：553-558, 2009.
21) 上田貴之，清水崇雪，田坂彰規，他：舌苔付着程度を評価する新たな方法．歯科学報，112(5)：620-623, 2012.
22) Shimizu T, Ueda T, Sakurai K：New method for evaluation of tongue-coating status. J Oral Rehabil, 34(6)：442-447, 2007.
23) 上田貴之，清水崇雪，田坂彰規，他：舌苔の付着程度の評価法と効果的な清掃法〜要介護高齢者の誤嚥性肺炎予防のために〜．日歯医師会誌，66(12)：19-27, 2014.
24) 竜　正大，政田三枝，上田貴之，他：入院患者へのコンクールマウスリンスおよびマウスジェルを用いた口腔清掃による効果．日摂食嚥下リハ会誌，16(3)：S377, 2012.

Ⅱ 老年歯科医学（高齢者歯科医学）の実際

3 訪問診療

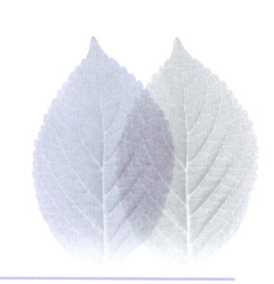

1 訪問診療の基本

1―訪問診療とは

　訪問診療の場は，歯科だけでなく医師による訪問診療の場でもある．訪問診療とは，歯科医師，医師が患者の居所を訪問し診療することをいう．その目標には，①主たる慢性疾患の増悪の予防，②急性疾患への迅速な治療的対応，③合併症（廃用症候群，転倒，誤嚥，感染）の予防，④症状の緩和，⑤生活機能の維持などがある[1]．訪問診療の対象は，①病状が安定している慢性疾患をもつ通院困難な虚弱高齢者，②通院困難な終末期患者であり，神経筋骨疾患および老衰による運動機能障害，認知症，感染症，栄養障害，呼吸不全，心不全，がんの終末期がおもな対象となる[1]．医療提供の安全性と効率性の面で優れているとはいえないが，患者からみると，「自宅で診療が受けられる」という安心感が最大の利点である[1]．

　在宅医療は「生活に寄り添う医療」であり，訪問診療と往診に分けられる．訪問診療は医師が療養プログラムに基づいて計画的に訪問し，主として計画的治療，または予防的措置や患者指導を行うものであり，往診は容態の急変などで患者の依頼に基づいて訪問し応急的処置を行うものである[2]．

　歯科の訪問診療とは，何らかの身体的理由により病院や診療所を受診することができない患者に対し，その患者の居所に歯科医師が出向いて診療を行うことをいう[3]．わが国の医療保険制度では「歯科訪問診療は，在宅等において療養を行っており，疾病，傷病のため通院による歯科治療が困難な患者を対象としている」とし，「在宅等」とは「介護老人保健施設，特別養護老人ホームのほか，歯科，小児歯科，矯正歯科又は歯科口腔外科を標榜する保険医療機関以外の保険医療機関も含まれる」としている．

　高齢者を対象とした歯科の訪問診療では，在宅者，高齢者施設の利用者，入院患者が対象となる．在宅者に対する訪問診療の場はまさに生活の場である．訪問診療の対象となる高齢者がいる施設の基本的性格，サービスの内容，医師などの職員配置などはそれぞれ異なる．たとえば，介護老人福祉施設（特別養護老人ホーム）は生活施設，介護老人保健施設は在宅復帰を目指すリハビリテーション施設，介護療養病床は長期療養施設，グループホームは認知症高齢者のための共同生活住居である[4]．訪問診療では患者の居所が診療の場となるが，患者の居所により診療環境は大きく異なる．

2―診療の目標

訪問診療の対象となる患者のQOLの維持・向上が目標となる．そのために，生活の場での口腔機能の維持管理が重要であり，①口腔衛生の維持・改善，②う蝕，歯周病などの歯科疾患の治療・予防，③口腔領域の形態的・機能的な回復，④口腔機能の維持・向上（摂食嚥下リハビリテーション等），⑤合併症（誤嚥性肺炎等）の予防，⑥食支援・栄養改善などが行われる．

歯科のない医療機関に入院する患者の周術期口腔機能管理は，連携する歯科医療機関の訪問診療で実施する．周術期口腔機能管理を必要とする手術は全身麻酔下で実施される手術で，頭頸部領域，呼吸器領域，消化器領域等の悪性腫瘍の手術，臓器移植手術または心臓血管外科手術等である．手術前後の口腔機能管理では，誤嚥性肺炎の予防，感染性心内膜炎の予防，手術部位感染の予防，全身麻酔時の偶発症予防などを目的としており，口腔機能管理による在院日数の短縮が報告されている．がん治療の放射線療法・薬物療法では口腔粘膜炎や口腔内感染症等に対する治療・管理を行う．

栄養・食生活は高齢者のQOLと関係が深い．高齢者の栄養問題（低栄養，過栄養）を改善する必要がある．義歯の不適合などの口腔内の問題は低栄養リスクの一つに挙げられている．また摂食嚥下機能の低下は低栄養を招く．栄養改善には歯科的な視点が必要とされている．

高齢者の終末期には口腔乾燥，口腔内の痛み，口内炎，口臭などが問題となりやすい．歯科介入による患者の口腔不快症状の緩和や経口摂取の維持・改善がおもな目的になる．緩和ケア，終末期ケアにおいては患者本人のみならず家族に対するケアも重要となる．

3―診療の基本

訪問診療を実施するための基本的事項を表1に示す．

① 診療環境

歯科診療室で治療しているよりも，リスクの高い患者を治療する頻度が高くなる．その診療環境は歯科診療室より劣るのが一般的である．生活の場での歯科治療には，種々の制約が生まれる．歯科治療では種々の診療機材，材料などを使用するが，生活の場に歯科診療室と同じレベルの診療環境を構築することはできない．たとえば，患者も歯科医師

表1　訪問診療を実施するための基本的事項（東京都福祉保健局，東京都歯科医師会，2008.[5]）

- 日常の診療に歯科訪問診療を組み入れるための方法を理解する
- 生活の場における歯科医療であることを理解する
- 家族介護者などの介護不安への対応を理解し，介護負担や不安の軽減の視点をもつ
- 安心・安全な診療体制を確保する
- 高次医療機関や在宅医療にかかわる多職種との連携・協働のため，情報提供や報告・連絡・相談を常に念頭に入れ，他分野融合型連携の推進を図る
- 歯科訪問診療に必要な器材を整備する

も安心・安楽な姿勢を保持しにくい環境にある．効果的な治療，リスク管理や安全確保のためには歯科診療室での治療が望ましい．そのため，技術的に困難な治療や危険性が高い治療は通常の訪問診療の範囲とは考えられない．

　歯科診療の環境は訪問診療の場よりも歯科診療室において優れているため，通院・搬送の可能性を考えることも必要である．要介護高齢者の歯科受診を妨げる要因は通院の困難さのみならず，患者側，家族・介護者側，医療従事者側に種々存在するので[6]，患者が置かれた状況から診療の場を選択する必要がある．訪問診療での対応が難しい診療内容の場合には，病院歯科などの高度医療機関における診療が望ましい．

② 患者の状況

　訪問診療の対象となる患者の心身の状況，介護環境，生活環境などは患者によって大きく異なる．全身疾患により大きな制約を受ける可能性がある．患者の状況を総合的に勘案し，患者・家族等の意向を踏まえて，また短期的・長期的な視野に立って診療計画を作成し，診療を行うことになる．

　終末期の最善の医療およびケアは「単に診断・治療のための医学的な知識・技術のみではなく，他の自然科学や人文科学，社会科学を含めた，すべての知的・文化的成果を還元した，適切な医療およびケア[7]」である．高齢者にとって最善の医療およびケアとは，必ずしも最新もしくは高度の医療やケアの技術のすべてを注ぎ込むことを意味するものではない[7]．最善の医療およびケアとは高齢者の特性に配慮した，過少でも過剰でもない，生活の質（quality of life；QOL）を大切にする医療およびケアである[7]．健康な高齢者を対象としたときの理想的な診療目標ではなく，QOLの維持・向上のために達成可能な現実的な目標を設定する．

　家族・介護者等の理解と協力のもとに診療を行うことが基本であり，患者のみならず家族・介護者等との信頼関係の構築が必要となる．在宅や施設等の「生活の場」での歯科医療であり，医療の視点にとどまらず，生活者の視点に立った対応が必要となる．家族・介護者などは大きな介護負担や不安を抱えている状況に陥りやすい．介護負担や不安の軽減の視点をもつ必要がある．患者の心身の状況とともに生活環境・介護状況などを把握する必要がある．患者や家族との信頼関係の構築は歯科医療を成功に導く基本であり，意思決定権をもつキーパーソンの把握が重要である．

　口腔の問題が歯科治療に結びつかない理由には，家族・介護者の訪問診療に関する知識・情報の欠如，口腔領域の問題に対する無関心などが挙げられる．口腔の重要さ，訪問診療の存在を周知させることも重要なことである．

③ 歯科医師の知識・技術

　歯科医師の知識・技術は必ずしも十分とはいえない．訪問診療に関する教育が十分になされていないことがその理由である．診療計画の作成や実際の診療にあたっては，歯科医師の知識・技術によって内容が異なってくる．訪問診療では義歯の不適合や破折などの義歯に関するものが多い．一般的な歯科治療や全身管理・リスク管理のみならず，歯科診療室の診療では重きが従来置かれていなかった栄養管理，口腔機能の維持・向上（摂

食嚥下リハビリテーション等），緩和ケア，終末期ケアなどの知識・技術が必要となる．

④ 多職種連携（チーム医療）

　歯科治療は従来歯科診療室で行われ，そこで完結することが多かったため，多職種連携に対する対応の不十分さが指摘されている．多職種と行うチームアプローチ，多職種との連携が訪問診療では重視される．病院歯科等の高次医療機関・後方支援病院との連携，主治医，訪問看護師，介護支援専門員（以下，ケアマネジャー）などの関連職種との多分野融合型の連携，急性期病院から慢性期病院，介護保険施設，在宅に至るまでの継続的な連携（シームレスケア）が必要とされる．医療・介護・福祉・生活支援を一元的に提供する地域包括支援ケアシステムのなかで必要十分な機能を担うことが求められる．

　栄養サポートチーム（nutrition support team；NST）とは，栄養障害の状態にある患者や栄養管理をしなければ栄養障害の状態になることが見込まれる患者に対し，QOLの向上，原疾患の治癒促進および感染症などの合併症予防などを目的として，栄養管理を行う専門的知識を有した多職種からなるチームである．医師，歯科医師，看護師，薬剤師，管理栄養士，理学療法士，作業療法士，言語聴覚士，歯科衛生士などの専門職がチームを構成し，栄養状態を改善させ，また必要に応じて経口摂取への円滑な移行を促進することが必要である．歯科医師が参加すべきチーム医療として，人工呼吸器離脱のための呼吸ケアに係わる呼吸ケアチーム，緩和ケアチーム，摂食嚥下チーム（摂食嚥下サポートチーム）などがある．

　急性期病院における歯科診療は，さまざまな口腔外科的疾患の診療や高度な全身管理が必要となる歯科的疾患の治療や管理，他科診療科の疾病の予防や治療に関しての専門的な口腔管理が中心となる[8]．

　回復期病院では，リスク管理のもと（慢性疾患の管理，再発・合併症の予防など）で残存する麻痺や言語障害などの機能障害，そして，それによる生活障害などの改善を図り，地域生活が送れるように支援するという全人的（総合的）視点でかかわることが求められる[8]．回復期とは症状が安定し，日常生活の拡大と社会復帰に向けて自立を図る時期で，脳血管障害や脊髄損傷等の発症後，急性期治療が終了し，全身状態が安定してから身体認知機能・日常生活能力の回復が終わるまでの期間に，集中的かつ専門的リハビリテーションを提供することにより，寝たきりの防止，日常生活活動の向上，家庭復帰・復職等の社会復帰を支援する期間でもある[8]．

　急性期病院から回復期病院を経て早期に在宅復帰を目指す診療計画を作成し，診療を行うすべての医療機関が情報を共有することは望ましい．口腔衛生・口腔機能を維持・向上させるために地域医療連携が必要であり，このために地域連携クリティカルパスが作成される．

2 訪問診療に用いる歯科用器具・機材

1―居宅内での治療に必要な器具・機材等に関する基本的考え方

　患者の居宅内では治療に必要な器具を置くスペースが限られており，必要最小限とすべきである[1]．しかし，診療に必要な器具・機材に不足があっては診療は行えない．診療に必要な器具・機材を過不足なく準備するためにチェックリストを作成し活用するとよい．診療を円滑に行うために，予備の器具・機材を持参しておくことも必要である．

　訪問日当日に実施する診療内容が明確でない場合には器具・機材の準備はできない．患者の主訴，口腔内の状態，置かれた環境等を十分に把握したうえで適切な診療計画を事前に作成することにより，準備すべき器具・機材が明らかになる．

2―歯科診療に必要な器具・機材

　口腔内診査に必要となる器具・機材が基本的な器具・機材となる（**表2**）．歯科診療の内容により準備する器具・機材は異なる．多くの場合には回転切削器械（マイクロモーター，エアタービン）が必要となる．たとえばコンポジットレジン修復を行う際には，窩洞形成やコンポジットレジン塡塞後の形態修正・研磨などで回転切削器具が必要となる（**表3**）．訪問診療では義歯の調整・修理が多いが，咬合調整や義歯床粘膜面の調整を行う器具・機材が必要となる（**表4**）．義歯調整時にも回転切削器械は必要である．

　摂食嚥下障害のスクリーニングテストには反復唾液嚥下テスト，改訂水飲みテスト，フードテストなどが行われる．訪問診療では嚥下造影（videofluoroscopic examination of

表2　訪問診療に必要なおもな歯科用器具・機材等

1. モニター機器*	1) 自動血圧計 2) 心電計（モニター心電図） 3) パルスオキシメータ 4) 体温計
2. 口腔内診査および歯科治療に用いる器具・機材	1) トレー，デンタルミラー，ピンセット，探針，エキスカベーター，プローブなど 2) 照明機器 3) 吸引器 4) ポータブルデンタルX線装置 5) 電気歯髄診断器，電気的根管長測定器 6) 嚥下内視鏡 6) ポータブル・ユニット（マイクロモーター，スケーラー，シリンジ，バキュームなど） 7) ポータブル・エンジン 8) 光照射器 9) マスク，グローブ，白衣，ゴミ袋など
3. 薬剤	手指消毒薬，局所麻酔薬，止血薬，抗菌薬，鎮痛薬など
4. 体位・頭位の安定をもたらす装置	体位補助装置，車いす用安頭台など
5. 関係書類	カルテ，処方箋，領収書，保険算定要件などに必要な提供文書など

*自動血圧計，心電計，パルスオキシメータの一体となったものが望ましい．

表3 コンポジットレジン修復に使用されるおもな器具・機材

1. 局所麻酔	カートリッジ型注射器,歯科用注射針,局所麻酔薬
2. 窩洞形成	ポータブル・ユニット,切削器具(バー,ポイント)
3. コンポジットレジンの填塞	コンポジットレジン,光照射器
4. 形態修正,咬合調整,研磨	ポータブル・ユニット,切削器具(バー,ポイント),咬合紙,咬合紙ホルダー

上記に記載したもののほかにも,種々の器具・機材が必要である.

表4 部分床義歯の調整に使用するおもな器具・機材

1. 咬合面の調整	1) 咬合紙,咬合紙ホルダー 2) 咬合面再形成:常温重合レジン(暫間的な処置) 3) ポータブル・エンジン,切削器具(バー,ポイント)
2. 義歯粘膜面の調整	1) 適合試験材 2) ティッシュコンディショニング;ティッシュコンディショナー 3) 直接法によるリライン;リライン材 4) ポータブル・エンジン,切削器具(バー,ポイント)
3. 支台装置の調整(クラスプの調整)	1) プライヤー

上記に記載したもののほかにも,種々の器具・機材が必要である.

表5 口腔清掃に使用されるおもな器具・機材

1. 歯の清掃	手用歯ブラシ,電動歯ブラシ(音波・超音波歯ブラシを含む),ワンタフトブラシ,歯間ブラシ,デンタルフロス 歯ブラシ・電動歯ブラシには給水機能や吸引機能を備えたものがある
2. 粘膜の清掃	スポンジブラシ,粘膜ブラシ,舌ブラシ,口腔ケア用ティッシュ 粘膜清掃用のブラシには吸引機能を備えたものがある
3. 義歯の清掃	義歯用ブラシ,義歯洗浄剤
4. 開口状態が保持できない場合	開口器
5. 口腔乾燥の場合	口腔湿潤剤

上記に記載したもののほかにも,種々の器具・機材が必要である.
給水機能の利用はプラークの除去を容易にし,乾燥状態にある口腔を湿潤させ不快感を軽減させる.吸引機能の利用は,口腔内の水・唾液等の吸引により誤嚥防止や汚れの口腔外への排除を容易にする.

swallowing;VF)を実施することはできないが,嚥下内視鏡検査(videoendoscopic evaluation of swallowing;VE)は患者の居宅で行える検査である.

　要介護者にとって口腔清掃は口腔の健康管理に不可欠のものである.要介護者の口腔清掃では,歯や義歯に付着したプラークを除去するとともに食物残渣や粘膜に付着した汚れも除去しなければならないときがある.患者の状態に適した器具・機材を選択する必要がある(**表5**).要介護者の口腔清掃を行う際には誤嚥予防に対する配慮,すなわち水分や唾液の口腔外への排出が重要である.吸引機能のあるブラシの使用は,ブラシのヘッド部での水分や唾液などの吸引が可能となるため,誤嚥防止に有効である.給水機能により水を供給することによりプラークなどの除去が効果的に行え,また乾燥した口腔の清掃の際には不快感を軽減させることができる.

〔下山和弘〕

3 診療の実際

1―在 宅

① 自宅での生活・療養の重要性

　たとえ高齢になっても，よりよい生活の質を維持しながら自宅での生活を継続することを誰もが望んでいる．一般国民（満20歳以上の男女）を対象に行われた「終末期医療に関する調査」では，死期が迫っていると告げられた場合の療養場所に関する質問に対し，「自宅で最後まで療養したい」と回答した者が10.9％，「自宅で療養し，必要になればそれまでの医療機関または緩和ケア病棟に入院したい」と回答した者が52.4％であり，国民の63％が自宅での療養を希望していた[1]（図1）．全国55歳以上の男女を対象に行われた「高

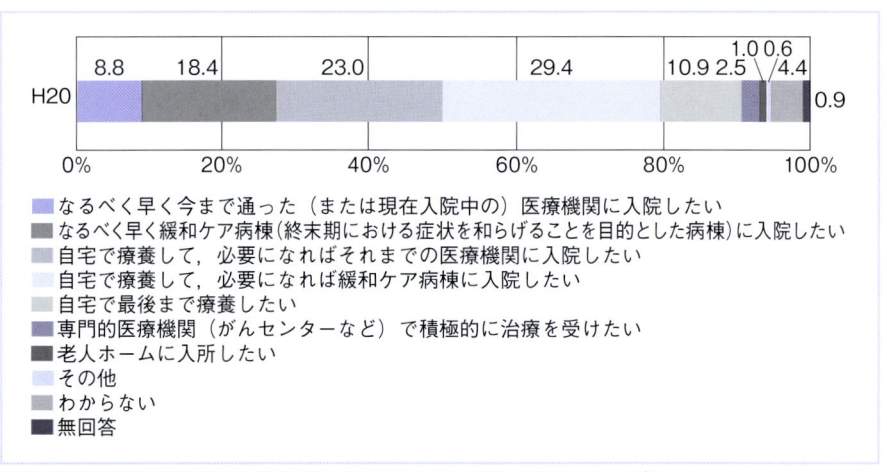

図1　終末期における療養の場所〈終末期医療のあり方に関する懇談会，2010.[1]〉

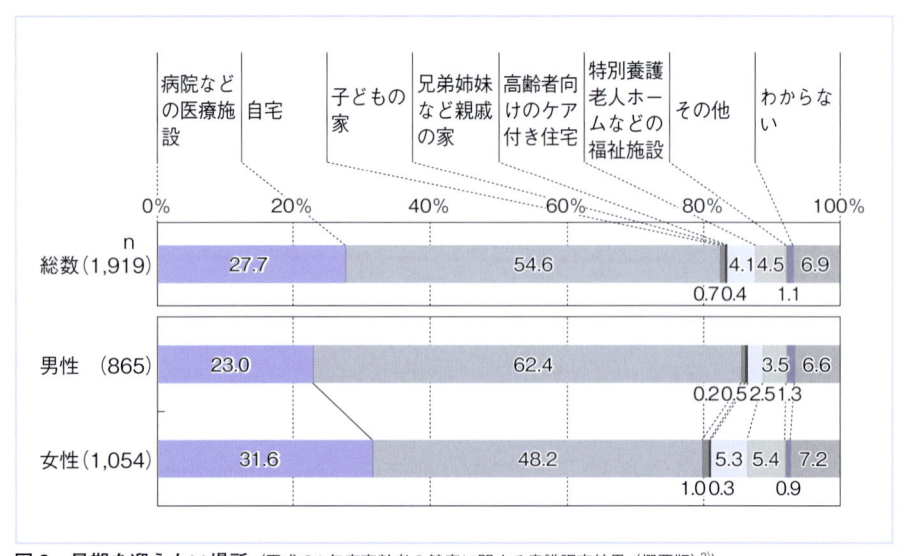

図2　最期を迎えたい場所〈平成24年度高齢者の健康に関する意識調査結果（概要版）[2]〉

齢者の健康に関する意識調査」では，最期を迎えたい場所に関する質問に対して「自宅」と回答した者が 54.6%（男性 62.4%，女性 48.2%）であり（**図 2**），介護を受けたい場所に関する質問に対して「自宅」と回答した者が 34.9%（男性 42.0%，女性 29.1%）であった[2]．

　高齢者では若年者に比べ入院に伴い下肢筋量が減少し，せん妄が増加することが知られている[3]．高齢者ではできるだけ環境の変化を伴う入院を避け，生活の場で過ごせるように支援することが望ましい[3]．医療や介護が必要になっても，住み慣れた自宅での生活を可能にすることが望まれている．

② 在宅医療とは

　在宅医療とは，医療従事者が患者の生活の場である居宅（自宅）に赴き医療サービスを提供することをいう[4]．在宅医療は地域の個々の医療機関に役割分担されており，訪問診療・往診（医師），訪問看護（訪問看護師），訪問リハビリテーション（作業療法士，理学療法士，言語聴覚士），訪問薬剤管理指導（薬剤師），訪問栄養食事指導（管理栄養士）とともに，歯科訪問診療（歯科医師），訪問歯科衛生指導（歯科衛生士，保健師，看護師，准看護師）がある．在宅医療は，医師，歯科医師，薬剤師，看護師，歯科衛生士などが協働して，医学的管理，医療処置が必要な療養者の自宅での療養を支援する手段である．在宅医療は医療管理上必ずしも十分とはいえない面があるが，自宅で診療を受けられるという安心感が利点である．在宅医療の体制を**図 3**，**表 6** に示す．

　在宅医療の目的は，病気に罹患してもできる限り住み慣れた地域・家庭においてその家族とともに生活し，通常の社会生活を送るという希望を実現するため，主として患者宅における適切な医療提供を通じて，可能な限り患者の精神的・肉体的な自立を支援し，患者

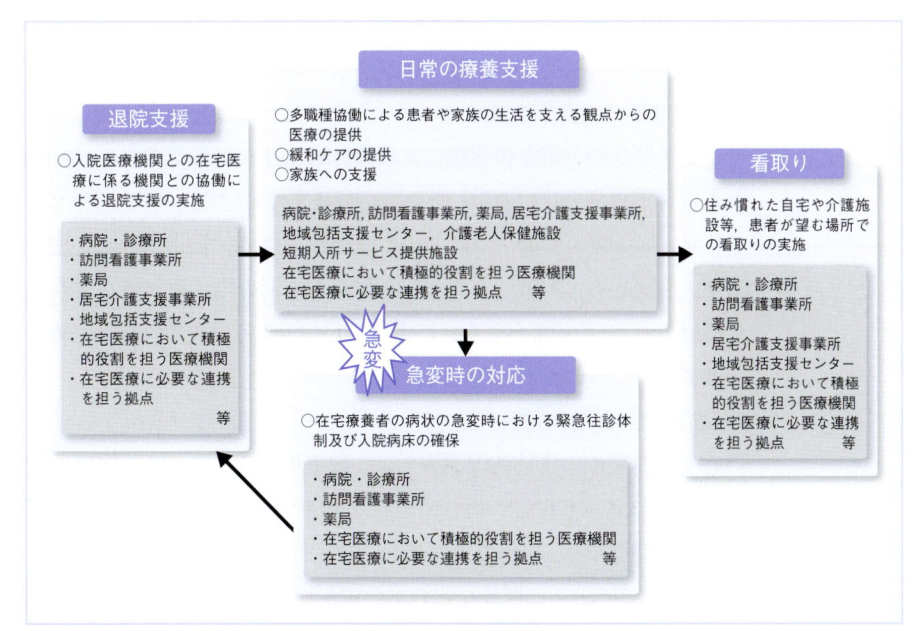

図 3　在宅医療の体制（厚生労働省医政局指導課在宅医療推進室[5]）

表6　在宅医療の体制（厚生労働省医政局指導課在宅医療推進室[5]）

体制	退院支援	日常の療養支援	急変時の対応	看取り
目標	●入院医療機関と，在宅医療に係る機関の円滑な連携により，切れ目のない継続的な医療体制を確保すること	●患者の疾患，重症度に応じた医療（緩和ケアを含む）が多職種協働により，できる限り患者が住み慣れた地域で継続的，包括的に提供されること	●在宅療養者の病状の急変時に対応できるよう，在宅医療を担う病院・診療所，訪問看護事業所及び入院機能を有する病院・診療所との円滑な連携による診療体制を確保すること	●住み慣れた自宅や介護施設等，患者が望む場所での看取りを行うことができる体制を確保すること
関係機関の例	●病院・診療所 ●訪問看護事業所 ●薬局 ●居宅介護支援事業所 ●地域包括支援センター ●在宅医療において積極的役割を担う医療機関 ●在宅医療に必要な連携を担う拠点	●病院・診療所 ●訪問看護事業所 ●薬局 ●居宅介護支援事業所 ●地域包括支援センター ●介護老人保健施設 ●短期入所サービス提供施設 ●在宅医療において積極的役割を担う医療機関 ●在宅医療に必要な連携を担う拠点	●病院・診療所 ●訪問看護事業所 ●薬局 ●在宅医療において積極的役割を担う医療機関 ●在宅医療に必要な連携を担う拠点	●病院・診療所 ●訪問看護事業所 ●薬局 ●居宅介護支援事業所 ●地域包括支援センター ●在宅医療において積極的役割を担う医療機関 ●在宅医療に必要な連携を担う拠点

※病院・診療所には，歯科を標榜するものを含む．

とその家族のQOL（生活の質）の向上を図ることにある[6]．在宅医療を担う医師・歯科医師は「治療一辺倒の医療」ではなく，「患者のQOLに配慮した医療」を追求することが必要となる[6]．在宅患者の医療上の多様な要求に適切に対応するためには，かかりつけ医はその専門外の分野について対応できる医師や歯科医師と連携しグループ診療を実践することが効果的であり，これによって在宅患者の継続的な療養が可能となる[6]．訪問診療の対象者は，わが国の保険制度では「在宅等において療養を行っており，疾病，傷病のため通院による歯科治療が困難な患者」となっている．かかりつけ歯科医は，患者を担当する「かかりつけ医」との連携を密にし，在宅患者に対する歯科治療のみならず継続的な口腔健康管理の観点からの取り組みが求められる[6]．

在宅患者の療養を継続させていくためには，医療分野だけではなく，福祉や医療関連サービス等他の分野との連携による総合的な対応が必要である（多職種連携）[6]．住み慣れた地域で自分らしい暮らしを人生の最後まで続けるために，地域包括ケアシステムにより住まい・医療・介護・予防・生活支援が一体的に提供される必要がある．施設中心の医療・介護から，可能なかぎり住み慣れた生活の場において必要な医療・介護サービスが受けられ，安心して自分らしい生活を実現できる社会を目指すために在宅医療の推進は急務である[7]．

③ 在宅歯科医療のニーズ

在宅歯科医療の実施状況調査では，診療先は「自宅（患者宅）：戸建て」が76.5％と最も高く，「自宅（患者宅）：集合住宅」は29.8％であった（複数回答）[8]（図4）．在宅歯科医療の患者調査では，受診した場所は「自宅（一戸建て）」が47.3％と最も高く，「自宅（マンション，アパート，団地などの集合住宅）」は10.9％であった[8]（図5）．

要介護度は，「要介護5」が23.4％と最も高く，次いで「要介護4」（21.1％），「要介護

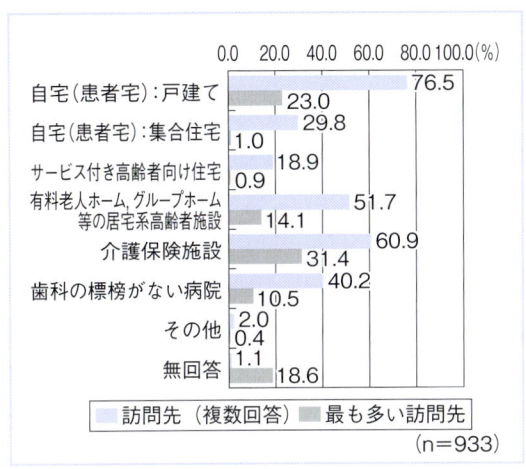

図4 訪問診療先（厚生労働省[8]）

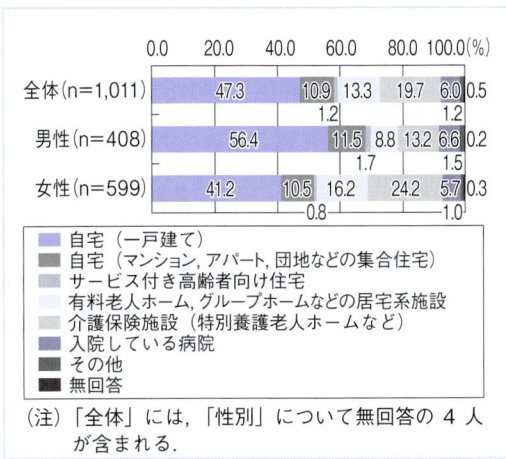

図5 訪問診療を受診した場所（厚生労働省[8]）
（注）「全体」には，「性別」について無回答の4人が含まれる．

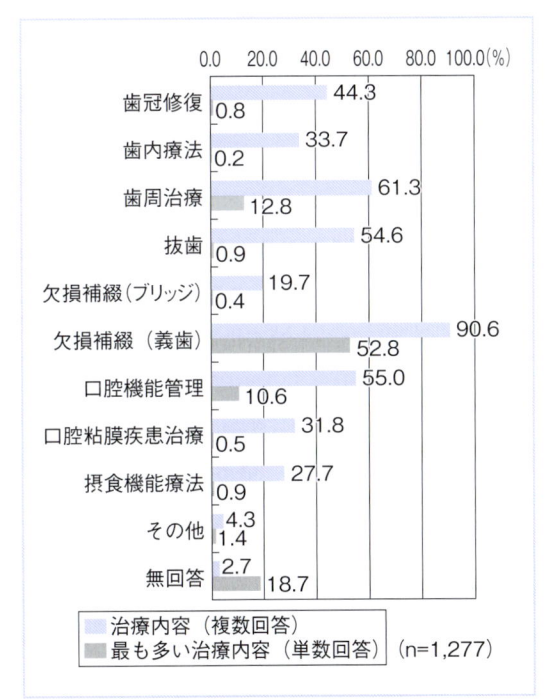

図6 訪問診療で行っているおもな治療内容（厚生労働省[8]）

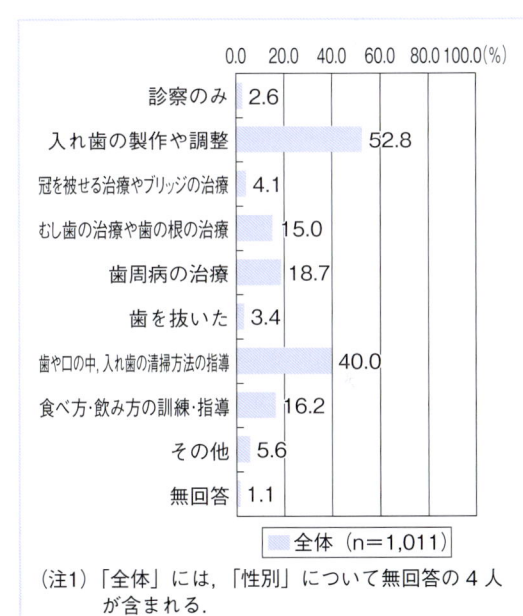

図7 診療内容（複数回答）（厚生労働省[8]）
（注1）「全体」には，「性別」について無回答の4人が含まれる．
（注2）「その他」の内容として，「口腔ケア」（同旨を含め50件）が多く挙げられた．

3」（20.6％）であった[8]．

　在宅歯科医療の実施状況調査では，訪問診療で行っているおもな治療内容は，「欠損補綴（義歯）」が90.6％と割合が最も高く，次いで「歯周治療」（61.3％），「口腔機能管理」（55.0％），「抜歯」（54.6％）であった（複数回答）[8]（図6）．在宅歯科医療の患者調査では，診療内容は「入れ歯の製作や調整」が52.8％と割合が最も高く，次いで「歯や口の中，入れ歯の清掃方法の指導」（40.0％），「歯周病の治療」（18.7％）であった（複数回答）[8]（図7）．

*1: p.165以降参照.

在宅歯科医療では「生活できること」，すなわち「食べられること」「口が機能すること」*1が歯科医療に求められる．患者の「生活の場」に訪問することになるため，生活の問題に対応することが必要になる場合もある．夕食の調理の工夫や食べ方の指導など，外来診療で触れることができない問題に取り組むことが可能となるのが在宅歯科医療である．

④ 維持期，終末期における医療的介入

在宅歯科医療を歯科治療，口腔衛生管理，口腔機能管理に大別して在宅療養の状況との関係を述べる．脳卒中患者への歯科的な介入を例としてここでは述べるが，歯科治療，口腔衛生管理（狭義の口腔ケア），口腔機能管理（リハビリテーションなど）のいずれを重視するかは患者の置かれた状況により判断される．

急性期は生命の危機にある時期であり，病院で医学的管理と廃用症候群の予防を行う時期である．口腔衛生管理を中心とした早期の歯科的介入が必要とされている時期である．回復期は全身状態が安定してきている時期であり，医学的管理とともに自宅復帰を目指してADLの改善，各種の訓練を行う時期である．食生活機能の再建と安定化および栄養向上が歯科的介入の目標となる[9]．すなわち，自宅復帰を目標に歯科治療，口腔機能管理，口腔衛生管理が行われる．維持期は病状がおおむね固定した時期であり，回復期に獲得した能力を維持することが目標となる（**表7**）．患者の自宅での歯科医療が行われるのはこのステージである．患者の自宅での歯科治療は種々の制約があるため，病院（回復期）での積極的な歯科治療が望まれる．回復期から維持期に移行するときには，維持期において歯科治療，口腔健康管理を担当する歯科医師に適切な情報提供がなされる必要がある．

回復が期待できない終末期の患者には苦痛の緩和を考える必要がある．終末期には積極的な歯科治療ではなく口腔衛生管理を中心とした対応となる（**表8**）．

⑤ 介護の場での医療介入

訪問診療を受診した患者や家族が歯科医師を知ったきっかけは「以前，通院していた

表7 維持期における対応（東京都福祉保健局，東京都歯科医師会，2008.[10]）
- 継続した口腔機能の維持管理と自立支援
- 口腔健康管理（専門的口腔ケア）の継続
- 介護関連職種との連携強化
- 緊急入院時における口腔領域の情報提供
- 介護保険施設等へのショートステイ，入居などにおける口腔領域の情報提供など

表8 終末期における対応（東京都福祉保健局，東京都歯科医師会，2008.[10]）
- 在宅医，訪問看護師との連携強化と本人，家族への配慮
- 緩和ケアの把握
- QOLの向上を目的とした口腔機能の維持管理
- 精神的な支援とともに，苦痛となる口腔領域の問題の軽減
- 看取りへの対応
- 死別後の「悲嘆のケア：グリーフケア」への対応など

表9 居宅療養管理指導

1.	医師または歯科医師による指導	居宅要介護者の居宅を訪問して行う計画的かつ継続的な医学的管理または歯科医学的管理に基づいて実施される指定居宅介護支援事業者その他の事業者に対する居宅サービス計画の策定等に必要な情報提供（当該居宅要介護者の同意を得て行うものに限る）並びに当該居宅要介護者またはその家族等に対する居宅サービスを利用するうえでの留意点，介護方法等についての指導および助言
2.	薬剤師による指導	居宅要介護者の居宅において，医師または歯科医師の指示（薬局の薬剤師にあっては，医師または歯科医師の指示に基づき策定される薬学的管理指導計画）に基づいて実施される薬学的な管理および指導
3.	歯科衛生士等による指導	居宅要介護者の居宅において，その者に対して訪問歯科診療を行った歯科医師の指示および当該歯科医師の策定した訪問指導計画に基づいて実施される口腔内の清掃または有床義歯の清掃に関する指導
4.	管理栄養士による指導	居宅要介護者の居宅において，その者に対して計画的な医学的管理を行っている医師の指示に基づいて実施される栄養指導
5.	保健師，看護師，准看護師による指導	居宅要介護者の居宅において，実施される療養上の相談および支援

＊介護保険法：「居宅療養管理指導」とは，居宅要介護者について，病院，診療所または薬局（以下「病院等」という）の医師，歯科医師，薬剤師その他厚生労働省令で定める者により行われる療養上の管理および指導であって，厚生労働省令で定めるものをいう．

歯科診療所・病院」「介護支援専門員（ケアマネジャー）からの紹介」が多かった[8]．口腔内に何らかの問題が認められた場合に介護の場では，介護支援専門員（以下，ケアマネジャー）などによって歯科医師に対して依頼がなされることにより訪問診療が始まる．通院が困難になった要介護者に対する歯科の訪問診療は口腔健康管理にとって重要な役割を担う．また，自宅で介護を受けている要介護者に対する歯科医師または歯科衛生士等による居宅療養管理指導も口腔の健康の維持・増進に重要な役割を担う（表9）．医師または歯科医師による居宅療養管理指導は指導および助言であり，治療を行うものではない．訪問診療は医療保険の対象であり，居宅療養管理指導は介護保険のサービスの一つとなっている．

⑥ 在宅歯科医療の診療方針

ケアプランを作成する際に，患者の望む生活を実現するためにアセスメントから導き出された課題を解決するプランを考えることになる．患者の希望・置かれた状況に基づいてプランを作成するが，そのプランは自立支援に資する内容で作成されなければならない．解決しなければならない課題の優先順位を決め，短期目標，長期目標を設定する（診療計画の立案）．短期目標の積み上げの先に長期目標の達成があり，段階的に短期目標を設定することになる．目標達成のために患者自身，家族や地域資源等のインフォーマルサービス，介護サービス事業所などのケアチームの役割をも考える必要がある．

在宅歯科医療では診療方針・診療プランを作成する際には，短期目標としては患者の主訴や希望に対する対応（症状の改善）であるが，それとともに口腔衛生管理や口腔機能管理にも配慮する必要がある（表10）．セルフケアと多職種による日常的な口腔衛生管理の確立，口から食べることを目標にした取り組みが必要となる．

在宅歯科医療では，欠損補綴に対するニーズが最多である．歯の欠損は抜歯による後

表10 在宅歯科医療の診療方針(「口から食べる」ストラテジー) (菅ほか, 2012.[11])

	診療	ケア	リハビリテーション
短期目標	急性症状の緩和 歯周初期治療 義歯修理・調整	口腔衛生の確保 口腔環境の評価 セルフケアの確立	口腔機能・嚥下機能評価 食事形態・食事姿勢調整 食事介助方法の検討
中期目標	う蝕治療・形態回復 咬合・咀嚼機能回復 義歯製作・管理	口腔環境の改善 ケア用品・方法決定 ケア介入レベル検討	機能訓練(機能向上) 代償的介入方法検討 栄養改善・維持
長期目標	咬合の維持管理 咀嚼機能維持管理 咬傷の予防・対応	口腔衛生の維持 口腔環境の維持 「看取り」のケア	経口摂取維持 口腔機能維持管理 窒息・誤嚥性肺炎の予防

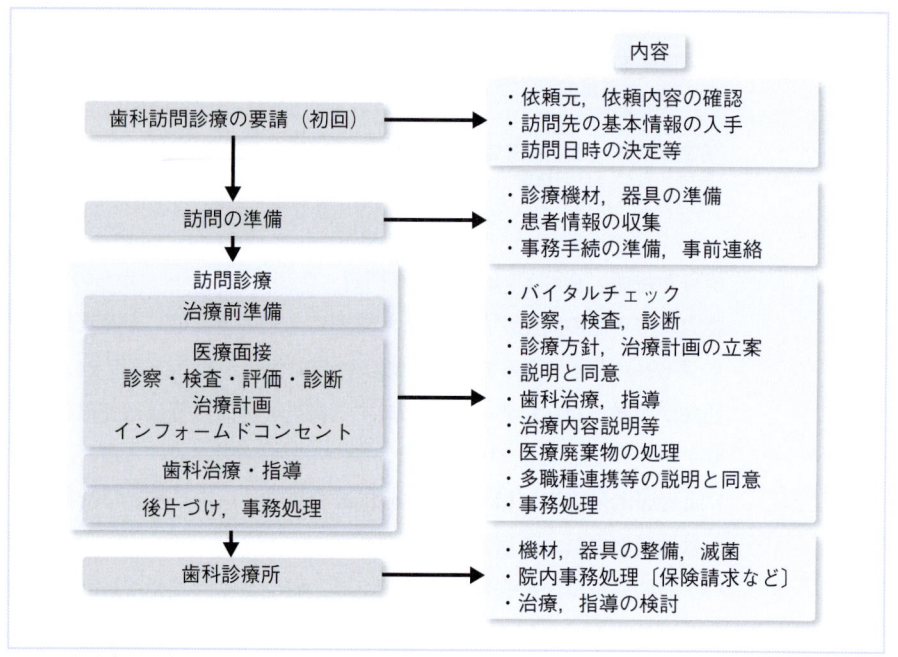

```
歯科訪問診療の要請(初回)  →  ・依頼元,依頼内容の確認
                              ・訪問先の基本情報の入手
                              ・訪問日時の決定等
         ↓
    訪問の準備          →  ・診療機材,器具の準備
                              ・患者情報の収集
                              ・事務手続の準備,事前連絡
         ↓
    訪問診療
    治療前準備
    医療面接
    診察・検査・評価・診断      →  ・バイタルチェック
    治療計画                   ・診察,検査,診断
    インフォームドコンセント      ・診療方針,治療計画の立案
    歯科治療・指導              ・説明と同意
    後片づけ,事務処理           ・歯科治療,指導
                              ・治療内容説明等
                              ・医療廃棄物の処理
                              ・多職種連携等の説明と同意
                              ・事務処理
         ↓
    歯科診療所         →  ・機材,器具の整備,滅菌
                              ・院内事務処理〔保険請求など〕
                              ・治療,指導の検討
```

図8 歯科訪問診療の流れ (東京都歯科医師会編[12])

遺障害であり,リハビリテーションをベースとする歯科医療の対象は後遺障害としての歯の欠損である[11].義歯は装具であり,患者の機能を補い助けるものとなる[11].義歯の製作は,食べる機能の回復を目的とする.口から食べることを目標に,患者の機能に合わせた食事指導や栄養指導は重要である[11].在宅歯科医療の場では有床義歯補綴診療がリハビリテーションとして求められている.

⑦ 訪問診療の流れ (図8)

a. 訪問診療の依頼

訪問診療の依頼を受けたときには,依頼元および依頼内容(主訴など),訪問先の基本情報(住所,連絡方法,駐車場の有無など),希望の訪問日時,主治医・ケアマネジャーなどに関する情報(連絡先)などの情報を収集する.電話での情報収集は必要最小限に止める.

表11 初回訪問時に確認・説明する事項
(東京都福祉保健局,東京都歯科医師会,2008.[10])(東京都歯科医師会編[12])

- 主訴の確認と顎口腔系の状態(問題点)の確認
- 医科疾患や栄養状態の確認と生活状況,特に口腔清掃状況や食事の状況の把握
- 医療サービスや介護サービスの利用状況の把握と確認
- 口腔内診査とその結果,治療方針,治療計画についての説明と同意
- 会計事務についての説明
- 在宅での治療の限界についての説明と理解
- 治療内容や状況に応じて高次医療機関との連携についての説明と同意
- 歯科治療を行う場の環境把握(電源の位置など)

患者や家族との信頼関係の構築が円滑な歯科診療につながる.初回訪問時から信頼関係を構築していくのがよい.

b. 医療・介護に関する情報収集

初回の訪問時には,主訴,顎口腔系の問題点,口腔清掃状況などの歯科的問題,医療・介護等に関する患者情報(基礎疾患,服薬している薬剤,ADL,看護・介護の状況等),歯科治療を行う場の状況などの情報を収集する(プロブレムリスト*2の作成)(**表11**).医療や介護に関する情報はケアマネジャー,主治医,訪問看護師などからも収集しておく.主治医の訪問診療時に初回訪問を行うことができれば効果的な情報収集が可能となる.

c. 診療方針と診療計画の策定

患者本人や家族の希望の把握,患者本人による意思決定が困難な場合には意思を代弁して決定できるキーパーソンの把握が必要となる.本人の意思を尊重しながら介護側の負担や生活習慣に配慮し療養や治療の価値観を共有することが大切である[10].患者や家族との信頼関係の構築は円滑な訪問診療につながる.

在宅での歯科治療はおのずと限界がある.歯科治療の限界について患者や家族に理解を得ておく必要がある.全身疾患や歯科治療の内容により訪問診療の対象とすべきではない患者については,病院歯科,歯科口腔外科などの適切な医療機関にて歯科治療を行うことを説明しておく.

種々の条件を勘案して,診療方針と診療計画を決定する(プロブレムリストに基づく診療方針の立案).歯科治療を安全に行うため,在宅での歯科治療の限界をわきまえて診療方針と診療計画を策定する.患者と家族には顎口腔系の問題点,診療方針,診療計画を説明し,同意を得たうえで診療を行う.

ケアマネジャー,主治医,訪問看護師などの関係職種との顔のみえる連携を構築しておく.ケアマネジャー,主治医などの関係者にも診療方針,診療計画などの連絡を行う.

d. 訪問診療の準備

患者の自宅までの移動方法を確認する.

訪問する日時を確認する.診療計画に従って,患者本人,家族や医療・介護サービスの担当者との日程調整を行う.患者の状態が安定している時間帯に行うようにする.

歯科治療の内容・順序などを確認し,器具・機材の不足などが生じないように準備する.

*2:プロブレムリスト
歯科的な問題点と対応策,歯科医療を行ううえでの条件(全身疾患や受診環境)をまとめたもので,治療に制限が加わることを事前に明記しておく.成書には,「予測される問題点」「診療計画に影響を与える条件」などを把握するためのもの,となっている.決められた書式はない.患者や家族また治療に携わるかもしれない第三者に説明,伝達するものとして位置づけられる.

表12 生活の場での安全確保
(東京都福祉保健局, 東京都歯科医師会, 2008.[10]) (東京都歯科医師会編 [12])

- 術者と介助者を含めた複数での診療(歯科衛生士などの同行)
- 基礎疾患の状況とバイタルサインの確認(数日前からの変化の有無なども確認)
- 治療内容,治療時間の確認
- 姿勢の保持,頭部固定,照明の確保,含嗽・吸引などの準備
- 治療中に必要に応じて血圧,酸素飽和度などの確認
- 術後合併症への配慮と緊急時の対応法,連絡先などの説明
- 標準予防策(スタンダードプリコーション)の実施
- 医療廃棄物の適切な処理
- 治療後の状況の確認(後日の実施)

表13 歯科診療時のおもな留意点
(東京都福祉保健局, 東京都歯科医師会, 2008.[10]) (東京都歯科医師会編 [12])

- バイタルサインの確認と治療姿勢の確保,頭部の安定,照明と吸引の確認を必ず行う.
- 安心・安全な診療のためにモニタリングが有用である.心肺機能が確認できるパルスオキシメータの使用が望ましい.
- 初めての訪問診療では比較的簡単な治療から行う.
- 歯冠形成などの切削を中心にした治療や長時間かかる根管治療においては,疲労度などに十分配慮する.吸引器を使用し,誤飲,誤嚥に注意する.
- 印象採得においては鼻呼吸を確認し,息こらえ,誤嚥,窒息などに注意する.
- 外科処置は基礎疾患の状況,服薬状況などを考慮し主治医と連携して実施する.
- 快適な治療になるように配慮する.

表14 食事時の口腔機能,摂食嚥下評価
(東京都福祉保健局, 東京都歯科医師会, 2008.[10]) (東京都歯科医師会編 [12])

- 昼食などに,まず食事の状況を見る.
- 摂食嚥下機能評価のチェックリストなどを利用して,食事姿勢,内容,食具の使用具合,義歯の状態,むせや咳き込み,食事摂取量などを確認する.
- 嚥下機能スクリーニング検査を行う.
- 介護力などに配慮した適切な指導を行う.
- 重度の摂食嚥下障害のケースや嚥下造影(VF)や嚥下内視鏡検査(VE)が必要とされた場合は,高次医療機関と連携する.

e. 訪問診療時の留意点

　主治医や高次医療機関との連携を前提に,患者の心身の状態に十分配慮した歯科診療計画の立案と術前から術後までの全身管理が重要である.生活の場で医療が行われるために,安全の確保(リスク管理)を図ることが特に必要である(表12, 13).主治医の立会いの下での歯科訪問診療の実施はリスク管理に有効である.診療内容の特徴を理解し,在宅での対応が困難と判断される場合には高次医療機関と連携する.

　訪問診療における治療や指導は,口腔機能のリハビリテーションの視点をもち,口腔機能の維持・向上とともに,窒息や誤嚥性肺炎の予防,低栄養・脱水の予防などを含めた「食」への支援を目標にする(栄養管理)[10] (表14).また生活者への支援として,介護負担の軽減と在宅療養の喜びを享受できるような配慮がなされることが必要である[10].

(菅　武雄,下山和弘)

2―介護老人福祉施設と介護老人保健施設

① 訪問診療の役割

　　口腔衛生管理の困難な要介護高齢者では，自らの歯科疾患を適切に介護者に伝えられないものも少なくない．入院前にかかりつけの歯科医院をもつ高齢者でも，急性期病院等への入院から回復期病院・施設入所等への移動を契機として，歯科医師との関係が途切れてしまう事態がしばしば起こる．このような要介護高齢者の多くは，さまざまな歯科的問題を抱えているにもかかわらず，歯科診療所への通院は困難なことが多い．一方，近年，口腔衛生管理や歯科治療をはじめとする口腔機能の維持・管理を行うことで，咀嚼機能ばかりではなく，栄養摂取，呼吸器や循環器疾患など他の疾病の管理，食を通じたQOLの向上にも寄与することが明らかとなっている[1,2]．

　　こうしたなかで必要とされているのが，訪問診療である．歯科診療所に通院することが困難な者に対し，適切な歯科医療を届け，かつQOLにも貢献することが，訪問診療の役割である．

② 介護保険施設[*3]における訪問診療と多職種連携の概要

*3：介護保険施設
医学的介入程度や介護サービスの内容によって「介護老人福祉施設（特別養護老人ホーム）」「介護老人保健施設」「介護療養型医療施設」の3タイプに分かれる．(p.159参照)

　　介護保険施設とは，介護保険法に基づく施設であり，心身の障害で在宅生活が困難な高齢者の日常生活を介護する施設である．入所型の介護保険施設は，その種類によって入所者のADLや身体状況が異なる．さらに，地域によって介護保険施設の充足率も異なるため，地域ごとに異なった入所者構造を示す．たとえば冬季に交通の便が悪い山間部では，冬季のみの社会的な入所を行う地域もある一方で，要介護者人口に比較して入所型施設の少ない地域では，要介護度の高い独居高齢者が入所型サービスを受けられずに通所型サービスのみで生活している地域もある．つまり，地域や施設で様相が異なるため，各地域の事情や内部事情に対する理解を示すことが，訪問した施設に受け入れられる足がかりになる[3]．

　　介護現場では，口腔疾患ばかりをみずに，患者の身体全体をみる視点が必要である．それと同時に，介護保険施設の構造をも把握し自らの立場と求められている機能を認識する必要がある．施設を構成する医療・介護・福祉担当者の意図，考えを汲んだうえで，患者本人の全身状態に加え施設の設備，搬送のために必要な職員の配置状況や口腔や全身の療養に関する考え方，施設内の価値判断の基準に配慮し，かつ時間経過をも考慮した治療計画を立てる[4]．基本的な医療保険と介護保険等の知識が必須で，施設とサービス内容も調整する必要がある．施設に訪問する歯科医師が，介護チームの一員となって意思疎通をとることではじめて，患者に対する治療とケアが完遂される[5]．

③ 介護保険施設における訪問診療の実際の流れ

　　介護現場ではかかわる専門職がより複雑化し，歯科医療器材や処置内容は制約を受ける．また施設への訪問診療においては外来診療とは異なり，歯科治療を受ける患者本人と，家族等のキーパーソンのほかに，患者の周囲を取り囲む医療・介護・福祉担当者（担当の内科医や精神科医，看護師，リハビリテーション職員，管理栄養士，介護職員，施設

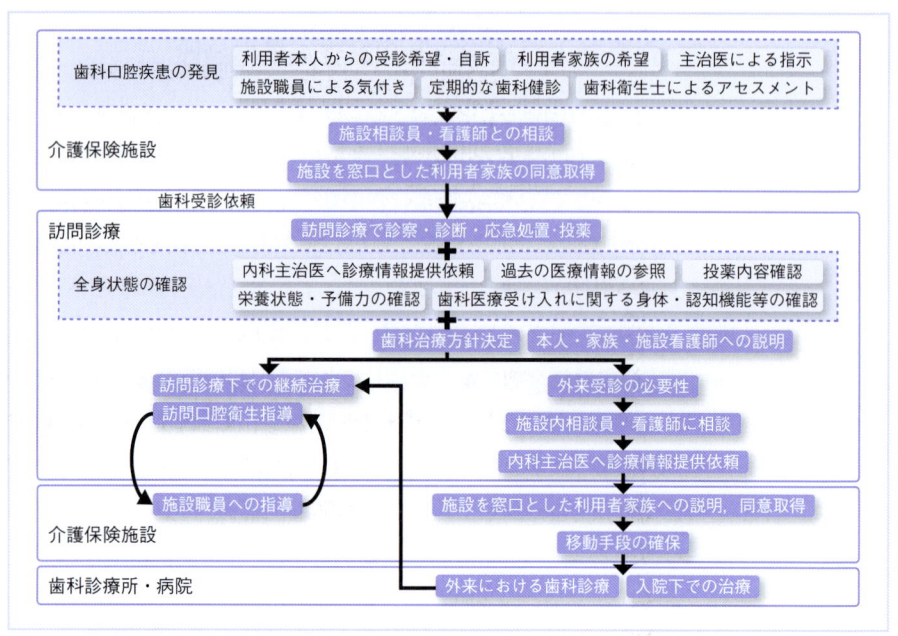

図9 介護保険施設における診療までの流れの概要（例）

長，施設相談員等）に配慮して診療を行う必要があることから，特別な配慮が必要である．診療の流れの例を**図9**に示す．

　入所者の歯科疾患が確認された際は，施設内での医療業務を管理する業種（看護師など）や，家族との連絡を管理する業種（相談員など）に相談のあと，施設職員を通じて家族の同意を得る．そして同意後に施設より受診依頼があれば，施設に訪問し，歯科疾患の診断，応急処置等を行うとともに患者の医療情報の収集を行う．特に患者本人が，想定される歯科治療の受け入れが可能な身体状況や認知機能であるかも，日常の介護を行っている施設職員との相談によって情報収集する．

　訪問診療下で安全に行うことが困難な外科処置等は，歯科外来に搬送する必要が生じる．搬送には施設の環境，設備，人員などの制約を受けることから，患者本人が治療を望んでいたとしても，家族が同行できなければ診療が困難なこともある．したがって治療方針決定の際は，施設の介護体制や事情を汲み取り，かつ一般的に口腔疾患は認知度が低いことも理解したうえで，看護師や介護職や相談員，施設長に患者の病状，予後予測とともに計画の提案（複数の選択肢を含む），治療の効果とリスクを説明し，理解・協力を得る必要がある．外来で行えば簡単な治療でも，訪問下で身体機能の低下した要介護高齢者に行う際には注意を要することの共通理解が重要である．

　介護保険施設での医療に関する同意は，患者本人に意思表示困難である場合や高額な治療である場合は家族への説明が必須だが，家族に話すためにも施設内の相談員などと密な連携をとる．特に審美的な変化や誤嚥，感染等の身体的なリスクを伴う処置，金銭的な負担がある治療は，本人に加え施設利用者家族に対しインフォームドコンセントを得て書面に残し，施設とも内容の共有を行う．

訪問下での治療が継続可能であれば，口腔機能管理計画を立てる．日常的口腔ケアに関する指示でも，それが必要な理由や具体的な手技に加え，介護職が他の介護業務の合間に行うケアであることも理解して，歯科として専門的な支援をすることが必要である．また摂食嚥下に関する情報や指示は，介護保険施設のなかで摂食嚥下にかかわる職員との直接の意見交換やカンファレンス，お互いの業務への理解があってこそ成り立つ．

　一方，外科処置など訪問下で困難な治療を行う必要のある場合は，再度施設の看護職員や相談員との相談に加え，内科主治医に照会し，かつ利用者家族へ理解を求める．入院が必要となる場合は，施設長の理解を得る必要もある．施設からの通院に必要な移動手段（施設の搬送車または介護タクシー，家族の車など）の調整も状況に配慮して依頼する．概して介護保険施設利用者は通院が困難なものが多く，また通院は患者本人の身体的・精神的な負担も大きいことから，外来は長引かせずに訪問診療で継続できるような状態へと導く．

④ 施設の特性に配慮した訪問診療の実際

a. 介護老人福祉施設における訪問診療

　介護老人福祉施設では，嘱託医の訪問診療による医療が主体となる．施設入所者はエックス線や血液検査等の医学的検査の頻度も少ない．したがって訪問診療においても，入院時健診の情報や病歴概要など限られた医学情報を収集する必要がある．

1）介護老人福祉施設における口腔健康管理

　訪問診療の際には，利用者の定期的な口腔衛生状態の確認，指導等の包括的計画を立て，早期対応の仕組み作りを行うことが望ましい．施設との連携により訪問の計画を立て，患者からの訴えや口腔の変化を迅速に歯科治療につなげるようなチームアプローチを画策する[6]．また訪問診療とは別に介護職向けの口腔ケアに関する講習会等の実施によって，施設全体の利用者の口腔機能管理に努めることも必要である．特に専門的口腔ケアが必要な利用者には，利用者家族同意のうえで口腔機能維持管理の計画を立て，個別対応を行う．

　介護老人福祉施設での口腔機能管理は，摂食嚥下障害や栄養の管理とも直結する問題である．常勤の管理栄養士等による摂食嚥下機能のスクリーニングにより検出された摂食嚥下障害の疑いのある利用者がいれば，摂食嚥下機能検査を行ったうえ多職種協働で食事内容や提供方法調整等の個別管理計画を立てる．必要があれば専門的な摂食嚥下機能検査の可能な医療施設との連携を行い，利用者の食事の支援にあたる．

2）症例1〈2005（平成17）年入所，89歳女性．主訴「口唇の咬傷」〉

① 既往歴と要介護度：認知症，脳出血後遺症（右側片側麻痺，失語症），認知症高齢者の日常生活自立度Ⅳ，障害高齢者の日常生活自立度C2，認知機能検査ではHDS-R 0点，MMSE 0点．リクライニング車いすに乗車し，四肢の拘縮があり要介護度5であった（図10）．

② 現病歴と経過：Alb 3.7，Hb 13.4，Plt 11.0×10^4 と低栄養，褥瘡があり，胃瘻を造設したあと，義歯使用は中止した．上唇を巻き込む吸啜反射が出現し，顎顔面の過緊張，

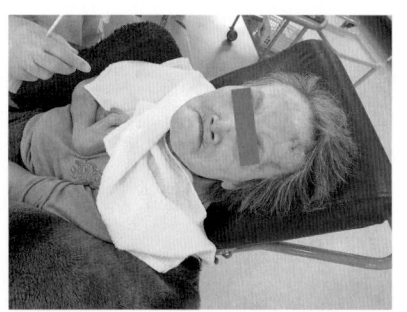

図10 四肢の拘縮があり要介護度5の患者（症例1）

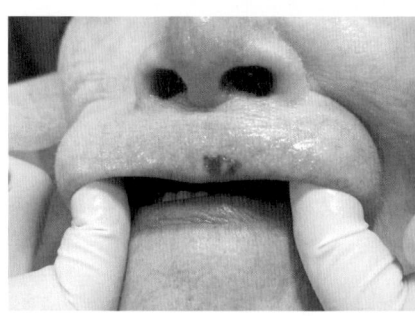

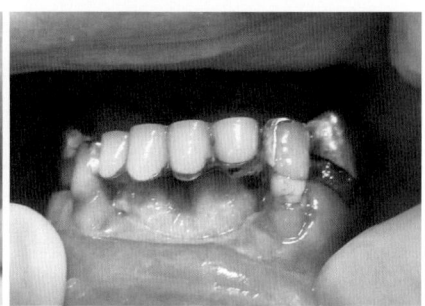

図11 ブリッジの嚙み込みによる潰瘍形成（症例1）

持続的な咬反射（嚙みしめ）が強く，開口困難で顎関節の拘縮の兆候があった．しばしば下顎前歯のブリッジで上下唇に潰瘍ができるようになった（**図11**）．

③ 要点の整理
　ⅰ）全身状態の評価：ADL，要介護度，栄養摂取方法と栄養状態．
　ⅱ）認知機能評価：覚醒レベル，意思表示の可否，指示従命の可否など．
　ⅲ）口腔内の状態と口腔機能の評価：開口量，残存歯，対合関係，口腔咽頭の感覚機能と運動機能，習癖，過緊張，不随意運動など．
　ⅳ）リスクのアセスメント：①口腔内の創からの感染リスク，②誤嚥リスク，③肺炎リスク．
　ⅴ）マネジメント：医療介護関係者，意思決定権者への説明と意思確認，患者の身体的な予備能力，搬送の可否，予後予測．

④ 要点の検討
　ⅰ）持続的な咬反射や顔面の緊張は改善が困難と考えられる．咬反射や緊張があっても咬傷，擦傷を防止することが必要である[7]．
　ⅱ）予備能力が低く，全身管理や出血管理，創傷治癒の観点から，搬送して抜歯を行うメリットよりリスクが大きい．環境要因を勘案しても抜歯は困難である．

⑤ 治療経過
　ⅰ）口唇プロテクターの装着
　　家族に説明後，家族希望で口唇プロテクターを作製したが，顔面の緊張は強く，強

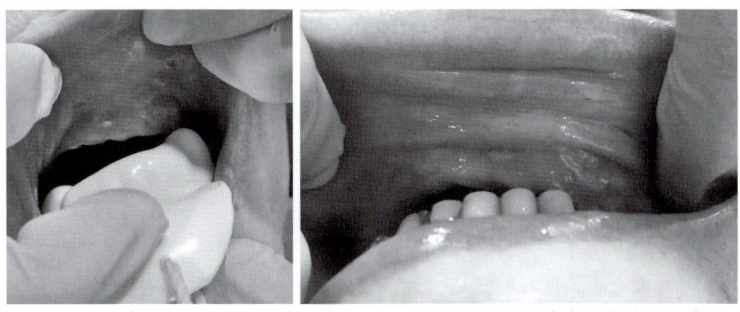

図12 口唇プロテクターごと噛み込むことによる顎堤への潰瘍形成（症例1）

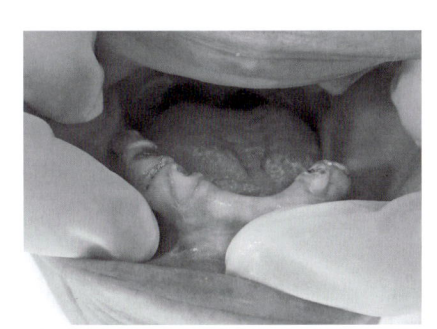

図13 残存歯の切断・研磨（症例1）

い噛みしめによって上顎顎堤にプロテクターごと下顎小臼歯がくいこみ，上顎顎堤に骨に達する潰瘍ができたため，使用を中止した（図12）．介護職からも残存歯切断のほうがよいのではないか，との意見が聞かれた．

ⅱ）残存歯の切断

再び家族および看護職，介護職とのカンファレンスを行った．顔面緊張による潰瘍の状態，対策について口唇プロテクターによる治療経過があったことにより，家族は残存歯切断に同意し同意書を家族，施設，診療所で共有した．

施設において患者の意識レベル，体調を確認して，歯冠の切断を行った．ガーゼ，排唾管とサクションを併用して誤嚥対策を行い，また切断したブリッジが口腔内に落ちないような対策をして切断・研磨を行った（図13）．顔面の緊張は多少の改善があり，緊張があっても口唇，顎堤に新たな潰瘍ができることはなかった．上顎顎堤の潰瘍も順調に回復し，1か月後には正常粘膜となった．

3) 介護老人福祉施設における訪問診療の要点

介護老人福祉施設入所の高齢者では，外科処置を回避せざるをえないことがある．患者本人，家族，施設の意図を汲んだ治療計画を立てたうえで，家族等に対する説明と同意を書面にし，内容を職種間で共有することが重要である．また第一選択となる処置を行わない場合も，予後予測とともに第二選択，第三選択を常に用意しておく．

b. 介護老人保健施設（老健）における症例

介護老人保健施設は，心身の機能回復による在宅復帰を目標にリハビリテーション等を充実させる目的で，リハビリテーションスタッフや看護師，医師等の配置基準が指定介護

老人福祉施設より多く設定されている．利用者は，介護老人福祉施設に比較するとやや要介護度が低く，リハビリテーションに能動的に参加できるものも多い．在宅復帰を想定しているため，入所期間は指定介護老人福祉施設と違い無期限ではなく，おおむね3か月ごとに退所か入所継続の判定が行われる．

1）介護老人保健施設における口腔健康管理

介護老人保健施設における訪問診療の際も，施設と相談のうえ，利用者の口腔衛生管理を継続的に行えるようにすることが重要である．介護老人保健施設では頻繁に利用者の入退所があるため，定期的な利用者の把握を行うために毎月もしくは数か月おきの「新入所者歯科健診」等を行うことで，スクリーニングを行い，退所時期も考慮に入れた口腔管理計画を立てる．家族からの希望を汲み取るほか，理解力が高く認知機能低下が軽度の利用者のなかには，審美欲求や食形態に対する要求が高い者や自ら診療を希望する者も少なくないため，利用者からの診療希望も汲み取る必要がある．専門的口腔ケアのほか，認知機能が高く上肢の運動障害のない者に対してはセルフケアの指導を行い，自立支援を行う．

介護老人保健施設での訪問診療は，入所中の摂食嚥下障害や栄養管理にかかわるばかりか，退所後の生活にも大きく影響する．入所中に摂食嚥下リハビリテーションが可能であれば，できるだけ機能向上を図ることも歯科の務めである．介護老人保健施設に入所する者の多くは急性期病院や他のリハビリテーション病院からの転所である．入院中に義歯破折や義歯を外したままで歯の脱落などが放置されていたり，摂食嚥下機能に見合っていない食形態の食事を継続している者も少なくないため，利用者からの食形態に関する希望を口腔内の補綴歯科治療や摂食嚥下リハビリテーションにつなげることも重要である．

また家族の希望や，施設常勤の管理栄養士や言語聴覚士により検出された摂食嚥下障害の疑いのある利用者に対し，摂食嚥下機能検査を行ったうえ多職種協働で個別の食事支援計画を立てる．必要があれば専門的な摂食嚥下機能検査の可能な医療施設と連携するほか，歯科治療を併せて行い咀嚼機能も加味し定期的にアドバイスを行うことも必要である．

2）症例2（身長166 cm，体重48.0 kg．2012（平成24）年9月入所，72歳男性．主訴「入れ歯の着脱時に歯が痛い」）

① 既往歴と要介護度：認知症，糖尿病，高血圧症，認知症高齢者の日常生活自立度Ⅱb，障害高齢者の日常生活自立度[*4]B1，入所時MMSE[*5]26点，視覚的な理解力は良好で，エックス線提示による説明等も受け入れ可能．十分に意思表示可能で，歯科治療にも理解があり協力的．全身的な筋力低下があり歩行器歩行だがリハビリテーションに意欲的．

② 現病歴と経過：部分床義歯を使用しきざみ食を経口摂取している状況であったが，糖尿病のため管理不良の重度歯周病（図14）があり，歯の動揺による清掃不良，重度歯周病による歯槽骨の露出，排膿，口臭が著明であった．鉤歯の重度動揺による部分床義歯着脱時の疼痛および下顎骨全体の慢性疼痛があった．一方，口腔咽頭機能の低下

[*4]：p.23参照．

[*5]：簡易精神機能検査（MMSE）と長谷川式スケール（HDS-R）[8]
世界的にはMMSEが多く使われている．両者の相関係数は0.24といわれている．

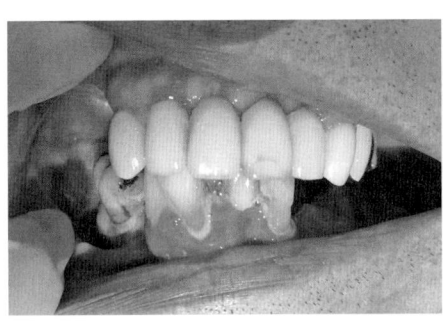

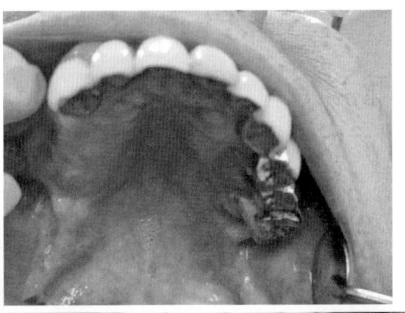

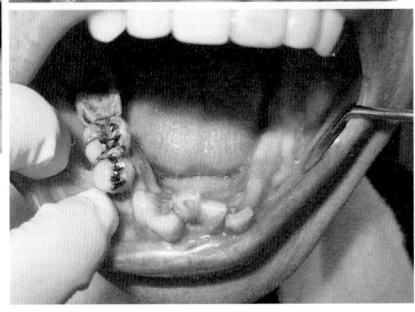

図14 初診時口腔内（症例2）

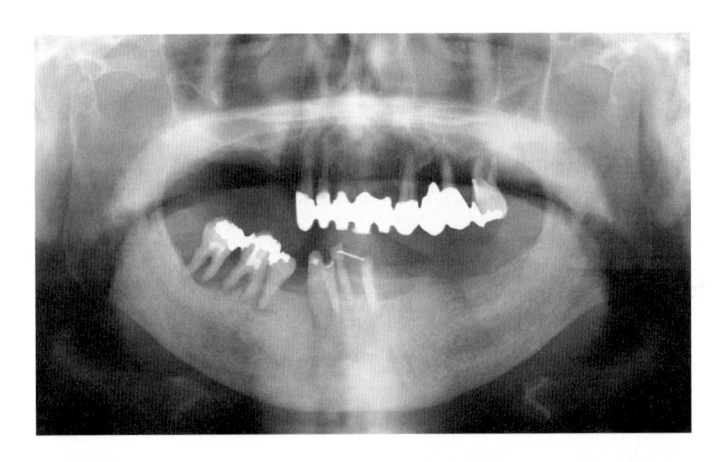

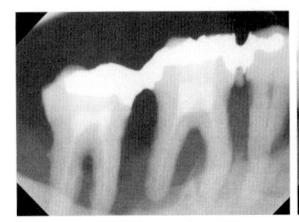

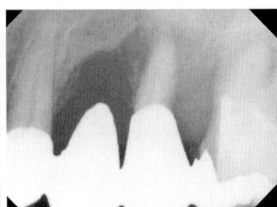

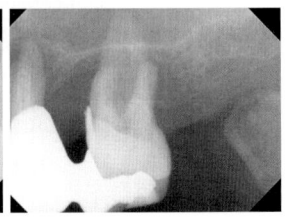

図15 初診時エックス線写真．重度歯周病を認める（症例2）

はほぼみられず，咬合力は強く咀嚼筋は十分に機能している状態だった．エックス線を提示して患者本人に説明したところ，患者はその必要性を理解し抜歯を希望していた（図15）．

③ 要点の整理
　　i）全身状態の評価：既往歴，ADL，要介護度，血液検査値等の身体状況，栄養状態．
　　ii）認知機能評価：理解力，意思決定能，生活意欲．

ⅲ）口腔内状態の評価：抜歯と補綴歯科治療の必要性．
　　ⅳ）リスクのアセスメント：①重度歯周病放置による糖尿病の悪化のリスク，菌血症のリスク，歯周病の急性発症，骨露出のリスク，②抜歯の場合の抜歯後感染リスク，③糖尿病のコントロール，④通院負担．
　　ⅴ）マネジメント：医療介護関係者，意思決定権者への説明と意思確認，患者の基礎疾患を考慮した要治療歯の治療計画，QOLを低下させないための補綴歯科治療計画，搬送の可否，予後予測．
④ 要点の検討
　　ⅰ）感染源の除去を行い，適切な補綴歯科治療が必要と考えられる．
　　ⅱ）血糖管理，抜歯後感染と抜歯後出血の管理を行いながらの多数歯抜歯について，内科医の協力，抗菌薬の点滴投与下で行う必要がある[9]．
　　ⅲ）複数回に分けて抜歯する計画では，家族の通院負担が大きい．二次医療機関における短期入院下で全身管理下の抜歯にすることで通院負担を軽減し，かつ合併症の管理が可能と考えられる．
⑤ 口腔機能管理・口腔衛生管理の訪問診療プランニング
　　重度歯周病の歯周基本治療，入院抜歯に関する説明を行い各関係者に理解を得たうえで，抜歯予定日までできるだけ消炎した状態に管理する．抜歯後早期に食形態の調整，および即時義歯製作を行い，口腔機能のリハビリテーション指導と全身的な機能改善に伴う咀嚼筋・顔面筋の運動機能に合わせた義歯の調整を行う．
⑥ 多職種連携と地域連携の要点
　　ⅰ）家族に対する重度歯周病と糖尿病悪化の関係，高い感染リスクの説明と同意．
　　　家族に来所してもらい，画像情報を提示して医学的説明を行う．また患者の健康観，医学管理に関しての意欲と家族の歴史や社会的環境要因（妻の勤務形態，他の家族の協力度等）を聞き取り，できるだけ希望を汲めるよう検討する．
　　ⅱ）施設医師，看護師はじめ管理栄養士，介護職との療養の方向性に関する検討．
　　　・施設担当医師（施設長），看護師長との医学管理上の検討，入院にかかわる療養負担について検討を行う．文書による診療情報提供を依頼する．
　　　・施設看護師，管理栄養士，介護職等とともに抜歯後の補綴計画や食形態の調整など経口摂取の支援計画を説明し，理解を得る．
　　ⅲ）連携先である二次医療機関の口腔外科と文書による相談，計画の共有．
⑦ 治療経過
　　初診から半年後，二次医療機関の口腔外科に入院し糖尿病コントロールのもと，ABPC 1 g点滴投与下に抜去予定歯を抜歯，術後血圧に対する投薬管理も行い翌日は疼痛自制内で術後出血は認めず，ABPC 3 g/日×2日点滴投与し2泊3日で軽快退院となった．
　　訪問診療で即時義歯を製作後は，咬合回復に伴う口腔周囲筋の筋力増強があり，常食が摂取できるまで回復した．HbA1c[*6]は5.6％と安定しており，術後3か月時点で身長166 cm，体重54.3 kg，BMI 19.7，簡易精神機能検査MMSE 28点（図16）で，またADL

*6：HbA1c
p.196, 197 参照.

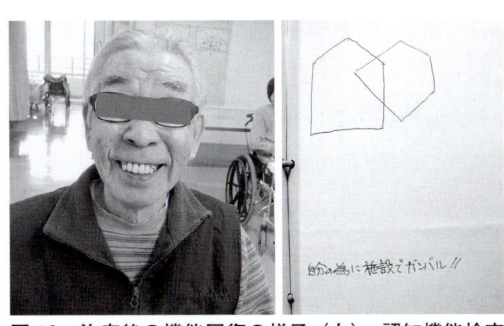

図16 治療後の機能回復の様子（左），認知機能検査の一部（右）（症例2）

は杖利用独歩にまで回復し，リハビリテーションやリクリエーションを精力的に行っている．

3）介護老人保健施設における訪問診療の要点

ADLが比較的良好で，かつ認知機能障害も軽度な介護老人保健施設の利用者では，歯科治療に対する患者の希望を十分に聴取するとともに，家族や他職種の状況も十分に配慮したうえで，治療計画を立てる必要がある．訪問診療でも，医学的説明と同意を十分に行い，リハビリテーションが進んだあとの機能や生活をも含めた予知的な治療計画およびその確実な実施，継続的な管理をすることが重要である．

（枝広あや子）

3―病 院

① 病院への訪問診療

*7：p.262参照．

在宅医療は訪問診療と往診に分けられるが[*7]，昨今在院日数の削減もあり病院へのかかわりは「往診」の形態に準じることが多い（ただし歯科では，医療保険上は訪問診療となる）．すなわち病院において長期にわたる計画的な歯科治療を実施することは少なく，手術前の動揺歯の処置，挿管時の歯の脱臼をはじめ，経口摂取の問題となるような口腔粘膜疾患や義歯不適合による疼痛などに対して応急的処置を行うことが多い．

そのため病院歯科もしくは病院への訪問診療によって口腔の種々の問題が入院中には完結しないため，シームレスといわれるような途切れのないつながりのある連携が歯科医療にも求められている．かかりつけ歯科医への連絡や退院後の歯科受診のマネジメント，退院後も在宅や老人施設などの「生活の場」まで追いかけていく訪問診療も必要となる．

対象患者は医療の介入が必要となる原因疾患を有しており，「生活の場」にはいられないということを念頭に置く．よって医療情報の収集と分析を行い，診療方針の立案に基づいた安全な歯科治療の提供が重要となる[1]．しかし，卒前教育においては禁忌とされていた脳血管疾患や虚血性心疾患発症後間もない観血処置など侵襲の大きな処置であっても，半年間治療を延期するような猶予はなく，緊急の処置が求められることが多々ある．医師や看護師の管轄下にある病院であることを最大の利点と考え，特に抜歯等の処置は「入院中に済ませる」といった視点が重要でもある．在宅や施設入所の患者では全身状態

が不良で搬送が難しいが，抜歯等の処置が必要となることも多い．まさに「入院中に抜いておいてほしかった」ということである．

なお，急性期病院のICUなど病院の種類により歯科のかかわり方も多様になるが，急性期病院では歯科が開設されていることも多いため，本項では回復期以降の一般的な病院への訪問診療による歯科のかかわりについて述べる．

a. 歯科治療

動揺歯の抜歯や義歯の不具合，顎関節脱臼への対応など，種々の歯科的疾患や口の問題や専門的口腔衛生管理の依頼に対して訪問する．手術前の諸問題や挿管時の歯の脱臼について緊急で対応することもある．意思の疎通が行えず家族への「説明と同意」が必要な場合には，すでに病院で確認済みのことが多いが，まれに確認がとれていないこともあり確認を要する．また，かかりつけ歯科医が治療中のこともあるので併せて確認する．

現状では病院内に歯科のある割合は低く，独立行政法人福祉医療機構 WAM NET に公表されている全8,818病院を対象とした調査（有効回答率30.5％）では，歯科を標榜していた病院は全体の26.3％であり，入院患者に緊急に歯科治療が必要となった場合の対応は院内歯科医師が対応（22.9％），院外歯科医師が対応（65.5％），対応が不十分（3.5％）という報告もある[2]．病院での歯科の設置が拡充される可能性は少ないと思われ，今後も訪問診療での対応が必要となる．また，病院の売店には歯ブラシなど口腔清掃用具は一般的なものしか置いていないことがままある．歯間ブラシや各種保湿剤等，物品を充足してもらうために働きかけ，物品の選定にかかわることや助言を行うことも重要である．

b. 周術期口腔機能管理

2012（平成24）年度歯科診療報酬改定で,「がん患者等の周術期等における歯科医師の包括的な口腔機能の管理等」の評価に関連し「周術期口腔機能管理料」が新設された．術後の誤嚥性肺炎等の外科的手術後の合併症等の軽減を目的として，周術期口腔機能管理計画のもとに実施される．

実際には，歯科を併設している病院では周術期の口腔機能管理への取り組みが進んでいるが，歯科を併設していない病院では，地域の歯科医療機関と連携して管理を実施している医療機関は6.7％程度であった[3]．理由には「連携を行う歯科医師の受け入れ体制が確保できない」「周術期口腔機能管理料や実施している歯科医療機関を知らない」という回答が多かった．このような背景からも病院歯科の充足が期待され，また歯科のない病院では地域歯科医療機関との連携推進が求められている．そのためには，診療所の歯科医師の機能的な取り組みが必要となる．

c. 摂食嚥下機能評価と摂食機能療法

主治医や患者，家族の依頼に対し，訪問診療で摂食嚥下機能評価と摂食機能療法を実施することもある．院内では嚥下造影（VF）による嚥下機能評価が実施されることが多いが，残存歯の状態や義歯の適合など，諸条件がその適応に影響を及ぼすことがあり，評価や対応，助言等を行う．誤嚥性肺炎等により入院した際には「低栄養」や「体力の落ちた状態」で評価されることにより，よい結果がでないことも多いが，適切な栄養管理に

より摂食嚥下機能に回復がみられることがある．また認知機能の低下した高齢患者では環境の変化によっても錯乱したり摂食行動に問題をきたしてしまうこともある．

2014（平成26）年度診療報酬改定では，胃瘻造設時には適切な嚥下機能評価を行うことと，胃瘻造設を行った患者でも後に他の保険医療機関に患者を紹介する場合は，嚥下機能訓練等の必要性と実施するべき内容，嚥下機能評価の結果，家族への説明内容等を情報提供することが求められるようになった．このような退院後までの摂食嚥下リハビリテーションに対する縦断的なサポートにおいても，歯科の訪問診療に期待されるところが多い．

d．各種委員会・チーム医療への参加

病院では，各種委員会やチームが存在している．目的は，専門職種の積極的な活用，多職種間協働を図ることなどにより医療の質を高めるとともに，効率的な医療サービスを提供することにある．そのためには，①コミュニケーション，②情報の共有化，③チームマネジメントの三つの視点をもち，カンファレンスを充実させ患者の状態や医療提供体制等に応じて臨機応変に対応することが重要とされている[4]．歯学教育においては，歯科医師として求められる基本的資質として「医療チームの構成員として相互の尊重のもとに適切な行動をとること．医療を巡る社会経済的動向を把握し地域医療の向上に貢献すると共に，地域の保険・医療・福祉・介護および行政等との連携協力すること」が掲げられており，多職種連携のチーム医療を理解し体験することが到達目標とされている[5]．実際に病院に存在するチームの稼働状況を調査した報告では，褥瘡対策チーム（80.9％）が最も多く，次いで感染制御（64.8％），NST（51.4％），摂食・嚥下（31.5％），口腔ケア（18.8％），緩和ケア，糖尿病などであり，そのなかで歯科標榜のある病院の歯科医療職種の関与は，NST（34.5％），口腔ケア（26.6％），摂食・嚥下（24.4％）の順であった[2]．歯科のない病院においては，地域診療所等からの歯科医師の参加を得て，回診（ラウンド）やカンファレンスが実施されているところもある．

e．退院時カンファレンスへの参加

退院後に在宅での療養を行う患者に対して，サポートする在宅主治医・看護師・薬剤師・ケアマネジャー・リハビリテーション専門職などが参加してカンファレンス（退院時共同指導）が実施される．カンファレンスには，連携する歯科診療所の歯科医師または指示を受けた歯科衛生士が参加して，療養上必要な説明および指導を行う．報告では歯科医師や歯科衛生士が退院時カンファレンスに参加することがあると回答したのは病院全体の7.3％と少なく，64.2％は歯科関係職種が参加していなかった[6]．前述の周術期口腔機能管理や各種チーム医療への参加とともに，地域で患者を支える医療職として，さらなる歯科の介入が望まれている．

② 病院への訪問診療の実際

a．診療申し込み

入院中や術後に起きたアクシデントや手術に際する口腔の問題について，主治医や看護師，または患者や家族より依頼を受ける．入院時の歯科的な評価が，迅速な歯科対応に

つながっている．

依頼は主治医や地域医療連携室から，書面で依頼状（紹介状）を受けることもあるが，急を要することが多く，電話で診療依頼を受けたあとに，現場で書面を受け取ることもある．訪問診療依頼が発生した最初のやりとりから，記録を診療録に残しておく．

b．医療機関への報告と照会（医療情報の収集と分析）

1）関係者への連絡
患者や家族からの依頼を受けた場合には，地域医療連携室や病棟ナース・ステーションに連絡を入れその概要を伝える．

2）治療内容の確認
訪問診療では持参する機材をできるだけ少なくすることも課題となるため，抜歯なのか，その後の義歯修理や調整が必要であるかなど，現状についてできるだけ詳細に情報を得る．担当看護師が口腔内の状態を把握していることが多いので，可能であれば電話で連絡を取り，緊急度についての確認も行う．

3）医療情報の収集
抜歯のみならず，侵襲の大きな処置においては全身状態を加味して安全に診療を行うことが必要である．たとえば観血処置や麻酔を使用する処置だけでなく，開口保持を長時間強いる処置や印象採得においても血圧の上昇など循環動態の変化があり，モニター下での処置が必要なこともある．要介護者に対する診療所での歯科治療においても訪問診療による治療においても，医療情報の収集と分析を行い医学的に安全に配慮することはもとより，社会的，経済的な条件なども加味して「診療方針の立案」をすることが重要である[1]．主治医に現在の状態，血液検査，与薬内容などについて照会する．抗凝固薬や抗血小板薬が処方されている場合には，PT-INRや出血時間（PT値）など凝固系のデータも必ず依頼する．また高齢者ではビスフォスフォネート製剤を処方されていることも多い．重度の糖尿病など感染に特に配慮するケース，経管による栄養管理の有無，神経・筋疾患患者における人工呼吸器（鼻マスク・気管切開）の有無やステロイドの服用，動きのよい時間や悪い時間があるかなど，こちらの歯科処置を実施するうえで必要な事項について適切な情報を収集する．

4）医療情報の分析
照会によって得られた医学的情報をもとに，歯科処置が安全にかつ適切に実施できるかについて検討する．

c．予備診査（予診）
可能であれば予診を行うことが望ましい．歯科医師が対応できない場合には歯科衛生士が可及的速やかに確認に出向き，現状と処置の必要性や緊急度などを歯科医師に報告する．たとえば，抜歯依頼が主治医から出ているにもかかわらず口腔の衛生管理が劣悪であり，出血を伴う炎症や腫脹があるようなこともある．このような場合では，看護師による日常の口腔ケアの必要性を理解してもらい，患部の状態が改善したあとに処置を行うことが望ましい．また，カンジダ性口内炎に対しステロイド含有の軟膏が処方されていたり，

口腔乾燥を伴う汚染された口腔内に適切な口腔清掃がされずに保湿剤だけ使用されている場合などのまちがった対応も，処置の前に改善しておきたい事象である．

病院の売店には清掃用具が揃っていないことも多い．その場合には患者に適した清掃用具や含嗽剤，保湿剤などを歯科医院側で準備をすることも必要である．そのほかに，次のようなことも確認しておきたい．

① 病室の概要（病室の定員，流しの有無，吸引の有無）
② 義歯装着の有無，適合性（適合の良否）
③ 口腔清掃用具の有無，清掃法の良否
④ 家族の協力度

d．処置内容の連絡とアポイント

前述の種々の条件を加味したうえで診療方針を立案し，歯科医師は訪問診療での処置内容について医療機関の主治医や看護師に連絡を行う．歯科の専門用語を多用するとわかりにくいので，歯科処置の要点をわかりやすく記載する．予定する処置内容，処置時間，侵襲の程度，処置に際し主治医から処方してもらう薬剤，歯科で処方する薬剤（浸潤麻酔の内容），術後の注意などを伝える．全身状態や医学的情報のほかに，処置に際しては下記のような事項にも配慮する．

1）処置場所

義歯調整など騒音や粉塵が出る処置では，「処置室」などを借りて実施する．流しのない病室では義歯の洗浄などが不便である．

2）時　間

基本的にCTやMRIなどの画像検査，処置，リハビリテーション，食事時間，胃瘻からの注入時間などを外し，看護師・病棟に余裕のある時間帯に設定することが望ましい．また，Parkinson（パーキンソン）病患者ではon-off（オン・オフ）とよばれるような，動きのよい時間と悪い時間が現れることもある．家族の同席の希望があることもある．これらを加味して訪問時間を決定するため，在宅や施設への訪問に比べ制約は多くなる．処置内容により，主治医や担当看護師の同席が望ましい場合には，その旨説明を行い同席してもらう．

e．処　置

病院内へ菌やウイルス等を持ち込まないように，診療衣や器具・機材の衛生を確認し手指の消毒やマスクの装着などに努める．処置前に病棟ナース・ステーションに立ち寄り，挨拶を行い看護記録などを確認する．可能であれば担当看護師に直接，当日の患者の状態について確認を行う．また，必要に応じ器具・機材を載せるためのカートや食台などを借りる．

処置を行う場所の準備を行い，患者を誘導する．相部屋のベッドサイドで処置を行うような場合には，周りの患者や見舞いの者へ一言声をかけておくとよい．処置場所や体位の制限により術野の照明が確保できないことも多いため，ヘッドライトやペンライト等の準備も必要である．

f. 処置後の申し送り

処置後には，処置内容と術後の注意点などについて申し送りを行う．主治医より処方してもらう抗菌薬や鎮痛薬などがあれば忘れないようにする．看護師は交代制である．口頭での伝達では正確に伝わらないこともあり，電子カルテや看護記録などに記載を行い，主治医と看護師，病棟スタッフへ情報が正確に伝達されるようにする．

抜歯後にしばらくガーゼを噛んでもらうことがあるが，誤飲や誤嚥に注意する．また意識レベルの低い患者や嚥下機能の低下した患者では，術後の出血による誤嚥にも気をつけなければならない．また口腔清掃のあとにも刺激により唾液分泌が増加することもあるため，術後のギャッジアップの維持やこまめな吸引を適宜依頼する．

難症例の口腔衛生管理や摂食機能療法（嚥下体操等）の方法などは，必要に応じ書面にして提示することで，入院中のスタッフによる対応の均一化が期待される．

（飯田良平）

4 ― 地域連携

① 多職種連携（チーム医療）の必要性

歯科が訪問診療の対象とする患者は，さまざまな疾患を有し，要介護状態であることがほとんどである．したがって，主治医による訪問診療，訪問看護，訪問リハビリテーションなどの医療サービスや訪問介護，訪問入浴，通所介護などの介護サービスを複数利用していることが多い．これらのサービスの調整をしているのが，ケアマネジャーである．訪問診療を実施する場合には，適切に安全に治療を進めるうえで，患者（利用者）に提供される多職種のサービス担当者との情報共有のために連携が不可欠である．

個々の患者における連携のみならず，地域全体としての連携体制を構築することも重要である．国は2025（平成37）年を目途に，高齢者の尊厳の保持と自立支援の目的のもとで，疾病を抱えても，可能な限り住み慣れた地域で自分らしい暮らしを人生の最期まで続けることができるよう，地域の包括的な支援・サービス提供体制（地域包括ケアシステム）の構築を推進している[1,2]．これを実現するためには，関係機関が連携し，多職種協働により在宅医療・介護を一体的に提供できる体制を構築する必要がある．地域のなかで，歯科医療機関も医療，介護，予防の各分野で地域包括ケアシステムの構成員として機能することが求められている（図17，18）．

② シームレスケア[*8]と歯科医療

現在の医療体制では，それぞれの病院，施設の専門性を生かしながら急性期病院，回復期リハビリテーション病院，維持期施設，在宅医療を担う医療機関などが役割分担して医療サービスが提供されている．患者（利用者）の目線でみると，医療提供体制が分断されているようにも感じられるかもしれない．特に歯科医療については歯科を標榜する病院が少なく，歯科治療や口腔のケアの継続が困難になりやすい（図19）．歯科がない病院の入院患者にも歯科医療ニーズは多いので，かかりつけ歯科医療機関や地域歯科医師会が訪問して歯科治療や口腔のケアを実施する体制を整備する必要がある．また，医師，薬剤

---

*8：シームレスケアによる地域医療連携
医療機関間の境界だけではなく，医療機関等の存在する市町村・二次医療圏などの地理的境界，職種の境界などを超えて，切れ目なく医療・介護の連携を図ること．地域の医療・介護サービスの質の向上を目指す．

*9：在宅療養支援歯科診療所
後期高齢者の在宅または社会福祉施設等における療養を歯科医療面から支援する歯科診療所を「在宅療養支援歯科診療所」と位置づけた．2010（平成22）年度診療報酬改定で新設された．

○ 団塊の世代が75歳以上となる2025年を目途に，重度な要介護状態となっても住み慣れた地域で自分らしい暮らしを人生の最後まで続けることができるよう，住まい・医療・介護・予防・生活支援が一体的に提供される地域包括ケアシステムの構築を実現していきます．
○ 今後，認知症高齢者の増加が見込まれることから，認知症高齢者の地域での生活を支えるためにも，地域包括ケアシステムの構築が重要です．
○ 人口が横ばいで75歳以上人口が急増する大都市部，75歳以上人口の増加は緩やかだが人口は減少する町村部等，高齢化の進展状況には大きな地域差が生じています．
　地域包括ケアシステムは，保険者である市町村や都道府県が，地域の自主性や主体性に基づき，地域の特性に応じて作り上げていくことが必要です．

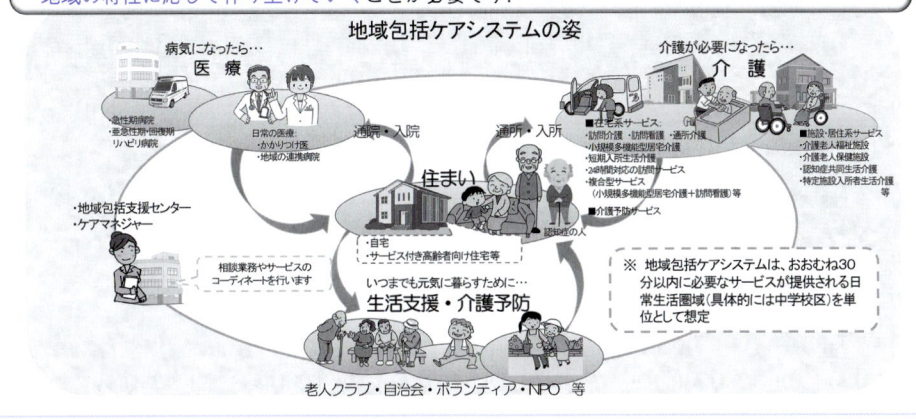

図17　地域包括ケアシステム（厚生労働省）

○ 地域包括ケアシステムの5つの構成要素（住まい・医療・介護・予防・生活支援）をより詳しく，またこれらの要素が互いに連携しながら有機的な関係を担っていることを図示したものです．
○ 地域における生活の基盤となる「住まい」「生活支援」をそれぞれ，植木鉢，土と捉え，専門的なサービスである「医療」「介護」「予防」を植物と捉えています．
○ 植木鉢・土のないところに植物を植えても育たないのと同様に，地域包括ケアシステムでは，高齢者のプライバシーと尊厳が十分に守られた「住まい」が提供され，その住まいにおいて安定した日常生活を送るための「生活支援・福祉サービス」があることが基本的な要素となります．そのような養分を含んだ土があればこそ初めて，専門職による「医療・看護」「介護・リハビリテーション」「保健・予防」が効果的な役目を果たすものと考えられます．

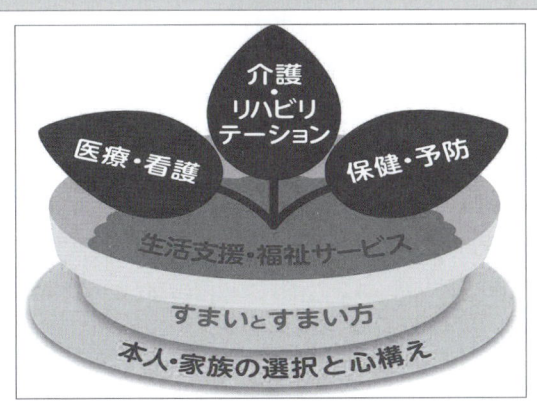

図18　地域包括ケアシステムの捉え方（地域包括ケア研究会，2013.[2]）

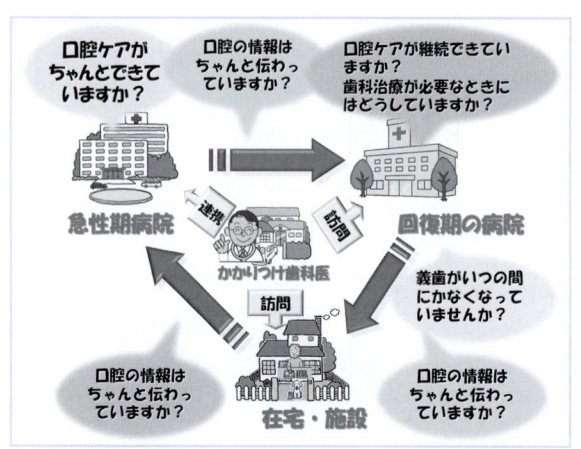

図19 急性期病院，回復期病院，在宅・施設での継続した歯科医療の必要性
転院，退院の際に口腔情報が伝達されず，歯科治療や口腔ケアが中断することも多い．かかりつけ歯科医が歯科のない病院とも連携をとり，治療が継続できる体制を整備する必要がある．

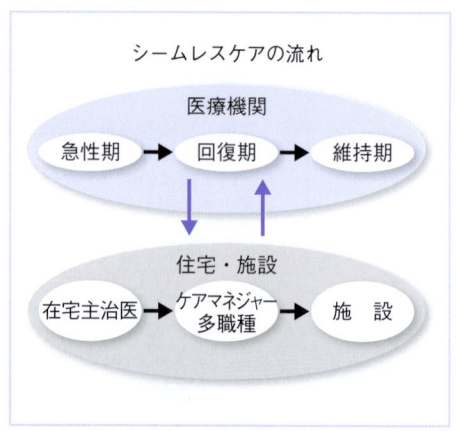

図20 シームレスケアの流れ
病院間だけではなく，在宅・施設へ連携を広げる必要がある．

師，看護師，リハビリテーションスタッフ，管理栄養士など病院スタッフと連携を取りながら病院全体の口腔ケアのマネジメントや摂食嚥下チーム，栄養サポートチームを支援することも歯科専門職の役割である．

退院によって，歯科治療や口腔ケアが途切れてしまうことも少なくない．病院歯科とかかりつけ歯科が連携を取り，情報を伝達しながらシームレスに（切れ目なく）歯科治療や口腔ケアを進めていくことが重要である．急性期から在宅までシームレスな医療やケアを地域全体で実現するためには，歯科医療機関は地域内のあらゆる医療・介護施設とともに連携システムを構築すべきである（図20）．退院時には入院医療機関の医師，看護師，リハビリテーションスタッフ，管理栄養士と退院後の在宅等での医療や介護を担当する，かかりつけ医，訪問看護師やケアマネジャーなどが集まって，在宅での療養生活について情報交換，方向性の決定などを行う退院時カンファレンスが開催される．在宅での歯科治療や口腔ケアの継続が必要な場合には，入院中医療機関の歯科スタッフと訪問診療を担当する歯科医師，歯科衛生士もカンファレンスに参加することが望ましい．

③ 地域連携クリティカルパス

医療機関，介護施設，在宅サービス提供機関などが地域のなかで役割分担しながら医療や介護サービスを進めていくうえで医療介護情報を関連職種で共有しなければならない．情報の共有ツールとして，医療圏のなかで脳卒中，大腿骨頸部骨折，がん，心疾患など疾患ごとに地域連携クリティカルパス（図21）を作成し運用することが推進されている．

④ 介護支援専門員（ケアマネジャー）との連携

歯科専門職が訪問診療を開始するにあたってはケアマネジャーと連携することが必須となる．患者の疾患の状況，ADLの状況，介護サービスの利用状況などは，患者・家族への問診のみでは詳細が不明であることも多く，ケアマネジャーからの情報が有用とな

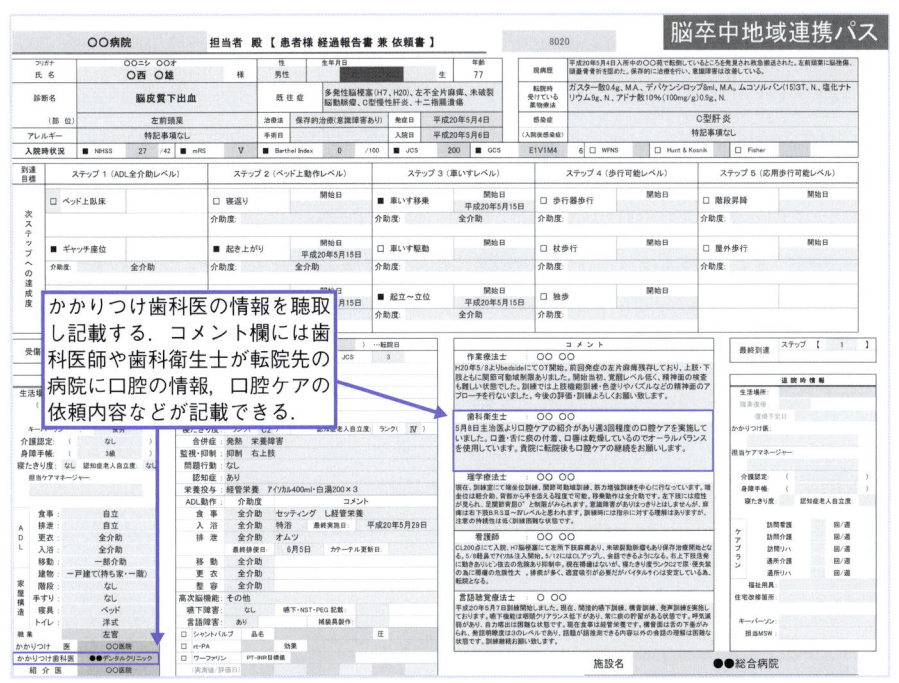

図21 脳卒中地域連携パスの事例
回復期病院への転院に際し，義歯調整をかかりつけ歯科医に依頼したケース．パスシートのなかには，かかりつけ歯科医の情報欄がある．コメント欄には入院中にかかわった各職種担当者が転院先の担当者に伝達したい情報を記載する．

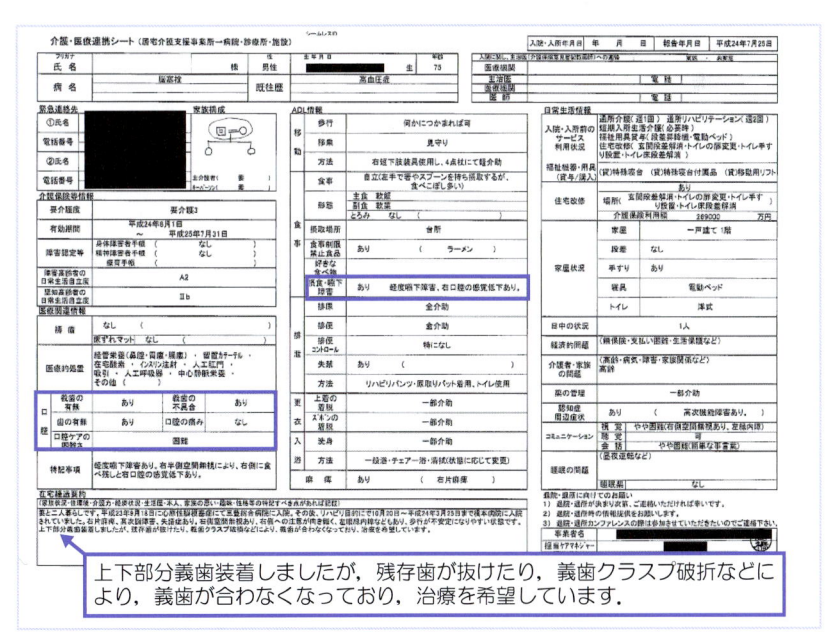

図22 ケアマネジャーから提供された介護・医療連携シートの例

■クリティカルパスとは

　クリティカルパスとは，良質な医療を効率的，かつ安全，適正に提供するための手段として開発された診療計画表のことである．病院では，多くの医療処置ごとのパスが使用されている．もともとは，1950年代に米国の工業界で導入されはじめ，1990年代に日本の医療機関においても一部導入された考え方で，診療の標準化，根拠に基づく医療の実施（EBM），インフォームドコンセントの充実，業務の改善，チーム医療の向上などの効果が期待されている．一方，地域連携クリティカルパスとは急性期病院から回復期病院を経て早期に自宅に帰れるような診療計画を作成し，治療を受けるすべての医療機関で共有して用い，診療にあたる複数の医療機関が，役割分担を含め，あらかじめ診療内容を患者に提示・説明することにより，患者が安心して医療を受けることができるようにするものである[1]．さらに，医療と介護をつなぐ連携パスが運用されている地域もある．香川シームレスケア研究会では，入院中医療機関や在宅訪問診療を実施している医療機関と介護施設やケアマネジャーとで情報共有するために医療介護連携パスを作成し，運用している（図1，2）[2]．

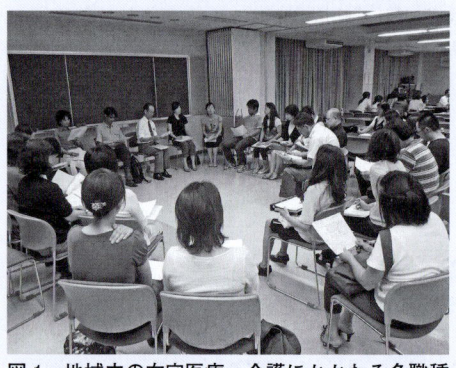

図1　地域内の在宅医療，介護にかかわる多職種での協議
シームレスケア研究会で使用する医療介護連携パスの情報交換項目を検討している．

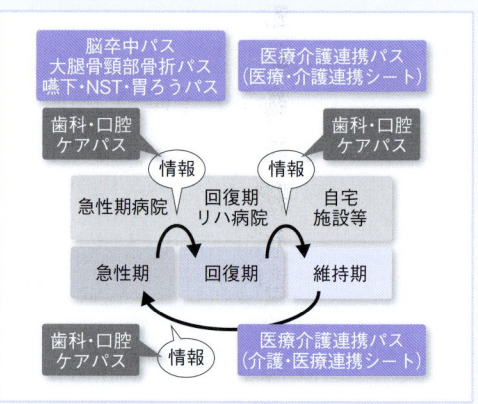

図2　シームレスケア研究会での地域連携クリティカルパスの運用例
医療連携パスには脳卒中パス，大腿骨頸部骨折パス，嚥下・NST・胃ろうパス，歯科・口腔ケアパスがあり，病院間の情報の伝達に使用する．医療機関と介護施設，在宅との間の情報共有には医療介護連携パス（医療・介護連携シート，介護・医療連携シート）を使用する．

（木村年秀）

文献
1) 中央社会保険医療協議会資料 平成19年10月31日開催分．
2) 藤本俊一郎，大原昌樹，木村年秀 監修：改訂版 医療・介護地域連携クリティカルパス，メディカルレビュー社，東京，2013.

る．介護保険のサービス（居宅療養管理指導）を利用している場合には，毎月，サービス提供票がケアマネジャーよりサービス提供事業者に送付されるので，確認する必要がある．医療保険のみを使用した訪問診療の場合には，サービス提供票が送付されないので，

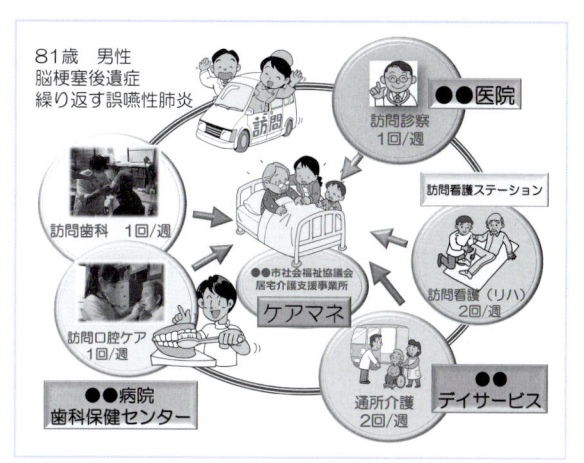

図23 事例の在宅サービスの提供状況例

ケアマネジャーに患者の口腔の状況や歯科診療の計画などを報告し，その際にケアマネジャーからの情報を入手すればよい．

図22（p.293）は在宅療養中の脳血栓後遺症患者の義歯不適合による摂食機能障害に対して，担当ケアマネジャーから急性期病院に訪問診療を依頼する際に使用された「介護・医療連携シート」である．義歯の不具合の状況がわかりやすく記載されているので，診療内容の想定が可能で，携帯する診療機材，診療材料の準備にも役立てることができた．また，別紙でかかりつけ医の情報，服用薬剤の情報も報告されており，治療を進めるうえで非常に有用であった．

⑤ 退院後も訪問診療，口腔ケアを継続することで誤嚥性肺炎を繰り返さなくなった事例

事例は81歳男性，要介護2．自宅で妻（78歳）と二人暮らし，近所に娘夫婦が住んでおり，娘や孫がときどき様子をみに来ている．3年前に脳梗塞を発症し当院に救急搬送された．急性期病院での入院治療を経て回復期病院に転院し，リハビリテーション実施後に，自宅退院した．入院中に指導された食事摂取の注意点などを守ることができないために，たびたび肺炎を発症し，自宅での生活が安定せず，急性期病院と自宅の間で入退院を繰り返していた．今回，入院中に歯科医師が嚥下造影を実施し，水分にとろみをつける必要性を説明したことで理解が得られた．退院に際し，自宅での嚥下障害に対するフォロー，う蝕治療の継続，定期的な口腔のケアの実施のため退院後も訪問診療，歯科衛生士による居宅療養管理指導を新たなサービスとして導入することになった．

誤嚥性肺炎を繰り返さないよう，退院直後に歯科医師の求めにより担当ケアマネジャーを中心にさまざまな職種（図23）が自宅に集まって介護サービス調整のカンファレンスをすることになった．継続的に歯科医師，歯科衛生士が訪問することにより，ここ半年間1度も発熱することがない．本事例に関する在宅サービス提供事業所間の情報共有はインターネットを使用した医療介護地域連携クリティカルパスで行っている（図24）．

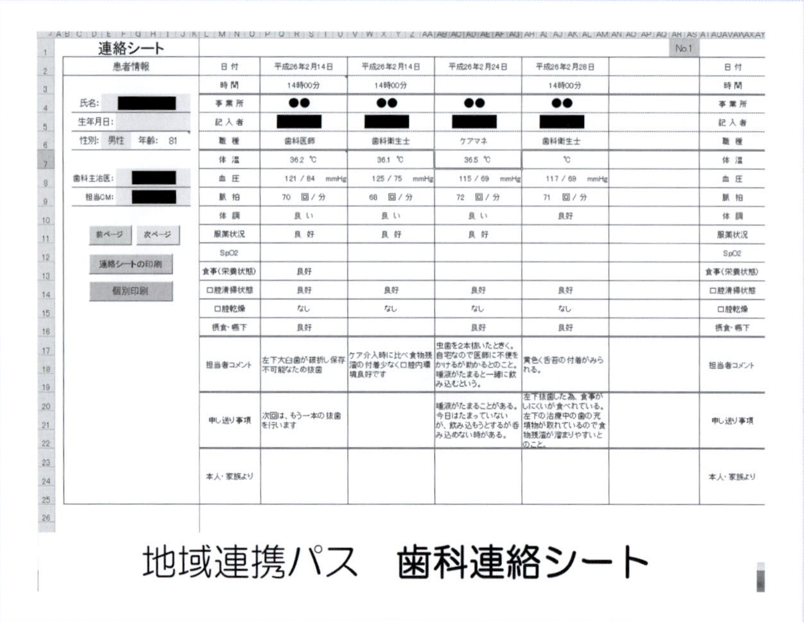

図24 インターネットを活用した多職種間での情報共有
ケースにかかわる職種が訪問ごとに連絡ノートに利用者の状況や申し送り事項を書き込めば，それぞれの端末で情報が更新される．画像やその他ファイルの添付も可能である．ディスカッション機能などもある．

⑥ 地域連携における将来に向けての課題

　地域連携において歯科専門職が地域医療・ケアチームの一員となり活躍するためには，まず歯科専門職が医療や介護で日常的に使用される専門用語を共通言語として知っておく必要がある．特に略語は同じ単語でも医科と歯科でまったく違う意味で使用される場合があるので注意が必要である．たとえばafは医科では心房細動（atrial fibrillation）であるが，歯科ではアマルガム充塡（amalgam filling）である．RCTは，医科では呼吸ケアチーム（respiratory care team），歯科では根管治療（root canal treatment），臨床研究分野ではランダム化比較試験（randomized controlled trial）などである．お互いに使用する専門用語がわからないと相互理解が進まないのも事実であり，老年歯科医学用語辞典などを活用していただきたい．

　多職種連携を円滑に運用するためには，多機関，多職種間での診療情報や在宅ケア情報の共有化が課題となる．医療機関同士の情報共有や在宅医療・ケアのサービス提供事業所のなかでの情報のやり取りには，将来に向けてIT（information technology）を活用したシステムの普及が期待される．香川県では，かがわ医療情報ネットワーク（K-MIX⁺）を活用し[3]，中核病院と他の医療機関でカルテ情報を共有するシステムの運営や在宅ケアにおいてインターネットを活用し，居宅介護サービス事業所や在宅訪問医療機関などの間での情報交換ツールとしての医療介護地域連携クリティカルパスの運用[4]が先進的に行われている．

　しかし，このようにITを活用した先進的な取り組みを行うにあたっても，まず顔のみ

える連携が前提にあることを認識しながらネットワークを構築することが重要となる．

（木村年秀）

文　献
1．訪問診療の基本
1) 辻彼南雄：訪問診療（在宅医療）．日本老年医学会編，老年医学テキスト，第3版，メジカルビュー，東京，237-238, 2008.
2) 舩木良真，他：在宅医療．大内尉義，他編，新老年学，第3版，東京大学出版会，東京，237-238, 2008.
3) 櫻井　薫：訪問歯科診療．日本老年歯科医学会編，老年歯科医学用語辞典，第1版，医歯薬出版，東京，252-253, 2008.
4) 辻彼南雄：施設ケア．日本老年医学会編，老年医学系統講義テキスト，第1版，西村書店，東京，296-297, 2013.
5) 東京都福祉保健局，東京都歯科医師会：在宅歯科医療実践ガイドブック，8-9, 2008.
6) 下山和弘：歯科受診を妨げる要因．日本老年歯科医学会監修 高齢者歯科診療ガイドブック，下山和弘，他編，第1版，口腔保健協会，東京，170-171, 2010.
7) 日本老年医学会：「高齢者の終末期の医療およびケア」に関する日本老年医学会「立場表明」2012.
8) 渡邊　裕，山根源之：医療施設（病院）における歯科診療．日本老年歯科医学会監修 高齢者歯科診療ガイドブック，下山和弘，他編，第1版，口腔保健協会，東京，115-126, 2010.

2．訪問診療に用いる歯科用器具・機材
1) 日本歯科医学会：歯科訪問診療における基本的考え方，2004.

3．診療の実際
1―在　宅
1) 終末期医療のあり方に関する懇談会：「終末期医療に関する調査」結果について．2010.
http://www.mhlw.go.jp/seisakunitsuite/bunya/kenkou_iryou/iryou/saisyu_iryou/dl/saisyu_iryou11.pdf
2) 平成24年度高齢者の健康に関する意識調査結果（概要版）．http://www8.cao.go.jp/kourei/ishiki/h24/sougou/gaiyo/
3) 山中　崇：在宅医療の課題と展望．医学のあゆみ，253：919-923, 2015.
4) 明神啓子：在宅医療．和田　攻，南　裕子，小峰光博編　看護大事典，第2版，医学書院，東京，1163, 2010.
5) 厚生労働省医政局指導課在宅医療推進室：在宅医療・介護あんしん2012.
http://www.mhlw.go.jp/seisakunitsuite/bunya/kenkou_iryou/iryou/zaitaku/dl/anshin2012.pdf
6) 厚生省：21世紀初頭に向けての在宅医療について．1997年6月27日発表．
http://www1.mhlw.go.jp/houdou/0906/h0627-3.html
7) 飯島勝矢：在宅医療．日本老年医学会編，老年医学系統講義テキスト，西村書店，東京，300-303, 2013.
8) 厚生労働省：平成24年度診療報酬改定の結果検証に係る特別調査（平成24年度調査）在宅における歯科医療と歯科診療で特別対応が必要な者の状況調査報告書（案）について．http://www.mhlw.go.jp/file/05-Shingikai-12404000-Hokenkyoku-Iryouka/0000026920.pdf
http://www.mhlw.go.jp/stf/shingi/2r9852000002djkw-att/2r9852000002djvj.pdf
9) 渡邊　裕，山根源之：医療施設（病院）における歯科診療．下山和弘，櫻井　薫，深山治久，米山武義編，日本老年歯科医学会監修　高齢者歯科診療ガイドブック，口腔保健協会，東京，115-126, 2010.
10) 東京都福祉保健局，東京都歯科医師会：在宅歯科医療実践ガイドブック．2008.
http://www.fukushihoken.metro.tokyo.jp/iryo/iryo_hoken/shikahoken/pamphlet/zaitakushikairyougaidobukku.html
11) 菅　武雄，森戸光彦：リハビリテーション歯科医学の誘い―有床義歯補綴の可能性―．補綴臨，45：464-472, 2012.
12) 東京都歯科医師会編：はじめての在宅歯科医療．東京都福祉保健局．
http://www.fukushihoken.metro.tokyo.jp/iryo/iryo_hoken/shikahoken/pamphlet/hajimetenozaitakusikairyou.files/hajimetenozaitakusikairyou.pdf

2―介護老人福祉施設と介護老人保健施設
1) Fukai K, Takiguchi T, Ando Y, et al.：Dental health and 15-year mortality in a cohort of community-residing older people. Geriatr Gerontol Int, 7：341-347, 2007.
2) Fukai K, Takiguchi T, Ando Y, et al.：Mortalities of community-residing adult residents with and without dentures. Geriatr Gerontol Int, 8：152-159, 2008.
3) 金子信子，野原幹司：施設・居宅などの慢性期患者へのかかわり―診療の流れと医療連携．岸本裕充，菊

谷　武，永長周一郎，他編集，DENTAL DIAMOND 増刊号オーラルマネジメントに取り組もう―高齢期と周術期の口腔機能管理，デンタルダイヤモンド，東京，66-73，2012．
4) 東京都福祉保健局高齢社会対策部介護保険課編集：医療職等との連携促進や緊急時の適切な対応　ケア全般における安全の確保．介護職員・地域ケアガイドブック―介護職員スキルアップ研修テキストより，社団法人東京都医師会，東京都，12-18，2011．
5) 松下博宣：歯科以外の職種・現場が期待するオーラルマネジメント．岸本裕充，菊谷　武，永長周一郎，他編集，DENTAL DIAMOND 増刊号オーラルマネジメントに取り組もう―高齢期と周術期の口腔機能管理，デンタルダイヤモンド，東京，142-145，2012．
6) 日室有美子：認知症患者の口腔の緩和ケア．杉原一正，岩渕博史監修，口腔の緩和医療・緩和ケア，永末書店，京都，202-203，2013．
7) 阪口英夫：非がん疾患患者における口腔のトラブル．杉原一正，岩渕博史監修，口腔の緩和医療・緩和ケア，永末書店，京都，165-169，2013．
8) 小口迪彦：簡易精神機能検査（MMSE）と長谷川式スケール（HDS-R）の同時測定法の試みと意義．全国保険医新聞，2477：8，2010．
9) 日本歯科医学会監修：糖尿病患者に対する歯周治療ガイドライン，日本歯周病学会，82-87，2008．

3―病　院

1) 菅　武雄：診療の流れ．下山和弘，櫻井　薫，深山治久他編，日本老年歯科医学会監修　高齢者歯科診療ガイドブック，口腔保健協会，東京，9-13，2010．
2) 日本歯科医師会，日本歯科総合研究機構：病院でのチーム医療における歯科の係わりに関する調査結果．2011．
3) 平成 24 年度診療報酬改定結果検証に係る調査（平成 25 年度調査）歯科医師等による周術期等の口腔機能の管理に係る評価についての影響調査　結果概要（速報）（案）中医協総－2 25.11.1
4) チーム医療推進方策検討ワーキンググループ（チーム医療推進会議），2011．
5) 歯学教育モデル・コア・カリキュラム ―教育内容ガイドライン―平成 22 年度改訂版．
6) 下山和弘：歯科受診を妨げる要因．下山和弘，櫻井　薫，深山治久他編，日本老年歯科医学会監修　高齢者歯科診療ガイドブック，口腔保健協会，東京，170-171，2010．

4―地域連携

1) 厚生労働省：地域包括ケアシステム（政策について，福祉・介護）．
http://www.mhlw.go.jp/stf/seisakunitsuite/bunya/hukushi_kaigo/kaigo_koureisha/chiiki-houkatsu/.
2) 地域包括ケア研究会：地域包括ケアシステムの構築における今後の検討のための論点，2013．
3) 香川県：かがわ医療情報ネットワーク（K-MIX＋）．医療情報総合サイト，http://www.pref.kagawa.lg.jp/imu/soumuiji/index2.htm．
4) 丸岡三紗，他：歯科から始まる多職種連携ネットワーク―IT を利用した在宅歯科地域連携パスの運用状況―．老年歯学，29：86-87，2014．

Ⅱ 老年歯科医学（高齢者歯科医学）の実際

4 摂食嚥下障害

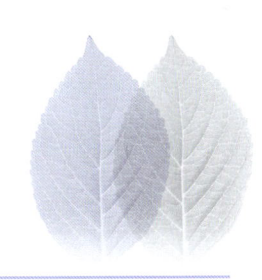

1 高齢者の摂食嚥下機能の基礎

1―基礎知識

① 摂食嚥下機能とは

摂食嚥下機能は，捕食・咀嚼・嚥下といった連続した反応で，食物の認知から始まり，食物を口腔内に取り入れて，咽頭，食道を経て胃に至るまでの過程をいう．

摂食機能は，一般に摂食嚥下機能ともよばれ，高齢者のリハビリテーションの現場でも広く使用されている．嚥下モデルは一般に5期モデルで提唱されてきているが，咀嚼された食物の流れを5期モデルで表現するには限界があるとの意見から，プロセスモデル[1]が新たに提唱された（図1）．

a．5期モデル

Leopold らは，この摂食嚥下運動の過程を，先行期（認知期），準備期（捕食・咀嚼），口腔期（食塊形成，移行相），咽頭期，食道期の5期に分けている[2,3]（表1，図2）．

1）第1期：先行期（認知期）

食物を口腔に取り込む前の過程で，食物を眼（視覚），香り（嗅覚），手（触覚）などで

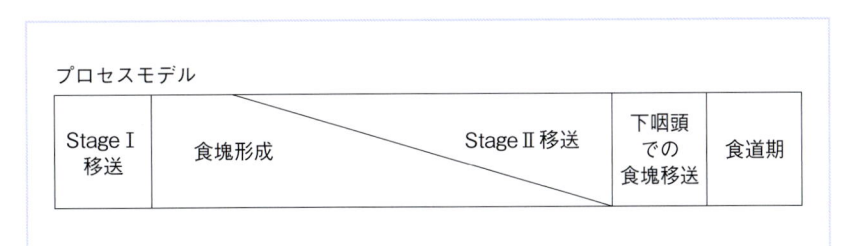

プロセスモデル				
Stage Ⅰ 移送	食塊形成	Stage Ⅱ 移送	下咽頭での食塊移送	食道期

図1　プロセスモデル（Hiimae KM, Palmer JB, 1999.[1] を改変）

表1　Leopold の摂食嚥下運動の分類（Leopold, et al., 1983.[2]）

第1期	先行期（認知期）	高次機能	食物の認知
第2期	準備期	随意運動	捕食（取り込み），咀嚼，食塊の形成
第3期	口腔期（第一相）	随意運動	舌による咽頭への送り込み
第4期	咽頭期（第二相）	嚥下反射	咽頭通過，鼻咽頭・咽頭の閉鎖，呼吸停止
第5期	食道期（第三相）	蠕動運動	食道通過

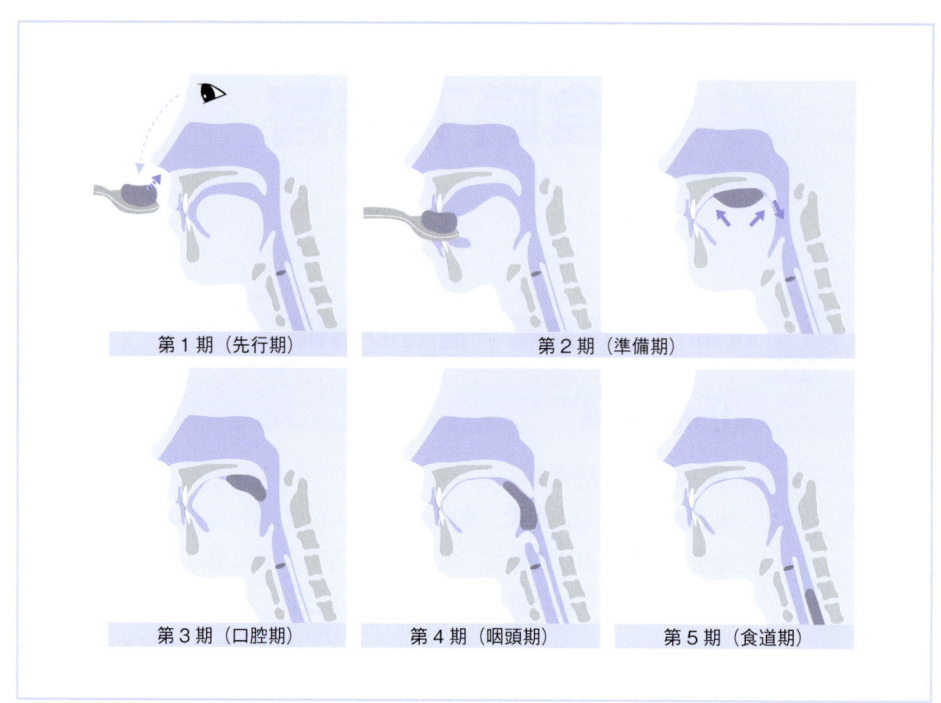

図 2　摂食嚥下の 5 期（向井ほか，2003.[3]）

認知する．安全に食物を取り入れるために重要で，口腔内に食物が入る前から遂行される．食物の内容や大きさ，一口の量を決定したり，口腔内での処理方法などを予測するのに役立つ．

2）第 2 期：準備期（捕食・咀嚼・食塊形成）

　取り入れた食物を咽頭に送る前までの処理過程を指す．嚥下のために準備する過程を意味しており，捕食後に食物を処理して咀嚼し，食塊形成して嚥下しやすくする．

　捕食は，食物を手づかみで取り入れる場合と器具を用いて取り入れる場合がある．基本的には口唇による取り込みで，形の大きなものは前歯で咬断して取り込む．食器具からの取り込みでは，顎の閉鎖よりも口唇閉鎖が早く生じるので，食器具を噛むことは少ない．

　液体の捕食では食器の縁が上下の口唇間に保持され，下口唇が食器具に密着して口腔外への漏れを防ぐ．口唇に触れることで温度や流入速度を関知している．固形食品の捕食では，食物の硬さや大きさなどの物性を口唇，舌，口蓋前方部で関知する．

　咀嚼は，潰す必要があると判断された食物に対して，唾液を混和しながら，嚥下できるようになるまで行われる．食物を噛む側は，臼歯の咬合面の上に頬粘膜と舌で食物を側面から保持して連続した咀嚼運動がなされる．また，口が閉鎖された状態で，舌を口蓋に押しつけることによって行われ，食物は舌の左右の側縁から正中に向かって順次舌を口蓋に押しつけながら，舌の正中部を陥没させながら食塊を形成する．

3）第 3 期：口腔期（移行相，舌による咽頭への送り込み）

　口腔期は嚥下の第 1 相にあたり，食物を嚥下するために，咽頭への送り込みを行う．食

塊が咽頭に送り込まれてから嚥下反射の誘発により咽頭期が開始されるまでを移行相という．移行相には，食塊が中咽頭に送り出される直後に嚥下反射が始まる one-step motion と，食塊の大部分が咽頭に送り出されてから反射が始まる two-step motion の二つのパターンがある．

4) 第4期：咽頭期

嚥下反射による嚥下関連筋群の協調運動により，食物が中咽頭から食道に送り込まれる動きをいう．嚥下反射は咽頭粘膜の知覚受容体が刺激されることによって惹起され，一連の動きは延髄網様体の嚥下中枢を中心に，上位中枢と連携した制御機構が存在する．食塊が咽頭から食道に向かって移送される際には，咽頭・喉頭は閉鎖して，気道内への異物の侵入を防御する．咽頭・喉頭の閉鎖時には呼吸は一時的に停止される．嚥下時の0.3〜1秒の無呼吸のあとでは，多くが呼気から呼吸が開始される．

嚥下反射によって作動する筋は，輪状咽頭筋を含めてすべて横紋筋で，それぞれの筋に対応する運動ニューロンの興奮で，順序立てて収縮・弛緩する（**表2**）．

表2 嚥下に関するおもな筋群，支配神経，作用 (向井ほか，2003.[3])

	筋肉	神経	作用
咀嚼筋群	咬筋	三叉神経	下顎の挙上（浅部），下顎の後退（深部）
	側頭筋	三叉神経	下顎の挙上，下顎の後退
	内側翼突筋	三叉神経	下顎の挙上
	外側翼突筋	三叉神経	下顎を前方，左右に出す
顔面筋群	口輪筋	顔面神経	口唇の開閉，突出，内反，ねじり
	頬筋	顔面神経	頬部の緊張，口角を左右に引く
舌骨上筋群	顎舌骨筋	三叉神経	舌骨と口腔底の挙上
	顎舌骨筋	舌下神経	下顎を下げる（舌骨固定時）
			舌骨の上前方に引く
	顎二腹筋前腹	三叉神経	舌骨の引き上げ（下顎固定時）
	茎突舌骨筋	顔面神経	舌骨と舌根部を引き上げる
外舌筋	舌骨節筋	舌下神経	舌の引き下げ
	顎舌筋	舌下神経	舌の下制，舌突出（後部）
	茎突舌筋	舌下神経	舌を後上方へ引く
	口蓋舌筋	迷走神経	口峡を狭め舌後方を引き上げる
軟口蓋筋群	口蓋帆挙筋	迷走神経	軟口蓋を後上方へ引く
	口蓋帆張筋	三叉神経	軟口蓋の緊張
	口蓋舌筋	迷走神経	耳管を広げる
	口蓋垂筋	迷走神経	舌背部の挙上，軟口蓋の下制
	口蓋咽頭筋	迷走神経	口蓋垂の挙上，咽頭を狭める
咽頭筋群	茎突舌筋	迷走神経	咽頭を持ち上げる，広げる
	耳管咽頭筋	迷走神経	上咽頭・咽頭側壁を引き上げる
	上咽頭収縮筋	迷走神経	上咽頭の収縮
	中咽頭収縮筋	迷走神経	中咽頭の収縮
	下咽頭収縮筋	迷走神経	下咽頭の収縮
	輪状咽頭筋	迷走神経	弛緩させて，食道入口を広げる
舌骨下筋期	甲状舌骨筋	舌下神経	舌骨と甲状軟骨を互いに近づける
	胸骨舌骨筋	頸神経ワナ	舌骨を下方に引く
	肩甲舌骨筋	頸神経ワナ	舌骨を下方に引く
	胸骨甲状筋	頸神経ワナ	舌骨と喉頭を下方に引く

5）第5期：食道期

　咽頭収縮波に続く蠕動波と重力によって噴門に向かって食塊が移送される．これを第一次蠕動波という．次いで，食道粘膜・筋層のフィードバック機能による第二次蠕動波により，移送が促進される．食道上部1/3は横紋筋優位で，下方2/3は噴門に近付くほど平滑筋優位となる．

b．プロセスモデル

　固形物の嚥下では咀嚼を伴っており，その場合には従来の5期モデルとは異なった概念で解釈する必要があることを，Hiiemae and Palmer[1]が1999年に5期モデルとは異なるプロセスモデルとして提唱した．摂食嚥下活動に関連した器官の動きにより，第1期輸送，咀嚼，第2期輸送，咽頭嚥下の四つのステージに分類される．

1）第1期移送（stage I transport）

　捕食された食物を臼歯部へと運ぶ時期で，舌が全体的に後方へと動くことによって，舌の上に載せた食物を臼歯部の咬合面に載せる．

2）咀嚼（processing）

　咀嚼により食物を小さく粉砕して唾液と混和し，嚥下しやすい状態にする時期で，下顎の周期的な咀嚼運動が，舌，頰，軟口蓋などと連動して行われる．

3）第2期移送（stage II transport）

　咀嚼した食物が中咽頭に送られる時期で，咀嚼された食物の一部は，嚥下できる状態になると舌の中央に載せて舌の絞りこみ（squeeze back）運動により，嚥下反射惹起時には中咽頭に運ばれている．

4）咽頭嚥下（pharyngeal swallow）

　食塊を咽頭から上食道括約筋を超えて食道へと送る時期で，固形の食物を嚥下する時期の咽頭と喉頭の動きは液体の嚥下時とほぼ同じである．

② 小児と成人の摂食機能

　小児から成人になるに従って，摂食機能が発達する．舌の固定点が乳児の嚥下ではないが，成人の嚥下では上顎前歯部になる．乳児では嚥下時に舌の前方突出が生じるが，成人では，舌は固定している．呼吸も乳児と成人では大きく異なり，乳児の嚥下時には呼吸が持続的であるにも関わらず，成人では，嚥下時には無呼吸となる（嚥下性無呼吸）．乳児では無歯顎の状態であるが，成人では一般に歯の咬合がある（表3）．

③ 加齢変化

　摂食機能の加齢変化としては，他の身体機能と同じように，神経学的，生理学的，解剖

表3　乳児の嚥下と成人の嚥下の相違点

	乳児の嚥下	成人の嚥下
舌の固定点	ない 舌の前方突出	上顎前歯部 舌の固定
呼吸	持続的	嚥下性無呼吸
歯の咬合	ない	ある

表4 摂食嚥下器官の加齢変化 (石川ほか, 2008.[4])

口腔・顎	・多数歯の欠如 ・咀嚼筋の筋力低下 ・舌・舌筋の下垂 ・口輪筋, 頰筋の筋力低下 ・口腔内感覚閾値の上昇 ・口腔粘膜の変化 ・唾液分泌量の減少 ・顎関節の異常 ・顎・舌の不随意運動 　(オーラルジスキネジアの出現)
咽頭・喉頭	・咽頭括約筋機能不全 ・喉頭の下垂 ・喉頭・舌骨の挙上減少 ・喉頭の閉鎖不全
	・食道入口部の開大不全

学的な変化が生じる．加齢に伴う摂食運動に関する器官の変化は，高齢者における摂食機能に大きな影響を及ぼす[4]（表4）．

a. 歯の喪失

年齢が高くなるにしたがって，現在歯数が減少し，2016（平成28）年歯科疾患実態調査結果の概要によると，65〜69歳で21.6本，85歳以上では10.7本となる．65歳以上の約9割が，1本以上の喪失歯を有している．歯の喪失は，咬合支持だけでなく，咀嚼能力にも影響し，有歯顎者の咀嚼能率は無歯顎者に比べて約6〜14倍高いとする報告もある[5]．

歯の喪失による形態学的な変化は，嚥下時の舌運動にも影響を及ぼすとされ，前歯部や臼歯部の多数歯喪失は，舌側縁側方への突出や舌尖部前方への突出が誘発され，喉頭挙上が不完全になるばかりでなく，食塊形成や咽頭への送り込みが阻害される[4]．

b. 口腔粘膜の変化

高齢者の口腔粘膜上皮は，一般に若年者に比べて薄く，粘膜上皮層の非薄化や有棘細胞層内の顆粒減少，小唾液腺腺房の萎縮消失およびその間質の線維化が生じるとされる[4]．また，舌乳頭の萎縮が生じると平滑舌の所見を呈するようになり，味覚や感覚低下を生じることもある．

c. 咽頭・喉頭の変化

高齢者では加齢による筋力低下に伴って生じる筋緊張の低下や靭帯の緩みにより，喉頭そのものの位置が下垂する．また，嚥下時の喉頭挙上量も低下するとされる．この変化を喉頭挙上の時間延長で代償しているとされ，その代償機能が低下すると喉頭閉鎖不全や食道入口部の開大不全を生じ，喉頭侵入や誤嚥のリスクが高くなる[4]．

d. 筋力低下

加齢により咀嚼筋の筋線維数減少，筋収縮力の低下などが生じるが，他の骨格筋に比べるとその変化は軽度であるとされている．

加齢による口輪筋の筋力低下は，老年期の摂食機能に影響を及ぼすとされる．最大口唇圧は，若年成人に比較すると低下する傾向にあるが，嚥下時口唇圧は加齢による変化

を受けにくいとされる[4]．

e．顎関節の変化
顎関節は歯の喪失や咬耗などによる咬合状態の変化だけでなく，生理的，経時的な形態学的変化が生じる．

f．唾液分泌量の変化
加齢による唾液分泌量低下は，口蓋腺で低下するとされるが，耳下腺における低下は少なく，食事時の唾液分泌量については加齢による変化は少ないと考えられる[4]．ただし，高齢者では基礎疾患に対する複数の薬物を服用している者が多く，これらの高齢者では薬剤による唾液分泌量の低下がみられる．

g．味覚・嗅覚の変化
加齢に伴い，味覚や嗅覚などの感覚閾値が上昇するとされる[4]．味細胞数の減少，味細胞の質的変化，唾液分泌量低下などにより閾値が変化するとされ，薬剤性の味覚障害も指摘されている[4]．

嗅覚では，加齢により嗅細胞数の減少，嗅上皮面積の減少といった末梢レベルの変化と，嗅神経をはじめとした脳機能の低下など中枢レベルの変化によるものがほとんどとされる．

h．呼吸・循環機能の低下
呼吸に関連する筋群や胸郭の可動域低下は，咳嗽の低下の原因になり，気道に侵入した食物や異物の除去能力が低下し，誤嚥や窒息のリスクが高くなる．また，肺活量や予備呼気の低下は換気の予備能力低下となり，肺炎のリスクを高める[4]．

循環機能低下による起立性低血圧などは，食事時間や摂食時の体位保持能力に影響する．

2─摂食嚥下障害の病態と原因

摂食嚥下障害は，構造そのものに異常がある器質的障害（静的障害）と，嚥下機能に関する組織や解剖学的構造に問題はないが動きが障害されている機能的障害（動的障害）に分けられる．器質的障害は，先天異常，腫瘍，外傷，手術後などで生じる一方，機能的障害は，中枢神経系の障害である仮性球麻痺と球麻痺，末梢神経障害，筋肉の障害で生じる[1]（表5）．

① 器質的障害
口腔，咽頭，食道などの食物の通過路の異常による障害で，口腔や咽頭の腫瘍，その術後，口蓋裂などの奇形，憩室などがあり，器質的嚥下障害ともよばれる．頭頸部がん治療後に生じる摂食嚥下障害は，外科手術後の障害と放射線照射による障害がある．手術後には切除による形態の変化や術後の腫脹などで，摂食嚥下器官の運動様式と食塊の流れが術前と異なる[2]．外科的侵襲を受けた組織に瘢痕形成と拘縮が生じて，可動性が徐々に失われ，遅発性に摂食嚥下機能の異常が生じることも多い．また，運動神経および感覚神経に外科的侵襲が及ぶことで運動や感覚が障害される．三叉神経感覚枝の損傷で歯口

表5 嚥下障害の原因と分類 (菊谷, 2001.[3]を改変) (堀口, 1998.を改変)

器質的嚥下障害 (静的障害)	搬送路そのものの異常と周辺症状による圧迫によるものを含む ①腫瘍, 腫瘤 ②外傷 (術後を含む) ③異物 ④奇形 (口唇口蓋裂, 食道奇形, 血管輪など) ⑤瘢痕狭窄 (炎症の後遺症など) ⑥その他 (食道ウェッブ, ツェンカー憩室, フォレスティエ病など)
運動機能性嚥下 障害 (動的障害)	搬送機構の異常 ①脳血管障害 (仮性球麻痺, ワレンベルグ症候群など) ②変性疾患 (筋萎縮性側索硬化症, パーキンソン病など) ③炎症 (膠原病, 脳幹脳炎, 末梢神経炎, ギラン・バレー症候群など) ④腫瘍 ⑤中毒 (有機リン中毒, ボツリヌス中毒など) ⑥外傷 (手術後を含む) ⑦筋疾患 (重症筋無力症, 筋ジストロフィーなど) ⑧内分泌疾患 (ステロイドミオパチー, 甲状腺機能亢進症など) ⑨代謝性疾患 (アミロイドーシス, ウィルソン病など) ⑩その他 (脳性麻痺, 神経系奇形, 食道痙攣, アカラシアなど)
機能性嚥下障害	搬送路も搬送機構にも異常のないもの ①嚥下時痛をきたすもの (急性咽頭炎, 多発性口内炎など) ②心因性 (ヒステリー, 拒食症など) ③その他 (認知症, うつ病など)

腔および顔面領域の感覚麻痺が生じ, 三叉神経咀嚼筋枝の障害では咀嚼筋の運動障害が生じる. 顔面神経の損傷では, 口唇閉鎖不全や味覚障害, 顎下腺・舌下腺の唾液分泌障害などが生じる. 舌咽神経と迷走神経の損傷では, 軟口蓋運動や咽頭, 喉頭の感覚や運動が障害され, 舌下神経の損傷は舌ならびに舌骨の運動障害が生じる[2].

気管切開では, カニューレのカフによる食道壁の間接的圧迫, カニューレの接触刺激による気管内分泌液の増加, 声門下圧の減少などが生じることで, 摂食嚥下障害をきたす[2].

口腔領域にみられるアフタ性口内炎や舌炎, 扁桃炎や咽頭炎などのほか, 食道炎や食道の潰瘍, 狭窄, 異物などでも, 摂食嚥下障害が生じる.

② 機能的障害

嚥下に関与する神経や筋肉の障害による摂食嚥下障害で運動障害性嚥下障害ともよばれる. 一般に神経内科的疾患による. 脳の血管が詰まったり, 血管が破れて出血することにより脳の組織が傷害を受けて, 神経活動が妨げられる病気を総称して脳血管疾患 (cerebral vascular disorder; CVD) といい, 脳梗塞, 脳出血, クモ膜下出血のほか, もやもや病や慢性硬膜下血腫なども含まれる. 脳血管疾患は障害部位により, さまざまな神経症状を呈し, 神経学的所見の診察項目としては精神状態, 高次脳機能などがある (**表6**)[2]. 脳血管疾患による摂食嚥下機能の障害[2]は, 機能レベルで, 球麻痺と仮性球麻痺に分類されることが多い (**表7**)[*1].

*1:「球」は延髄の形状に由来する.

a. 仮性球麻痺 (bulbar palsy)

脳梗塞や脳虚血, 頭蓋内出血などで, 大脳から延髄の嚥下中枢に下行する上位運動ニューロンが障害されることで発症する. 仮性球麻痺は, 病巣の部位から, ①皮質・皮質下

表6　神経学的所見の代表的診察項目

- 精神状態（覚醒状態などの意識状態，抑うつなどの情動障害）
- 高次脳機能（知能障害，注意障害，失語症，失行，失認，遂行機能障害など）
- 脳神経（視野，視力障害，構音障害，摂食嚥下障害など）
- 運動機能（運動麻痺，運動失調，不随意運動など）
- 反射と筋緊張
- 感覚障害

表7　仮性球麻痺と球麻痺のおもな鑑別点 (藤島, 2003.[1])

	仮性球麻痺	球麻痺
障害部位	延髄の上位運動ニューロン	延髄の嚥下中枢
嚥下反射	あり，パターンは正常	ないかきわめて弱い　パターン異常
喉頭挙上	十分	不十分
嚥下圧	60〜100 mmHg　0.5〜0.6秒	60 mmHg＞　0.6秒＜
高次脳機能	認知障害，感情失禁など	問題なし
構音障害	痙性　絞扼努力性	弛緩性　個別障害（気息性）
その他	下顎反射の亢進　軟口蓋反射の消失	舌の萎縮　カーテン現象　輪状咽頭筋開大不全　声門閉鎖不全

型，②内包型，③脳幹型の三つに分類される．摂食嚥下障害に関しては，関連する筋群の筋力と協調性の低下が特徴で，口唇からの食べこぼし，食塊形成不全，咽頭への食塊移送不全，嚥下の惹起不全などを生じる．

①皮質・皮質下型は，失語症や構音失行のほか，失行，失認，前頭葉症状，認知障害などの高次脳機能障害を伴うことが多い．②内包型は，大脳基底核病変型あるいは中心型ともよばれ，内包の小さな病変で生じることもあるが，通常は両側脳内出血後等線条体や視床を含んだ病変で，脳血管性 Parkinson（パーキンソン）症候群の症状を呈することが多い[1]．③脳幹型は，脳幹部型ともよばれ，延髄よりも上の橋や中枢の出血や梗塞で生じる．小さな病変でも強い仮性球麻痺が純粋にみられることがある[1]．大きな病変では，眼球運動障害や眼振，失調症，四肢麻痺などを伴う．

b. 球麻痺（pseudobulbar palsy）

延髄にある嚥下中枢を巻き込んだ運動神経の障害による麻痺で，嚥下反射の消失あるいは著明な減弱がみられ，舌や軟口蓋，咽頭部の神経や筋肉に進行性の萎縮を生じ，嚥下のためには重力で流し込む以外に方法がなくなる．臨床的には顔面神経や三叉神経支配の筋も同時におかされていることが多い[1]．

中心症状は嚥下障害と構音障害で，嚥下筋の萎縮がみられる．Wallenberg（ワレンベルグ）症候群が有名で，延髄外側症候群ともよばれ，後下小脳動脈や椎骨動脈の閉塞で起こる．発症時には，急激なめまいと嘔気，嘔吐を訴え，嚥下障害，発生障害，小脳障

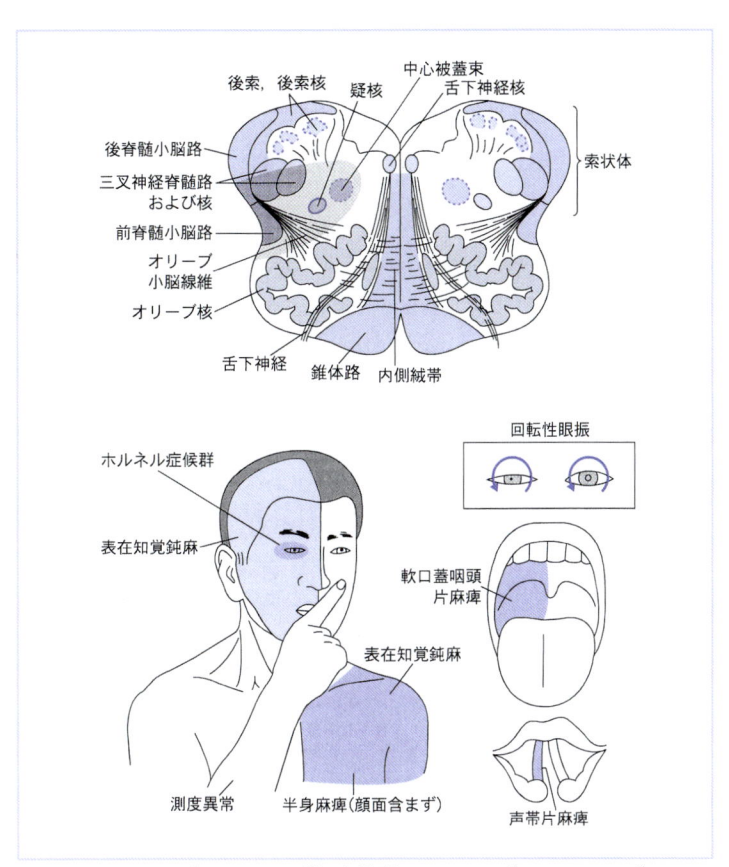

図3 Wallenberg（ワレンベルグ）症候群（平山, 1971.[4]）（藤島, 2003.[1]）

害，同側顔面および反対側の四肢体幹の温痛覚消失（触覚が保たれることから，感覚解離とよばれる）などの症状がみられる[1]（図3）．

c．神経・筋疾患

Parkinson（パーキンソン）病（Parkinson disease）は，中脳黒質部のドパミン作動性ニューロンの変性としてLewy（レビー）小体の出現を特徴とする錐体外路系の代表的疾患である．不随意運動（静止時の振戦），筋硬直（固縮），寡動（動作緩慢），姿勢反射障害の4大症状を特徴とする．そのほかに，仮面様顔貌，構音障害，歩行障害などがあり，歩行障害は，前屈姿勢，小刻み歩行，突進歩行などの特徴がある．

摂食嚥下障害[2]としては，固縮と動作緩慢からくる，①舌運動障害，②開口障害，③口腔通過時間の延長，④嚥下反射の遅延，⑤喉頭蓋谷，梨状窩への食塊貯留，⑤不顕性誤嚥などがある．

多発性硬化症（multiple sclerosis；MS）は，中枢神経系に対して向けられた異常な免疫反応によって，神経細胞の軸索を絶縁している髄鞘が破壊されていて起こる脱髄疾患で，視覚障害，運動障害，感覚障害，嚥下障害をきたすことがある．口腔・咽頭筋と呼吸筋の痙性と協調不全で，構音障害と嚥下障害を引き起こす[1]．

筋萎縮性側索硬化症（amyotrophic lateral sclerosis；ALS）は，運動ニューロンが選

択的に侵される原因不明の変性疾患で，上位運動ニューロンと下位運動ニューロンが，さまざまな程度で侵される．運動ニューロンの喪失による筋萎縮と筋力低下で，麻痺を生じる．下位運動ニューロンの変性は，言語障害，嚥下障害，咀嚼障害，呼吸障害などを引き起こすが，感覚障害はほとんどない．

重症筋無力症（myasthenia gravis；MG）は，神経筋接合部で神経インパルスが筋に伝達される手段を侵す疾患で，自己免疫疾患とされる[2]．眼筋型や全身型がある．おもな特徴は，運動の繰り返しで，眼筋，嚥下関連筋などの一部の筋力低下，あるいは全身の筋力低下が生じるが，休息によって一時的に回復する．

咽頭と食道の横紋筋の脱力が原因で，咽頭運動の低下や喉頭蓋谷・梨状陥凹への食塊の貯留，喉頭侵入，誤嚥，食道への移送障害が生じ，食前よりも食後に症状が悪化する．

筋ジストロフィー（muscular dystrophy；MD）は，骨格筋の進行性萎縮と筋力低下を特徴とする筋疾患である．Duchenne（デュシャンヌ）型（DMD），福山型（FCMD），Becker型（BMD），肢体型（LG），顔面肩甲上腕型（FSH），および筋強直性ジストロフィー（MD）がある．MDは，成人における最も頻度の高い遺伝性筋疾患で，呼吸障害とともに，摂食嚥下障害は多く認められる．

多発性筋炎（polymyositis；PM）は，筋力低下と筋委縮を特徴とする炎症性ミオパチーの一つで，免疫反応によって引き起こされる．嚥下障害の症状としては，口腔の乾燥，咽頭収縮の低下，食道入口の開大不全がある[2]．

d．精神疾患・精神障害

食物の通過路や嚥下に関与する神経や筋肉にも問題のない場合もあり，機能性嚥下障害と呼ばれる場合もある．拒食症や精神疾患患者，精神障害者が抱える摂食嚥下障害は，心因性の食欲不振やうつ状態などのほか，治療薬の副作用により引き起こされている場合がある．認知症などでは，食物や食事といった概念そのものが障害されていることがある．

このような患者では，先行期（認知期），準備期（咀嚼期），口腔期を中心とした対応を心がける．食事時の声掛けや適切な姿勢，スプーンの工夫や一口量の調整を行う．

唾液分泌量が低下した患者では，口腔内の湿潤を目的とした口腔のケアや機能訓練などを行う．

向精神薬などを服用している患者では，抗コリン作用や錐体外路症状などの副作用が生じやすい．抗コリン作用による唾液分泌低下は口腔乾燥だけでなく，摂食嚥下機能障害を来たすことが多いので，注意が必要である．錐体外路症状は，パーキンソン症状（振戦，不随意運動）や動作緩慢などの症状で，食事動作や口腔機能の低下がみられる[2]．

③ 摂食嚥下機能の時期と障害

摂食嚥下機能の障害は，食物を認知するところから，口のなかに取り込んで，咽頭，食道を経て胃に至るまでの過程における障害をいい，その時期によって障害と症状が異なる（表8）[3]．

表8 先行期・準備期の異常 (菊谷, 2001.[3])

	病　態	臨床症状
先行期障害	認知・行動異常 情動制御障害 介護者の経験欠如 口腔の過敏	切迫的摂食 強制笑い 介助ペースの問題 摂食拒否・捕食困難
準備期障害	開口制限 口唇閉鎖不全 咀嚼筋の運動障害 舌の運動障害 舌の萎縮 歯の欠損，義歯不適合 口腔感覚障害	口への取り込みの障害 口への取り込み・咀嚼の障害 咀嚼障害 咀嚼・食塊保持の障害 咀嚼・食塊保持の障害 咀嚼の障害 咀嚼の障害

a. 先行期の障害

　覚醒と注意の連続が不十分な場合に，食物の認知困難などで取り込み動作が中断することがある．認知症患者における異食は摂食行為プログラミングの異常による．また，錐体外路や小脳系の疾患では，姿勢制御困難や手と頸の協調運動の困難性のため，食物を運ぶことができなくなる．

b. 準備期の障害

　歯の欠損や義歯不適合のほか，頰や口唇，舌の麻痺などによる咀嚼障害がみられる．
　唾液分泌不全があると，咀嚼障害が生じやすくなる．口唇閉鎖不全の場合は食物が口唇からこぼれる．

c. 口腔期の障害

　不十分な舌口蓋閉鎖があると，嚥下開始前に食物の咽頭への流入がみられ，嚥下反射の遅延により梨状窩に食塊があふれて，嚥下前の誤嚥が生じる．
　舌の麻痺，球麻痺，末梢性の舌下神経麻痺にみられる舌萎縮は，食物の咽頭への送り込みの障害をきたす．

d. 咽頭期の障害

　食物の流入のタイミングと喉頭閉鎖のタイミングの一致が誤嚥しないために重要であるが，舌の麻痺や萎縮によって後方への移動が不十分な場合には食塊が中咽頭に残留する．輪状咽頭筋の弛緩不全があると，食道入口部付近に食塊が停留し，喉頭下降期型誤嚥の原因となる．また，軟口蓋の麻痺や欠損などにより鼻咽喉閉鎖不全があると食塊の鼻腔への逆流が生じる．

e. 食道期の障害

　食道部における腫瘍や炎症などの器質的疾患があると，食道期の障害を生じやすい．食道がんがあると，嚥下障害や異物感，食物停滞感のほか，腫瘍による食道狭窄がみられる．

（柿木保明）

3―摂食嚥下機能と栄養状態

一般に生物体が外界から物質を取り入れ，成長や活動に役立たせることを栄養とよんでいる[1]．我々は，食物を前歯でかじりとり，臼歯ですり潰し，唾液とよく混ぜ合わせて食塊を形成し，嚥下することによって食物を体内に取り入れている．嚥下された食物は，胃や小腸などの消化管で栄養素レベルにまで消化されて，おもに小腸で吸収され，最終的に血液を介して全身の臓器に運ばれ利用される．不要となった老廃物は，呼気，尿や糞便に排泄される．この一連の過程のことを栄養とよび，歯の有無や口腔粘膜の状態や，摂食嚥下機能を含めた口腔機能は，栄養のプロセスの一部分に含まれることになる．

摂食嚥下障害は，本章冒頭で述べたようにさまざまな原因によって起こるが，摂食，咀嚼，嚥下機能が低下すると食物を取り込むことに支障をきたすため，軟らかい食物が中心となって偏食に陥りやすく，摂取栄養素の過不足が生じる．また経口摂取量の減少がみられると，結果として低栄養や脱水などのリスクが高まる．

高齢者の消化・吸収能は加齢とともに減少するとされていた．しかし近年の報告では健常高齢者の消化・吸収能の低下はほとんど認められないとされており，タンパク質の消化・吸収能は成人と大きな差がない[2]ことや脂質の吸収や酸化は加齢により減少が認められない[3]ことが報告されている．一方で平成25年国民・健康栄養調査の結果によると，70歳以上で歯が20本以上ある者は，「何でも噛んで食べることができる」と回答した者の割合は84.1％であったが，1～19本の者は48.9％，0本の者は46.4％であった．また，「何でも噛んで食べることができる」と回答した者のうち低栄養傾向の者の割合は，15.0％であったが，噛んで食べることはできないと回答した者では62.5％であった（図4，5）[4]．このように歯の本数が減少したり，咀嚼力が低下すると軟らかい食物を好むようになったり，肉や食物繊維の多い食物が食べにくくなり，栄養バランスが崩れてくる．高齢者の消化機能は，*Helicobacter pylori* の感染があると低酸症をきたしやすいため[5]，鉄の吸収が阻害される可能性がある．また，80歳以上の高齢者では便の排出速度が遅くなることが

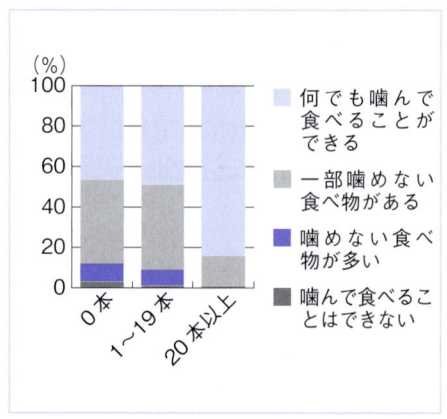

図4　歯の本数別，噛んで食べるときの状況の割合（70歳以上，男女計）
（資料：厚生労働省「平成25年国民健康・栄養調査」[4]）

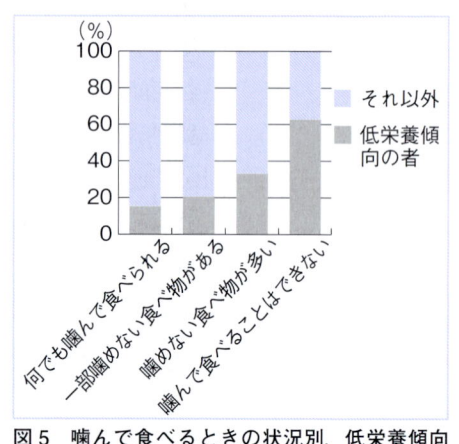

図5　噛んで食べるときの状況別，低栄養傾向の者の割合（70歳以上，男女計）
（資料：厚生労働省「平成25年国民健康・栄養調査」[4]）

知られており[6],便秘のリスクになる可能性が指摘されている[7].摂食嚥下障害により偏食が原因で鉄摂取量が不足したり,野菜などの不足からビタミンCや食物繊維の摂取量が不足すると貧血や便秘が生じる可能性がある.また経口摂取量が減少することで必要栄養量がとれない場合は,タンパク・エネルギー栄養障害(protein energy malnutrition;PEM)を引き起こす.高齢者の場合は,一度体重が減少すると回復しにくいので,低栄養により体重減少を来さないように栄養管理を行うことが重要である.歯の欠損,義歯の問題,咀嚼力や嚥下力の低下,唾液分泌量の低下などが原因で摂食嚥下障害を引き起こすことがあるため,より早い段階で口腔機能の評価と合わせて適切な栄養管理を行うことが大切である.

重度の摂食嚥下障害は,病院や施設や在宅で多職種が連携した取り組みが行われつつあるが,加齢に伴う軽度の摂食嚥下障害は,より早い段階における口腔機能の評価と適切な栄養管理で低栄養を防ぐことが重要である.特に歯周病等による歯の喪失に伴った現在歯数の減少や咬合支持域の減少が,咬合力の低下に結びつき,結果として食習慣の変化を来し,低栄養を引き起こす可能性がある.高齢者は有病者が多いこと,また歯周病と全身疾患との関連性が知られていることから,歯科医院においても適切な栄養指導ができる人材を育成するために,歯科医師,歯科衛生士および管理栄養士などが連携できる制度作りが必要である.また食育という視点で「よく噛んで食べる」ことの大切さを国民に向けて啓発していくことで「食べる器官」である歯や口の健康を保つことの大切さを知ってもらうことが今後求められるだろう.

(辻澤利行)

4―嚥下食と栄養

高齢者の低栄養は,咬合支持の崩壊による咀嚼機能低下者や摂食嚥下障害患者,単調で質素な食事になりやすい独居高齢者や高齢夫婦だけの生活者に起こりやすいとされている[1].さらに,摂食嚥下障害を伴う場合には,むせの苦しさから水分を避けたり,食事を控えたり,食べにくい物を避けるなど食欲不振が続き,いつの間にか低栄養になっていることがある.現在,摂食嚥下障害患者に対して多数の嚥下食が市販されているが,咀嚼機能や嚥下機能に適した形態を選択するためには,単独の判断ではなく医師や(管理)栄養士などに相談しながら行うことが望ましい.

① 嚥下食

嚥下食とは,摂食嚥下障害患者が誤嚥や窒息を予防するために摂食嚥下機能に適した食事のことをいう.適切な食事形態は摂食嚥下機能の評価やそのときの病態によって個別に異なる.基本的には,「硬さ」「付着性」「凝集性」の三つのポイントが嚥下困難者用食品の評価基準で,軟らかく口腔内に入った食物が嚥下しやすい大きさにまとまり,口腔内や咽頭に付着しにくいものが適当である.このほかに,果物や麩のようにつぶれると固形と水分が分離するような「離水性」も,先に水分が流れて誤嚥の危険性を招くことがあるので注意が必要である.

表9 学会分類2013（食事）早見表（日本摂食・嚥下リハビリテーション学会医療検討委員会，2013.[3])

コード【I-8項】		名称	形態	目的・特色	主食の例	必要な咀嚼能力【I-10項】	他の分類との対応【I-7項】
0	j	嚥下訓練食品0j	均質で，付着性・凝集性・かたさに配慮したゼリー離水が少なく，スライス状にすくうことが可能なもの	重度の症例に対する評価・訓練用少量をすくってそのまま丸呑み可能残留した場合にも吸引が容易たんぱく質含有量が少ない		（若干の送り込み能力）	嚥下食ピラミッドL0えん下困難者用食品許可基準I
0	t	嚥下訓練食品0t	均質で，付着性・凝集性・かたさに配慮したとろみ水（原則的には，中間のとろみあるいは濃いとろみ*のどちらかが適している）	重度の症例に対する評価・訓練用少量ずつ飲むことを想定ゼリー丸呑みで誤嚥したりゼリーが口中で溶けてしまう場合たんぱく質含有量が少ない		（若干の送り込み能力）	嚥下食ピラミッドL3の一部（とろみ水）
1	j	嚥下調整食1j	均質で，付着性，凝集性，かたさ，離水に配慮したゼリー・プリン・ムース状のもの	口腔外で既に適切な食塊状となっている（少量をすくってそのまま丸呑み可能）送り込む際に多少意識して口蓋に舌を押しつける必要がある0jに比し表面のざらつきあり	おもゆゼリー，ミキサー粥のゼリーなど	（若干の食塊保持と送り込み能力）	嚥下食ピラミッドL1・L2えん下困難者用食品許可基準IIUDF区分4（ゼリー状）（UDF：ユニバーサルデザインフード）
2	2-1	嚥下調整食2-1	ピューレ・ペースト・ミキサー食など，均質でなめらかで，べたつかず，まとまりやすいものスプーンですくって食べることが可能なもの	口腔内の簡単な操作で食塊状となるもの（咽頭では残留，誤嚥をしにくいように配慮したもの）	粒がなく，付着性の低いペースト状のおもゆや粥	（下顎と舌の運動による食塊形成能力および食塊保持能力）	嚥下食ピラミッドL3えん下困難者用食品許可基準II・IIIUDF区分4
2	2-2	嚥下調整食2-2	ピューレ・ペースト・ミキサー食などで，べたつかず，まとまりやすいもので不均質なものも含むスプーンですくって食べることが可能なもの		やや不均質（粒がある）でもやわらかく，離水もなく付着性も低い粥類	（下顎と舌の運動による食塊形成能力および食塊保持能力）	嚥下食ピラミッドL3えん下困難者用食品許可基準II・IIIUDF区分4
3		嚥下調整食3	形はあるが，押しつぶしが容易，食塊形成や移送が容易，咽頭でばらけず嚥下しやすいように配慮されたもの多量の離水がない	舌と口蓋間で押しつぶしが可能なもの押しつぶしや送り込みの口腔操作を要し（あるいはそれらの機能を賦活し），かつ誤嚥のリスク軽減に配慮がなされているもの	離水に配慮した粥など	舌と口蓋間の押しつぶし能力以上	嚥下食ピラミッドL4高齢者ソフト食UDF区分3
4		嚥下調整食4	かたさ・ばらけやすさ・貼りつきやすさなどのないもの箸やスプーンで切れるやわらかさ	誤嚥と窒息のリスクを配慮して素材と調理方法を選んだもの歯がなくても対応可能だが，上下の歯槽堤間で押しつぶすあるいはすりつぶすことが必要で舌と口蓋間で押しつぶすことは困難	軟飯・全粥など	上下の歯槽堤間の押しつぶし能力以上	嚥下食ピラミッドL4高齢者ソフト食UDF区分1・2

学会分類2013は，概説・総論，学会分類2013（食事），学会分類2013（とろみ）から成り，それぞれの分類には早見表を作成した．
本表は学会分類2013（食事）の早見表である．本表を使用するにあたっては必ず「嚥下調整食学会分類2013」の本文を熟読されたい．
なお，本表中の【 】表示は，文献[3]中の該当箇所を指す．
*上記0tの「中間のとろみ・濃いとろみ」については，学会分類2013（とろみ）を参照されたい．
本表に該当する食事において，汁物を含む水分には原則とろみを付ける．【I-9項】
ただし，個別に水分の嚥下評価を行ってとろみ付けが不要と判断された場合には，その原則は解除できる．
他の分類との対応については，学会分類2013との整合性や相互の対応が完全に一致するわけではない．【I-7項】
（『日摂食嚥下リハ会誌17(3)：255-267, 2013』または日本摂食嚥下リハ学会HPホームページ：http://www.jsdr.or.jp/doc/doc_manual1.html『嚥下調整食学会分類2013』を必ず参照のこと）

② 嚥下調整食分類

　現在，嚥下食の名称や基準はさまざまであり，統一されていないことが多く，生活の場を変える場合に継続した食事形態を伝達されにくい場合がある．

　2004年に経口摂取を開始する際や食形態をアップするための訓練食を含めた嚥下食ピラミッドが報告[2]された．2013年には，病院・施設・在宅医療および福祉関係者が共通して使用できる「嚥下調整食学会分類2013」と「とろみについての段階分類」が日本摂食嚥下リハビリテーション学会医療検討委員会の嚥下調整食特別委員会から提示[3]された（表9）．この分類中のコード0は，食事場面での利用ではなく，訓練場面における導入目的としている．摂食嚥下障害のリハビリテーションにおいては，この段階を安全に配慮した上でステップアップを目指すが，実際には二つの区分にまたがっていたり，病態の変化によって段階を下げることが必要である場合もあり定期的な機能評価と職種連携が

表10 経腸栄養法の特徴 (向井ほか, 2011.[4])を一部改変)

	利点	欠点
経鼻経管栄養法 (NG法)	安価で管理が簡便 中心静脈栄養より生理的で 高栄養を供給できる	チューブ誤挿入によるトラブル 下痢・嘔吐などの消化器合併症 嚥下運動の阻害 誤嚥発生リスクが高い 鼻咽頭の違和感 自己抜去のリスク 審美的問題
胃瘻栄養法 (PEGなど)	嚥下訓練を妨げない 自己抜去が少ない 肺炎リスクの低下 外見的に目立たない	手術が必要 瘻孔のケアが必要 交換時の偶発的合併症 自己抜去時の合併症
間欠的経管栄養法 (IC法)	注入時以外はチューブフリー 注入時間の短縮 胃食道逆流・下痢の減少 肺炎リスクの低下 低コスト 嚥下訓練になる	食道に留置できたことの確認を必要とする 嘔吐反射が強いと困難 介護者の手間 食道内逆流 協力が得られないと難しい

必要である.

③ 栄養法

消化管を使って行う栄養摂取には，経口栄養法と経腸栄養法（表10）がある．消化管が機能しない場合には，経静脈栄養が選択される．どの栄養摂取方法を選択するかは，既往歴，消化管の構造，誤嚥性肺炎の危険性，活動状況，患者・家族の希望を考慮しながら主治医を中心として栄養アセスメントを行う．その後，必要な栄養量と水分が経口から摂れないと判断された場合に病態や消化管の状態に適した栄養管理法が選択される[*2].

*2: p.165以降参照.

近年，液体による経管栄養によって胃食道逆流による肺炎や下痢，嘔吐などが続く場合には，半固形状の経腸栄養剤を投与する「半固形化栄養法」も用いられるようになってきた．

a. 経鼻経管栄養法 (naso-gastric tube feeding; NG)

外鼻孔からチューブを食道，胃，腸のいずれかに挿入する．多くは，胃に留置していることが多いが，胃食道逆流がある場合には腸に留置することもある．

b. 胃瘻 (percutaneous endoscopic gastrostomy; PEG)

胃瘻のなかでよく行われているのがPEG（ペグ）である．多くが胃にカテーテルを挿入するが，腸を使うこともある．胃瘻カテーテルには，ボタン型とチューブ型がありそれぞれにバルーン型かバンパー型がある．

c. 間欠的経管栄養法 (intermittent tube feeding; ITF)

栄養投与の時だけ口からチューブを入れて，食道か胃に留置し栄養や水分を流す方法．食道に留置することで，生理的な蠕動運動によって食物が胃に流れる．

(水上美樹)

COLUMN 摂食嚥下機能の発達

ヒトは出生後すぐに栄養摂取を行うため哺乳反射を有し，哺乳運動により栄養を確保する．哺乳反射には，探索反射，口唇反射，吸啜反射，咬反射が含まれ，乳首を口腔内に取り込んで，舌を波状運動させながら乳汁を絞り出す吸啜とよばれるリズミカルな動きを生み出す．

5か月頃になると，母乳やミルクによる栄養では体の成長に不十分となるため，乳汁以外の食物を摂取し，乳汁から固形食へ，哺乳・吸啜から咀嚼への摂食機能の発達過程をたどる必要がある．この過程を離乳という．

生後2～3か月になると，指しゃぶりやおもちゃをなめたりする行動が出てくる（経口摂取準備期）．乳汁以外の刺激に対応して口周囲の触覚・圧覚を受け取る経験を増やす．哺乳反射が残存していると，口から取り入れることができないので栄養摂取は乳汁からとなる．生後3～4か月頃には，下顎前歯部の前方への成長で下顎前方部の容積が拡大して安静時に舌が固有口腔内に位置できるようになる．生後6か月頃には，上顎前歯部の前方への成長により，舌先部が動きやすい形態となる．

生後5～6か月頃に，なめらかにすりつぶした状態の食物を与えた時点を離乳という．補助による自立座位が可能となり，食物への興味も高まる．

生後5～7か月頃には，哺乳反射が消失し，舌の前後運動に連動して顎の単純な上下運動も生じてくる．上唇の形が変わらずに下唇が内側に入るようになり，口唇が閉じて飲み込むことができるようになる（嚥下機能獲得期）．

スプーンから口唇での食物取り込みができるようになると，下顎や口唇の随意的な閉鎖ができるようになり，上唇での取り込みや擦りとりができるようになる（捕食機能獲得期）．およそ生後7～8か月になると，哺乳反射がほぼ消失し，舌を口蓋に押しつける動きが安定してくる（押しつぶし機能獲得期）．

次いで，生後9～11か月になると，上下の歯槽堤でさらに硬いものをすりつぶして食べられるようになる（すりつぶし機能獲得期）．次は，自分の手を使って食物を把持し，口へ運ぶ動きも必要になってくる（自食準備期）．1歳頃になると，乳犬歯あるいは第一乳臼歯の萌出により合計8本程度になり，自分の手で食物を持ち，前歯でかじり取ることができるようになる（手づかみ機能獲得期）．

離乳の完了期になると，手づかみ食べが上手になり，食具を用いた食べる機能を獲得するようになる（食具食べ機能獲得期）．

（柿木保明）

COLUMN 摂食機能療法の歴史

歯科における摂食嚥下障害への取り組みは，1980年前後からおもに重症心身障害児に対する訓練が行われており，食事訓練のほか，言語療法あるいは理学療法として実施されていた．報告としては，看護領域[1]やリハビリテーション領域[2]，歯科領域[3〜5]から臨床研究がみられるようになり，特に歯科領域では食事訓練法としてのバンゲード法[4]が紹介されたことから急速に広まったといえる．

研究会としては，わが国では1980年代初めより歯科領域および耳鼻科領域で開催されるようになり，リハビリテーション領域では1980年代半ばより臨床的検討が始まり1990年代に入って急速に普及していった．

摂食嚥下障害に対する包括的な医療が確立したのは1980年代以降で，比較的新しい医療領域である．1994(平成6)年の診療報酬改定において「摂食機能療法」が医科と歯科に同時に新設されたことが，大きな転機となり，それ以降，歯科関係者の積極的関与がわが国特有の傾向となった．1999(平成11)年の言語聴覚士の国家資格化とあいまって，摂食嚥下障害の診療・研究は大きく発展した．

摂食嚥下障害のリハビリテーションにかかわる専門職は歯科医師，医師のほか，言語聴覚士，看護師，歯科衛生士，作業療法士，理学療法士，管理栄養士など多岐にわたっており，医療機関についても，歯科，口腔外科，リハビリテーション科，耳鼻咽喉科，脳外科，小児科，神経内科など多くの診療科がかかわっている．各科の対応はそれぞれの専門性により少しずつ異なるが，多くの専門職とのチーム医療を実践するようになった．

文献
1) 長田香枝子：脳性麻痺児の食事訓練．看護技術，23(16)：55-66，1977.
2) 江口寿栄夫，住吉正行，浜崎丈治：リハビリテーションにおける治療(4)—脳性麻痺児の食事訓練．総合リハビリテーション，7(4)：307-312，1979.
3) 向井美惠，井上美津子，鈴木康生：心身障害児の口腔機能・発育ならびに口腔衛生管理に関する基礎的研究(第1報)主として脳性麻痺児の口腔機能と摂食状態について．小児歯科学雑誌，19(3)：586-597，1981.
4) 金子芳洋，向井美惠：心身障害児(者)の摂食困難をいかにして治すか—バンゲード法の紹介．歯界展望，59(2)：329-343，1982.
5) 柿木保明，緒方克也，矢野京子：重症心身障害者における言語能力と摂食状態の関係．医療，38(10)：985-990，1984.

(柿木保明)

2 摂食嚥下機能の検査と評価・診断

1─スクリーニング

スクリーニングとは，ふるいにかけるという意味で，ここでいうスクリーニング検査とは，対象となる患者が多い場合に摂食嚥下障害の程度を簡便に評価して，実際に介入や訓練が必要か，精密検査が必要かなどを判断する指標のことを指す．

① 摂食嚥下障害のスクリーニング

施設などで介入を必要とする患者のピックアップやリスク評価の目的で使用する．簡易な質問用紙を用いて，患者本人，もしくは本人に回答能力がない場合は身近で食事をみている職員や家族に記入してもらう．

たとえばEAT-10（図6）では，合計点数が3点以上で「診察要」と判断する．質問用紙はスクリーニング以外にも，診察の前に記入してもらうことにより，どの程度困っているのか，自覚症状の有無等を判断できる．

② 誤嚥のスクリーニング

a．改訂水飲みテスト（modified water swallowing test；MWST）

簡便さと安全性から，最も頻用されてきたスクリーニングテストである（図7）．

本法ではまず，3 mLの冷水を口腔底に注ぎ，嚥下を指示する．その際，咽頭に直接流れ込まないようにシリンジで口腔底に注ぐ．評点が4点以上であれば，さらに2施行繰り返し行い，最も悪い場合を評点とする．これにより，偶然に一度だけ上手に飲み込めた場合を除外する．カットオフ値を3点とすると，誤嚥の有無の判別として感度[*3]0.70，特異度[*4]0.88と報告されている[1)]．

*3：感度
検査について，陽性と判定されるべきものを正しく陽性と判定する確率．

*4：特異度
ある検査について，陰性のものを正しく陰性と判定する確率．

氏名：　　　　性別：　　年齢：　　日付：　年　月　日

各質問で，あてはまる点数を記入してください．
問い：以下の問題について，あなたはどの程度経験されていますか？

1. 飲み込みの問題が原因で，体重が減少した
2. 飲み込みの問題が外食に行くための障害になっている
3. 液体を飲み込むときに，余分な努力が必要だ
4. 固形物を飲み込むときに，余分な力が必要だ
5. 錠剤を飲み込むときに，余分な努力が必要だ
6. 飲み込むことが苦痛だ
7. 食べる喜びが飲み込みによって影響を受けている
8. 飲み込むときに食べ物がのどに引っかかる
9. 食べるときに咳が出る
10. 飲み込むことはストレスが多い

全ての問題を下記5段階で評価
0：問題なし
1
2
3
4：ひどく問題

上記の点数を足して，合計点数を記入（最大40点）

図6　EAT-10

図7 改訂水飲みテスト

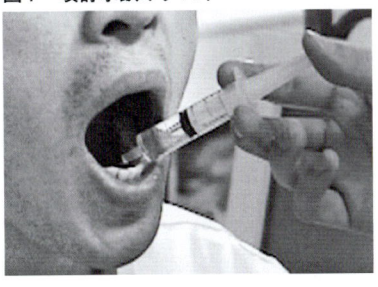

実施方法	冷水3 mLを口腔底に注ぎ，嚥下を命じる
備考	・誤嚥のリスクが高いと思った場合には，1 mLから始めたり，とろみをつけたり，姿勢を工夫したりして行う． ・検査で重要なのは，一連の嚥下動作の確認と評価基準である．水分の保持，咽頭への送り込み，嚥下反射の惹起，むせなくスムーズに嚥下できるかを評価することで，誤嚥の有無を推察する．
評価基準	1. 嚥下なし，and/or むせる，and/or 呼吸切迫 2. 嚥下あり，呼吸切迫（不顕性誤嚥の疑い） 3. 嚥下あり，呼吸良好，むせる and/or 湿性嗄声 4. 嚥下あり，呼吸良好，むせない 5. 4に加え，反復嚥下が30秒以内に2回可能

図8 フードテスト

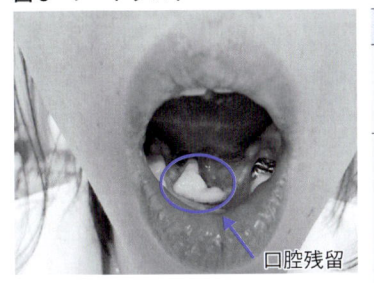

実施方法	茶さじ1杯のプリンを舌背前部に置き，嚥下を命じる
備考	・口腔内でばらついていれば食塊形成不良，大量に残留していたり送り込みに時間を要するのであれば移送機能不良と判断する．
評価基準	1. 嚥下なし，and/or むせる，and/or 呼吸切迫 2. 嚥下あり，呼吸切迫（不顕性誤嚥の疑い） 3. 嚥下あり，呼吸良好，むせる and/or 湿性嗄声，and/or 口腔内残留中等度 4. 嚥下あり，呼吸良好，むせない 5. 4に加え，反復嚥下が30秒以内に2回可能

口腔残留

図9 反復唾液嚥下テスト

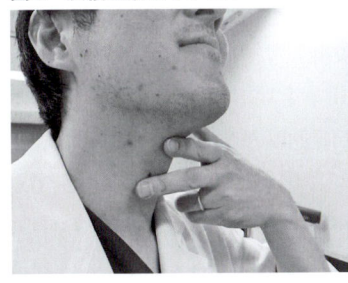

実施方法	人差し指で舌骨を，中指で甲状軟骨を触知し，30秒間に何回嚥下できるか測定する
備考	・嚥下障害患者では嚥下の繰り返し間隔が延長すると報告されている． ・喉頭が挙上しきらない（甲状軟骨が指を乗り越えない）場合を1回とカウントしない． ・唾液嚥下ができるか，反復嚥下ができるかという嚥下機能のアセスメントとしても使用する．
評価基準	陽性：3回/30秒未満であれば誤嚥の疑い

b．フードテスト（food test；FT）

　茶さじ1杯（約4 g）のプリンを摂食させて評価するスクリーニング法であり，主として舌の食塊形成能と咽頭への送り込み能を評価するために考案された方法である．

　評価方法および評価基準はほぼMWSTと同様だが，嚥下後に口腔内を観察してプリンが残留しているかどうかを確認する点が異なる（図8）．カットオフ値を4点とすると，誤嚥の有無判別の感度は0.72，特異度0.62と報告されている[1]．

c．反復唾液嚥下テスト（repetetive saliva swallowing test；RSST）

　改訂水飲みテストと同様，誤嚥のスクリーニングとして簡便・安全であり，頻用されている方法である（図9）．第2指で舌骨を，第3指で甲状軟骨を触知した状態で空嚥下を指示し，30秒以内に何回嚥下できるかを観察する．甲状軟骨が指を十分に乗り越えた場

図10 咳テスト

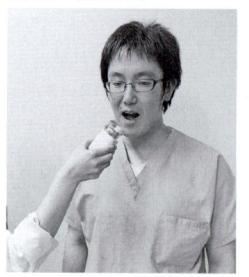

実施方法	ネブライザから1分間経口的に1.0%クエン酸生理食塩水溶液を吸入
備考	・喘息の既往のある患者は行わない．
評価基準	陰性：1分間で5回以上咳あり（正常） 陽性：1分間で4回以下（不顕性誤嚥の疑い）

合のみ1回とカウントし，3回/30秒未満であれば陽性（誤嚥疑い）と判断する[2,3]．感度0.98，特異度0.66と報告されている[4]．多くの誤嚥患者をピックアップできる反面，誤嚥のない患者も同時に拾われてくることが多い点がこのテストの特徴である．また，指示を理解できない患者では利用が難しく，口腔内が乾燥している場合は保湿してから行う必要があるとされる．

以上，三つの検査はいずれも簡便で特別な道具が必要なく，再現性に優れているが，不顕性誤嚥の判別には不十分であると考えられる．そこで開発されたのが，次に示す咳テストである．このテストは「不顕性誤嚥の有無」を判別するスクリーニングテストである．

d．咳テスト（cough test；CT）

霧化した咳誘発物質を吸入させ咳反射の有無を評価するテストで，咳を誘発する検査であるため，喘息患者には行うことができない．その点を除けば，指示を理解できない患者や重度の嚥下障害患者に対しても行うことができる．

咳誘発物質であるクエン酸を生理食塩水で溶解した溶液（1.0重量％）をネブライザを用いて口から吸入させ，咳反射の有無をみる．指示を理解できないなど口から呼吸ができない場合は，ノーズクリップを用いる．1分間で5回咳が生じれば陰性（正常）と判断し，吸入を中止する．4回以下の場合を陽性（不顕性誤嚥疑い）と判断する（図10）．VFもしくはVEの結果を基準とした不顕性誤嚥のスクリーニングとして，超音波ネブライザを用いた場合に感度0.87，特異度0.89[4]，ハンディタイプのネブライザを用いた場合に，感度0.88，特異度0.71と報告されている[5]．また，よりシンプルな判断基準として，30秒以内で咳が1回であれば陰性，なければ陽性として，感度0.92，特異度0.94と報告されている[6]．

しかし，このテストで陽性と判断されるもののなかには，実際には誤嚥しないものの咳反射が減弱している症例も含まれる．よって嚥下反射を評価するMWSTと組み合わせて行うと，より正確に患者の嚥下機能を評価することができるとされている（図11）[4]．

③ 嚥下関連筋力のスクリーニング

a．開口力の測定

嚥下に関連する筋力を簡便に評価することを目的とした検査である．

舌骨上筋群は，嚥下時に収縮することで喉頭を挙上し，それにより食道入口部が開大する．同時に舌骨上筋群は開口筋でもある．そこで，開口力を測定することで嚥下関連筋力を見積もり，嚥下機能の指標とすることができる．図12に示す市販されている測定器

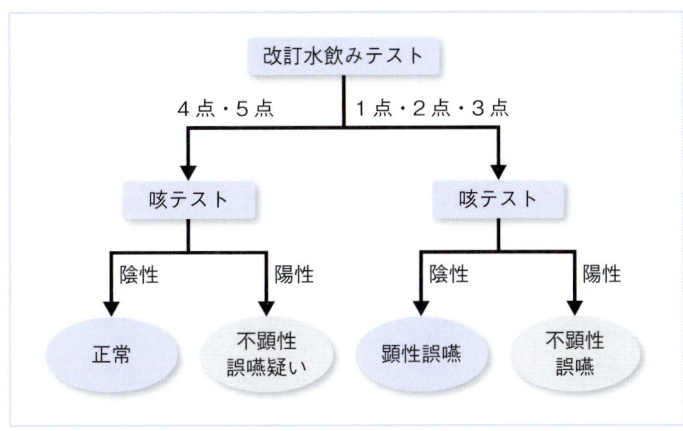

図11 改訂水飲みテストと咳テストによるスクリーニングフローチャート

図12 開口力

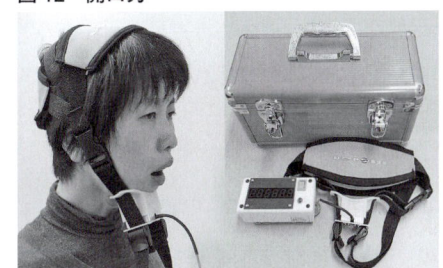

		感度	特異度
誤嚥	男性（カットオフ値：3.2 kg）	0.57	0.99
	女性（カットオフ値：4.0 kg）	0.93	0.52
咽頭残留	男性（カットオフ値：5.3 kg）	0.80	0.83
	女性（カットオフ値：3.9 kg）	0.88	0.81

を用いた場合の健常成人の開口力は，男性で約 10 kg，女性 6 kg と報告されている[7]．健常であれば，60 歳代まで開口力は低下しないことと，70 歳以上では有意に低下することが認められている[8]．

誤嚥のスクリーニングとして，男性で 3.2 kg，女性で 4.0 kg をカットオフ値とすると，感度 0.57（男性）0.93（女性），特異度 0.99（男性）0.52（女性）と報告されている[9]．

2—精密検査

① 嚥下造影（videofluoroscopic examination of swallowing；VF）

VF は摂食嚥下機能を評価する検査として標準的な検査方法の一つである．

1950 年代から 70 年代にかけてはシネフィルムを利用した X 線透視による嚥下造影がおもに研究目的に使用されていた[1〜3]が，1980 年代になると一般的な透視装置にビデオを接続して録画する方法が普及し，現在では広く臨床現場でも用いられるようになった．

VF では，消化管造影などに使われる X 線透視装置を使用して造影剤を含んだ検査食を摂食させ，口腔から咽頭，食道にかけて観察する．解剖学的構造の異常や動きの異常をみるだけでなく，食塊の流れを動画で捉えることができる．また，ビデオに記録することで，再生して検証したり患者への説明に利用したりすることができる．

検査の目的は，形態的異常，機能的異常，誤嚥，残留などを明らかにし，症状と病態の関係を明らかにする「診断のための検査」であるとともに，食形態や体位，摂食方法など

を調整することにより安全に嚥下し，誤嚥や咽頭残留を減らす方法を探る「治療のための検査」でもある．

利点は口腔から咽頭，食道にかけての評価が可能で情報量が多いことである．一方，欠点は被曝すること，造影剤を含んだ検査食をつくる必要があること，造影剤を誤嚥する可能性があることである．

a. 検査食

VFで使用する造影剤として一般的な硫酸バリウムは，安価で手に入りやすく，大量の誤嚥さえなければ比較的安全といわれている．硫酸バリウムは消化管の造影に使用する濃度では粘稠度が高いが，重量％で40％前後に希釈することで水と同等の粘稠度になる．

誤嚥の危険性が高い患者には，非イオン性ヨード系造影剤が適しているが，造影検査に対する保険適応がなく，高価である．また，ヨード過敏症の患者には使用できない．

VFでは実際の摂食場面を想定し，種々の検査食を用いて検査を行う．40％希釈硫酸バリウムに増粘剤を加えると，水に増粘剤を加えたとろみの状態を再現できる．粥など実際の食品にバリウムを加えたり，クッキーにバリウムをつけたりして使用する以外に，バリウム入りのゼリーやクッキーなどを作製することもある．

b. 検査方法と評価

摂食嚥下機能の評価には基本的に側面からの透視を行う（図13）．咽頭通過の左右差や食道の通過状態を観察する場合には，正面からの透視を行う（図14）．検査は普段摂食している姿勢で行うが，長期にわたり経口摂取を中止している場合など誤嚥の危険性が高い場合には30度仰臥位頸部前屈位から開始し，徐々に角度を上げ座位に近づけていく．

誤嚥量を最小限にとどめるため，検査食の一口量は少量から開始する．検査食の形態は水分から開始し，ゼリーや粥，クッキーなど適宜必要な食形態を試行し，必要に応じて咀嚼機能も評価する．

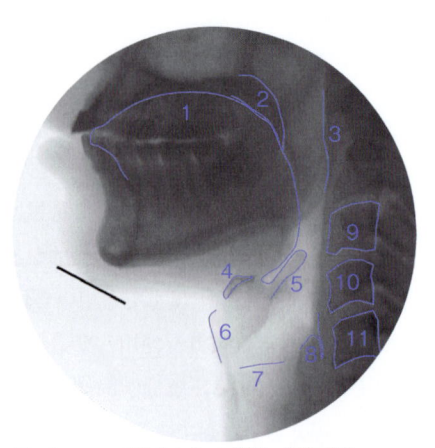

図13 VFで観察される構造（側面像）
1：舌 2：軟口蓋 3：咽頭後壁 4：舌骨 5：喉頭蓋 6：甲状軟骨 7：声帯 8：食道入口部 9：第3頸椎椎体 10：第4頸椎椎体 11：第5頸椎椎体

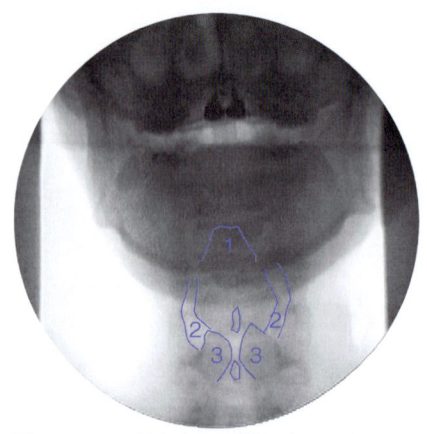

図14 VFで観察される構造（正面像）
1：喉頭蓋 2：梨状窩 3：声帯（明瞭ではないが上部が仮声帯，下部が声帯）

表11 VFの観察項目（日本摂食・嚥下リハビリテーション学会医療検討委員会，2011.[1]）

	検査食の動態	解剖学的構造の異常・動き
口腔	口唇からのこぼれ 咀嚼状態 食塊形成 口腔残留（前庭部・口底部・舌背部） 咽頭への送り込み	形態学的異常（口腔） 口唇の閉鎖 下顎の動き 舌軟口蓋閉鎖
咽頭	早期咽頭流入 咽頭通過 誤嚥・喉頭侵入とその量 口腔への逆流 鼻咽腔への逆流 咽頭残留*（喉頭蓋谷・梨状窩） 食道入口部の通過 *咽頭滞留：嚥下反射が起こらずにそのまま残った場合は「滞留」または「貯留」とする	形態学的異常（咽頭部） 舌根部の動き 鼻咽腔閉鎖 舌骨の動き 喉頭挙上 喉頭閉鎖 咽頭壁の収縮 食道入口部の開大
食道	食道残留 食道内逆流 胃食道逆流	形態的異常（食道の蛇行・外部からの圧迫など） 食道蠕動 下食道括約筋部の開大

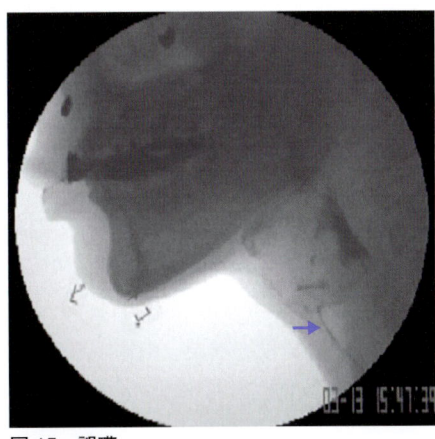

図15　誤嚥
→：気管前壁を伝って誤嚥している

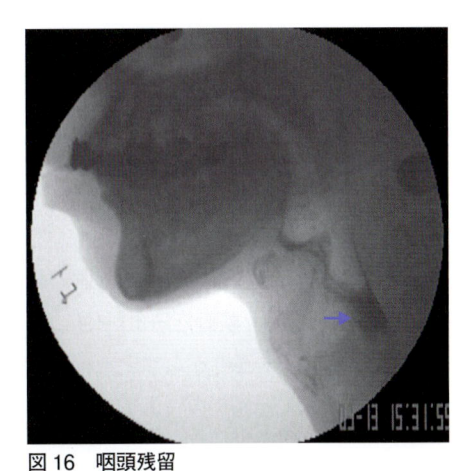

図16　咽頭残留
→：梨状窩に食塊が残留している

　VFでは，食塊の動態および動態異常の原因となっている解剖学的構造とその動きの異常を区別して評価する（**表11，図15，16**）．誤嚥や咽頭残留を認めた場合には，代償法（**表12**）を試みたり，姿勢や食形態を変更したりして誤嚥や咽頭残留を減らすことができる条件を探す．

② 嚥下内視鏡検査（videoendoscopic evaluation of swallowing；VE）

　VEは内視鏡を用いて嚥下機能を評価する検査で，1988年にLangmoreらによってはじめてfiberscopic endoscopic evaluation of swallowing（FEES）とよばれる手技が紹介された[4]．当初は，VFができないときに代わりに行う方法とされていたが，1990年代に，その頃すでに嚥下機能検査として利用されていたVFとの比較研究が行われ，誤嚥や咽頭残留などの異常所見をVFと同程度の精度で評価できることが報告された[5,6]．現在で

表12　代償法の例

嚥下の意識化 （think swallow）	飲み込む前に，これから飲み込むことを意識することで誤嚥を防ぐ．
息こらえ嚥下 （supraglottic swallow）	しっかり息を吸い込んだのち，息を止め，その状態で嚥下し，嚥下の直後に咳払いをするように息を吐く． 息をこらえることで声門が閉鎖し，声門下圧が上昇して誤嚥しにくくなる．嚥下直後の呼気で気道に入りかかった食塊を喀出する．
頸部前屈嚥下（顎引き嚥下）	頸部を前屈すると気道が保護され誤嚥しにくくなる．
頸部回旋（横向き嚥下）	回旋した側と逆側の咽頭通過がよくなり，咽頭残留を減らす．
複数回嚥下，反復嚥下	空嚥下を繰り返すことで咽頭残留を減らす．
交互嚥下	物性の異なるものを交互に嚥下する．咽頭残留を減らす．
随意的な咳	意識的に咳をすることで気道に入りかかった食塊を喀出する．

は，VEはVFに匹敵する嚥下機能検査として位置づけられるとともに，その機能性と利便性の高さから急速に広まり，病院内だけでなく在宅や施設での訪問診療においても利用されている．

VEでは，鼻咽腔ファイバースコープ（図17）を用いて上咽頭から下咽頭，喉頭を直視下に観察する（図18）．ビデオシステムや光源装置などと合わせても搬送が容易であるため，ベッドサイドなど場所を問わず利用でき，造影剤が不要で一般の食品を用いて評価できるという利点がある．一方で，観察できる範囲が咽頭・喉頭に限られ，嚥下時に咽頭壁や舌根部にファイバーの先端が触れて視野が白くなるホワイトアウトという現象により嚥下の瞬間を観察できないという欠点もある．また，体動が激しい患者や鼻腔の器質的異常により内視鏡を挿入できない患者では施行が難しい．VEの施行にあたっては，手技を十分に習得し，経験者の指導のもと，十分安全性に配慮して実施しなければならない．

a．検査方法と評価

鼻孔からファイバーを挿入し，上咽頭，軟口蓋の動き，中咽頭・下咽頭の構造や粘膜の状態，声帯の動き，分泌物や食塊の残留，誤嚥の有無などを評価する（図19）．VEは，

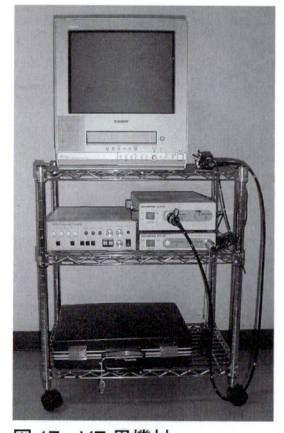

図17　VE用機材

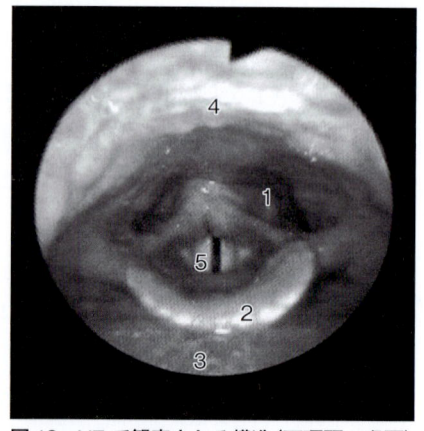

図18　VEで観察される構造（下咽頭・喉頭）
1：梨状窩　2：喉頭蓋　3：舌根　4：咽頭後壁　5：声帯

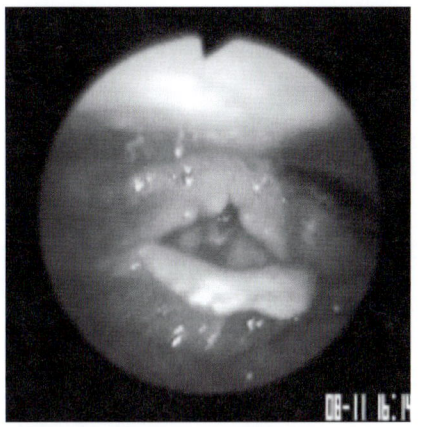

図19 唾液が貯留した下咽頭

表13 VFとVEの比較
(日本摂食・嚥下リハビリテーション学会医療検討委員会，2007.[4])

	VF	VE
被曝	有	無
場所的制約	有	無
時間的制約	不利	有利
実際の摂食時評価	不可	可
準備期・口腔期の評価	可	不可*
咽頭期の評価	可	可
食道期の評価	可	不可

*固形物の咀嚼嚥下時に咽頭に送られてくる食塊の状態をみることで間接的に口腔内の食塊形成を評価することはできる．

VFと同様に「診断のための検査」であるとともに「治療のための検査」でもあるので，誤嚥や咽頭残留を認めた場合には条件を変更して誤嚥や咽頭残留を減少させる方法を探す．さらに，息こらえ嚥下やブローイングの様子を患者にみせることで効果を確認させるバイオフィードバックに用いることもある．検査の適応についてはVFとVEそれぞれの特徴（表13）を十分理解して選択する．また，検査での評価が必ずしも患者の平常の状態を反映しているとは限らないため，結果の判断においては，臨床症状や経過も踏まえて，観察された嚥下動態が正常か異常かを考慮することも必要である．

3―評価[1]と診断

一般に摂食嚥下機能評価の流れは，患者の診察から始まり，スクリーニング検査を経て精密検査に至る（図20）．つまり，スクリーニングや精密検査が必要であることを認識するために，患者の診察や観察がかなり重要な割合を占めると考えてよい．

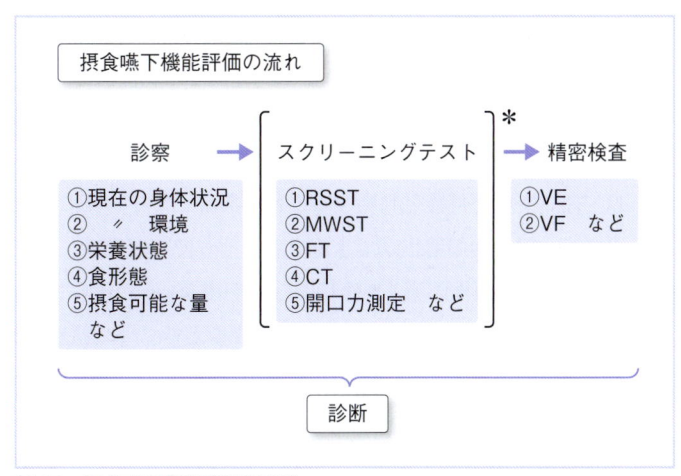

図20 摂食嚥下機能評価の流れ
*ただちに検査が行える場合は省略することもある．

```
┌─────────────────────────────────────────┐
│              [診断]                      │
│            横断的事項                    │
│   ①現疾患        ⑧要介護度              │
│   ②年齢          ⑨家庭環境              │
│   ③内服薬        ⑩患者の状況（在宅や施設等）│
│   ④疾患や身体の状況 ⑪ADL                │
│   ⑤栄養摂取方法  ⑫社会的資源の活用状況  │
│   ⑥栄養状態の評価 ⑬離床状況            │
│   ⑦目標とする摂食状況 ⑭社会参加の有無　など│
│                                          │
│            縦断的事項                    │
│   ①全身状態                              │
│   ②患者の状況                            │
│   ③経口摂取再開の条件                    │
│   ④目標とする摂食状況　など              │
│              変化を想定                  │
│                              → [再評価]  │
│                              ↑          │
│                         いずれかの項目に │
│                         変化が生じたとき │
└─────────────────────────────────────────┘
```

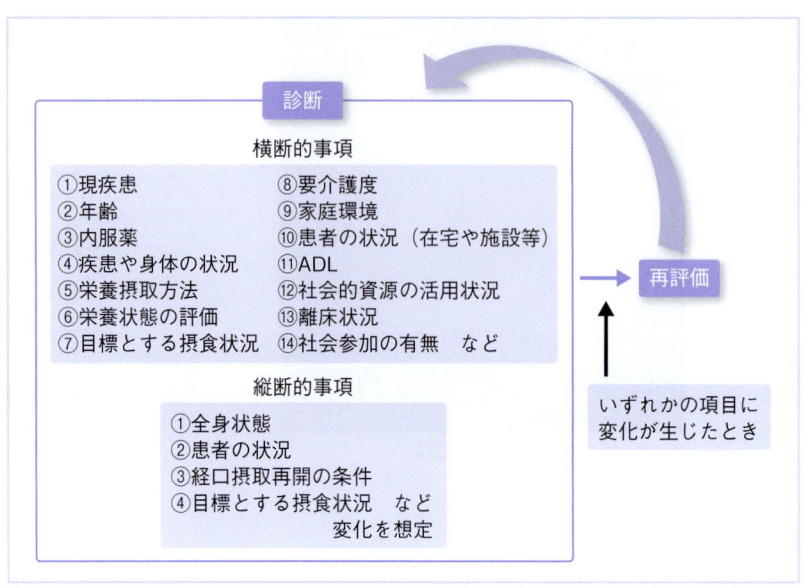

図21　検査結果以外の診断時に必要な項目と再評価

　患者の診察では，疾患名，年齢，内服薬，疾患や身体の状況，栄養摂取方法，栄養状態の評価，本人や家族の意向を踏まえた目標とする摂食状況，要介護度，家庭環境（家族構成や介護力），患者の状況（入院中や施設に入所中，在宅療養中など），ADL，社会的資源の活用状況，離床状況，社会参加の有無と程度などの情報収集が必要となる．

　その後，スクリーニング検査や検査の評価結果，患者を取り巻くさまざまな状況と合わせて診断を行う．その際に，主治医と連携を取ることも重要である．リスクを十分把握することは大事であるが，検査の目的は決して誤嚥をみつけて経口摂取を禁止するために行うことではなく，現状をよりよい状態で維持するための条件を探すという前向きな考え方が必要であることを理解しておかなければならない．

　診断を行う際に検討すべき事項（図21）は，横断的事項と縦断的事項に分けて考えるとよい．横断的事項には，患者の現在の状態や環境を反映させることが重要で，急性期病院に入院している患者と，全身状態の落ち着いた施設入所患者の精密検査の評価結果が同様であったとしても，診断は異なることが多々ある．急性期の患者への診断は全身状態の不安定さも考慮し，現時点では経口摂取が許可できないと判断し，慢性期の患者には，経口摂取が可能と判断することがある．また同様に，ある程度の誤嚥が認められる患者でも，誤嚥物の喀出ができる患者とそうでない患者，もしくは顕性誤嚥（誤嚥時にむせが出る）と不顕性誤嚥（誤嚥時にむせが出ない）の違いでも診断はかなり違うものになる．そのため，診察時に収集した情報を踏まえて，今の状態と検査の評価結果を照らし合わせることが重要である．しかし，その診断は，その先ずっと有効なものではない．

　診断を行う際には，横断的事項に加えて縦断的事項についても検討が必要である．急性期に摂食嚥下障害を生じて胃瘻を造設した患者でも全身状態の回復とともに摂食嚥下機能の回復がみられることも多いことから，患者の全身状態が安定したり，逆にターミナ

ル期に移行する場合や，原疾患が進行性のものである場合など患者の状態に変化が生じた，もしくは生じる場合や，急性期病院から回復期病院への転院，在宅への移行など環境や状態が変化する場合には，適宜診断をし直す必要がある．一時的な栄養摂取方法として開発されたはずの胃瘻が，何の嚥下機能評価も受けないまま半永久的に使用されていることも多く，回復した摂食嚥下機能は見過ごされ，経口摂取が禁止され続けている患者も少なくない．在宅や施設入所者では患者の摂食嚥下機能と栄養摂取方法の乖離があることが明らかとなっており[2]，胃瘻交換時に嚥下障害のスクリーニングテストを行うことで，1，2割の患者は経口摂取の可能性があるとされる．また，在宅療養中の胃瘻患者の約8割に誤嚥なく食物を飲み込む方法を探索することが可能であった[3]ことからも，慢性期に摂食嚥下機能評価を行う意義がある．また急性期には食べることをあきらめていた患者や介護者も，慢性期に移行し状況が変化することで気持ちにも変化が生じる場合も多く，慢性期に再度摂食嚥下機能評価を行い，方針を再検討する価値は大きく，患者や家族のQOL向上に非常に重要である．

　診断時には栄養摂取方法を経口のみにするのか，経管のみにするのか，経口と経管の併用にするのかなどを決定しなければならない．それは一度の評価だけでは判断できることは少なく，段階的に移行していくことが理想であるが，画一的であってはならない．患者や介護力，訪問看護やホームヘルパーなどマンパワーの調整も必要で，患者とその介護者の状況次第では，摂取状況や体調に応じて選択変更できることもある．機能的に経口のみでの栄養摂取が可能であったとしても，介護力の問題で制限が生じることもあり，困難と思われる場合でも介護力でサポートできる．ただし，症例によって条件や状況も異なるので，途中で息切れしないような体制づくりも摂食嚥下障害をもつ患者や家族に対するフォローのなかで重要となる．また，現在の栄養状態を考慮し栄養改善の必要性や補助栄養の必要性など，何を用いてどのタイミングでどのように介入していくかの判断が必要である．その判断のために，診察で収集した栄養状態の評価や褥瘡の有無などの情報が反映される．さらに，食事の準備やリハビリテーションの実施など，キーパーソンや介護力，社会的資源の活用状況を検討し，長期間に及ぶと思われる摂食嚥下リハビリテーションに対する本人や介護者のモチベーションを持続させることも重要である．

　診断は患者の状況が刻々と変化することから，随時評価を行い変更する必要がある．身体状況には大きな変化がみられなくても，入院患者が施設に入所したとか，在宅に移行したなど環境の因子が変化した場合も，栄養摂取の方法や，介護力の問題，社会資源の活用方法などを再検討する必要が生じる．患者が急性期に胃瘻造設となった場合でも，慢性期に移行した場合を想定して経口摂取再開の条件などを主治医に情報提供してもらう．また胃瘻交換の際には必ず摂食嚥下障害のスクリーニングテストを実施し，可能であれば交換先で摂食嚥下機能評価を改めて行うことを提案するのもよい．今後は在宅療養中の患者においても，十分な摂食嚥下リハビリテーションを受けることのできる環境を整えることが重要であると考える[4]．

（戸原　玄）

3 摂食嚥下機能と歯科治療の関連

1―歯の役割（義歯の役割を含む）と意義

　高齢者の残存歯には，長年の咬合接触の繰り返しによる摩耗（咬耗）がみられ，前歯部では切縁に臼歯では咬合面に観察される．これら咬合面形態は，咀嚼能力に関係しており，咬耗による切縁や咬頭の平坦化は食物の剪断能力を低下させるが，粉砕能力は維持される[1]．

　歯の喪失は生理的な老化現象ではなく，う蝕や歯周疾患に起因する加齢関連現象で，原因除去によって予防可能である．一人平均現在歯数は年齢が高くなるにしたがって減少し，2016（平成28）年歯科疾患実態調査結果の概要では75～79歳で18.0本，80～84歳で15.3本，85歳以上で10.7本となっている．欠損歯数の増加に伴って欠損部を補うための義歯の使用が増加する．

　高齢者の全部床義歯装着率は，70～74歳で約14.7％，80歳以上では60％を超えている．部分床義歯を加えると70歳以上では，約70％，75歳以上では80％以上の人が義歯を利用している[2]．義歯は，粘膜で支えているために，全身状態が低下すると粘膜に傷がつきやすくなり，適切な義歯ケアや管理が必要になる．特に，寝たきり高齢者や認知症高齢者では，治療のために服用している薬剤の影響が，口腔内に現れやすくなる．そのなかでも唾液分泌を低下させる薬剤は600種類以上もあり，口腔内を汚れやすくしている原因の一つでもあり，このような症状は，義歯トラブルの原因や食欲にも影響し，食べる機能を低下させる[3]．

① 高齢者の食べる機能

　近年，摂食嚥下リハビリテーションという語句が臨床の現場でも広く使われるようになったが，医療スタッフによっては，摂食を捕食と理解しており，口に入れたら咀嚼せずに丸のみするのがよいと思い込んでいる場合がある．そのため，トロミをつけた食品を味わうことなく口腔に入れてすぐに飲み込む対応に終始することになる．

　本来の摂食機能とは捕食・咀嚼・嚥下の一連の反応で，正常な口腔機能を発揮するには，歯や義歯による顎位の安定が重要となる．しかし，病院に入院の高齢者や施設入所の要介護高齢者では，食事時以外では義歯を外して保管箱で保存している光景をよくみる．食事時には装着するが，急に顎位が高くなるために，舌圧が不足して誤嚥しやすくなる可能性が高くなる．このような場合，義歯装着が誤嚥の原因ではないかと判断されて，義歯を使用しない食事が開始される場合や経管栄養，胃瘻に至るケースもみられる．

　食事による口からの刺激がなくなると，消化管への刺激が少なくなり消化機能も低下しやすくなるが，高齢の胃瘻患者に対して，味覚刺激や圧刺激を中心とした機能的な口腔のケアを提供することで，食欲ホルモンでもあるグレリンの分泌リズムが正常に近づくことが認められた[4]（図22）．グレリンは，成長ホルモン分泌促進物質として発見されたペプチドで，摂食亢進や体重増加，消化管機能調節などエネルギー代謝調節に重要な作用を

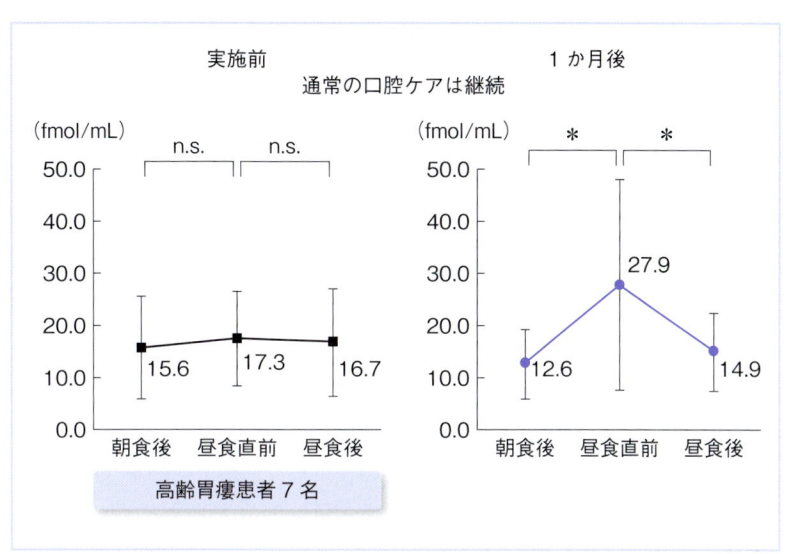

図22 週2回の歯科衛生士による機能的口腔ケアによるグレリン分泌リズムの変化
(木村ほか, 2012.[4])

もち,今まで知られているなかで唯一の末梢で産生される摂食促進ペプチドである.非経口摂取であっても,口腔に対する適切な刺激が消化管機能改善につながる可能性が考えられる.

② 口腔機能と口腔環境

高齢者では,口腔が汚れやすくなる原因が増加する(表14).手足が不自由な高齢者や認知症患者などADL低下があると,自分自身で歯磨きやうがいができないために,口腔の清潔を保つ能力が低下する.義歯の管理が難しくなり,清潔に対する理解が低下することもある.

残存歯の減少や義歯不適合,唾液分泌低下や口腔乾燥も口腔内の自浄作用を低下させる.脳血管障害や寝たきりなどにより咀嚼機能や摂食嚥下機能が障害されると,口腔内の清潔が保ちにくくなることも知られている.

このように自分自身で口腔清掃できない要介護高齢者の口腔内環境の改善には,歯科衛生士による定期的な専門的口腔ケアが有用であることも報告されており[5].また,口腔ケアは,誤嚥性肺炎の予防にも効果がある[6]ことが認められている.

高齢者における食事は,重要な位置を占めており,生きる意欲を増すためにも食支援としての咀嚼機能の維持や口腔環境の改善を考慮する必要がある.

表14 高齢者の口腔が汚れる原因

1. ADLによる清掃状態の悪化
2. 残存歯の減少
3. 義歯の不適合
4. 唾液分泌低下と口腔乾燥
5. 咀嚼障害
6. 摂食嚥下障害

③ 咀嚼機能の加齢変化

咬合力は，加齢に伴う咀嚼筋の筋肉量の減少と機械的特性の低下によって高齢者では若年者の60～70％にまで減少すると考えられる[7]．また，この咬合力は全身状態の悪化でも減少し，要介護度が増大するにしたがって咬合力が減少する[1]．

咀嚼機能は，咬合力だけでなく，顎・顔面・口腔にわたる諸器官の加齢変化から直接的・間接的影響を受け，残存歯数の減少や咬合面の平坦化，舌・口腔周囲の表情筋の機能低下，唾液分泌量の低下などは，咀嚼能力の維持には不利な要素となっていることから，高齢者の咀嚼能力は低下しているとする報告が多い[1]．

歯の欠損は咬合力を減少させるとともに，咀嚼能力を低下させるが，この歯の欠損を義歯などにより補綴することで咀嚼能力をある程度まで回復させることが可能となる．嚥下直前であると判断される食塊の粒子径は加齢の影響を受けないことが知られている[8]．このことから，咀嚼効率の低下した高齢者では嚥下に必要な粒子径の確保のために，嚥下までのストローク数が増加し，また，咀嚼時間が延長する代償機能が働いている[1]．

④ 咀嚼能力と健康状態

*5：平均余命のうち，健康で普通の日常生活を送れる年数．

咀嚼能力を6段階（表15）で分類して，咀嚼能力別の健康余命*5をみる[9]と，65歳の咀嚼能力5は17.9年，4以下の15.1年に比較すると2.8年の差がみられ，有意に健康余命が長いことが認められたことから，十分な咀嚼能力の維持，回復が健康余命の延伸に有効であることが認められた（図23）．

表15 咀嚼可能な食品で調べた咀嚼能力と分類別人数の構成割合（那須，2009.[9]）

食　品	咀嚼能力	合計
さきいか・たくあん	5	68.7％
豚ももゆで・生にんじん・セロリ	4	12.7
油揚げ・酢だこ・白菜の漬物・乾しブドウ	3	9.5
ご飯・林檎・つみれ・ゆでたアスパラガス	2	6.1
バナナ・煮豆・コーンビーフ・ウエハース	1	2.0
どの食品も噛み切れない	1未満	1.0
合　計		100.0

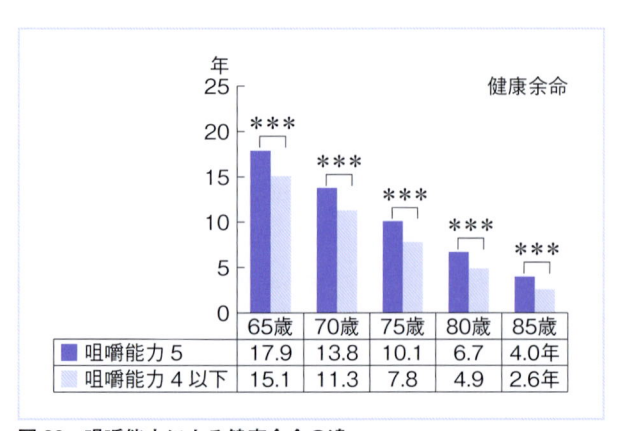

	65歳	70歳	75歳	80歳	85歳
咀嚼能力5	17.9	13.8	10.1	6.7	4.0年
咀嚼能力4以下	15.1	11.3	7.8	4.9	2.6年

図23 咀嚼能力による健康余命の違い
（日本大学「健康と生活に関する調査」1999-2003年．）

⑤ 全部床歯の咬合高径維持

　寝たきり患者になると，それまで使用していた義歯が使えなくなる場合が多い．寝たきりになると，重力の方向が異なり，これに唾液分泌低下による義歯接着力が低下し，舌によるサポートができにくくなる．また，上方からの口唇による筋力が義歯を外す力として作用しやすくなる．また，筋肉の萎縮や口腔乾燥が発現しやすくなることも，義歯の不安定化を招く．

　一般的に，義歯が寝たきり状態で外れやすく使用困難な状況では，看護や介護スタッフが，食事時以外には必要ないと判断して口から外し，食事のときだけ使用することが多くなる．このような状況では，食事のときにのみ急に咬合高径が高くなることで，咬合位が高くなり，舌が口蓋に十分に接触できないことから，舌圧低下となり誤嚥しやすくなる．

　そのため，摂食嚥下機能の改善と向上のためには，食事以外での義歯装着が重要であり，特に，無歯顎の患者に対して経口摂取を始める場合や，総義歯患者の摂食嚥下リハビリテーションでは，食事場面以外での義歯装着から開始することが重要となる．安静時の唾液嚥下である空嚥下ができるようになると，食事での嚥下機能も改善する．すなわち，口から食べるためには，義歯による咀嚼とともに，唾液嚥下のトレーニングや舌圧改善を目的とした舌接触補助床などが必要である．

（柿木保明）

2―舌接触補助床

① 舌接触補助床（palatal augmentation prosthesis；PAP）の適応

　舌接触補助床（PAP）は，頭頸部・口腔疾患により舌の外科的切除等に伴う運動障害により摂食嚥下障害や構音障害を生じた患者や，昨今では高齢者において脳血管疾患による機能的障害や，各種疾患発症後の過度の臥床傾向による廃用症候群等による中途障害などが原因で，舌機能障害を有し摂食嚥下障害や構音障害を生じた患者などで適応となる．特に舌切除を原因とする器質的摂食嚥下障害患者に対するPAPの効果は以前より報告されており，現在では摂食嚥下障害や構音障害に対するこのような補綴学的アプローチの有効性が認知されている．

② 舌接触補助床が改善・代償する機能（術者の視点の変遷）

　PAPは，口腔から咽喉頭部にかけての外科手術等で，器質的・実質的な欠損や障害がみられた場合，あるいは先天異常である口蓋裂等で機能障害がみられた場合に，その欠損部を補填（補綴）し，機能障害を代償する目的で製作・使用されることが多かったが，おもに構音障害への対応目的で製作される補綴物（義歯およびスピーチエイド的な役割）が多く，摂食嚥下機能への対応を考慮されることは少なかった．しかし高齢化が急速に進むとともに，高齢者や若年者での中途障害患者における摂食嚥下障害が，在宅生活や社会復帰する際の問題として，あるいは誤嚥性肺炎による死亡率の上昇等が相まって，社会的ニーズの高い対応課題として認知され，嚥下機能を代償する目的で舌接触補助床が製作されるようになった．元来，構音発声時に機能する口腔諸器官は，嚥下時に機能する諸

器官と同様であり，構音障害がみられると摂食嚥下障害も疑われる．構音障害を改善・代償することは，摂食嚥下機能の回復や誤嚥予防への対応ともなり，構音機能と摂食嚥下機能の両機能の改善・代償を目的に舌接触補助床は製作される．

③ 舌接触補助床の回復させるべき具体的機能（中途障害による摂食嚥下障害の場合）

高齢中途障害患者における摂食嚥下障害をモデルケースとして，舌接触補助床による対応法を示す．

中途障害摂食嚥下障害患者の回復段階（図24）において，まず嚥下能力の回復・向上を目指し誤嚥がなく安全に食物を嚥下可能となったあとに，食事形態を咀嚼が必要な形態へ徐々に移行する．

嚥下能力の回復時期においては，咀嚼運動によって食塊が形成されると，中舌から奥舌部にかけて食塊を留め置き，舌を口蓋部に押し当て嚥下圧（舌圧＝陽圧）を発生させる．嚥下圧の発生は気流を発生させ，食塊の口腔から咽頭部へ移送を始めるきっかけを作っている．舌接触補助床はこの時期（口腔期）に舌機能等が低下し，食塊輸送のために十分な嚥下圧（陽圧）を発生できない患者を対象に，舌を十分に口蓋部押し当てられるように口蓋床部に厚みをもたせて製作される．また構音発生時にも口蓋部に舌を接触させやすくなり発声の改善も期待できる．口腔・頭頸部外科処置後の器質的欠損等での舌接触補助床製作時においても考慮すべき基本事項である．

このあと，嚥下圧によって食物は咽頭から喉頭部に移送され，食道入口部（輪状咽頭筋が開大）が開大し陰圧（個人差はある）を発生させ，嚥下圧発生時（陽圧）に起こされた気流とともに移送される．舌圧による嚥下圧（陽圧）の発生と，入口部が開大し発生する

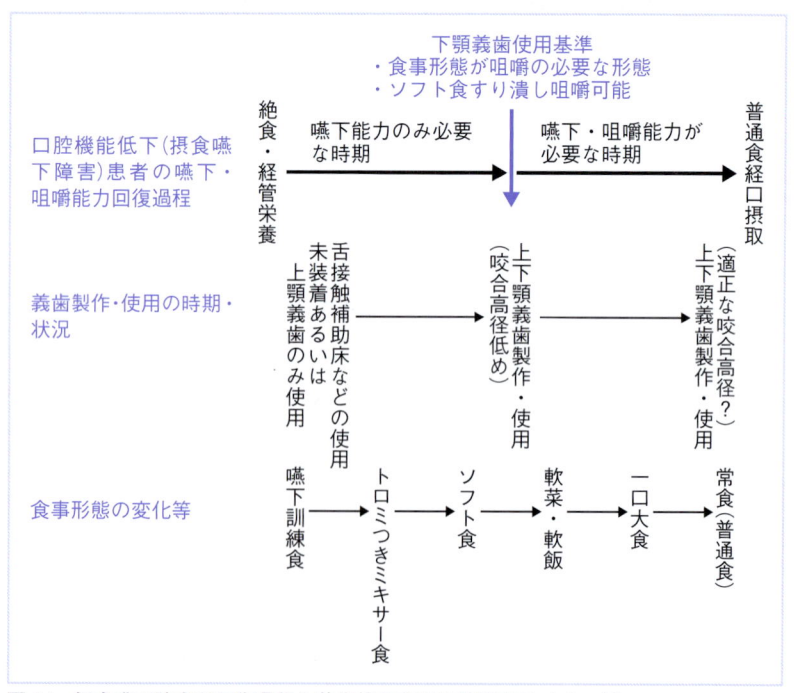

図24 摂食嚥下障害の回復過程と義歯使用の経時的関係のイメージ

■症例（器質的舌運動障害例）

器質的舌障害による摂食嚥下障害改善例を提示する（図1）．患者は73歳男性，舌がん手術後，左側中舌から舌尖部にかけ約1/3切除，舌の可動域制限を主とした運動障害がある．PAP未装着時のVF像では食塊形成不良，早期咽頭流入像が認められる．PAP装着により食塊形成，一塊による食塊移送が可能となっている．

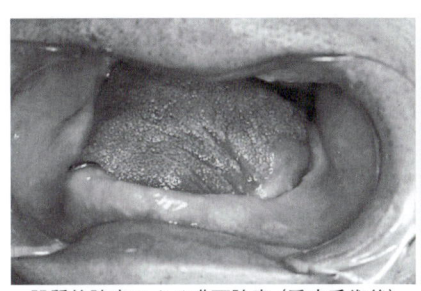

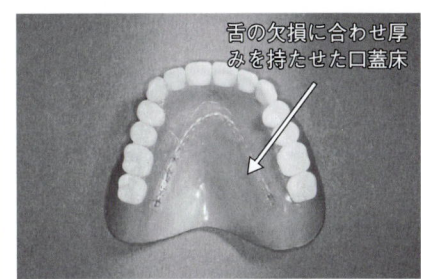

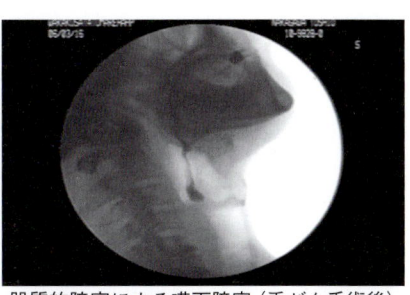

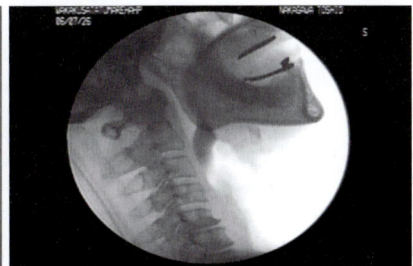

図1 PAP装着でのVF画像（一塊となった食物移送像）

（糸田昌隆）

陰圧の差が大きいほど食塊はより速くスムーズに移送される．

舌接触補助床は，気密性の高い口腔諸機関の運動，なかでも舌による嚥下圧＝十分な陽圧発生によるスムーズな食塊輸送を改善・代償するために製作される（図25）．また圧調整のできる口腔諸器官に回復させ，機能を維持することによって，誤嚥のない，可能な限り円滑な食事とコミュニケーションを目指すことが目的である．

④ 今後の課題

口腔外科領域術後の器質的障害に対応したPAPに関する報告は多いが，中途障害による摂食嚥下障害に対応したPAPに関する報告は少ないのが現状である．今後，舌運動機能低下（舌接触不良）の評価の定量化，また舌運動機能の低下をもたらした原因疾患別のPAPの有効性に関するさらなる報告が期待される．

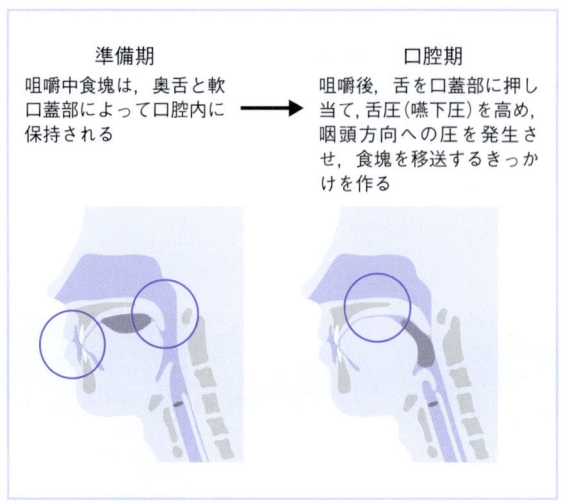

図25 嚥下圧発生と食塊移送のイメージ

（糸田昌隆）

4 摂食機能療法の進め方

1 ―リスク管理

　リスク管理とは，リスクをゼロにできない問題を解決する際に，さまざまな方策を用いてリスクを最小にすることをいう．摂食機能療法のリスク管理では，誤嚥に対するリスクと，摂食嚥下障害の背景因子に関連した全身的偶発症に対するリスクが対象となる．

　高齢者における摂食嚥下障害の原因はさまざまで，脳血管障害（cerebrovascular accident：CVA），パーキンソニズム，認知症，薬剤，口腔あるいは咽頭喉頭の機能的・器質的異常などである[1]．このうち最も多いのがCVAであり[2~6]，摂食嚥下障害はその42～75％に発生する[7~9]．CVAは冠状動脈疾患，高血圧，心房細動，糖尿病など多くの全身疾患がリスクファクターであるため[10]，CVAによる摂食嚥下障害ではこれらに関連する全身的偶発症にも配慮が必要である．

　摂食機能療法におけるリスク管理の第一歩は，患者の基本的な医療情報，すなわち，病歴，発症からの期間，回復の程度，治療薬剤，バイタルサイン［血圧，脈拍，経皮的酸素飽和度（SpO_2）］などを収集し，全身状態を評価することである．

　一方，CVAによる摂食嚥下障害は，一般に発症後の経過時間とともに改善する．このため，摂食嚥下機能の評価は4週間以上経過後が望ましいといわれている[11]．CVA再発などの全身的偶発症のリスクも時間とともに低下するため，実施時期の決定は重要である．

　身体的ストレスが比較的大きい訓練では，全身状態に関する医師へのコンサルテーションが勧められる．実施前にはバイタルサインの測定と，その安定を確認する．

表16 Japan Coma Scale（JCS）

I．覚醒している（1桁の点数で表現）	
0	意識清明
1	見当識は保たれているが意識清明ではない
2	見当識障害がある
3	自分の名前・生年月日がいえない
II．刺激に応じて一時的に覚醒する（2桁の点数で表現）	
10	普通の呼びかけで開眼する
20	大声で呼びかけたり，強く揺するなどで開眼する
30	痛み刺激を加えつつ，呼びかけを続けると辛うじて開眼する
III．刺激しても覚醒しない（3桁の点数で表現）	
100	痛みに対して払いのけるなどの動作をする
200	痛み刺激で手足を動かしたり，顔をしかめたりする
300	痛み刺激に対し全く反応しない

このほか，R（不穏）・I（糞便失禁）・A（自発性喪失）などの付加情報をつけて，JCS 200-I などと表す．

① 誤嚥に対するリスク管理

　直接訓練ではバイタルサインの確認以外に，咳嗽反射が残存しているか，随意での咳嗽が可能か，湿性嗄声が存在しないか，などについて評価する．慢性呼吸不全などの呼吸器疾患の存在と重症度についても評価を行う．意識レベルは Japan Coma Scale（JCS）（表16）で1桁が必要であり，少なくとも医療従事者の指示に従うことのできる状態でなければならない[12]．意識障害がある患者では，誤嚥が発生しても典型的症状を示さない場合があるため，より注意深い観察が必要である．また，誤嚥が発生した場合の肺炎発症リスクを低下させるために，実施前に口腔ケアを行い，口腔細菌数を減少させておく．特に誤嚥リスクの高い患者の訓練は，誤嚥あるいは窒息に対応可能な医療機関における実施が望ましい．吸引装置の準備は必須であり，その使用方法にも習熟しておく．

　実施時には患者の嚥下に対する集中を妨げないようにする．姿勢，食物形態および一口量についても配慮する．誤嚥発生時は早期の対応が必要となるため，その徴候を見逃さないよう，嚥下終了まで注意深く観察する．誤嚥発生のモニタリングとして SpO_2 は有用性が高い．$SpO_2<90\%$ あるいはベースラインよりも2%以上の低下が持続する場合は，誤嚥発生のリスクが高いといわれている[13~15]．訓練を中止し，呼吸音を聴取し，必要と判断した場合は，医師に診察ならびに治療を依頼する．新たな湿性嗄声あるいはその増悪が認められた場合も，同様に医師に依頼したほうがよい．嚥下終了後は必要に応じて反復嚥下を指示する．

　気管切開後の患者は嚥下機能が低下し，誤嚥リスクは上昇している[12,16]．正常な喉頭挙上の障害，咽頭・喉頭の感覚低下，異物喀出障害，カフによる食道入口部の圧迫などが原因といわれている[12,16]．訓練は，できれば気管切開から離脱し，切開部閉鎖後に行うのが望ましいが，不可能な場合は，カフつきであればカフの脱気，カフなしカニューレへの変更，気管切開口の位置変更などの対策が行われる[16,17]．

　気管切開患者では気管内吸引が必要となることが多い．吸引には気管支粘膜等の損傷，

低酸素血症，無気肺，感染などのリスクがあるため，分泌物が存在するなど必要な場合にのみ行う．低酸素が予測される場合は実施前に十分な酸素化を行い，短時間で終了する．最少の侵襲で的確な吸引ができるよう，日頃から習熟しておく必要がある．

病院内で実施する場合は，誤嚥や窒息発生に対する救急対応が容易な昼間の時間帯に行うのが望ましい．看護師の協力が得られるよう配慮する．一方，在宅で行う場合は，施行者が誤嚥や窒息に対応できなければならない．吸引器やパルスオキシメータなどの準備も必要である．

② **全身的偶発症に対するリスク管理**

CVA患者に運動負荷を加えても，重篤な心血管系合併症のリスクは許容可能な低い範囲にあるという報告もあるが[18, 19]，心血管系疾患を合併するCVA患者のリハビリテーションにおける心血管系合併症の発生率は3倍に上昇するともいわれている[20]．心血管系疾患を合併するCVA患者では，摂食機能療法においても心血管系の偶発症に対するリスク管理が必要であろう．

身体的ストレスを伴い，心筋酸素消費量を増大させうるような負荷を加える訓練では，バイタルサインのモニタリングが必要である．わが国のShaker exerciseに関する研究では，健康成人においてさえ，収縮期血圧≧20 mmHgの上昇が10%以上に認められ，最高で≧60 mmHgの上昇を示した者も存在したという[21]．CVAでは高血圧がリスクファクターであり，特に脳出血のリスクは血圧とともに上昇する．摂食機能療法においても，著しい血圧上昇は避けなければならない．

リスクの高い不整脈を有する高齢者では，ストレスによりそれらが誘発される可能性がある．また，虚血性心疾患を合併する患者では心筋虚血発作のリスクも考えなければならない．しかし，高齢者では無症候性心筋虚血が増加するため，胸部不快感などの自覚症状だけに頼るのは危険である．可能であれば，心電図などのモニタリングが望ましい．

嚥下障害の原因が心房細動による脳梗塞である場合は，一般にワルファリンや新しい抗凝血薬であるNOACs（new oral anticoagulants）が投与されている．ラフな吸引手技やfiber scope操作で口腔・咽頭粘膜を損傷させないよう十分な注意が必要である．さらに，骨折につながる転倒などにも注意しなければならない．

〈大渡凡人〉

2—多職種連携

リハビリテーション医療は多職種連携（チームアプローチ）が基本とされ，摂食嚥下リハビリテーションも例外ではない．摂食という行為は，誤嚥や窒息のリスクを伴うだけでなく，栄養の管理や，患者のQOLにも直結する分野である．歯科医療従事者のみで実施することは困難であり，多職種連携が不可欠である．摂食嚥下リハビリテーションにかかわる歯科以外のおもな職種を**表17**に示す．

多職種連携には，その形態からいくつかの種類が存在する．多職種参加型（multidisciplinary team），多職種連携型（interdisciplinary team），超職種型（transdisciplinary

表17 摂食嚥下リハビリテーションにかかわる歯科以外のおもな職種とその役割

職種	役割
医師 (リハビリテーション科医)	物理医学とリハビリテーションを熟知し，医師としての一般知識と技能に加えて，行動科学や社会科学の知識を有している．リハビリテーションチームの中心的役割を担うことが多い．
看護師	医師や歯科医師と協働して医療行為を実施することができる．看護を手段として，機能的制限（機能低下）の予防，心身機能の維持回復に協力する．
薬剤師	調剤および調剤時の服薬指導や医薬品の供給，その他薬事衛生に関する情報提供を行う．
理学療法士	身体に障害のある者に治療体操などの運動（運動療法）を行わせたり，電気刺激，マッサージ，その他の物理的手段を加えて，主として基本的運動能力の回復を図る．
作業療法士	身体または精神に障害のある者に対して，主として応用的動作能力あるいは社会的適応能力の回復を図るために手芸やその他の作業を行わせる．
言語聴覚士	音声機能，言語機能または聴覚に障害のある者に対して，その機能の維持向上を図るために訓練，それに必要な評価や指導などの援助を行う．診療の補助として，医師・歯科医師の指示のもとに，嚥下訓練を行う．
栄養士 管理栄養士	栄養アセスメントと栄養ケアプランの作成を行う．個々の嚥下機能に合わせた嚥下食の調整や栄養補助食品の利用について多職種へ助言を行う．
社会福祉士	身体上あるいは精神上の障害があること，または環境上の理由により日常生活を営むのに支障がある者の福祉に関する相談に応じ，助言，指導，その他の援助を行う．
介護福祉士	身体上あるいは精神上の障害があることにより日常生活を営むのに支障がある者に対し，入浴，排せつ，食事，その他の介護を行う．また，その者ならびに介護者に対して介護に関する指導も行う．

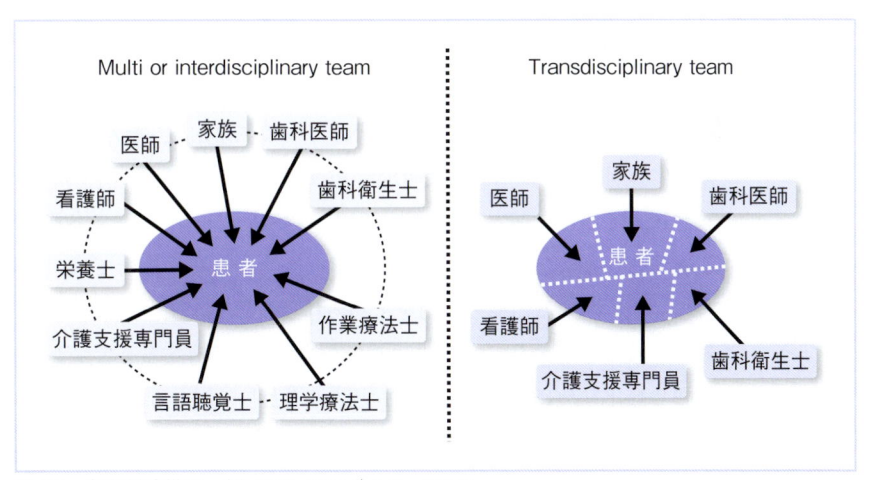

図26 多職種連携の一例（才藤，2001.[1]より一部改変）
Multi or interdisciplinary team では個々の専門職の役割は決まっている．両者の違いは，前者に比べて後者では，専門職種間の密な連絡が存在する点である．Transdisciplinary team では，患者のニーズを参加できる専門職で区分して担当する．そのために，専門職は状況に応じて役割が変化することを前提に共通の目標を有する必要がある．

team）の三つである（図26）．multidisciplinary team は，患者を中心として各職種がそれぞれに独立してかかわるが，情報交換が希薄になると効果的な治療が困難となることがある．たとえば，総合病院の各専門外来のようなものである．interdisciplinary team は，各職種が独立してかかわり，その際に緻密な情報交換と連携を行うが，患者のニーズに

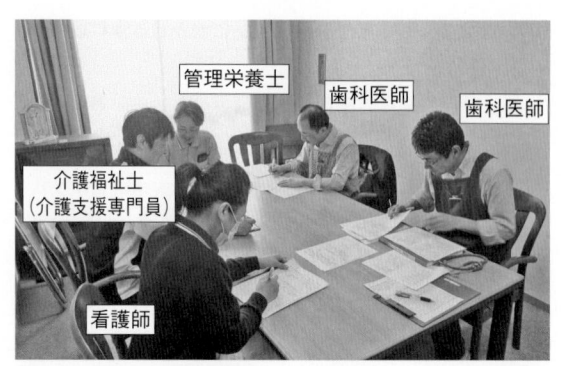

図27 介護老人福祉施設における摂食カンファレンスの様子

Teamの構成職種は，歯科医師，看護師，管理栄養士，介護福祉士，介護支援専門員である．歯科医師は摂食嚥下機能の診断・評価を行うだけでなく，摂食時の姿勢調節に関する評価指導を行っている．歯科衛生士が不在なため，口腔ケアに関する部分は看護師や介護福祉士がその役割を担う．また，嘱託医師からの全身状態や栄養状況に関する情報は，看護師と管理栄養士が協働して管理している．

合った職種が揃っている必要がある．病院におけるNST（nutrition support team）などがその代表で，多職種参加型，多職種連携型ともに各専門職の個々の役割が決まっていることが共通する．

近年，摂食嚥下リハビリテーションの分野においては，ニーズから発想するというリハビリテーション医学・医療の本質を考慮しtransdisciplinary teamが注目を集めている．Transdisciplinary teamでは，患者のニーズが存在し，そのニーズをteamに参加できる職種で区分して担当する．その際，必要とされる職種が不足した場合には，各職種の垣根を越えて相互に補完しあう必要があり，構成メンバーにより各職種に求められる役割が変化することになる．たとえば，理学療法士が不在の場合では，歯科医師や看護師が姿勢の調整に関する知識・技術を求められることもある．そのため，各職種は自己の専門的知識や技術を超えた幅広い共通の基本的な機能を有する必要がある（図27）．

摂食嚥下リハビリテーションの実践の場として増えると予想される在宅医療は，その患者のニーズに対して十分な職種を揃えることは困難である．特に在宅においては，医療職種に加えて介護支援専門員や介護福祉士，社会福祉士などの福祉職種との連携も必要となる．歯科医療職種は，歯科の垣根を越えた情報交換や連携が苦手であると指摘されることもあるが，transdisciplinary teamのなかで中心的役割を果たすことのできる資質が求められていると考えられる．

多職種連携においては，互いに他の職種を尊重し，明確な目標に向かってそれぞれの見地から評価を行い，専門的技術を効率よく提供することが重要で，カンファレンスが単なる情報交換の場ではなく議論・調整の場であることを認識する必要がある．

（石川健太郎，弘中祥司）

3—治療計画

① 目標設定の重要性

a. 目標設定

摂食嚥下リハビリテーションにおいては，目標設定を明確に行うことが必須となる．たとえば胃瘻にてすべての栄養を摂取している患者に対して，障害をもつ前の状態のように口からすべての食事を食べることを目標とするのか，嚥下食を中心に半量程度の食事を口から食べること（胃瘻を一部使う）を目標とするのか，楽しみ程度にゼリーなどを数口安全に食べることを目標とするのか，唾液誤嚥を防いで誤嚥性肺炎の予防を目標とするのか，といったように，さまざまな目標設定が患者の状態や環境を考慮して設定される．その設定に基づいて治療方法は提案される（図28）．

② 患者のステージを考慮する

目標設定において，患者の今おかれているステージの考慮が必要となる．

急性期を脱したあとの回復期のステージにおいては，全身に限らず口腔の運動障害にも，ある程度の機能向上の余地を残している．この場合における歯科医療のニーズは治療的介入であり，摂食機能療法のプランは機能訓練が中心となる．咬合支持を失ったまま放置されているのであれば，積極的な義歯製作などの補綴的介入を行い，そのために必要な歯周処置やう蝕処置などは可能な限り積極的に介入することになる．このステージにおいては，歯科治療の積極的な介入による咬合支持の回復こそが口腔機能の向上，ひいては介護状態に陥ることを予防する必要条件となる．さらに，機能低下を示す口腔咽頭諸器官の運動機能訓練を積極的に提案する時期でもある．

一方，維持期のステージにおいては，摂食機能療法の目標は，生活機能の維持や介護負担の軽減となる．このステージの患者は，回復が困難な口腔の運動機能の低下や口腔の廃用の進行がみられる．このステージを放置すると，著しい低栄養や感染症が発現しやすくなることから，ここでは摂食嚥下機能の維持を目標とする．このステージでは歯科医

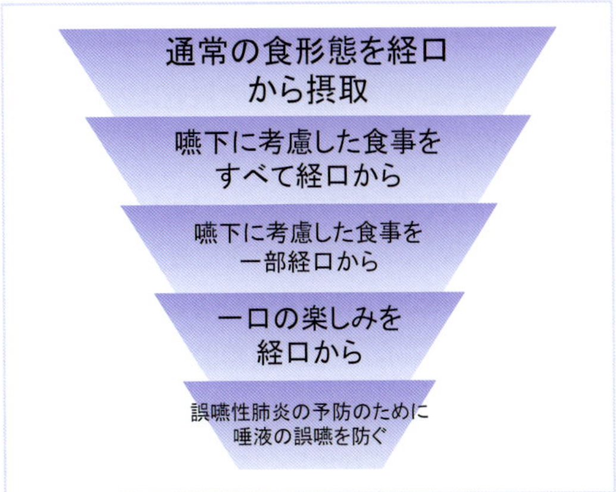

通常の食形態を経口から摂取
嚥下に考慮した食事をすべて経口から
嚥下に考慮した食事を一部経口から
一口の楽しみを経口から
誤嚥性肺炎の予防のために唾液の誤嚥を防ぐ

図28 摂食機能療法における目標設定の多様さ

院への通院が困難である場合が多くなり，在宅での診療が中心となる．必要に応じて入院治療も視野に入れる．診療の場や全身状況を考慮すると，積極的な歯科治療が行いにくいステージであるともいえる．この場合，咬合回復手段が義歯の新製よりも修理や裏装などに移行していく．回復期に構築した良好な口腔環境をいかにして守るかが歯科医療の目標となる．一方，摂食機能障害の原因は，口腔咽頭の運動障害によるものが多く，その運動機能も同様に著しい回復は期待できない．機能訓練の目標は，現機能の維持となる．このステージにおいては，現機能を最大限に生かす，食の環境設定に重点を置くことになる．

③ 患者の環境を考慮する

在宅患者の場合，患者の摂食嚥下機能をどの程度維持・向上させられるかということは，患者の置かれている環境に左右されやすい．患者が一人暮らしで，身の周りの世話の多くがホームヘルパーによって行われている場合，訓練方法や食事の介助方法を正確に伝えるにも多くの努力が必要となる．日替わりで多くのホームヘルパーがかかわる場合は，われわれの考える適正な食事介助法や訓練手技を伝えることは極めて困難であり，残念ながらそれは徒労に終わる場合も多く，成果も限定的となりやすい．一方，患者家族の介護力が充実しており，介護保険や医療保険を利用した十分な専門家によるサポートが得られる場合などは，患者を支える摂食嚥下リハビリテーションチームを形成することができ，驚くような成果をあげられることもある．

評価に基づき，患者の摂食嚥下機能に適した食形態を提案しても，日常の食事として提供することが困難な環境に住んでいる患者が多くいることを忘れてはいけない．経口摂取の継続を強く求める家族は多いが，そのような家族は同居家族ではなく，一方，同居している家族は日常の介護疲れや仕事などで十分な対応ができない場合も多い．摂食機能療法における目標設定においては，家族や患者本人の意思の調整を十分に行い，環境を把握した考慮が必要である．また，患者や家族の意向を無視して，「こうするべきだ，なぜこうできないのだ」というような，患者の食べる楽しみを人質に取ったような医療者側からの押しつけではなく，生活者の視点を失わないように気をつける．

④ 環境を整備するという考え方

患者の食べることの可否やどの程度までの食形態が安全に食べることができるかということについては，患者本人の摂食機能にのみ左右されるものではない．患者の摂食機能は，それを決定する一つの指標に過ぎなく，むしろ，患者を支える環境因子こそがこれを決定する際に大きな影響を与えるともいえる．すなわち，患者の咀嚼機能や嚥下機能が大きく障害されていても，患者の機能に適した食形態を提供できる態勢の場合や適正な食事姿勢をとることができ，十分な見守りのもと介助できる環境であれば，患者は安全に食べることができる．一方，患者の咀嚼機能や嚥下機能がたとえ比較的十分に備わっていたとしても，患者を支えるのに十分な体制がとれない環境においては，いつ何時，窒息事故や誤嚥事故が発生してもおかしくはない．摂食機能の評価者は，患者のもつ摂食機能と同時に，患者を支える環境因子について十分に評価することが求められ，さらにそれらの充実

に向けて,「食環境指導」「食内容指導」が求められてくる.

4―再評価

①「できる ADL」より,「している ADL」を重視する

リハビリテーション全般にいえることであるが,摂食機能療法において,いわゆる「できる ADL」より,「している ADL」を重視する.

在宅高齢者における摂食嚥下障害患者では,脳血管疾患などで嚥下機能の低下がみられ,その後,回復期のリハビリテーションを受療し自宅で療養を行っている患者,またはParkinson(パーキンソン)病や脊髄小脳変性症など,進行性の神経筋疾患の診断のもとに在宅で療養している患者に二分される.在宅で療養する摂食嚥下障害患者の特徴を示すのに,上記のような評価を経て行った摂食嚥下の推奨レベル(藤島の摂食嚥下障害レベル)と実際に患者が在宅で行っていたグレード(摂食嚥下スケール:FILS)を用いて検討するとその特徴が明らかになる.

(菊谷　武)

5 摂食機能療法の実際

1―間接訓練

摂食嚥下障害に対する訓練は,間接訓練と直接訓練に大別される.間接訓練は食物を用いないで行う訓練であり,基礎訓練ともよばれる.高齢者では加齢に伴い,舌や頬部,舌骨上筋群など嚥下関連筋の筋力低下が起こる場合があり,その結果として口腔内での食物保持や食塊の咽頭への送り込みが難しくなったり,嚥下後に咽頭内に食物が残留しやすくなったりする.間接訓練を行うことにより嚥下関連器官の機能や協調性を改善し,嚥下機能の向上を図ることができる.間接訓練は食物を用いないため誤嚥や窒息のリスクが少なく,急性期から慢性期のいずれの時期においても適用が可能であるが,訓練を行う場合にはどの器官・機能に対してアプローチするのかを十分検討してから行う必要がある.

① 嚥下体操[1,2]

食事前の準備体操として行われることが多く,全身や頸部の嚥下関連筋のリラクゼーションを図り,また覚醒状態の改善も期待できる.

方　法

① 頸部の回旋や側屈,屈曲・伸展運動をゆっくり行う.
② 肩の上下運動を行う.
③ 両手を頭上で組んで体幹を左右に側屈させる.
④ 頬を膨らませたり,凹ませたりする.
⑤ 舌を前後に出し入れしたり,左右の口角を触ったりする.

⑥ その他として，パタカラ発音訓練や口すぼめ深呼吸などを患者の状態に応じて組み合わせて実施していく．

② 口唇・舌・頬のマッサージ[2,3]

口唇・舌・頬のマッサージを行うことにより，口腔器官の拘縮予防および機能向上を目的とする．

方 法

口唇：第1指と第2指で上口唇あるいは下口唇をつかみ，伸ばしたり縮めたりを繰り返す．

舌：第1指と第2指で舌先を上下から挟み，舌を外へ引き出す，内側に押すを繰りかえす．また舌を外に引き出した状態で左右へと動かす．手指での舌保持が難しい場合には，ガーゼを用いると保持しやすくなる．

頬：頬を手のひらで揉んだり，内側から手指で内側から伸長させたり，収縮させたりを繰り返す．

電動歯ブラシを利用して，その振動を口唇，舌，頬に与えるのも有効である（図29）．

③ 舌訓練[4]

舌訓練を行うことにより，舌の筋力向上および可動域を改善し，食塊形成や食塊の咽頭への移送機能を改善することを目的とする．おもな対象患者は，脳血管障害などによる準備期・口腔期障害，口腔がん術後患者，高齢者全般である．

方 法

可動域訓練：舌を前方に突き出し，左右の口角部に触れるように動かし，また上下口唇や口腔内を舌でなめるように動かす．さらに可能であれば術者がガーゼを用いて舌先を保持し，他動的に前方および左右への運動を行う（図30）．

抵抗訓練：スプーンや指，舌圧子を用いて，舌の上を軽く押さえた状態で，舌でスプーンなどを押し上げて抵抗してもらう．また，スプーンなどを使用しない場合は，舌を口蓋に強く押しつける（図31）．

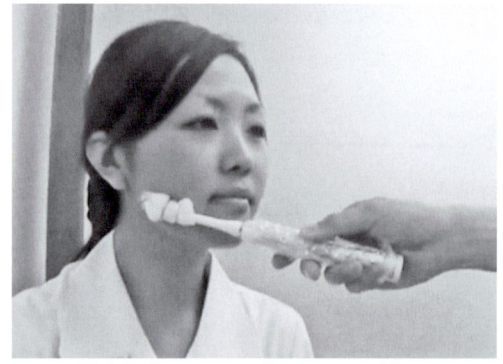

図29 電動歯ブラシによる頬部マッサージ
電動歯ブラシのシリコン製のヘッドを使用し，ヘッド周囲をガーゼで包んで頬部，口唇部等のマッサージを行う．

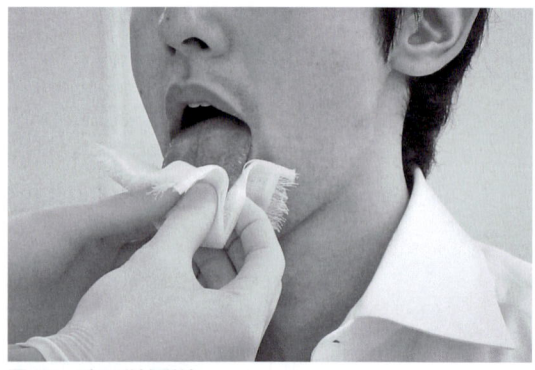

図30 舌可動域訓練

図31　舌抵抗訓練

図32　ブローイング訓練

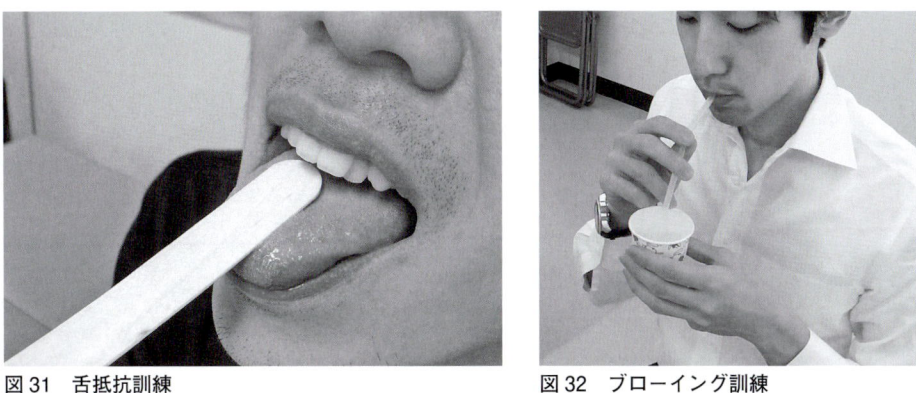

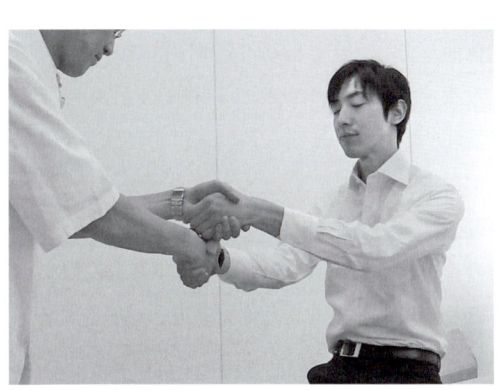

図33　Pulling exercise

④ ブローイング訓練[2)]

鼻咽腔閉鎖不全が認められる場合に，吹く動作を行うと鼻咽腔が閉鎖されることを利用して，鼻咽腔閉鎖に関連する神経・筋機能を改善させることを目的とする．特に鼻咽腔閉鎖不全により水分，食物が鼻咽腔へ逆流する場合，呼吸機能の低下がある場合に用いられる．

方　法

コップもしくはペットボトルの中に水を入れて，ストローで水をぶくぶくと泡立たせるように息を吹き込む（図32）．鼻腔から息が漏れてしまいうまく泡立たせることができないときは，指で鼻をつまむようにし，少しずつ介助を減らしていくようにする．

⑤ プッシング訓練・プリング訓練（pushing exercise/pulling exercise）[2, 5)]

押す，引くなどの上肢に力を入れる運動を行うと，反射的に息こらえが起こることを利用して，声帯の内転運動を強化することにより声門閉鎖機能を改善させることを目的とする．おもに脳血管障害，末梢性反回神経麻痺，挿管後など局所的な感覚運動低下により声門閉鎖不全がある場合に用いる．

方　法

① 壁や机を押したり，術者と手を押し合う，引っ張り合うなど力を入れる動作を行う（図33）．

②動作とともに「アー」などの強い発声を行ってもらう．
③声の響きがでてくるようであれば，少しずつ動作にかける力を減らしていく．

⑥ 頭部挙上訓練（Shaker exercise）[2,6]

喉頭挙上にかかわる舌骨上筋群などを鍛えることにより，喉頭の前上方移動を改善して食道入口部の開大を図り，嚥下後の咽頭残留を少なくする．おもに喉頭の前方や上方への運動が低下した結果，食道入口部の開大が減少している患者や球麻痺，一般高齢者を対象とする．

方 法

①挙上位の保持：仰臥位の姿勢で肩を浮かせないように注意しながら，頭だけをつま先がみえるまでできるだけ高く上げる．1分間挙上させたままの状態を維持し，その後1分間休憩することを3回繰り返す（図34）．

②反復挙上運動：仰臥位の姿勢での頭の上げ下げを30回連続して繰り返す．

上記①，②を1日3回6週間続けると効果があると報告されているが，負荷が大きいため症例によって適宜，強度や頻度を調整する必要がある．

⑦ 開口訓練（jaw opening exercise）[7]

舌骨上筋群が喉頭挙上だけでなく開口運動にもかかわっていることから，最大限開口運動を行わせることにより舌骨上筋群の筋力を向上させる．頭部挙上訓練同様，喉頭の前上方移動を改善することにより，食道入口部の開大を図る．おもに喉頭の前方や上方への運動が低下した結果，食道入口部の開大が減少している患者，および球麻痺，一般高齢者を対象とする．

方 法

最大開口位まで開口させた状態で10秒間保持する（図35）．これを1回とし，5回1セットで1日2セット行う．

⑧ 冷圧刺激法（thermal-tactile stimulation）[2,8]

前口蓋弓に冷温刺激や触圧刺激を加えることにより，嚥下誘発のための感受性を高める．繰り返し刺激を加えることにより嚥下反射を誘発させ，嚥下関連筋の筋力を増強させるとともに嚥下の協調性を改善する．おもに嚥下反射惹起不全などの場合に用いる．

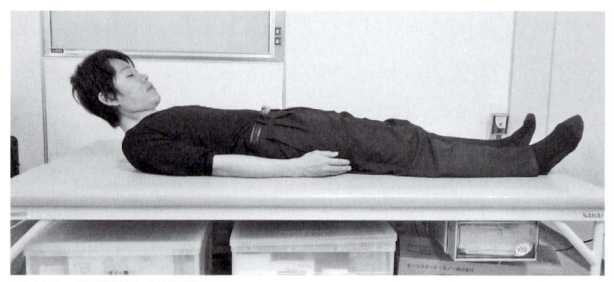

図34 頭部挙上訓練

図35 開口訓練（jaw opening exercise）

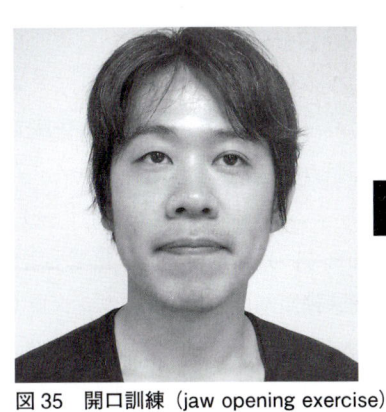

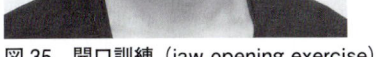

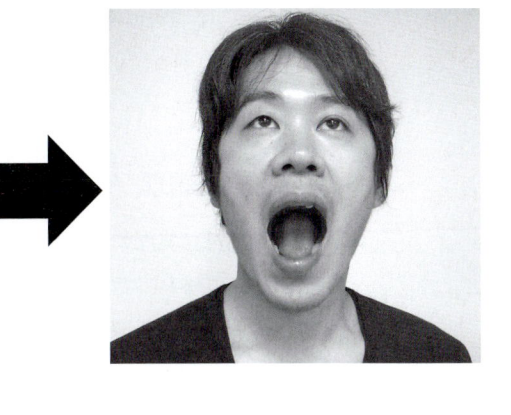

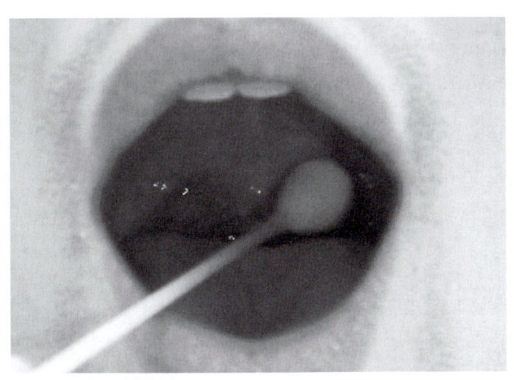

図36 冷圧刺激法

方　法
① 患者に開口してもらい，凍らせた綿棒や氷で冷やした舌圧子，スプーンなどを用いて前口蓋弓を軽く圧迫しながら左右にこする（図36）．
② 刺激後，閉口してもらい，空嚥下を行うよう促す．

⑨ アイスマッサージ[2,9]
　凍らせた綿棒に水をつけて，前口蓋弓だけでなく舌根部や咽頭後壁の粘膜を軽くこする，押すなどのマッサージ効果により嚥下反射を誘発し，嚥下機能の改善を図る．随意的嚥下ができない患者全般に用いられる．

方　法
　凍らせた綿棒に水をつけて前口蓋弓および舌根部，咽頭後壁を刺激し，その直後に空嚥下を促す．

⑩ バルーン拡張法[2]
　食道入口部開大不全に対して行われる訓練法であり，バルーンを用いて輪状咽頭筋部を繰り返し拡張する．Wallenberg（ワレンベルグ）症候群，多発性筋炎などで機能的に上部食道括約筋が開大しない症例に用いられる．

方　法
① 経口もしくは経鼻的にバルーンカテーテルを食道まで挿入する．

② 挿入後，バルーンを拡張させて引き抜いてくる．
③ 容易に引き抜けるようになったら拡張量を徐々に増やしていく．

（佐藤光保，植田耕一郎）

2―直接訓練

直接訓練は実際に食物を使用することで，食物への認識，咀嚼および嚥下機能の改善を目指す訓練方法である（**図37**）．間接訓練が基礎的なトレーニングであったのに対して，実践練習にあたるのが直接訓練である．直接訓練では，限定的ではあるが口から食べることができるため，訓練自体に楽しみを感じ，積極的に取り組む患者も多い．しかし，たとえ少量であっても訓練中の誤嚥により肺炎を発症する危険性があるため，訓練開始を検討する場合には患者の嚥下機能について十分評価し，各病態に合った訓練法の選択とそれを円滑に実施できる環境整備が重要である．

① 開始の前提条件

誤嚥性肺炎発症のリスクが高い患者には，直接訓練は控えなければならない．直接訓練開始の条件として，意識状態が良好（JCSで1桁[*6]）で，バイタルサインや呼吸状態が安定しており[1]，かつ口腔内が清潔で湿潤している状態であることが望ましい．意識レベルの低下した状態では食物の認識が困難であり，嚥下反射の惹起遅延により誤嚥しやすい．また，呼吸状態が不安定の場合には，誤嚥物の喀出が難しく，誤嚥性肺炎を発症する危険性が高い．口腔や咽頭に痰や剥離した上皮が付着していると食塊の流れを阻害するだけでなく，訓練食材を誤嚥した際に，そこに含まれる有害細菌も一緒に肺に落ちることで，より肺炎を発症しやすい．これらの条件については直接訓練を行う前に毎回必ず確認し，明らかな異常があればその日の訓練の中止を検討する．

② 訓練開始とステップアップ

直接訓練の適応か否かは，比較的嚥下しやすい食材を少量飲み込んでもらい，正常に飲み込めるかどうかで判定する．視診，触診，頸部聴診法を行ったうえで，不顕性誤嚥の診断に迷う場合には，嚥下内視鏡検査（VE）や嚥下造影（VF）が有効である．重度の摂食嚥下障害患者の場合には，それら設備のある医療機関と連携をとりながら診療にあたる

*6：p.333 参照．

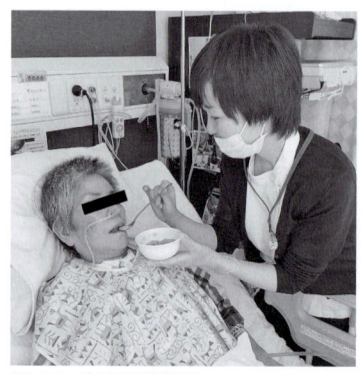

図37　直接訓練場面

とよい.

直接訓練では，訓練状況に応じて食材や食事方法，介助量等の調整を行い，経口摂取に向けてステップアップしていく．その際には，食材や姿勢，一口量など，いくつかの条件を同時に変更すると，トラブルが生じた際に原因を特定できないため，一つずつ安全性を確認しながら変更する．

③ 中止基準

直接訓練開始時にはうまく飲み込めていても，そのときの体調や環境によっては誤嚥する場合もある．直接訓練開始により，痰量の増加や黄色痰の喀出，体温上昇，血液検査での炎症反応（CRP，血沈，白血球数の異常値）が認められた場合には，直接訓練をいったん中止する．訓練中の誤嚥が疑われた場合には，訓練内容を見直し，全身状態が回復したのちに難易度の低いものから再開する．

④ 訓練方法

直接訓練では通常，食事形態や食事姿勢，嚥下方法を工夫し，低下した機能を代償する．しかし，各代償法は適応が異なるため，不必要な姿勢調整や食事形態の調整は，偶発症や患者の意欲低下につながる．患者の病態や環境に適した代償法を選択することが，直接訓練の成果を上げ，経口摂取の早期再開への近道となる．

a. 訓練食材

直接訓練に適した食材の物性とは，軟らかく性状が均一で口腔や咽頭を通過するとき変形しやすく，凝集性がよく（まとまりやすい），付着性が少ない（ベタベタしない）食材である．一般的に訓練開始時には，丸呑み可能なものか，舌で簡単につぶせるものから開始する場合が多い．代表的な訓練食材として，ゼリーやとろみを付与した液体があげられる．ゼラチンゼリーはゼリー表面が体温によって溶解されて水の膜が形成されるため，滑らかに通過して嚥下しやすい．また，体温で溶けるため咽頭内に残留しても容易に吸引して取り除くことができる．なお，食材の選択には，患者が訓練に楽しみを感じられるように，患者の嗜好に配慮することも必要である．

b. 訓練姿勢

1) 体幹角度調整（リクライニング位）

体幹を後方へ倒すことで，気管が食道より上に位置するようになり，梨状窩に残留したものが気管内に垂れ込みにくくなるため，嚥下後の誤嚥を防ぐことができる．また，嚥下反射の惹起遅延により梨状窩に食塊が到達しても嚥下反射がすぐに起こらないような症例では，嚥下前の気管内への流入を防ぐのに有効である．さらに，重力を利用して食塊を咽頭へと移送するができるため，舌の機能低下により食塊移送が困難な症例においても利用される．使用する際には，頸部が伸展すると口腔から気管までが直線状になり，食塊が気管に誘導されやすくなるため，枕を少し高くするとよい．また，大きく倒すと食膳が見渡せないことで自力での摂食が難しくなり，意欲が低下しやすい．嚥下機能の向上に合わせて倒す角度を徐々に小さくしていき，最終的には上半身が直立した椅座位姿勢に戻すことが理想である．

2）頸部回旋位（head rotation）

嚥下時に頸部を回旋する（顔を横に向ける）ことで，回旋側の梨状窩を狭くし，非回旋側の梨状窩に食塊を誘導する．また，非回旋側の食道入口部を開きやすくする効果も期待できる[2]．反回神経麻痺や食道入口部の開大量が低下している側に頸部回旋することで，比較的機能のよい側のみを食塊が通過し，誤嚥や梨状窩の残留防止に有効である．ただし，回旋側に食塊が流れた場合，回旋側の梨状窩がつぶれていることで誤嚥の危険性が高くなる[3]．通常，体幹が回旋側に倒れていると，食塊が回旋側に誘導されやすいため注意しなければならない．また，リクライニング位と併用した場合にも，回旋側に食塊が流れやすい[4]ため，非回旋側が下になるように体幹を傾ける必要がある（図38）．

3）頭頸部屈曲（chin down, chin tuck）

頭頸部屈曲（chin down, chin tuck）は，舌圧の増加，嚥下後喉頭蓋谷残留の減少，喉頭閉鎖不全の代償などの効果が期待できる[5]．ただし，頭部屈曲（二重顎になるように上位頸椎のみ屈曲）か頸部屈曲（下を向くように下位頸椎を屈曲）か，それとも頭部と頸部の双方の屈曲かによって，その効果が異なる可能性がある[6]．用いる際には期待された効果が得られるか確認しながら頭頸部の屈曲を調整するとよい．

c．嚥下手技

1）息こらえ嚥下（supraglottic swallow）

嚥下前に意識的に声門を閉鎖（息こらえ）することで，嚥下中の誤嚥を防ぐと同時に，声門上に侵入した飲食物を喀出する手技[7]である．対象者は，おもに嚥下時の声門閉鎖が遅い，あるいは弱いことで誤嚥するような患者である．たとえば，とろみつきの液体では誤嚥しないが，とろみのない液体では声門閉鎖が間に合わずに誤嚥してしまうような症例で有効である．やり方としては，口に飲食物を入れ，鼻から息を吸い込んだ状態で息をこらえ，嚥下後にただちに口から勢いよく息を吐き出す，あるいは咳払いを行う．

2）努力嚥下（effortful swallow）

口蓋に舌を強く押しつけながら，後方に絞り込むように力を入れて飲み込む嚥下手技．舌根部の後方運動を改善し，喉頭蓋谷に残留した食塊を取り除くのに有効とされている[8]．

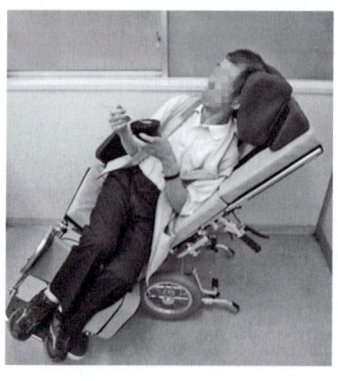

図38　Swallow chair（東名ブレース，愛知）を用いたリクライニング位と頸部回旋位の併用
（藤田保健衛生大学 稲本陽子先生のご厚意による）

d. 咀嚼訓練

　ゼリーやペースト状のものがある程度摂取可能になったら，咀嚼訓練開始を検討する．咀嚼訓練には，弱い力で簡単に粉砕することができ，適度な凝集性を有していて，唾液と混ぜ合わさってドロドロの状態になるものが安全で使いやすい．初期の訓練食材には乳幼児用のせんべいが適している．小片を臼歯の上に載せて咀嚼するよう促す．咀嚼には顎の上下動に加えて，舌の協調運動が必要である．咀嚼が困難な場合には，咀嚼運動を細分化し，咬断，粉砕，臼磨，混合といった咀嚼に必要な動きを一つずつ練習していくとよい．

（中山渕利，植田耕一郎）

3―訓練法の選択

① 間接訓練の選択

a. 選択のために必要な情報

　適切な間接訓練を選択するためにはまず，原疾患ならびにその経過，患者の意識レベルおよび食べる意欲，訓練に対する患者ならびに家族や介護者の理解度とモチベーション，患者の栄養状態，体力，今までの訓練実施状況などを正確に把握する．これらを把握したうえで嚥下関与器官の形態ならびに運動と感覚について，障害の有無，障害がある場合はその程度を診断することが望ましい．診断にあたっては必要な項目が記載された評価用紙を作成するとよい（図39）．

　これらの評価に従って可動域拡大訓練，筋力強化訓練などの間接訓練を選択し，訓練プログラムを立案する．

b. 間接訓練の効果の評価

　上記により立案された間接訓練の効果を客観評価するために，運動機能を定量評価できる測定器具を用いて，リハビリテーション実施前，実施後6週間から8週間ごとに評価するのが望ましい（図40～43）．

c. 間接訓練プログラムのコンプライアンス（実施度）の評価

　間接訓練の効果を評価するとともに，間接訓練プログラムを患者が実際にどの程度行っているかを判定し，コンプライアンス（実施度）が低い場合は，患者ならびに家族のモチベーションを高めるための説明，激励を繰り返し，訓練を十分行えるようサポートする．それでもコンプライアンスが低い場合は，実施が容易な間接訓練プログラムに変更する．

② 直接訓練の選択

a. 選択のために必要な情報

　直接訓練を行うにあたって，まず確認すべき事項は現在の栄養摂取状況，患者の意識レベルと食欲である．意識レベルでは大声で呼びかけたり，強く揺するなどで開眼する程度（Japan Coma Scale；JCS）で20（II-2）以下の意識レベルの患者には原則として直接訓練は行わない．また，食欲のまったくない患者にも直接訓練は行わない．訓練前に患者のADL自立度を把握することも重要である．さらに，直接訓練を実施する前に，原疾患の経過，肺炎の有無と既往，体重変化，経口摂取量と食形態の変化，栄養状態，脱水の

摂食・嚥下障害評価表		ID　　　　　　　氏名		
身長　　cm 体重　　kg BMI		評価日（　／　／　）	OPE（　　）後	
初回時のみ記入　健常時体重　　kg				
血圧　／　、脈拍　回／分				
SpO2　　％（room air ・ O2 投与　ℓ）				
体温　　℃				
気切　有　無（レティナ・カフ付カニューレ）				
座位保持　十分・不十分・不可				
主訴ないし症状				
原因疾患/基礎疾患関連する既往歴				
過去の発熱・肺炎　あり・なし（発症時期　　）				
神経麻痺　あり・なし	（右脳神経 Ⅰ Ⅱ Ⅲ Ⅳ Ⅴ Ⅵ Ⅶ Ⅷ Ⅸ Ⅹ Ⅺ Ⅻ）			
	（左脳神経 Ⅰ Ⅱ Ⅲ Ⅳ Ⅴ Ⅵ Ⅶ Ⅷ Ⅸ Ⅹ Ⅺ Ⅻ）			
			備考欄 ↓	

栄養・食事	栄養方法	摂取方法	経口のみ・経管のみ・経口経管併用・禁食	
		経管栄養	経鼻胃管・胃瘻・腸瘻・点滴（中心 末梢）・その他	
	食事	食形態	主食（　　　　）副食（　　　　）	
		栄養補助食	高カロリー食品・濃厚流動食（品名　　）	
		増粘剤	使用あり・使用なし（品名　　）	
	摂取姿勢		椅子・車椅子・端坐位・bedup（　）°	
	摂取方法		自立・監視・部分介助・全介助	
	飲食中のムセ		なし・ときどき・頻回（食品例　　）	
	口腔内食物残留		なし・少量・多量（残留部位　　）	
	摂取時の流涎		なし・少量・多量	ADL自立度
	皮膚・眼・口の乾燥		なし・軽度・重度	ランクJ 生活自立：何らかの障害等を有するが、日常生活は自立しており外出する
	るいそう		なし・軽度・重度	1 交通機関等を利用して外出する　2 隣近所へなら外出する
認知	意思表示		良・不確実・不良	ランクA 準寝たきり：屋内での生活はおおむね自立しているが、介助なしには外出しない
	従命		良・不確実・不良	1 介助により外出し、日中はほとんどベッドから離れて生活する　2 外出の頻度が少なく、日中も寝たり起きたりの生活をしている
	食への意欲		あり・なし・不明	ランクB 寝たきり：屋内での生活は何らかの介助を要し、日中もベッド上での生活が主体であるが座位を保つ
	ADL自立度		J自立 1・2　A準寝たきり 1・2　B寝たきり 1・2　C寝たきり 1・2	1 車いすに移乗し、食事、排泄はベッドから離れて行う　2 介助により車いすに移乗する
呼吸機能	呼吸数		回／分	ランクC 寝たきり：1日中ベッド上で過ごし、排泄、食事、着替においても介助を要する
	随意的な咳		十分・不十分・不可	1 自力で寝返りをうつ　2 自力では寝返りもうたない
	ハフィング		十分・不十分・不可	
	腹式呼吸		十分・不十分・不可	
	湿性嗄声		なし・あり	
	ピークフロー(l/min)		未測定・測定	
頭部可動性	前屈（30°以上）		（　　）°	
	後屈（50°以上）		（　　）°	
	傾斜（左右ともに50°以上）		右（　）° 左（　）°	
	回旋（左右とも60°以上）		右（　）° 左（　）°	
口腔	義歯（上・下）		適合・不良・なし	
	衛生状態（口腔）		良好・不十分・不良	⇒DHへ

図39　当科で用いている摂食嚥下障害評価表（全体）（次ページへ続く）

有無，口腔内の乾燥と衛生状態，嚥下関与器官の形態，運動機能と感覚機能の異常の有無と，ある場合はその程度を確認する．嚥下機能を評価することに先立ち，摂食嚥下機能と密接に関与する発声・構音機能を判定する．続いて口腔清掃を十分行ったのち，反復唾液嚥下テスト（RSST）[1,2]，頸部聴診による空嚥下時の嚥下音と嚥下後呼吸音（呼気音）の判定[3,4]，唾液嚥下時の喉頭挙上量と挙上力判定，改訂水飲みテスト[5]など嚥下機能判定のためのスクリーニング検査を行う．

b. 嚥下造影（VF）と嚥下内視鏡検査（VE）による重症度の評価と直接訓練の選択

前記した評価を行ったうえでVFまたはVEを実施し，摂食嚥下障害の病態を診断する

口腔咽頭機能	開口量		部位　　　　　、　　　　　mm		
	軟口蓋運動(/ア/発声時)		十分 ・ 不十分 ・ なし		
	（口蓋垂の偏位）		なし・あり（右 ・ 左）		
	咬合力		十分 ・ 不十分 ・ なし		
	舌運動	挺舌	十分 ・ 赤唇を越えない ・ 不能		
		舌尖口角接触	右（十分 ・ 不十分 ・ なし）・左（十分 ・ 不十分 ・ なし）		
		舌尖挙上	十分 ・ 不十分 ・ なし		
		舌後方部挙上	十分 ・ 不十分 ・ なし		
		運動時偏位	なし ・ あり（右 ・ 左）		
		舌圧	未測定 ・ 測定		
	顔面	口角下垂	なし ・ あり（右 ・ 左）		
口腔咽頭機能		頬吸い込み	右（十分 ・ 不十分 ・ なし）・左（十分 ・ 不十分 ・ なし）		
		頬膨らまし	右（十分 ・ 不十分 ・ なし）・左（十分 ・ 不十分 ・ なし）		
		口角引き	十分 ・ 不十分 ・ なし		
		口唇閉鎖	右（十分 ・ 不十分 ・ なし）・左（十分 ・ 不十分 ・ なし）		
		リップデカム	未測定 ・ 測定		
	口腔感覚異常	味覚異常	なし ・ あり　（部位：　　　　　　　）		
		温覚異常	なし ・ あり　（部位：　　　　　　　）		
		触覚異常	なし ・ あり　（部位：　　　　　　　）		
	口腔乾燥		なし ・ あり　（部位：口唇のみ・舌のみ・口腔全体）		
		ムーカス	未測定 ・ 測定		
	振戦・不随運動		なし ・ あり（振戦・不随運動）（部位：　　　　　）		
発声・構音	発声		不可		
	構音障害		なし ・ あり		
	嗄声		なし ・ あり（努力性・気息性・粗造性・無力性）		
	共鳴(開鼻声)		なし ・ 軽度 ・ 中等度 ・ 重度		
	最大発声持続時間(MPT)　/a/		秒	最大発声持続時間(MPT)　10秒未満は異常値	
	最大呼気持続時間　/∫/or/Φ/or/h/		秒	最大呼気持続時間　10秒未満は異常値	
	パ(3回/秒 以上)		回/ 5 秒		
	タ(3回/秒 以上)		回/ 5 秒		
	カ(3回/秒 以上)		回/ 5 秒		
	パタカ(2回/秒 以上)		回/ 5 秒	⇒STへ	
スクリーニングテスト	反復唾液嚥下テスト		回/30秒		
	頸部聴診音	嚥下音	異常なし ・ 異常あり（　　　　　）		
		呼吸音	異常なし ・ 異常あり（　　　　　）		
	喉頭挙上量		十分 ・ 不十分 ・ なし		
	喉頭挙上力		十分 ・ 不十分 ・ なし		
	改訂水飲みテスト (3 ml,　ml)		0. 不可 1. 嚥下なし，むせる and/or 呼吸の変化を認める 2. 嚥下あり，呼吸の変化を認める（silent aspiration疑い） 3. 嚥下あり，呼吸良好，むせる and/or 湿性嗄声 4. 嚥下あり，呼吸良好，むせなし 5. 4. に加え，追加空嚥下運動が30秒以内に2回可能		

図39　摂食嚥下障害評価表の一例（全体）（つづき）

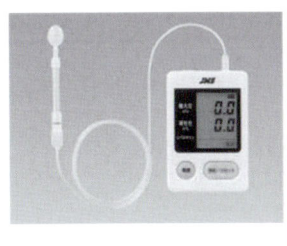

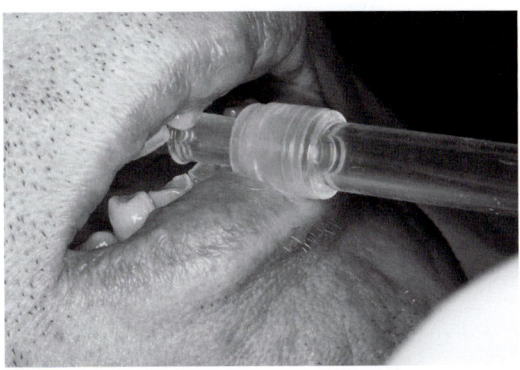

図40　舌挙上力（舌圧）の測定（舌負荷訓練，舌運動訓練などの効果の評価）
JMS舌圧測定器™により，プローブを舌と口蓋で挟み計測．

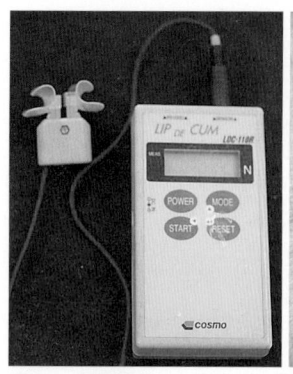

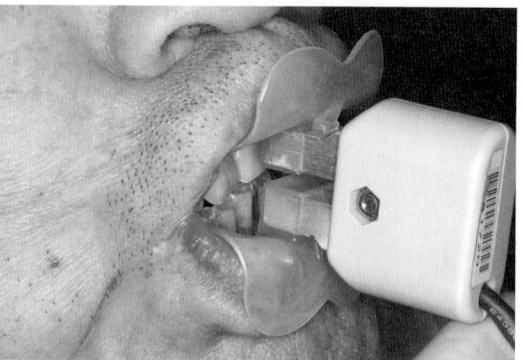

図41 口唇閉鎖圧の測定（口唇閉鎖訓練の評価）
コスモ計器製LIP-DE-CUM™（リップデカム）により上下唇の閉鎖力を測定．

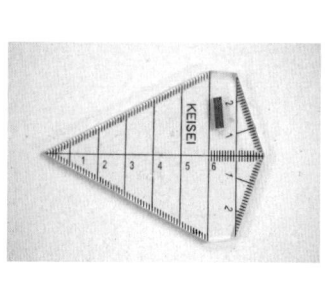

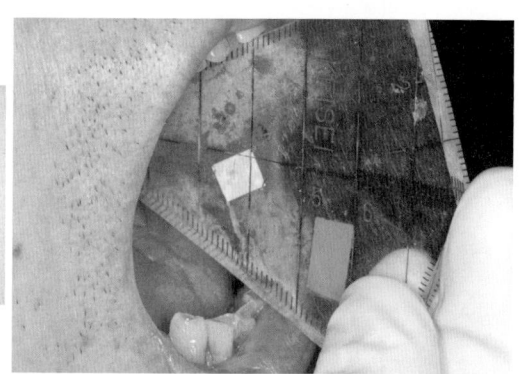

図42 開口量の測定（開口訓練の効果の評価）
ケイセイ医科工業株式会社製開口度スケールを用いて上下中切歯間を計測．

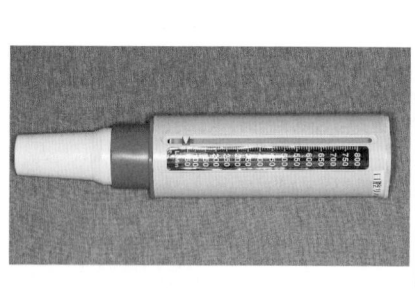

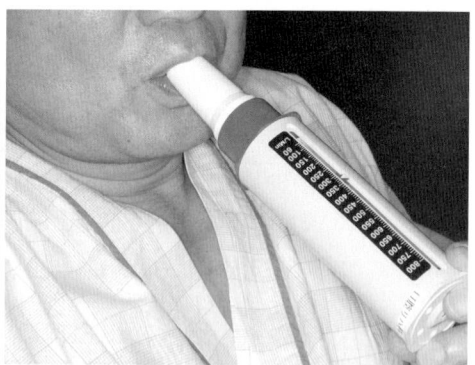

図43 最大呼気流量の計測（呼気筋訓練―腹筋訓練などの効果の評価）
Clement Clarke International社のMini-Wright Peak Flow Meterによる計測．

とともに摂食・嚥下障害臨床的重症度分類（dysphagia severity scale）（**表18**)[6]または摂食・嚥下能力グレード（**表19**)[7]により障害の重症度分類を行い，さらに代償的方法の効果，誤嚥した場合は排出能を必ずチェックする．なお，指示に従えない患者の場合はVEでは得られる情報が限られるので，VFを行う．重症度分類により誤嚥の有無，程度，水分摂取の可否，経管栄養の適否，直接訓練の可否を明らかにすることができる．

表18 摂食・嚥下障害臨床的重症度分類（dysphagia severity scale；DSS）（馬場, 才藤, 2000.[6]）

分類		定義
誤嚥なし	7 正常範囲	臨床的に問題なし
	6 軽度問題	主観的問題を含め何らかの軽度の問題がある
	5 口腔問題	誤嚥はないが，主として口腔期障害により摂食に問題がある
誤嚥あり	4 機会誤嚥	時々誤嚥する．もしくは咽頭残留が著明で臨床上誤嚥が疑われる
	3 水分誤嚥	水分は誤嚥するが，工夫した食物は誤嚥しない
	2 食物誤嚥	あらゆるものを誤嚥して嚥下できないが，呼吸状態は安定
	1 唾液誤嚥	唾液を含めてすべてを誤嚥し，呼吸状態が不良．あるいは，嚥下反射が全く惹起されず，呼吸状態が不良

表19 摂食・嚥下能力グレード（藤島, 2006.[7]）

Ⅰ 重症 経口不可	1	嚥下困難または不能，嚥下訓練適応なし
	2	基礎的嚥下訓練のみ適応あり
	3	条件が整えば誤嚥は減り，摂食訓練が可能
Ⅱ 中等症 経口と補助栄養	4	楽しみとしての摂食は可能
	5	一部（1～2食）経口摂取
	6	3食経口摂取＋補助栄養
Ⅲ 軽症 経口のみ	7	嚥下食で，3食とも経口摂取
	8	特別に嚥下しにくい食品を除き，3食経口摂取
	9	常食の経口摂取可能，臨床的観察と指導を要する
Ⅳ 正常	10	正常の摂食・嚥下能力

摂食介助が必要なときはA（assistの略）をつける．

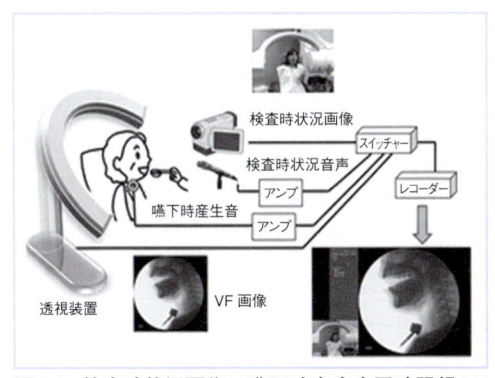

図44 検査時状況画像，嚥下時産生音同時記録VF検査システム

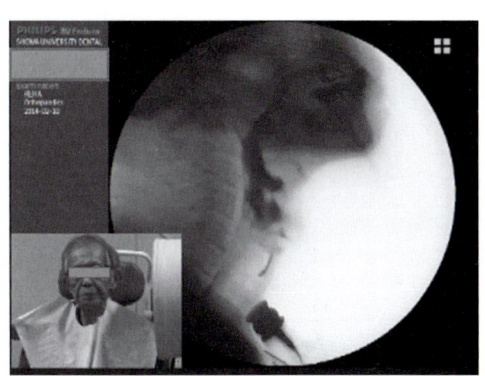

図45 検査時状況画像，嚥下時産生音同時記録VF画像

　　VF，VEの結果に基づいて直接訓練が選択され実行されるが，訓練を効率的に行うためにもVF，VE時に嚥下音，呼吸音を検出し，検査時の状況画像とともに記録することが望ましい．そうすることで嚥下障害に対応する臨床現場で必要とされる生体情報―患者の姿勢，意識レベル，表情や意欲，摂食運動（一口量や摂取ペースなど），発声，呼吸音，嚥下音，むせなどの情報―をVF，VE画像とともに同時に記録できる（図44～46）．この記録があれば，直接訓練検査時の患者の状態を臨床現場で正確に再現することが可

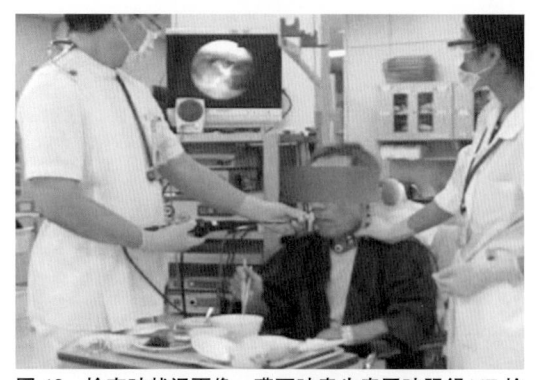

図46 検査時状況画像，嚥下時産生音同時記録 VE 検査

図47 食品の種類と量，摂食時間，睡眠，血圧，脈拍，体重，体温，排尿，排便の記録例

能となり，また嚥下音，呼吸音の音響情報は臨床で行う頸部聴診の際のリファレンスとして使用することができる．

c. 直接訓練の記録と評価

　直接訓練開始後は患者や家族に摂取した食品の種類と量を記録してもらい，併せて体重，発熱，体調などを記録してもらう（**図47**）．これらの記録とその時点の患者の嚥下関与器官の形態，運動機能と感覚機能を総合的に判断し，食形態ならびに摂取量を再決定する．

（高橋浩二）

6 疾患による特徴とリハビリテーション

1―脳卒中後遺症

① 脳卒中後遺症と摂食嚥下障害の疫学

「脳血管障害」による死亡者数は年々減少し，2011（平成23）年には肺炎に次ぐ第4位に低下した．しかし，日本人の脳卒中の発症率は全世界でも高く，WHOの調査でも罹患率は世界での上位1/4に入る[1]．一方で死亡率は低く，世界での下位1/4にある．そのため，必然的に脳卒中後遺症を有する患者が増加することになる．後遺症による機能障害は要介護の原因になりやすく，脳卒中は，男性では要介護の原因の第1位である[*7]．

*7：p.25参照．

脳卒中後遺症における摂食嚥下障害は，脳の障害された部位や初発，再発の違いで異なる．また症状は経時的に大きく変化する．脳梗塞後遺症患者における摂食嚥下障害の出現率は，急性期（～7日後）では50％程度だが，2週間後には10～20％まで低下，6か月後で11～13％程度と報告されている[2]．しかし，脳梗塞後に摂食嚥下障害が残存すると，肺炎，低栄養や死亡のリスクが高まる[3-5]．誤嚥性肺炎のリスクは，摂食嚥下障害があると3倍，誤嚥が確認された場合には，20倍にもなるという[6,7]．

② 球麻痺と仮性球麻痺

脳卒中の摂食嚥下障害は，障害部位により球麻痺と仮性球麻痺（偽性球麻痺）に大別される．球麻痺は，延髄にある嚥下中枢が障害されて生じる．一方，仮性球麻痺は一般的に上位脳の両側性損傷によって起こる．

嚥下中枢は，延髄外側部の孤束核や疑核周辺部に存在する．口腔，咽頭の感覚入力が脳神経により嚥下中枢に伝えられ，嚥下中枢から口腔，咽頭の嚥下関連筋群の連続した活動を誘発する出力が脳神経核に伝えられ嚥下が惹起される．この嚥下中枢が障害されると，嚥下障害と構音障害などの球麻痺症状が出現する．延髄外側梗塞であるWallenberg症候群は，嚥下中枢に重篤な影響を及ぼす．半側の咽頭，喉頭，軟口蓋などの運動麻痺が出現し，嚥下惹起不全や嚥下の非協調運動も顕著となる．ほかにも，患側顔面と反対側体幹の温度感覚や痛覚の低下，同側のHorner徴候（眼瞼下垂，縮瞳，発汗低下）などが出現する．

嚥下中枢は延髄に存在するが，皮質を中心とした上位脳によっても嚥下機能は調整されている．摂食嚥下機能は両側性支配のため，片側だけの病変では摂食嚥下障害は起こらないと考えられるが，片側病変でも摂食嚥下障害は出現することがある．これは，嚥下に関与する皮質の領域に左右非対称性が存在するためと考えられている[8]．仮性球麻痺は，この上位脳の両側性もしくは片側性病変によって出現する．摂食嚥下障害の特徴として，口腔から咽頭にかけての協調運動の低下により，咀嚼や送り込みの不良，嚥下惹起の遅延が起こる．また，嚥下圧の低下や食道入口部の開大不全により嚥下後の咽頭残留が増加する[9]．

③ 脳卒中後遺症におけるリハビリテーションの特徴

　脳卒中の治療は，急性期の救急医療から慢性期医療，介護へと続く包括的な対応が必要である．急性期では，専門的臓器治療とともに廃用の予防，運動学習による早期自立を目指す．回復期では，集中的かつ包括的なリハビリテーションを行い，能力の最大限の回復および早期社会復帰を目指す．さらに維持期では，回復期リハで獲得した能力をできるだけ長期に維持し，QOL の向上を目指す．

　摂食嚥下リハビリテーションにおいても，介入は急性期から開始され，回復期，維持期へと継続される．われわれ歯科医療従事者も，各ステージで摂食嚥下リハビリテーションに関与することになるが，回復期や維持期でのかかわりが中心となると思われる．脳卒中後遺症患者に対する摂食嚥下リハビリテーションは，他の疾患同様に，評価を行い，リハビリテーションを実施していくが，他の進行性の神経疾患と比して機能改善が見込まれることが特徴的である．そのため，訓練後に適宜再評価が必要となる．本項では評価方法と訓練手技についての詳細は割愛する．

　脳梗塞後遺症では，口腔，咽頭の運動，感覚神経麻痺がしばしば出現する．そのため，口腔，咽頭の評価を行うときには，半側の麻痺に注意する．

　(1) 口唇：口唇閉鎖してもらい，次に口角を後ろに引く．顔面神経麻痺があると口唇閉鎖しても空気が洩れてしまい，口角も十分に引くことができない（図 48）．

　(2) 舌：舌突出したときに偏位があるか，また十分な突出ができているか確認する．片側の舌下神経麻痺があると，突出したときに患側に舌が偏位する（図 49）．また舌の廃用萎縮があると十分な挺舌ができない．

　(3) 軟口蓋：アーと発声してもらい，軟口蓋の挙上を観察する．舌咽，迷走神経麻痺があると，口蓋垂の挙上が健側へ偏位する（図 50）．

　(4) 声：気息性嗄声がある場合，迷走神経（反回神経）麻痺を疑う（図 51）．

　精密検査は，急性期，回復期では VE，VF ともに実施しやすい環境にあるが，在宅や施設での維持期では，訪問診療による VE 評価が主となる．精密検査において，食物の

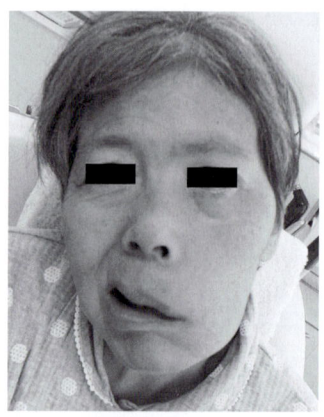

図 48　左顔面神経麻痺
左口角を引けない．

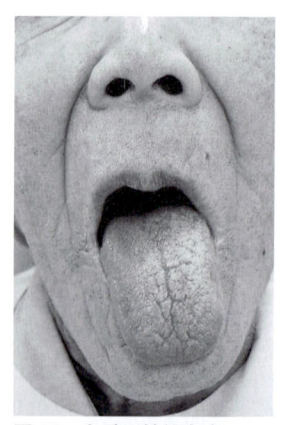

図 49　左舌下神経麻痺
舌突出時に左側に偏位．

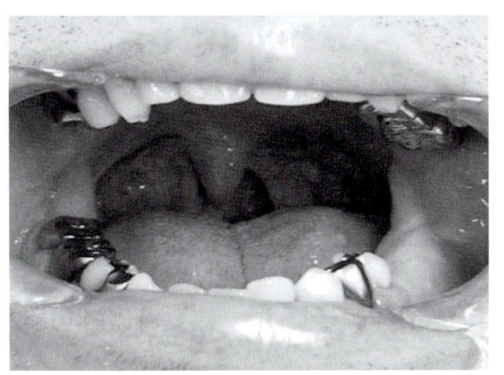

図 50　右舌咽, 迷走神経麻痺
右口蓋咽頭弓が下垂したままである.

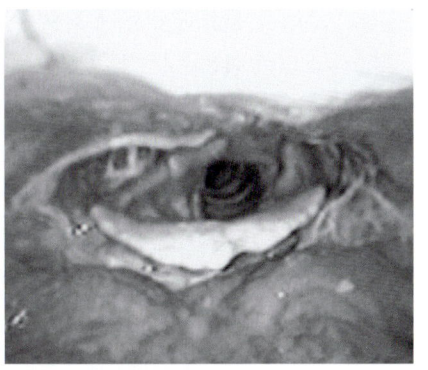

図 51　左反回神経麻痺
左側の声帯が開いたままである.

片側の残留を認めた場合には, 頸部回旋などの姿勢代償法を試してみる. ただ, すべての脳卒中後遺症患者で半側麻痺が出るわけではないので注意が必要である.

対応においては, 患者の意識レベルや高次脳機能により, 訓練と代償法を使い分ける必要がある. 指示理解がない場合や訓練実施者がいない場合には, 機能回復訓練の実施は難しいため, 代償法中心の対応となる. 意識状態がよく, 食事への意欲も高い場合には積極的な訓練が期待できる.

④ 栄養管理

脳卒中後遺症患者では, 経口からの栄養摂取量や水分摂取量が不十分であることが多い. そのような場合には, 補助栄養剤や経管栄養（胃瘻, 経鼻胃管）による代替栄養が必要となる. 経管栄養により栄養を十分入れることで, 全身状態は改善し, 訓練効果の向上が期待できる. 経口摂取が進み, 食事形態を上げられることで, 必要十分な栄養量をとることができ, 経管離脱できる場合もある. 一方で, 栄養が不十分な場合には, 訓練を行ったとしても, 疲労だけ蓄積して訓練効果を十分に発揮することができない. 訓練を実施する場合には, 適切な栄養評価が必要となる.

（松尾浩一郎）

2―進行性神経疾患（神経難病）

① 神経難病とは

神経難病とは, 難病のうちの神経に何らかの障害および症状を呈する疾患のことをいう. そもそも難病とは, 「① 原因不明, 治療方針未確定であり, かつ, 後遺症を残す恐れが少なくない疾病, ② 経過が慢性にわたり, 単に経済的な問題のみならず介護等に著しく人手を要するために家族の負担が重く, また精神的にも負担の大きい疾病」と, 定義されている. 神経難病の発生頻度は全体で1,200 人に 1 人の割合で, わが国には 10 万人以上の患者がいるといわれている[1]. おもな疾患としては筋萎縮性側索硬化症（ALS）, 脊髄性筋萎縮症, 脊髄小脳変性症, 多系統委縮症〈線条体黒質変性症, オリーブ橋小脳萎縮症, Shy-Drager（シャイ・ドレーガー）症候群〉, 多発性硬化症, 重症筋無力症, Parkinson（パーキンソン）病，進行性核上性麻痺などがある．これらの疾患は神経組織の変性によって起こるが，障害される部位や程度により症状の出現に特徴がある．若年者でも発症する疾患であるが，中年期以降に発症する神経難病が多いため，神経難病をもつ高齢者も増加している．

a. 神経難病全般の症状

神経難病は，前記したとおり原因不明であり治療方法が未確定なものが多いため，完全な治癒が望めない疾患である．しかし，現在では多くの薬や治療法が開発され，その症状や障害がかなりコントロールされるようになった．その結果，自宅療養ができるまでに回復する症例も多くみられる．そのため，典型的な症状がなく，通常の健常者と同様な治療や口腔のケアを行うことが可能であるため，人口高齢化に伴い，一般歯科診療所へ神経難病をもつ来院患者の増加が推測される．しかし，治療法が進んだといっても，進行性・難治性の病気には変わりなく，やがて進行することを考慮に入れ歯科治療は可能な限り早期に実施することが重要となる．神経難病では，病状が進行し末期の状態になると，認知症や寝たきりになる症例も多い．

神経難病においては，その病型によって出現する症状はさまざまであるが，全般的に出現する症状は，運動障害，摂食嚥下障害，言語障害であるといわれる．

1）運動障害

疾患により，さまざまな特徴的運動障害を呈する．たとえば，Parkinson（パーキンソン）病などでは歩行の障害がみられる．手指の振戦（「震顫」「振顫」；しんせん[*8]）で精細な作業を必要とする口腔清掃に困難をきたすということで，日常生活に支障を及ぼしてしまう．近年では治療薬の進歩により，日常生活に支障のないレベルまで症状の抑制ができるとされているが，実際の症例では十分にブラッシングできるところまで詳細な運動が可能になるケースは決して多くはない．正しくブラッシングができていても，発症とともに，手指・腕の運動障害によりブラッシングが十分できなくなり，う蝕の多発や歯周病の急激な進行がみられる場合もある．神経難病をもつ患者では早期の歯科受診を促し，歯および口腔の清掃の問題点を評価したうえで個々の患者に合致した清掃方法を提示し，実施してもらうようにする．そして，定期的に歯科受診させ，歯科衛生士による専門的口腔ケアを受けさせるように指導することが重要である．運動障害の状況に合わせ刷掃器具も選択するが，手指の状況に合わせて電動歯ブラシの使用も検討する．

神経難病では，顎運動機能が影響を受けることがある．オーラルジスキネジア（図52）とよばれる顎や舌の不随意運動やブラキシズム（歯ぎしり）などは，すべての患者にみられるわけではないが，他の疾患に比べて出現する頻度は高い．オーラルジスキネジアは，錐体外路系症状の一つで，脳血管障害，Parkinson（パーキンソン）病，向精神薬剤の服用，加齢などでみられる口腔不随意運動をいう．自制の可能な場合と自制不可能な場合があり，パターン的な動きをするものと，パターンをもたない動きをするものがある．いずれにしても無意味な運動を繰り返す．軽度の場合は食行動を制限することはまれであるが，重度になると義歯の使用を困難にする場合や，摂食嚥下障害の原因になることがあ

[*8]：振戦（しんせん）
手指が細かく震え，意思とは関係なく手指，足などの局所が震える状態．寒さの震えから起こる，緊張から起こるようなものは生理的振戦とよばれ疾患に起因しなくても起こるが，神経難病，脳血管疾患等により起こる病的な振戦もある．

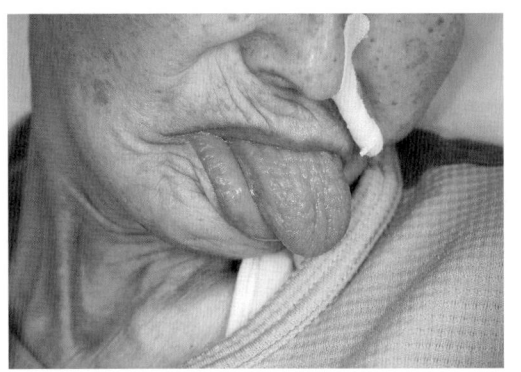

図52 舌の突出が規則的にみられるオーラルジスキネジア

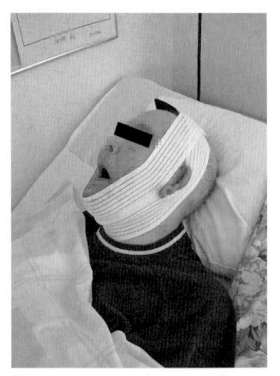

図53 フェイシャルバンドによる顎固定
注；神経難病患者ではない．

る．また，出現する症状の一つにブラキシズムがある．自制が効かないため，咬耗や歯の動揺をきたしてもブラキシズムが継続される傾向がある．安定した開口も困難になるため，歯科治療や義歯の装着が困難になる．いずれもオーラルジスキネジアと同様の症状であると推測される．さらに終末期に近い状態になると，顎関節脱臼を繰り返すようなオーラルジスキネジアが出現する場合もある．これは神経難病の場合，過去に習慣性顎関節脱臼の既往がなくても発症することがあり，注意が必要である．さらに認知症を併発すると自制が効かず，専門医による顎関節整復を行っても，再び自ら顎関節を脱臼させ開口したままの状態になってしまう患者もみられる．顎関節脱臼を繰り返す場合には，整復を行ったあとにフェイシャルバンドなど（図53）で固定を行うことで再発予防ができる場合もあるが，認知症や呼吸困難が原因で開口状態を繰り返し固定ができない症例も多い．このような場合は栄養摂取方法を経管栄養に変更し，開口に伴う口腔乾燥に対する口腔のケアを実施することが必要になる．

　オーラルジスキネジア単独を治療する方法はないが，全身の不随意運動やパーキンソニズムを治療する過程で投与される抗パーキンソン病薬が功を奏し，症状が消失することもある．

b．摂食嚥下障害・言語障害

　神経難病では，いずれの病型でも摂食嚥下障害，言語障害が出現するといわれる．特に筋委縮性側索硬化症（ALS）では，約4分の1の患者が初発症状に言語障害や摂食嚥下障害を示すといわれ，重要な診断基準になっている．摂食嚥下機構は神経と筋が複雑に連携して行われるため，神経難病では早期に障害が自覚されるものと推測される．特に口腔機能の低下は著明で，前記の運動障害による口腔清掃の不良も合併して，口腔内が汚れやすく，そのためにう歯の多発や歯周病の進行が起こる．水分での誤嚥や，飲み込みの異常を訴えるケースも多く，そのために栄養不良に陥りやすい．摂食嚥下機能を維持するために口腔のケアは重要であり，特に口腔機能を意識した口腔ケアの施行が望まれる．

② 神経難病をもつ患者のリハビリテーションおよび口腔ケア

前記したとおり，神経難病は進行性の病気で，初期には軽い運動障害や嚥下障害や言語障害が出現する．そのために，症状の悪化が進まないうちに，歯科治療や摂食嚥下リハビリテーション，定期的な口腔ケアの提供が必要となる．歯科の適切な介入がないと，病状の進行とともに口腔内は悲惨な状況になり，病状から発生する摂食嚥下障害と相乗し，経口摂取を早期に断念せざるをえないことになる．このような状況は，いまだ多くの神経難病の症例でみられるものであり，専門医はもとより，地域医療を担当する歯科医師の間でも周知徹底されなければならない．

神経難病初期には，手指の運動障害により口腔清掃が困難になることは前記した．そのため，患者本人に徹底した口腔清掃を行うように説明する．舌などを含む口腔機能や嚥下機能にまで言及し，それらの機能維持のための口腔ケアを意識させる説明が必要である．患者の意識や理解が得られた場合には定期的に来院させ，歯科衛生士による専門的口腔ケアを施行する．それは神経難病の症状の進行とともに，やがて専門的口腔ケアの施行が必須になることへの前準備としても重要である．

神経難病は病状の進行が数年～数十年単位である．早期に進行してしまうこともあれば，緩徐に経過することもあり，個人によっても差がある．症例によっては，軽快や悪化を繰り返しながら次第に機能低下する場合もある．病状が進み ADL の低下が著明になる頃には，機能低下の程度に応じて，看護・介護者による口腔ケアの実施を検討する．この時期には患者周囲の環境も変わりやすい．在宅介護の限界を迎え，施設入所に至るケースも多く，口腔ケアが疎かになることもある．可能な限り訪問診療を行うなどして，歯科衛生士の専門的口腔ケアの施行は継続できるように維持したい．

神経難病末期では自立した口腔清掃は，ほぼ不可能な状態となる．Parkinson（パーキンソン）病などでは認知症の症状が出現し，口腔ケアへ抵抗を示すような症例もみられる．経口摂取も困難になるので，経管栄養になっていることも多い．口腔機能の低下が進み，食物の経口摂取がなされないために，口腔内は汚染が広がりやすくなる．口腔内の状態は，総じて口腔乾燥が進み，不潔な痂皮や汚物に口腔粘膜が覆われた状態（図 54）になる．これら汚物が誤嚥によって気管に吸入され誤嚥性肺炎が発症すると考えられてい

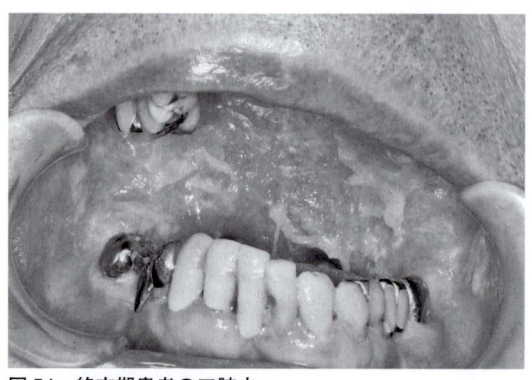

図 54　終末期患者の口腔内

る．この時期の口腔ケアは口腔の湿潤，唾液分泌の促進，口腔の保湿を中心に考えた口腔のケアを実施することになる．

（阪口英夫）

3―口腔がん手術後

口腔がんは，他の摂食嚥下障害の原因となる疾患と異なり，歯科医師が主治医となりうる疾患である．また，術後は器質的障害を有するという大きな特徴をもつため，歯科補綴装置が有効に作用するなど，歯科とかかわりが深い疾患である．ここでは口腔がん手術後の摂食嚥下障害の特徴について解説する．

① 口腔がんとは

全悪性腫瘍の約1％を占め，罹患性差は3：2と男性に多い．好発部位は舌が最も多く，次いで口底や歯肉である[1]．組織学的には「扁平上皮癌」が約85％であり最多である．治療は大きく分けて手術，放射線療法，化学療法があるが，根本治療を目的としたときは手術が適応されることが多い．

原発腫瘍の治療以外には，転移やその予防を目的として頸部郭清術が行われることがある．また，切除が広範囲に及んだときには，前腕皮弁や腹直筋皮弁といった軟組織の再建手術や腓骨を用いた顎骨の再建手術が併用される．

② 口腔がん手術後の摂食嚥下障害の特徴[2,3]

a．予定手術である

口腔がんの手術は，緊急手術ではなく予定を組んで行われる．すなわち術前（摂食嚥下障害発症前）の摂食嚥下機能を評価することができ，また術前から術後（障害発症後）を見込した患者教育や訓練ができる．

b．器質的欠損がある

口腔がんの切除後には，嚥下に関連する器官の器質的な欠損が生じる．器質的欠損は，咀嚼障害だけでなく，口腔から咽頭へと向かう送り込み圧勾配の不均衡をきたすため送り込み障害の原因となる（図55）．器質的欠損に対しては，再建術や補綴装置[4]（顎補綴装置，palatal augmentation prosthesis；PAP（図56），など），代償運動などで対応する．

c．可動域制限がある

器質的欠損の内容とも重複するが，術創の縫縮や瘢痕拘縮により嚥下関連器官の可動域が制限されることがある（図57）．可動域制限は完全な回復は難しいが，可動域訓練によりある程度の改善が見込まれる．

d．感覚障害がある

手術による感覚神経の損傷により，その支配領域の感覚が障害される．神経を完全に切断した場合には感覚は回復しない．神経を直接損傷しなくても圧迫により神経麻痺を生じることがあるが，その場合は術後数か月で回復することが多い．また前腕皮弁や腹直筋皮弁といった再建部位は感覚がない（図58）．

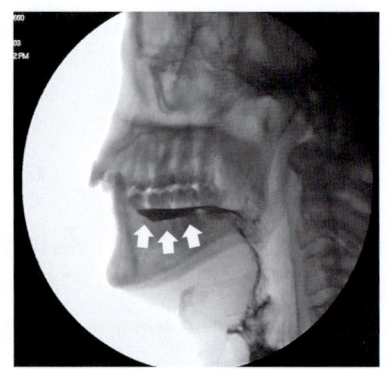

図55 液体嚥下後の嚥下造影所見
舌亜全摘のため送り込み障害を認める．矢印は送り込めずに口底に残留した造影剤を指す．

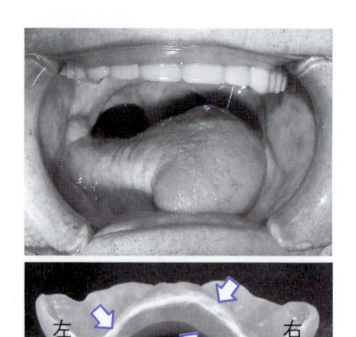

図56 舌右側部分切除後の症例．
上：口腔内．右側に器質的欠損を認める．
下：PAP（後方面観）．器質的欠損がある右側の床が厚く形成されている．

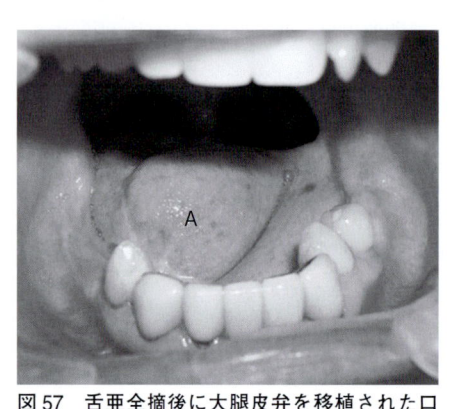

図57 舌亜全摘後に大腿皮弁を移植された口腔内
舌の突出を指示したが，可動域制限があるため再建された舌尖（A）は下顎前歯を越えない．

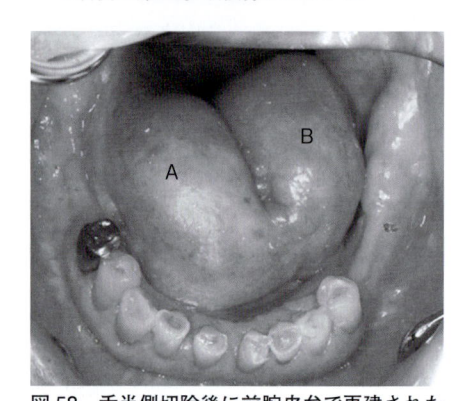

図58 舌半側切除後に前腕皮弁で再建された舌（鏡面像）
Aが前腕皮弁で再建された舌，Bが残存舌である．再建された舌には感覚がない．

e．中枢神経系の障害がない

認知機能や高次脳機能は障害されない．また，副神経の損傷による上肢挙上障害を生じることがあるものの，一般には四肢の麻痺はない．したがって，訓練指示や生活指導を患者に行うことができ，またそれを患者自ら実施することが可能である．

f．放射線療法，化学療法の副作用がある

転移や再発防止のために，術前・術後に化学療法や放射線療法による補助療法を行うことがある．補助療法中は気分不良や口内炎，粘膜炎のためにリハビリテーションが滞ることも多い．化学療法の副作用は，治療が終わると比較的早く改善するが，放射線療法によるものは長引くことがあり[5]，特に唾液腺の損傷による口腔乾燥は不可逆な副作用として残存することがある．

放射線療法で忘れてはならない副作用は，照射部位の骨髄炎である．治療後数年経過したあとでも抜歯などをきっかけに発症するため，抜歯が必要になったときには注意を要する[6]．

表20 NGチューブ,気管カニューレが嚥下に与える悪影響

NGチューブ	気管カニューレ
咽頭・喉頭の違和感	咽頭・喉頭の違和感
喉頭蓋の運動阻害	喉頭挙上運動の抑制
嚥下機能の廃用	カフによる食道圧迫
	誤嚥物の喀出阻害

③ NGチューブや気管カニューレの留置

　術後は栄養確保のために経鼻胃管（nasogastric；NG）チューブが，また呼吸管理のために気管カニューレが留置されることがある．NGチューブや気管カニューレは，咽頭・喉頭の感覚や運動に悪影響を与えるため，その留置自体が誤嚥の原因になることが知られている（表20）．NGチューブや気管カニューレが留置されている症例に対しては，しっかりと戦略を立てて症例本来の摂食嚥下機能を評価するように努めなければならない．

④ 誤　嚥

　口腔がん手術後においても，送り込みのタイミングのずれ，頸部郭清の影響，気管カニューレやNGチューブの留置のために誤嚥を生じる症例がある．多くの場合は訓練や食事内容の変更により誤嚥は改善するが，なかには避けられない誤嚥を呈する症例もあり，その場合は生涯にわたり胃瘻などの経管栄養が必要となる．

⑤ 今後の対応

　口腔がん術後の摂食嚥下リハビリテーションは，脳血管障害などと比べて症例数が多くないということもあり，系統だって行われている施設が少ない[7]．加えて，参考となる成書も脳血管障害などと比べると圧倒的に少ない．しかし，歯科の知識と技術や特殊性を遺憾なく発揮できる分野である．今後の歯科からの発展が望まれる．

（野原幹司）

4―認知症

　認知症とは，「生後いったん正常に発達した種々の精神機能が慢性的に減退・消失することで，日常生活・社会生活を営めない状態」をいい，後天的原因により生じる知能の障害である点で先天的な脳の器質的障害による知的障害（精神遅滞）とは区別される．認知症では，記憶障害以外に失語，失行，失認，遂行機能障害のうちの一つ以上の認知欠損があり，その認知欠損により社会的または職業的機能の著しい障害を引き起こし，病前の機能水準から著しく低下している状態をいう（図59）．

　認知症は，腹痛，腰痛，頭痛などと同様に，症状を総称した病名である．背景には必ず原因となる疾患がある．認知症の原因としては，神経変性疾患や脳血管疾患など非可逆性なものが多いが，なかには，正常圧水頭症や甲状腺機能低下症を原因とした治療可能な認知症があることも知っておく必要がある（表21）．

　神経細胞が通常の老化よりも病的に減少していく神経変性疾患による認知症には，Alzheimer（アルツハイマー）型認知症，Lewy（レビー）小体型認知症，前頭側頭型認知症

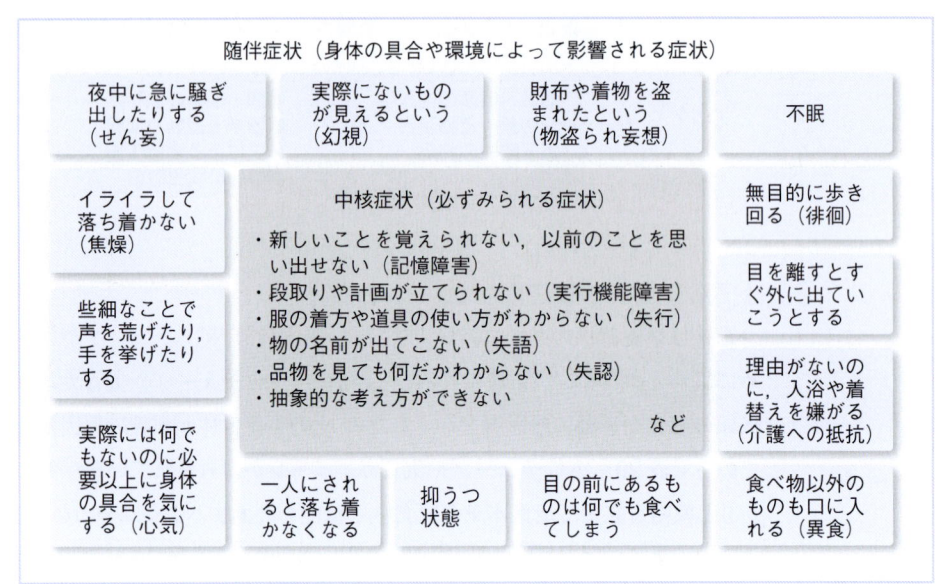

随伴症状（身体の具合や環境によって影響される症状）

- 夜中に急に騒ぎ出したりする（せん妄）
- 実際にないものが見えるという（幻視）
- 財布や着物を盗まれたという（物盗られ妄想）
- 不眠
- イライラして落ち着かない（焦燥）
- 無目的に歩き回る（徘徊）
- 些細なことで声を荒げたり，手を挙げたりする
- 目を離すとすぐ外に出ていこうとする
- 実際には何でもないのに必要以上に身体の具合を気にする（心気）
- 理由がないのに，入浴や着替えを嫌がる（介護への抵抗）
- 一人にされると落ち着かなくなる
- 抑うつ状態
- 目の前にあるものは何でも食べてしまう
- 食べ物以外のものも口に入れる（異食）

中核症状（必ずみられる症状）
・新しいことを覚えられない，以前のことを思い出せない（記憶障害）
・段取りや計画が立てられない（実行機能障害）
・服の着方や道具の使い方がわからない（失行）
・物の名前が出てこない（失語）
・品物を見ても何だかわからない（失認）
・抽象的な考え方ができない
など

図59　認知症の中核症状と随伴症状（behavioral and psychological symptoms of dementia；BPSD）

表21　認知症のおもな原因疾患

治療や改善が望めるもの	・慢性硬膜下血腫 ・正常圧水頭症 ・甲状腺機能障害 ・肝性脳症 ・良性脳腫瘍 ・ビタミン B_1，B_{12}，ニコチン酸の欠乏
脳神経細胞の変性によるもの	・Alzheimer（アルツハイマー）病 ・Lewy（レビー）小体病 ・Parkinson（パーキンソン）病 ・大脳皮質基底核変性症 ・前頭側頭葉変性症 ・進行性核上性麻痺 ・Huntington（ハンチントン）舞踏病
脳血管疾患	・脳梗塞 ・脳出血 ・Binswanger（ビンスワンガー）病
その他	・アルコール脳症 ・有機溶剤などの薬物中毒 ・脳炎・髄膜炎 ・Creutzfeldt-Jacob（クロイツフェルト・ヤコブ）病 ・進行麻痺

といったものがある．認知症全体の40〜60％を占めるAlzheimer（アルツハイマー）型認知症では，初期には摂食嚥下機能が障害されることはまれであるが，嗜好や食欲が変化したり，見当識障害や遂行機能の障害により，食べなかったり，注意がそれたりといった先行期の障害がみられる．

Lewy（レビー）小体型認知症は，Alzheimer（アルツハイマー）病とParkinson（パーキンソン）病の特徴を併せもった疾患であり，ありありとした幻視をみるといった特徴が

ある．また，早期から Parkinson（パーキンソン）症状が出現することで，食物の口腔から咽頭への送り込みの障害や誤嚥といった摂食嚥下障害を呈する．

前頭側頭型認知症は，記憶障害よりも性格・行動面の変化が目立つ特徴がある．自己中心的で短絡的な行動や常同行動などが特徴であり，偏食や大食，異食や早食いによる窒息のリスクがある．

一方，血管性認知症では，多くの場合脳血管疾患に伴う麻痺が認められ，脳血管疾患の部位や損傷の範囲によっては，初期から摂食嚥下障害が重度となる場合もある．

認知症は進行性であり，進行に伴い徐々に知能が障害されていく（図60）．初期には上述のように疾患ごとに特徴的な症状がみられるが，認知症状の進行とともに中期では，すべての認知症において失行や失認といった症状が強くなり，食事をしない，食事を途中で中断する，食事のペースが乱れるといったような症状がみられるようになる．このような場合，食事に集中できる環境を整えたり，声かけなどの工夫により自分で食べることができるような方法を考えていくが，やがては直接的な食事介助が必要となってくる．

さらに認知症が進行して末期となると，意識や覚醒レベルが低下して食塊形成の不良や送り込み障害といった口腔期の障害が強くなり，いつまでもモグモグばかりして咽頭への送り込みができなくなったりすることがみられるようになってくる．また，吸啜反射や咬反射といった原始反射が発現したりもする[1]．このような症例では，スプーン等を持った手を介助で口に運びながら少しでも自ら口に運ぼうとする動きを引き出すことで一連の摂食行動を誘発したり，赤ちゃんせんべい法といわれる軟らかくて少し噛むとすぐに食塊形成ができるような食物を咀嚼させることで嚥下を誘発させるといった先行期や準備期へのアプローチが有効となる場合がある．また，上顎義歯のS状隆起部を少し強調してみたり，口蓋部を厚くして舌接触補助床としたりすることで，口腔からの送り込みが改

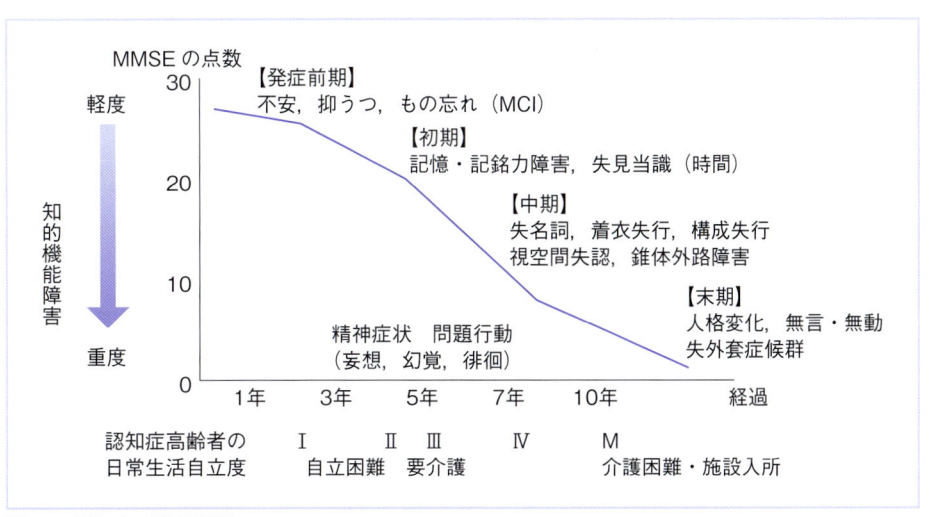

図60 認知症の進行過程
MMSE：Mini Mental State Examination（認知機能の評価法の一つ）
MCI：Mild Cognitive Impairment（軽度認知障害）

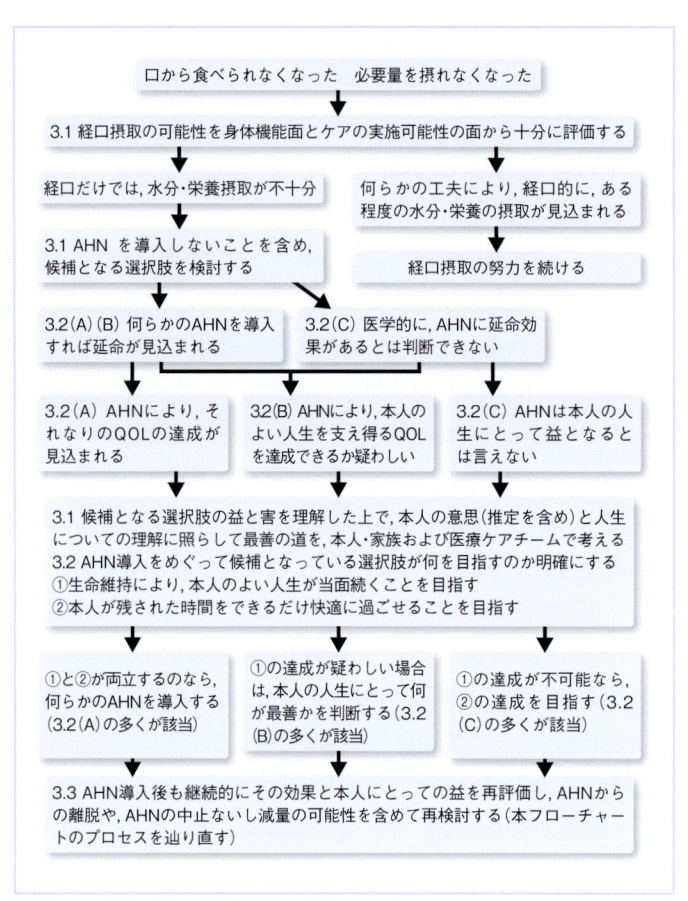

図61　人工的水分・栄養補給（AHN：artificial hydration and nutrition）の導入に関する意思決定プロセスのフローチャート（日本老年医学会）
筆者注：「3.1」等の数字は、「高齢者ケアの意思決定プロセスに関するガイドライン（日本老年医学会）」本文の番号に対応している．

善することもある．認知症患者に対する歯科治療，義歯治療の適否はなかなか難しいところがあるが，重度の認知症となると新義歯への適応は困難であるといった報告[2]もあることから，早期に適切な歯科治療を行っておくことが肝要である．

さらに病状が進行して終末期になると，意思疎通が困難か不可能となり，口を開けてくれず食事を拒否したりするようになる．また，摂食嚥下機能自体も低下して摂食嚥下困難となったり，誤嚥したりするようになる．このような終末期では，経口摂取をどのようにするかを考える必要がある（**図61**）．非常に困難なテーマであり結論があるわけではないが，今後われわれも必ず直面していかなければならない課題である．

（吉田光由）

5─廃用症候群

廃用症候群とは，長期の安静状態により，活動的であるべき器官の機能が衰えることである．機能の衰えは**表22**に示すようにほとんどあらゆる器官・組織に起こり，共通の原

表22 原因別にみた廃用症候群の諸症状（上田，2009.[1]）

I．局所性廃用によるもの	II．全身性廃用によるもの	III．臥位・低重力によるもの	IV．感覚・運動刺激の欠乏によるもの
1. 関節拘縮 2. 筋廃用萎縮 　a. 筋力低下 　b. 筋耐久力低下 3. 骨粗鬆症-高カルシウム尿-尿路結石 4. 皮膚萎縮 5. 褥瘡 6. 静脈血栓症	1. 心肺機能低下 　a. 一回心拍出量の減少 　b. 頻脈 　c. 肺活量減少 　d. 最大換気量減少 2. 消化器機能低下 　a. 食欲不振 　b. 便秘 3. 易疲労性	1. 起立性低血圧 2. 利尿 3. ナトリウム利尿 4. 血液量減少（脱水）	1. 知的活動低下 2. うつ傾向 3. 自律神経不安定 4. 姿勢・運動調節機能低下

因（不使用・廃用）で種々の一見相互に無関係にみえる症状が起こってくるため，症候群とされる[1]．高齢者ほど症状の進行は速く，不可逆的となりやすい．廃用症候群は他の因子とも絡んで口腔の運動能力を著しく低下させる．口腔の運動が減少すると唾液の分泌も抑制され口腔乾燥を助長させることから，口腔の自浄作用の低下が起こり，口腔の健康は著しく阻害されることとなる．

廃用症候群に関連する概念としてサルコペニアがあるが，これは老化に伴う筋量の低下とそれに伴う筋力や運動機能の低下を示すと定義されている[2]．サルコペニアは，筋タンパク質の合成と分解のアンバランスによる筋タンパク質の減少によって引き起こされる筋線維の萎縮であるが，その発症には身体活動量の低下だけでなく，加齢に伴って変化する栄養摂取量，体脂肪量，運動神経や内分泌系などさまざまな要因によって起こる[3,4]．

廃用症候群と摂食嚥下障害との関連をみてみると，長期にわたり食事が流動食やペースト食のような性状のものを食べる環境になったり，経管栄養チューブ留置の状態となったりすることで口腔・咽頭・顔面領域の運動性の低下がみられる．さらに寝たきり状態では顎関節の拘縮による開口障害や脱臼などを起こしやすく，頸部の後屈や拘縮による嚥下運動への影響も認められる．

摂食嚥下機能に重要な役割を担う舌においても，廃用の影響を受ける可能性がある．舌の加齢変化については，内舌筋が萎縮し，動きが低下すること[5]や，舌突出力が若年者に比べて高齢者で有意に低下することが報告[6]されている．これらの舌の変化は，全身の骨格筋に現れるサルコペニアと同様に，舌の筋肉に現れたサルコペニアともいえる現象と考えられる．舌筋の厚みは年齢およびBMI（body mass index）で示される栄養状態と関連すること[7]，さらに要介護期間が長くなるほど舌筋の厚みや舌圧が低下すること[8]から，舌の筋力の低下には廃用の影響が大きい可能性がある（図62，63）．また，舌筋の厚径の厚い人は薄い人に比べて常食を摂取している割合が多いという結果もあり，経口摂取している場合でも摂食嚥下機能の低下が舌の筋量の減少に関連する可能性がある．

廃用症候群における栄養障害との関連については，Jainら[9]が，BMIが正常範囲の廃用症候群患者よりも，肥満患者のほうが機能的自立度評価表（functional independence

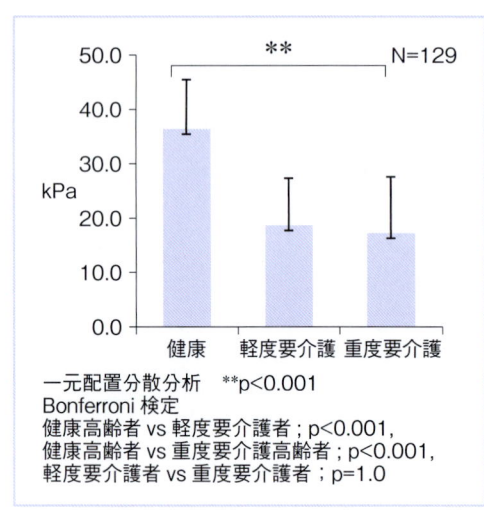

図62 舌圧と要介護カテゴリーの関係

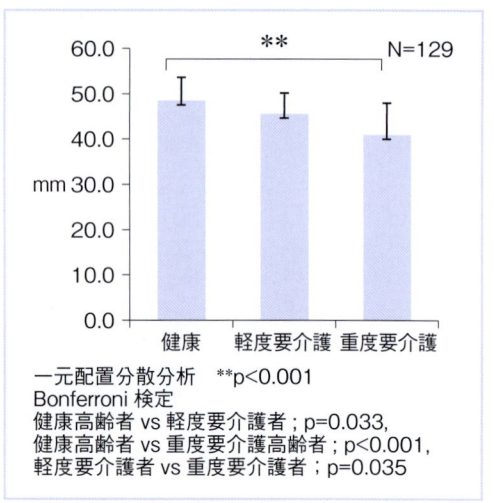

一元配置分散分析　**p<0.001
Bonferroni検定
健康高齢者 vs 軽度要介護者；p<0.001,
健康高齢者 vs 重度要介護高齢者；p<0.001,
軽度要介護者 vs 重度要介護者；p=1.0

図63 舌の厚みと要介護カテゴリーの関係

一元配置分散分析　**p<0.001
Bonferroni検定
健康高齢者 vs 軽度要介護者；p=0.033,
健康高齢者 vs 重度要介護高齢者；p<0.001,
軽度要介護者 vs 重度要介護者；p=0.035

measure；FIM）の改善が多く，一方で低体重患者では最も改善が少ないという報告をしている．また若林ら[10]は，入院患者における廃用症候群の程度と栄養障害の関連について，重度の廃用症候群患者では廃用性筋委縮に栄養や疾患に関連したサルコペニアを合併している可能性があり，リハビリテーションと栄養管理を同時に行うことで日常生活動作（activities of daily living；ADL）がより改善する可能性があることを報告している．

　口腔器官の廃用症候群の要因の一つに，長期にわたる経管栄養チューブ留置による摂食嚥下機能への悪影響があることは先に述べた．これを改善するための方法の一つに，間欠的口腔食道経管栄養法（intermittent oro-esophageal tube feeding；IOE）[11]の利用が勧められている．OE法はカテーテルを口腔から挿入することで患者の意識水準を向上させ，嚥下機能の廃用症候群を防ぎ，咽頭反射や嚥下反射を誘発する求心性刺激になる可能性があるといわれている．さらにOE法はカテーテルの先端が胃ではなく食道に留置されることにより，食道から発する消化管の蠕動運動が改善されることで下痢が改善されるという効果も報告[12]されている．このように，経管栄養となり口腔・咽頭領域の運動性が低下する状況においても，OE法などを選択することにより，廃用症候群の予防に効果がある可能性がある．

　低栄養は要介護状態の重症化を招くため，疾病発症前，あるいは軽症な時期に病気の芽をつみ，「寝たきり老人」をつくらないこと，QOLを損なう状態前の未病対策が重要といわれる[13]．歯科領域においては，舌をはじめとした口腔器官のサルコペニアを予防するための機能的アプローチを行うことで廃用症候群を予防し，未病対策の一助とする取り組みが必要となる．

（田村文誉）

文 献
1．高齢者の摂食嚥下機能の基礎
1—基礎知識
1) Hiiemae KM, Palmer JB：Food transport and bolus formation during complete feeding sequences on foods of different initial consistency. Dysphagia, 14：31-42, 1999.
2) Leopold NA, Kageal MC：Swallowing ingestion and dysphagia. Arch Phys Med Rehabil, 64：371-373, 1983.
3) 向井美惠，鎌倉やよい編：摂食・嚥下障害の理解とケア，学習メディカル秀潤社，東京，7-13, 2003.
4) 石川賢太郎，向井美惠：老年期の機能衰退と摂食・嚥下障害．向井美惠，山田好秋編，歯学生のための摂食・嚥下リハビリテーション，医歯薬出版，東京，66-69, 2008.
5) 中島美穂子，沖本公繪，松尾浩一，他：高齢者における咀嚼能率についての研究—有歯顎者と義歯使用者との比較—．補綴誌，47(5)：779-786, 2003.

2—摂食嚥下障害の病態と原因
1) 藤島一郎：基礎的知識—嚥下障害の病態と原因．聖隷三方原病院嚥下チーム編，嚥下障害ポケットマニュアル，第2版，1-23, 医歯薬出版，東京，2003.
2) 向井美惠，山田好秋編：歯学生のための摂食・嚥下リハビリテーション，医歯薬出版，東京，53-65, 2008.
3) 菊谷　武：摂食・嚥下障害とは．植松　宏，稲葉　繁，渡邉　誠編，高齢者歯科ガイドブック，医歯薬出版，東京，236-247, 2001.
4) 平山恵造：神経症候学．文光堂，東京，1002, 1971.

3—摂食嚥下機能と栄養状態
1) 松村　明監修：大辞泉，第2版，小学館，東京，2012.
2) Pennings B, Koopman R, Beelen M, et al.：Exercising before protein intake allows for greater use of dietary protein-derived amino acids for de novo muscle protein synthesis in both young and elderly men. Am J Clin Nutr, 93：322-331, 2011.
3) Aberg W, Thörne A, Olivecrona T, et al.：Fat oxidation and plasma removal capacity of an intravenous fat emulsionin elderly and young man. Nutrition, 22：738-743, 2006.
4) 厚生労働省：平成25年国民健康・栄養調査 結果の概要．
http://www.mhlw.go.jp/file/04-Houdouhappyou-10904750-Kenkoukyoku-Gantaisakukenkouzoushinka/0000068070.pdf
5) Pilotte A, Salles N：Helicobacter pylori infection in geriatrics. Hericobactor, 7：56-62, 2002.
6) Madsen JL, et al.：Effects of aging on gastrointestinal motor function. Age and Ageing, 33：154-159, 2004.
7) 菱田　明，佐々木敏監修：日本人の食事摂取基準2015年版，第1出版，東京，373-374, 2015.

4—嚥下食と栄養
1) 菊谷　武，西脇恵子，稲葉　繁，他：介護老人福祉施設における利用者の口腔機能が栄養改善に与える影響．日老医誌，41：396-401, 2001.
2) 金谷節子：ベッドサイドから在宅まで使える嚥下食のすべて，医歯薬出版，東京，2006.
3) 日本摂食・嚥下リハビリテーション学会医療検討委員会：日本摂食・嚥下リハビリテーション学会嚥下調整食分類2013，日摂食嚥下リハ誌，17：255-267, 2013.
4) 向井美惠，林静子：栄養管理．(公社)日本歯科衛生士会編，歯科衛生士のための摂食・嚥下リハビリテーション，医歯薬出版，東京，171, 2011.
5) 東口高志：摂食・嚥下障害と栄養．才藤栄一，向井美惠監修，摂食・嚥下リハビリテーション，第2版，医歯薬出版，東京，241, 2007.

2．摂食嚥下機能の検査と評価・診断
1—スクリーニング
1) 戸原　玄，才藤栄一，馬場　尊，他：Videofluorographyを用いない摂食・嚥下障害フローチャート．日摂食嚥下リハ会誌，6：196-206, 2002.
2) 小口和代，才藤栄一，水野雅康，他：機能的嚥下障害スクリーニングテスト「反復唾液のみテスト」(Repetetive Saliva Swallowing Test：RSST)の検討(1)正常値の検討．リハ医，37：375-382, 2000.
3) 小口和代，才藤栄一，馬場　尊，他：機能的嚥下障害スクリーニングテスト「反復唾液のみテスト」(Repetetive Saliva Swallowing Test：RSST)の検討(2)妥当性の検討．リハ医，37：383-388, 2000.
4) Wakasugi Y, Tohara H, Hattori F, et al.：Screening test for silent aspiration at the bedside. Dysphagia, 23(4)：364-370, 2008.
5) Wakasugi Y, Tohara H, Nakane A, et al.：Usefulness of a handheld nebulizer in cough test to screen for silent aspiration. Odontology, 102(1)：76-80, 2014.

6) Sato M, Tohara H, Iida T, et al：Simplified cough test for screening silent aspiration. Arch Phys Med Rehabil, 93(11)：1982-1986, 2012.
7) 戸原　玄, 和田聡子, 三瓶龍一, 他：簡易な開口力測定器の開発―第1報：健常者の開口力, 握力および年齢との比較―. 老年歯学, 26(2)：78-84, 2011
8) Iida T, Tohara H, Wada S, et al.：Aging decreases the strength of suprahyoid muscles involved in swallowing movements. Tohoku J Exp Med, 231(3)：223-228, 2013
9) Hara K, Tohara H, Wada S, et al.：Jaw-opening force test to screen for dysphagia：preliminary results. Arch Phys Med Rehabil, 2013 [Epub ahead of print].

2―精密検査
1) Ardran GM, Kemp FH：The mechanism of swallowing. Proc R Soc Med, 44(12)：1038-1040, 1951.
2) Ramsey GH, Watson JS, Gramiak R, et al.：Cinefluorographic analysis of the mechanism of swallowing. Radiology, 64(4)：498-518, 1955.
3) 吉田哲二：正常嚥下に関する筋電図的ならびにX線的研究. 耳鼻と臨床, 25(3)：824-872, 1979.
4) Lamgmore SE, Schatz K, Olsen N：Fiberoptic endscopic examination of swallowing safety：a new procedure. Dysphagia, 2：216-219, 1988.
5) Langmore SE, Schatz K, Olsen N：Endoscopic and videofluoroscopic evaluation of swallowing and aspiration. Ann Otol Rhinol Laryngol, 100：678-681, 1991.
6) Crary MA, Baron J：Endoscopic and fluoroscopic evaluations of swallowing：comparison of observed and inferred findings. Dysphagia, 12：108, 1997.
7) 日本摂食・嚥下リハビリテーション学会医療検討委員会：嚥下造影の検査法（詳細版）日本摂食・嚥下リハビリテーション学会医療検討委員会2011版案, 日摂食嚥下リハ会誌, 15(1)：76-95, 2011.
8) 日本摂食・嚥下リハビリテーション学会医療検討委員会：嚥下内視鏡検査の標準的手順, 日摂食嚥下リハ会誌, 11(3)：389-402, 2007.
9) 金子芳洋, 千野直一 監修：摂食・嚥下リハビリテーション, 第1版, 医歯薬出版, 東京, 89-104, 1998.

3―評価と診断
1) 日本摂食・嚥下リハビリテーション学会医療検討委員会：摂食・嚥下障害の評価（簡易版）日本摂食・嚥下リハビリテーション学会医療検討委員会案, 日摂食嚥下リハ会誌, 15(1)：96-101, 2011.
2) 服部史子, 戸原　玄, 中根綾子, 他：在宅及び施設入居摂食・嚥下障害の栄養摂取方法と嚥下機能の乖離. 日本摂食嚥下リハ会誌, 12(2)：101-108, 2008.
3) 近藤和泉（研究代表者）：在宅療養中の胃瘻患者に対する摂食・嚥下リハビリテーションに関する総合的研究 平成24年度総括・分担研究報告書. 厚生労働省科学研究費補助金長寿科学総合研究事業, 2013.
4) 戸原　玄, 阿部仁子, 中山渕利, 他：胃瘻患者の経口摂取再開への道筋を考える. デンタルハイジーン, 33(10)：114-118, 2013.

3. 摂食嚥下機能と歯科治療の関連
1―歯の役割（義歯の役割を含む）と意義
1) 坪井明人, 小坂　健：高齢者における咀嚼・嚥下機能の特性. 高齢者の口腔機能とケア, 長寿科学振興財団, 愛知, 45-51, 2009.
2) 和田康志, 小椋正之, 瀧口　徹：歯科受療率は高齢者においてなぜ下がるのか. 日本歯科評論, 711：170-174, 2002.
3) 柿木保明：唾液と口腔乾燥症. 医歯薬出版, 東京, 2008.
4) 木村貴之, 遠藤眞美, 永富絵美, 他：要介護高齢者に対する機能的口腔ケアと血漿中活性型グレリン値の関連性. 九州歯科学会誌, 66(2)：29-38, 2012.
5) 斎藤郁子, 松田智子, 柿木保明：平成9年度厚生科学研究「歯科衛生士による長期療養患者に対する口腔ケアの効果に関する調査研究」報告書, 1998.
6) Yoneyama T：Oral Hygiene reduces respiratory infections elderly bed-bound nursing home patients. Archives of Gerontology and Geriatrics, 22：11-19, 1996.
7) 福島正義, 野村修一, 岩久正明：咬合力からみた8020運動の意義について（第2報）8020社と総義歯装着者の比較. 老年歯学, 12：144-145, 1997.
8) Feldman RS, Kapur KK, Alman JE, et al.：Aging and mastication：changes in performance and in the swallowing threshold with natural dentition. J Am Geriatr Soc, 28：97-103, 1980.
9) 那須郁夫：高齢者における口腔機能と健康寿命. 高齢者の口腔機能とケア, 長寿科学振興財団, 愛知, 33-42, 2009.

2―舌接触補助床
1) 日本補綴歯科医学会, 日本老年歯科医学会編：摂食・嚥下障害, 構音障害に対する舌接触補助床（PAP）の診療ガイドライン, 2011.

4. 摂食機能療法の進め方
1—リスク管理
1) Lieu PK, Chong MS, Seshadri R：The impact of swallowing disorders in the elderly. Ann Acad Med Singapore, 30(2)：148-154, 2001.
2) Buchholz D：Neurologic causes of dysphagia. Dysphagia, 1(3)：152-156, 1987.
3) Kuhlemeier KV：Epidemiology and dysphagia. Dysphagia, 9(4)：209-217, 1994.
4) Johnson DN, Herring HJ, Daniels SK：Dysphagia Management in Stroke Rehabilitation. Curr Phys Med Rehabil Reports, 2(4)：207-218, 2014.
5) Howden CW：Management of acid-related disorders in patients with dysphagia. Am J Med, 117 Suppl：44S-48S, 2004.
6) Schindler JS, Kelly JH：Swallowing disorders in the elderly. Laryngoscope, 112(4)：589-602, 2002.
7) Tippett DC：Clinical challenges in the evaluation and treatment of individuals with poststroke dysphagia. Top Stroke Rehabil, 18(2)：120-133, 2011.
8) Gordon C, Hewer RL, Wade DT：Dysphagia in acute stroke. Br Med J (Clin Res Ed), 295 (6595)：411-414, 1987.
9) Dworzynski K, Ritchie G, Fenu E, et al.：Rehabilitation after stroke：summary of NICE guidance. BMJ, 346：f3615, 2013.
10) Billinger SA, Arena R, Bernhardt J, et al.：Physical activity and exercise recommendations for stroke survivors：a statement for healthcare professionals from the American Heart Association/American Stroke Association. Stroke, 45(8)：2532-2553, 2014.
11) 佐藤琢磨, 佐々木英忠：リスクマネージメント基礎知識—誤嚥性肺炎の予防治療と経口摂取の可否. MB Med Reha, 57：163-171, 2005.
12) 本多知行, 福永典子：脳卒中急性期の嚥下機能評価と摂食機能療法. 脳と循環, (2)：161-165, 2009.
13) Collins MJ, Bakheit AM：Does pulse oximetry reliably detect aspiration in dysphagic stroke patients?. Stroke；a Journal of Cerebral Circulation, 28(9)：1773-1775, 1997.
14) Lim SH, Lieu PK, Phua SY, et al.：Accuracy of bedside clinical methods compared with fiberoptic endoscopic examination of swallowing (FEES) in determining the risk of aspiration in acute stroke patients. Dysphagia, 16(1)：1-6, 2001.
15) Smith HA, Lee SH, O'Neill PA, et al.：The combination of bedside swallowing assessment and oxygen saturation monitoring of swallowing in acute stroke：a safe and humane screening tool. Age and Ageing, 29(6)：495-499, 2000.
16) 堀口利之：リスクマネージメント基礎知識—気管切開とカニューレの選択. MB Med Reha, 57：187-196, 2005.
17) 豊島真理子, 三瀬和代, 西窪加緒里, 他：気管切開孔形成術を契機に嚥下機能の改善が得られたワレンベルグ症候群の1例. 音声言語医学, 50(1)：1-5, 2009.
18) Marzolini S, Oh P, McIlroy W, et al.：The feasibility of cardiopulmonary exercise testing for prescribing exercise to people after stroke. Stroke, 43(4)：1075-1081, 2012.
19) Adams RJ, Chimowitz MI, Alpert JS, et al.：Coronary risk evaluation in patients with transient ischemic attack and ischemic stroke：a scientific statement for healthcare professionals from the Stroke Council and the Council on Clinical Cardiology of the American Heart Association/American Stroke A. Circulation, 108(10)：1278-1290, 2003.
20) Roth EJ, Mueller K, Green D：Stroke rehabilitation outcome：impact of coronary artery disease. Stroke. 19(1)：42-47, 1988.
21) 前田広士, 藤島一郎：頭部挙上訓練の至適負荷量：日本における健常成人の持続頭部挙上時間と反復頭部挙上回数. 嚥下医学, 2(1)：82-91, 2013.

2—多職種連携
1) 才藤栄一：リハビリテーション医学・医療総論. 日摂食嚥下リハ会誌, 5(2)：3-10, 2001.
2) 藤島一郎：チームアプローチの重要性. 才藤栄一, 向井美惠監修, 摂食・嚥下リハビリテーション, 第2版, 医歯薬出版, 東京, 114-116, 2007.
3) 石田 瞭：摂食嚥下リハビリテーションのチームアプローチ. 向井美惠, 山田好秋編, 歯学生のための摂食嚥下リハビリテーション学, 医歯薬出版, 東京, 176-179, 2008.
4) 齋藤 宏：チーム医療・連携医療. 上好昭孝ほか編, 医学生・コメディカルのための手引書 リハビリテーション概論, 第2版, 永井書店, 東京, 115-118, 2011.
5) チーム医療推進方策検討ワーキンググループ：チーム医療推進のための基本的な考え方と実践的事例集. 厚生労働省ホームページ http://www.mhlw.go.jp/stf/shingi/2r9852000001ehf7.html, 2014.03.24 アクセス

5．摂食機能療法の実際
1—間接訓練
1) 藤島一郎：脳卒中の摂食・嚥下障害，医歯薬出版，東京，92-93, 1993.
2) 日本摂食・嚥下リハビリテーション学会医療検討委員会：訓練法のまとめ（改訂2010）．日摂食嚥下リハ会誌，14(3)：644-663, 2010.
3) 金子芳洋：摂食・嚥下リハビリテーション，医歯薬出版，東京，175-181, 1998.
4) 藤島一郎：Q&Aと症例でわかる！摂食・嚥下障害ケア，羊土社，東京，101-102, 2013.
5) Yamaguchi H, Yotsukura Y, Sata H, et al.：Pushing exercise program to correct glottal incompetence. J Voice, 7：250-256, 1993.
6) Shaker R, Kern M, Bardan E, et al.：Augmentation of deglutitive upper esophageal sphincter opening in the elderly by exercise. Am J Physiol, 272：G1518-G1522, 1997.
7) Wada S, Tohara H, Iida T, et al.：Jaw opening exercise for insufficient opening of upper esophageal sphincter. Arch Phys Med Rehabil, 93(11)：1995-1999, 2012.
8) Logemann JA：Evaluation and Treatment of Swallowing Disorders. 2nd ed, Pro-ed, Texas, 211-214, 1998.
9) 藤島一郎：脳卒中の摂食・嚥下障害，医歯薬出版，東京，88-89, 1993.

2—直接訓練
1) 清水充子：直接訓練法．才藤栄一，向井美恵 監修，摂食・嚥下リハビリテーション，第2版，医歯薬出版，東京，184-189, 2007.
2) Logemann JA, Kahrilas PJ, Kobara M, et al.：The benefit of head rotation on pharyngoesophageal dysphagia. Arch Phys Med Rehabil, 70：767-771, 1989.
3) Nakayama E, et al.：Changes in pyriform sinus morphology in the head rotated position as assessed by 320-row area detector CT. Dysphagia, 28(2)：199-204, 2013.
4) 太田喜久夫，才藤栄一，松尾浩一郎：体位効果の組み合わせにおける注意 頸部回旋がリクライニング姿勢時の食塊の咽頭内通過経路に与える影響について．日摂食嚥下リハ会誌，13：3-9, 2009.
5) 太田喜久夫：姿勢と摂食・嚥下．才藤栄一，向井美恵 監修，摂食・嚥下リハビリテーション，第2版，医歯薬出版，東京，104-107, 2007.
6) 岡田澄子：体位・頸部姿勢の調整．日本摂食・嚥下リハビリテーション学会編，日本摂食・嚥下リハビリテーション学会eラーニング対応 第4分野 摂食・嚥下リハビリテーションの介入 Ⅱ 直接訓練・食事介助・外科治療，第1版，医歯薬出版，東京，32-38, 2011.
7) Ohmae Y, Logemann JA, Kaiser P, et al.：Effects of two breath-holding maneuvers on oropharyngeal swallow. Ann Otol Rhinol Laryngol, 105(2)：123-131, 1996.
8) Logemann JA：Evaluation and Treatment of Swallowing Disorders, 2nd ed, Austin, Texas, 221, 1998.

3—訓練法の選択
1) 小口和代，才藤栄一，水野雅康，他：機能的嚥下障害スクリーニングテスト「反復唾液嚥下テスト」(the Repetitive Saliva Swallowing Test：RSST)の検討 (1) 正常値の検討．リハ医学，37(6)：375-382, 2000.
2) 小口和代，才藤栄一，馬場 尊，他：機能的嚥下障害スクリーニングテスト「反復唾液嚥下テスト」(the Repetitive Saliva Swallowing Test：RSST)の検討 (2) 妥当性の検討．リハ医学，37(6)：383-388, 2000.
3) 平野 薫，高橋浩二，宇山理沙，他：嚥下障害判定のための頸部聴診法の診断精度の検討．口外誌，47(2)：93-100, 2001.
4) 平野 薫，高橋浩二，宇山理沙，他：頸部聴診法による嚥下障害の判定に関与する聴覚心理因子の検討．口科誌，50(4)：242-248, 2001.
5) 日本摂食嚥下リハビリテーション学会医療検討委員会：摂食・嚥下障害の評価（簡易版）日本摂食嚥下リハビリテーション学会医療検討委員会案 MWST（改訂水飲みテスト）．日摂食嚥下リハ会誌，15(1)：96-101, 2011.
6) 馬場 尊，才藤栄一：摂食・嚥下障害に対するリハビリテーションの適応．J Clin Rehabil, 9(9)：857-863, 2000.
7) 藤島一郎，藤谷順子 編著：嚥下障害グレード．嚥下リハビリテーションと口腔ケア，メヂカルフレンド社，東京，57, 2006.

6．疾患による特徴とリハビリテーション
1—脳卒中後遺症
1) Thrift AG, Cadilhac DA, Thayabaranathan T, et al.：Global stroke statistics. Int J Stroke, 9：6-18, 2014.
2) Smithard DG：Swallowing and stroke：neurological effects and recovery. Cerebrovasc Dis, 14：1-8, 2002.
3) Axelsson K, Asplund K, Norberg A, et al.：Eating problems and nutritional status during hospital stay of patients with severe stroke. J Am Diet Assoc, 89：1092-1096, 1989.

4) Kidd D, Lawson J, Nesbitt R, et al.：The natural history and clinical consequences of aspiration in acute stroke. QJM, 88：409-413, 1995.
5) Wade DT, Hewer RL：Motor loss and swallowing difficulty after stroke：frequency, recovery, and prognosis. Acta Neurol Scand, 76：50-54, 1987.
6) Martino R, Foley N, Bhogal S, et al.：Dysphagia after stroke：incidence, diagnosis, and pulmonary complications. Stroke, 36：2756-2763, 2005.
7) Paciaroni M, Mazzotta G, Corea F, et al.：Dysphagia following stroke. Eur Neurol, 51：162-167, 2004.
8) Hamdy S, Aziz Q, Rothwell JC, et al.：Explaining oropharyngeal dysphagia after unilateral hemispheric stroke. Lancet, 350：686-692, 1997.
9) Ertekin C, Aydogdu I, Tarlaci S, et al.：Mechanisms of dysphagia in suprabulbar palsy with lacunar infarct. Stroke, 31：1370-1376, 2000.

2─進行性神経疾患（神経難病）
1) 難病情報センターホームページ：http://www.nanbyou.or.jp/entry/1360　平成26年8月29日アクセス
2) 金川由美子：口腔ケアの現状と問題点―在宅神経難病ケースへの関わりから―. 老年歯学, 18(1)：52-57, 2003.
3) 厚生省特定疾患研究「特定疾患に関するQOL研究」班：「難病の地域ケア・ガイドライン」. 47-53, 2000.

3─口腔がん手術後
1) 口腔癌診療ガイドライン作成合同委員会：第2章　疫学［科学的根拠に基づく口腔癌診療ガイドライン］. 日本口腔腫瘍学会口腔癌治療ガイドライン改訂委員会・日本口腔外科学会口腔癌診療ガイドライン策定委員会 合同委員会 編 2013年度版, 金原出版, 東京, 11-22, 2013.
2) Gaziano JE：Evaluation and management of oropharyngeal dysphagia in head and neck cancer. Cancer Control, 9(5)：400-409, 2002.
3) Manikantan K, Khode S, Sayed SI, et al.：Dysphagia in head and neck cancer. Cancer Treat Rev, 35(8)：724-732, 2009.
4) 古屋純一：口腔内装置　リハビリテーション診療と歯科の連携．MB Med Reha, 146：13-20, 2012.
5) Cooper JS, Fu K, Marks J, et al.：Late effects of radiation therapy in the head and neck region. Int J Radiat Oncol Biol Phys, 31(5)：1141-1164, 1995.
6) Koga DH, Salvajoli JV：Dental extractions and radiotherapy in head and neck oncology：review of the literature. Oral Dis, 14：40-44, 2008.
7) 関谷秀樹, 濱田良樹, 福井暁子, 他：口腔癌手術後の口腔機能評価とリハビリ―口腔悪性腫瘍術後の嚥下障害に対する評価とリハビリテーション―その標準化に向けて．口腔腫瘍, 21：237-244, 2009.

4─認知症
1) Hobo K, Kawase J, Tamura F, et al.：Effects of the reappearance of primitive reflexes on eating function and prognosis. Geriatr Gerontol Int, 14：190-197, 2014.
2) Taji T, Yoshida M, Hiasa K, et al.：Influence of mental status on removable prosthesis compliance in institutionalized elderly persons. Int J Prosthodont, 18：146-149, 2005.
3) 飯島裕一, 佐古泰司：認知症の正体, 第1版, PHP研究所, 東京, 2011.
4) 野原幹司編：認知症患者の摂食・嚥下リハビリテーション, 第1版, 南山堂, 東京, 2011.

5─廃用症候群
1) 上田　敏：3. 障害学―障害の科学的研究, 障害学とは何か．目で見るリハビリテーション医学, 第2版, 東京大学出版, 東京, 12, 2009.
2) Rosenberg IH：Summary comments：epidemiological and methodological problem in determining nutritional status of older persons. Am J Clin Nutr, 50：1231-1233, 1989.
3) Greenlund LJS, Nair KS：Sarcopenia-consequences, mechanisms, and potential therapies. Mech Ageing Dev, 124：287-299, 2003.
4) Roubenoff R：Sarcopenia：effects on body composition and function. J Gerontol A Biol Sci Med Sci, 58：1012-1017, 2003.
5) 小林武夫：老人の喉頭・声道の病態．設楽哲也編著, 耳鼻咽喉科・頭頸部外科MOOK 12. 金原出版, 東京, 128-135, 1989.
6) Goodel C, Shaker R, Bowser M, et al.：Effect of aging and cerebrovascular accident on nondeglutitive pressure. Gastroenterology, 102, Part2：A554, 1992.
7) Tamura F, Kikutani T, Tohara T, et al.：Tongue thickness relates to nutritional status in the elderly. Dysphagia, 27：556-561, 2012.
8) 岡山浩美, 田村文誉, 戸原　雄, 他：要介護高齢者の舌の厚みに関する研究．障歯誌, 314：723-729, 2010.
9) Jain NB, Al-Adawi S, Dorvlo AS, et al.：Association between body mass index and functional independence measure in patients with deconditioning. Am J Phys med Rehabil, 87：21-5, 2008.

10) 若林秀隆, 佐鹿博信：入院患者における廃用症候群の程度と栄養障害の関連：横断研究. Journal of Clinical Rehabilitation, 20(8)：781-785, 2011.
11) 藤島一郎：脳卒中の摂食・嚥下障害. 医歯薬出版, 東京, 102-103, 1993.
12) 塚本芳久, 藤田あをい, 椿原彰夫, 他：間欠的口腔食道経管栄養実施時における消化管運動のX線透視画像. 経鼻経管栄養との比較. 臨床リハ, 5：511-514, 1996.
13) 都島基夫：高齢化社会における未病対策. 日老医誌, 39：237-245, 2002.

II 老年歯科医学（高齢者歯科医学）の実際

5 高齢者に多い口腔疾患

1 歯および歯周病

1―根面う蝕

① 根面う蝕の疫学的特徴

成人期に歯周病の進行，歯周治療あるいは不適切なブラッシングによる歯肉退縮により露出した歯根面，あるいは修復物辺縁に近接した歯根面に，しばしば根面う蝕（root surface caries）が発生する（**図1**）．平成28年度歯科疾患実態調査[1]によると20歯以上を有する高齢者の増加率が著明になっている[*1]．一人平均現在歯数は65～69歳で21歯，80～84歳で15歯である．このように多くの歯が残れば歯周病に伴う歯肉退縮によって歯根面が露出し，根面う蝕の増加が懸念される．事実，後期高齢者で歯周病の罹患者の増加に伴い，う蝕も増加傾向にある[*1]．これは根面う蝕の増加を示していると推測される．今後，わが国では人口に占める割合の最も多い団塊世代（第1次ベビーブーマー）の根面う蝕が急増することが懸念される．

[*1]: p.452 参照.

② 根面う蝕と歯冠う蝕の違い

歯根部のセメント質や象牙質はコラーゲン主体の有機成分を含み，う蝕の脱灰臨界pHは6.4以下で，エナメル質の5.5以下より高い．根面う蝕の進行には無機成分の酸脱灰に加えて，有機成分のタンパク分解を伴う．**表1**[2]に示した根面う蝕の病因，素因，歯質構

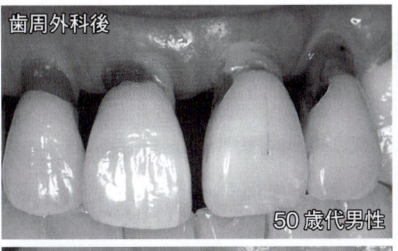

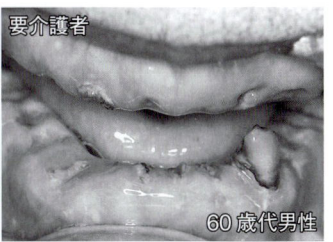

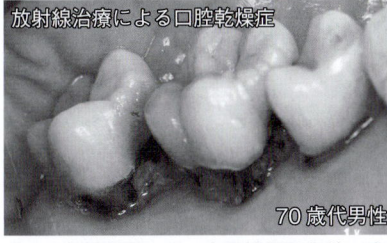

図1　各種病因による多発性根面う蝕の臨床像

表1 歯冠う蝕と根面う蝕の比較

	歯冠う蝕	根面う蝕
病因	う蝕原性菌（S. Mutans, Lactobacilli） 発酵性炭水化物	う蝕原性菌（S. Mutans, Lactobacilli, Actinomyces） 発酵性炭水化物
素因	プラーク指数 炭水化物の摂取頻度 唾液流量の減少 フッ化物の応用なし	プラーク指数 炭水化物の摂取頻度 唾液流量の減少 フッ化物の応用なし 歯肉退縮／臨床的歯肉付着の喪失 加齢 貧困 ブラッシング巧緻度の低下 認知能力の低下
表面組織	エナメル質／象牙質	セメント質／象牙質
組織組成（重量比）	エナメル質： 　95〜97％無機質 　3〜5％有機質と水 象牙質： 　65〜70％無機質 　30〜35％有機質と水	象牙質： 　65〜70％無機質 　30〜35％有機質と水 セメント質： 　45〜55％無機質 　45〜55％有機質と水
脱灰の開始	pH 5.5 以下	pH 6.4 以下
う蝕の過程	エナメル質内： 　細菌侵入に続き脱灰 象牙質内： 　象牙細管の細菌侵入；管間象牙質の脱灰と有機質成分のタンパク分解；象牙細管の硬化，細管腔の崩壊，管周牙質の石灰沈着	セメント質内： 　細菌侵入と同時の脱灰とタンパク質分解 象牙質内： 　象牙細管の細菌侵入；管間象牙質の脱灰と有機質成分のタンパク分解；象牙細管の硬化，細管腔の崩壊，管周象牙質の石灰沈着

色文字は歯冠う蝕と異なる点を示す．

造，脱灰の臨界 pH，う蝕の進行過程など歯冠う蝕と異なる点，さらには根面形態の特徴，根面う蝕の病理学的特徴，臨床像などを理解しておく必要がある．

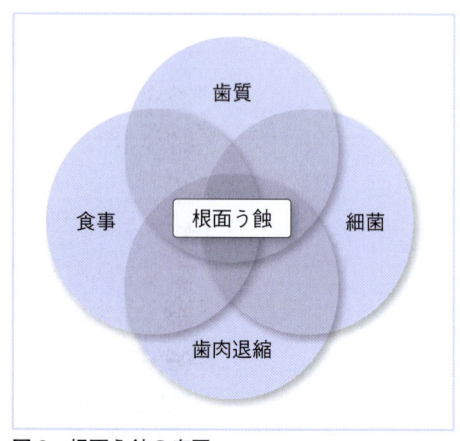

③ 根面う蝕のリスク因子

　根面う蝕の原因は，基本的には Keyes の三つの輪を形成する歯質，食事および細菌であり，それに歯肉退縮を加えた四つの輪に整理できる（図2）．根面う蝕の罹患リスクを高める素因は表1に示すとおりである．これらのなかでも歯肉退縮は40歳代以降で増加する傾向があり，根面う蝕の増加年代と一致しており最大のリスク因子である．高齢者では薬物服用や放射線治療などによる唾液分泌量の低下や認知機能の低下や口腔清掃の自立行動を支えるADLの低下も影響が大きい．根面う蝕の

図2 根面う蝕の病因

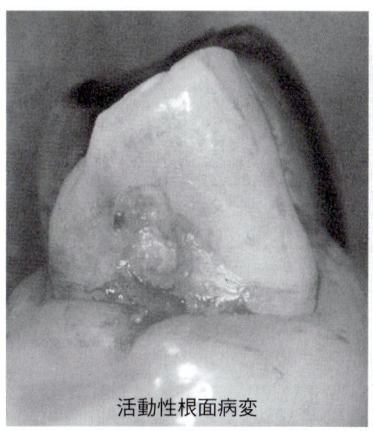

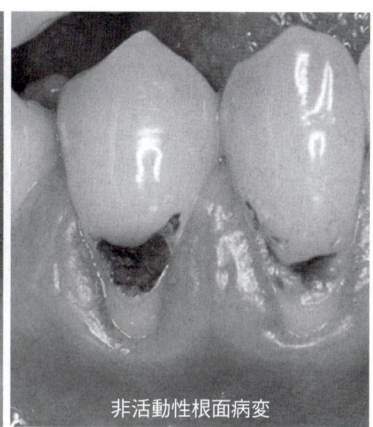

図3 根面う蝕の臨床的分類（左：活動性根面病変、右：非活動性根面病変）

リスク予測因子[3]として，ベースライン時にすでに根面未処置歯が存在する，アタッチメントロスが3.6 mm以上ある，クラウンが2歯以上装着されている，歯間ブラシやデンタルフロスを使用していない，唾液中 *Lactobacilli* レベルが 10^5 CFU/mL以上などがある．

④ 根面う蝕の定義と分類

根面う蝕の診断は視診と触診に基づき「境界明瞭な変色した軟化部で，探針が容易に挿入でき，引き抜くときに若干の抵抗があり，病変部がCEJあるいは根面に限局したもの」と定義されている[4]．根面う蝕の多くは歯肉縁に接するセメント・エナメル境（CEJ）である歯頸線の歯根面から発生する．特に日常的に清掃性の悪い隣接面歯頸部からの発生頻度が高い．

根面う蝕の進行形態は，臨床的観察をもとにさまざまな分類が試みられてきた．今日よく用いられるのは以下の進行速度による分類[5]（図3）である．

a. 活動性根面病変（active root surface lesions）

明らかな黄色あるいは淡褐色の変色を示し，病変部はプラークで覆われていることがあり，探針による触診では軟化あるいはなめし革様の硬さを有するもの．

b. 非活動性根面病変（inactive root surface lesions）

明らかな暗褐色あるいは黒色の変色を示し，病変部はしばしば滑沢で光沢があり，探針による触診でも硬いもの．

⑤ 根面う蝕の予防と治療

a. 一次予防

う蝕の一次予防の基本はプラークコントロールとフッ化物の応用である．特に要支援あるいは要介護の虚弱高齢者に対しては表2に示すプロフェッショナルケアとして38％フッ化ジアンミン銀塗布，セルフケアとして非晶質リン酸カルシウム歯磨剤と250 ppmNaF洗口の併用が推奨されている[6]．

b. 二次予防（初期活動性根面う蝕の慢性化）

表2に示すプロフェッショナルケアとして1～3か月ごとの22,500 ppmNaFバーニッシ

表2 虚弱高齢者に対する根面う蝕予防法の推奨（Gluzman R, et al., 2013.[6]より一部改変）

一次予防（発生予防）

予防剤（製品名）	使用回数	予防効果	実用性	留意点	総評
38％フッ化ジアンミン銀（サホライド）	年1回	プラシーボ群に比べて72％抑制	非常に高い：プロフェッショナルケア	ランダム化比較試験；1論文のみ	最良の選択
非晶質リン酸カルシウム歯磨剤（enamelon tooth paste）＋250 ppmNaF洗口剤併用	毎日	NaF歯磨剤＋NaF洗口併用群に比べ、98％抑制	セルフケア	ランダム化比較試験；1論文のみ	専門的処置ができない場合の最良の選択肢

二次予防（慢性化療法）

予防剤（製品名）	使用回数	予防効果	実用性	留意点	総評
22,500 ppmNaF バーニッシュ（duraphat varnish）＋NaF洗口／歯磨剤	1～3か月毎	～78％慢性化	中等度に高い：プロフェッショナルケア	なし	最良の選択
4,500～5,000 ppmNaF歯磨剤／ゲル（prevident plus toothpast）（colgate palmolive duraphat toothpast）	毎日	～64％慢性化	セルフケア	なし	専門的処置ができない場合の最良の選択肢

ュの塗布とフッ化物配合歯磨剤あるいは洗口剤の日常使用の併用，セルフケアとして4,500～5,000 ppmNaF歯磨剤あるいはゲルの日常使用が推奨されている[6]．特定非営利活動法人日本歯科保存学会のう蝕治療ガイドライン（2015年）[7]によるとフッ化物配合歯磨剤と0.05％ NaF配合洗口剤を日常的に併用することにより，初期活動性根面う蝕を再石灰化させ，非活動性にすることが可能であるとされている．また，1,100 ppm以上のフッ化物配合歯磨剤の使用だけでも表面の欠損の深さが0.5 mm未満のう蝕であれば再石灰化できる可能性があるとして欠損の浅い初期活動性根面う蝕の場合は，まずフッ化物を用いた非侵襲的治療法を行って再石灰化を試み，う蝕を管理するように推奨している．

c．修復処置

明確なう窩がある場合は，修復処置が必要である．根面う蝕の修復材料にはコンポジットレジンとグラスアイオノマーセメントが用いられる．その選択基準としてはう蝕治療ガイドライン[7]では辺縁適合性や2次う蝕の発生の点で根面う蝕に対するコンポジットレジン修復とグラスアイオノマーセメント修復の1年までの臨床成績に有意な差は認められていないため，接着システムの性能を十分に発揮させうる条件下ではコンポジットレジンを使用し，う蝕が歯肉縁下に及び，防湿が困難な場合にはグラスアイオノマーセメントを使用するよう推奨している．

2―歯周病

① 歯周病とは

　歯周病（歯周疾患）とは歯周組織に原発し，歯周組織を破壊する疾患の総称で，歯肉炎，歯周炎および咬合性外傷が含まれる．歯肉炎と歯周炎は歯頸部に付着するプラーク（歯垢，デンタルバイオフィルム）によって引き起こされる慢性炎症である．歯肉炎は歯肉組織に限局し，下層の歯槽骨の破壊吸収を伴わないのに対して，歯周炎は歯肉，歯根膜，歯槽骨までに炎症が波及して歯槽骨吸収が生じる[1]．

　歯肉炎と歯周炎の原因は歯肉溝や歯周ポケット内に存在するプラークである．プラーク中の細菌（歯周病原細菌）の量と質と生体の免疫反応との拮抗作用によって発症・進行する．疾患の発症や進行に影響を与える危険因子には細菌因子，宿主因子および環境因子がある[1]（図4）．現在，歯周病のリスク因子として因果関係が証明されているものは細菌因子であるプラーク，歯石および歯周病原細菌，宿主因子である糖尿病，環境因子である喫煙といわれている[2]．

　近年では歯周医学（periodontal medicine）と称して歯周炎と全身および全身疾患との関連が次々に明らかになっている[1,2]．全身疾患が歯周炎を悪化させるものとして糖尿病，骨粗鬆症，白血病，免疫疾患などがある．逆に歯周炎が及ぼす全身への影響として冠状動脈心疾患，誤嚥性肺炎，早期低体重児出産，糖尿病などが挙げられている．特に重度歯周炎の罹患率の高い虚弱高齢者に対しては歯周組織へ配慮した口腔ケアが重要である．

② 高齢者の歯周病の疫学

　平成28年度歯科疾患実態調査[3]によると高齢者の一人平均喪失歯数は少しずつ減少している[*2]．しかし，4mm以上の歯周ポケットを有する者の割合は中高年層で改善傾向は認められず，75歳以上の後期高齢者で増加が著明になっている[*2]．高齢者の口腔内に現存する歯の多くが歯周炎に罹患している実態が明らかである．今後，平均寿命の延伸に伴い，後期高齢者人口が前期高齢者のそれを上まわる状況になったときには深刻な口腔

*2：p.453参照．

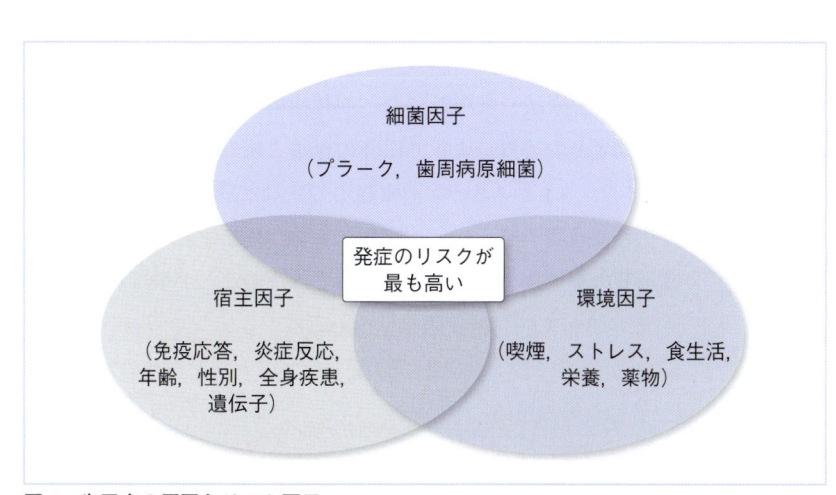

図4　歯周病の原因とリスク因子

（細菌因子：プラーク，歯周病原細菌）
（宿主因子：免疫応答，炎症反応，年齢，性別，全身疾患，遺伝子）
（環境因子：喫煙，ストレス，食生活，栄養，薬物）
発症のリスクが最も高い

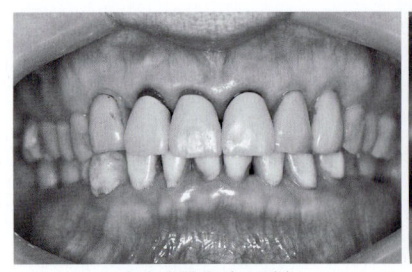

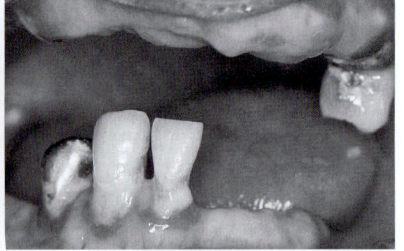

自立高齢者（75歳）　　　　　　要介護高齢者（74歳）
図5　高齢者の口腔状態の多様性

状態の要介護高齢者が増えることが推測できる.

③ 高齢者の歯周病

　高齢者の口腔状態は個々によって多様（図5）である.したがって,歯科処置は対象者一人一人の生活および口腔清掃の自立度に応じたテーラーメイド的対応になる.高齢者の歯周病に関連する環境因子の特徴[4]は,

　a. 欠損歯が多い.
　b. 動揺歯が多い.
　c. 義歯装着や修復歯が多い.
　d. 歯肉退縮によって歯根が露出し,根面う蝕を伴っている場合が多い.
　e. 全身疾患やその治療薬の副作用による唾液分泌低下,易出血性,歯肉増殖,易感染性などを伴うことが多い.
　f. 運動や認知機能の低下に伴い,口腔清掃の自立度が低下する傾向にある.
　g. 要介護高齢者は介助者に口腔清掃を依存している.

などが挙げられる.

④ 高齢者の歯周治療の考え方

　歯周治療の基本は,自立高齢者では一般成人と変わりはない（図6,7）.しかし,図8に示す口腔清掃の自立度と義歯の使用に基づく高齢者口腔ケア分類表[4]のBⅠ,BⅡ,CⅠおよびCⅡのマトリックスに属する虚弱高齢者では前述のような特徴を勘案すると歯周治療のゴールは多様で,臨機応変な対応が必要である.必ずしも歯科専門職による歯周ポケット除去療法や歯周外科などの積極的な歯周治療を追求するのではなく,歯科専門職と介助者との連携によって口腔の保清と歯周ポケット維持を選択することが必要である[4].また,AⅠとAⅡでも治療途中で全身状態,精神状態,家庭の状況,経済状況などが変化して通院が難しくなった場合には治療方針を転換する必要がある[4].

　高齢者の歯周病管理の要点[4]として以下のことが挙げられる.

　a. セルフケアの実施状態を見極める.
　b. 欠損歯列における咬合の確保.
　c. 根面う蝕の予防.
　d. 残存歯周ポケットへの対処.
　e. メインテナンスの間隔.

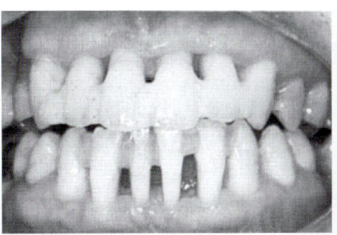

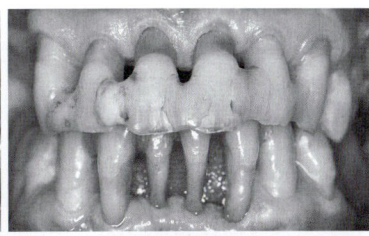

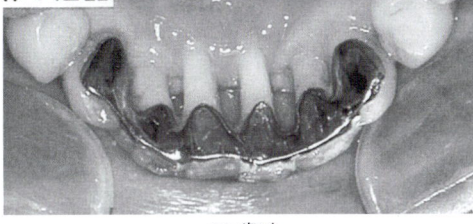

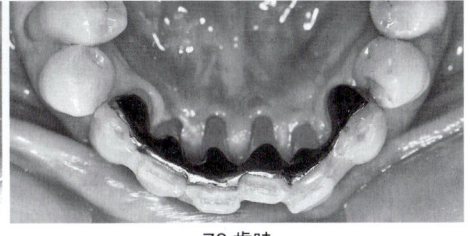

38歳時　　　　　　　　　　　　　　　70歳時

図6　重度歯周炎患者の32年間のメインテナンス治療の効果
38歳のときにすでに重度の歯周炎であったが，歯周基本治療と歯の固定を行い，6か月ごとのSPTを続けてきた．患者は一歯も失いたくない，義歯を入れたくないという思いによってセルフケアのモチベーションおよび小臼歯部までの縮小歯列（SDA[5]）で口腔機能が維持された．

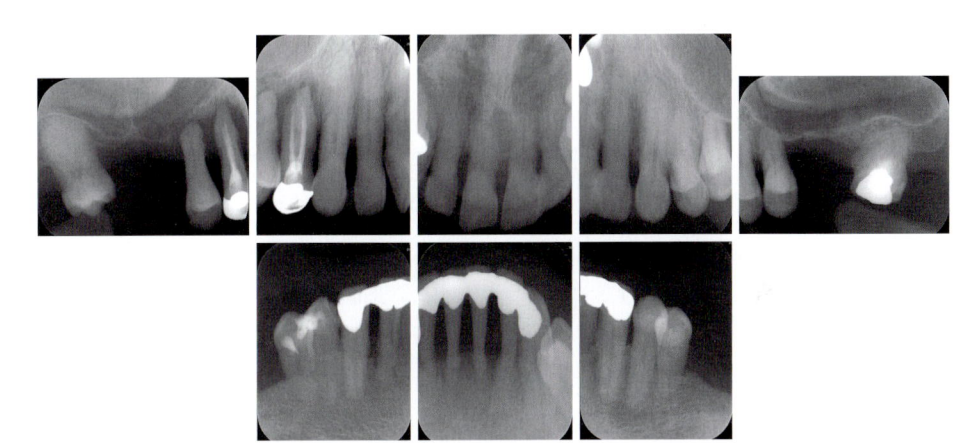

図7　図6の患者の70歳時のエックス線写真

		自立	AI	AII	AIII
口腔清掃の自立度		一部介助	BI	BII	BIII
		全介助	CI	CII	CIII
			義歯なし	部分義歯	総義歯
		現在歯数	28歯　20歯	10歯	0歯

図8　高齢者口腔ケア分類表
（武井，2005.[4]）

（福島正義）

3─咬耗・摩耗(tooth wear)と歯の破折

① 咬耗・摩耗(tooth wear)

a. 咬耗・摩耗とQOL

　健常者エナメル質の生理的な咬耗・摩耗量は，大臼歯部の咬合接触部で29μm/年，小臼歯部で15μm/年といわれている[1]．しかしながら，その程度や状況は，それぞれの生活習慣・環境や食生活で異なってくる．咬耗・摩耗が進行して象牙質が露出し，歯冠長が短くなると，QOLにネガティブな影響を与える．すなわち，歯の知覚過敏や痛み，咀嚼障害，審美的問題などから，社会生活にも影響が及ぶ．その影響は総義歯装着と同様なレベルと報告されている[2]（図9）．

b. Tooth wear

　咬耗・摩耗は，歯の硬組織がう蝕や外傷，また先天的要因以外の理由で消失することをいい，総称としてtooth wear（トゥースウェア；TW）とよばれる．その成因から，咬耗（attrition アトリション；歯と歯の接触による），摩耗（abrasion アブレイジョン；歯とそれ以外の物質による），酸蝕（erosion エロージョン；酸性物質による），アブフラクション（abfraction；歯にかかる応力による歯頸部楔状欠損）に区別されている[3]．TWはこれらの単独の，あるいは複合したプロセスによって生じると考えられている．リスクファクターとして，胃食道逆流症，アルコール中毒，過食症・拒食症，ブラキシズムなどが挙げられる．また，抗ヒスタミン薬，トランキライザー（精神安定剤），抗うつ薬，ドパミンが関係する薬物などは唾液分泌量と緩衝能を低下させ，ブラキシズムの劇症化にも関与して[4] TWを進行させる．一方，健康な生活を営んでいても，酸性度の強いジュースやスポーツドリンクの摂取，また歯磨剤を用いた頻回かつ強圧下のブラッシングによってもTWは生じる（図10）．

c. 修復材料

　前歯ならびに臼歯においても，軽度から中等度の咬耗・摩耗部に対してはコンポジットレジンによる接着修復が一般的である．前歯切縁および臼歯咬合面へのコンポジットレジ

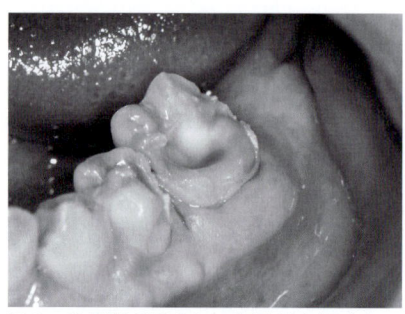

図9　象牙質が露出し，歯冠長も短くなった咬耗歯

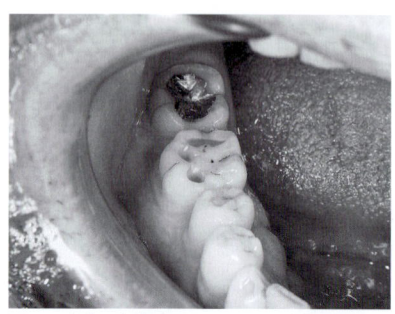

図10　6|の中等度tooth wear（治療前）
　臼歯咬合面へのコンポジットレジンは，歯の咬耗に追従して磨滅し，生理的変化を阻害しないようにフィラーが配慮されているものが好ましい．

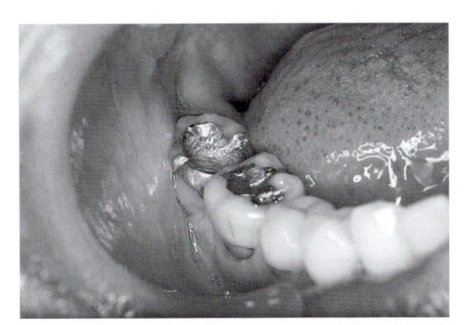

図11 修復範囲が広く，あるいは咬合の観点から強度が求められる場合には，延展性をもった低硬度高カラット金合金も選択肢となる．

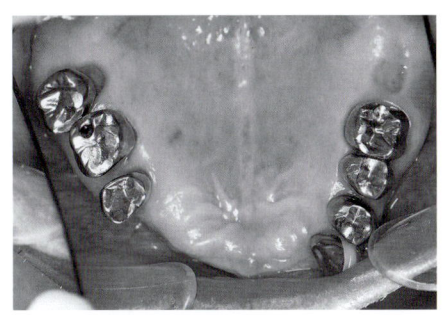

図12 装着後26年を経た歯学部学生が製作した金銀パラジウム合金クラウンで，経年的咬耗が観察される．臼歯部対合歯は当初のパラジウム合金から硬質レジン歯へ変遷した．

ンは，歯の咬耗に追従して磨滅し，生理的変化を阻害しないようにフィラーが配慮されているものが好ましい．また，修復範囲が広く，あるいは咬合の観点からより強度が求められる場合には，延展性をもった低硬度高カラット金合金や金銀パラジウム合金，および咬耗追従性のあるハイブリッドセラミックスによる修復が望まれる[5]（図11, 12）．

d．治療上の注意

治療方針の決定の際には，①咬耗の程度と患者の年齢，②病因・原因，③症状と患者の意思や希望，を考慮する．すなわち，急性症状への対応の後は，咬耗の多くの患者においては，TWは緩徐に進行するので至急な修復治療の必要がない．著しい咬耗による咬合低位が認められる場合においては，まずその原因を求めて予防のマネジメントを説明する．ブラキシズムへの対応であったり，食品嗜好偏向への対応であったりする．顎関節症状がなければいくつかの修復方法を提示して患者の同意を得る．全顎的な修復を，フルマウス歯冠修復あるは咬合挙上床で行ういずれの場合おいても，その挙上量には注意が必要である．ヒトの咬合高径快適域には3mmの幅があり[6]，高径設定はその範囲に収め，それよりも高くしてはならない．咀嚼や嚥下が円滑に行える咬合高径に設定する．

② 歯の破折

a．破折の予防

ここでは，歯根破折について述べる．2005（平成17）年の調査では歯を失う原因の11.4%が破折とされている[7]（う蝕32.4%，歯周病41.8%）．残存歯数の少なくなった高齢者においては，突然の歯根破折で抜歯を余儀なくされた場合，その後の義歯やブリッジの設計が難しくなることがある．破折のほとんどは歯根破折であり，失活歯に対して金属による支台築造が行われた歯に多い．歯根破折を防ぐ支台築造の要件として，ポスト部の長径は歯冠長と等長，あるいは歯根長の2/3，および太径は歯根幅径の1/3を超えない，などが挙げられている．同様に合着の際には，歯とポスト・コアを長期間にわたり一体化させることが重要で，接着性レジンセメントが推奨されている．残存歯質が薄い場合には接着が必須となる．

また，歯冠部歯質がほとんど存在しない場合，コアにかかる応力をできるだけ歯質へ分

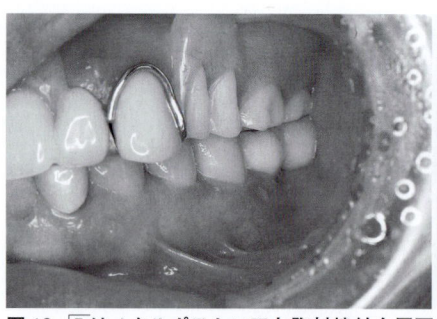

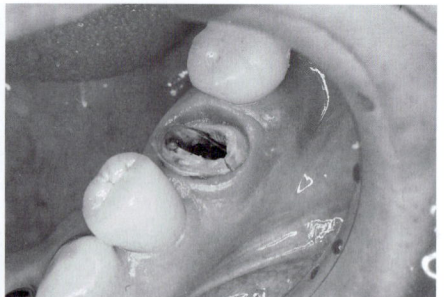

図13 |5はメタルポストコアと陶材焼付金属冠による修復歯だったが、|6, |7のインプラント治療後に破折した．対合歯は部分床義歯であるが，インプラント治療後は従来よりも強い咬合力がかかるため，隣在歯の修復状況には注意を要する．

散させるため，歯頸部へフェルールを努めて形成する．2mm以上で有効とされている[8]．

ポストの材質としては，弾性率が高く硬い金属よりも，より象牙質の弾性率に近いファイバーポストが，歯根破折の予防的支台築造として普及している[9]．

b. 歯科インプラントと歯根破折

近年，歯科インプラント治療は，高齢者においても慎重な診断のもとに一般的に行われている．口腔内に天然歯とインプラント治療歯が混在する場合，その被圧変位量や自己受容器に違いがあることから，咬合の付与，あるいは咬合調整については各方面から解説されている．インプラント体（フィクスチャー）には歯根膜がないため，天然歯と比較して咬合時の感覚に違いが生じるが，両者の感覚閾値に関する研究は少なく，混在した場合の咬合調整やそのときの咬合力については，さらなる検証が必要とされている[10]．このため，インプラント体のオッセオインテグレーション獲得後における，過剰な咬合圧やブラキシズムと上部構造の破壊との関連について報告がみられる[11]．

これらのことから，インプラント治療計画において，従来からの金属ポストが装着された支台築造歯が隣在歯や対合歯に存在する場合は，歯根破折に十分な配慮が必要である．それまで良好な予後を経過してきた支台築造歯であっても，破折限界を超える咬合力がかかる可能性があることに留意する[12]．それは空口時の咬合接触時よりも，むしろ硬性の食品を嚙みしめる際に生じると思われる（図13）．

（川良美佐雄）

4―歯内療法

歯内領域の疾患において，高齢者と成人間に本質的な違いはないものの，高齢者における歯髄疾患や根尖性歯周組織疾患の特徴を理解する必要がある．また，治療の際には，歯の解剖学的特徴や治癒能力の変化に対する考慮が大切であり，ライフステージに合った歯内治療を施すことが重要である．人口構造の変化や疾病構造の変化は，う蝕有病率の低下やう蝕初発平均年齢の上昇などに影響を与えたが，わが国では全世代にわたり高頻度で繰り返される再歯内治療の状況に大きな変化はない．再歯内治療の理由は，治療の失敗や疾患の再発であるが，原因の多くが不十分な根管の感染除去や再感染ならびに

重感染と考えられ，根管治療自体に深く関与していることを忘れてはならない．

① 高齢者の歯髄と歯髄疾患

　高齢者の歯髄は，血管，歯髄細胞，神経線維ならびに神経線維の分岐が減少し，象牙芽細胞には萎縮が生じる．そのため，歯髄は線維化や石灰化を生じ，外部刺激に対する反応が低下する．また，石灰塩が血管壁や神経線維に沈着し，歯髄内にびまん性の石灰変性（図14）や歯髄結石（図15）が認められることもある．血管の減少は歯髄組織の血流低下を招き，循環低下による低酸素環境からアルカリフォスファターゼ活性が向上し，いっそう石灰化が進むこととなる．組織学的には第二象牙質に類似する，象牙質粒などもみられることが多くなる．さらに，細胞や組織に種々の物質が蓄積する代謝異常を生じ，さまざまな変性（図16）に陥ることも多い．成人における歯髄組織圧は約15 cmH$_2$Oであるが，高齢者においては歯髄組織の変化から歯髄組織圧が低下し，歯周病の発症リスクや歯周病治療の効果にも影響を及ぼす．

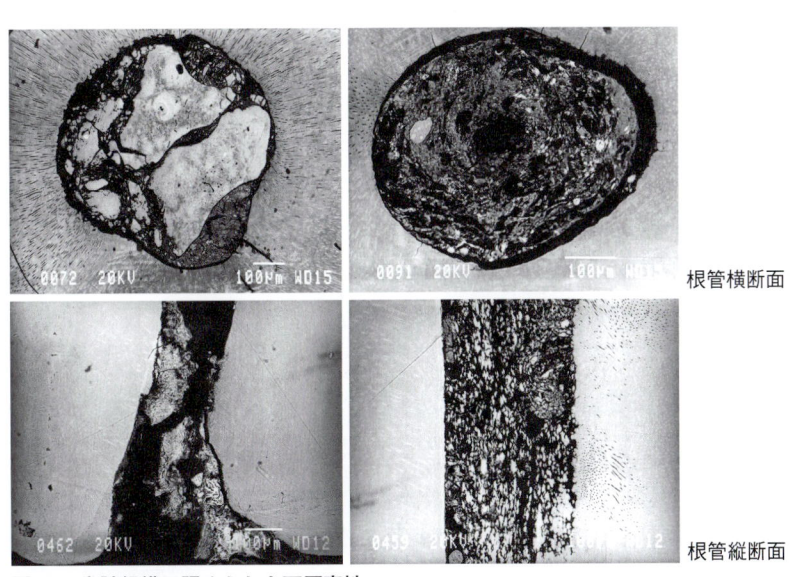

図14　歯髄組織に認められた石灰変性
根管横断面
根管縦断面

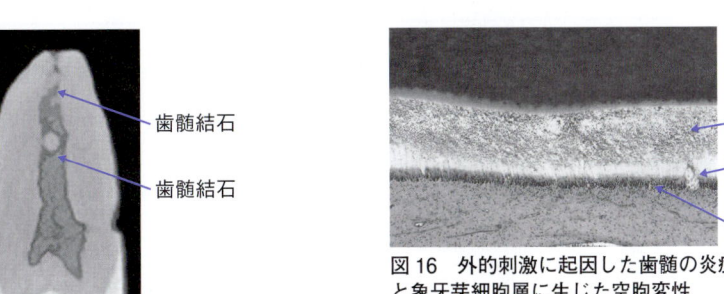

図15　根管中央部ならびに根尖部に発生した歯髄結石
歯髄結石
歯髄結石

図16　外的刺激に起因した歯髄の炎症と象牙芽細胞層に生じた空胞変性
a：炎症細胞
b：空胞変性
c：象牙芽細胞

② 高齢者の根尖歯周組織と根尖性歯周疾患

　根尖性歯周疾患の発症は，多くの因子が複合的に関与するが，おもに根管への細菌感染に伴って生じる，根尖歯周組織の反応性炎症である．高齢者は細菌への抵抗力や免疫学的特性に個人差が大きく，根管治療のための薬剤や治療によって変性した根管内組織等にアレルギーを示す場合もある．さらに，糖尿病や肝疾患などの基礎疾患は易感染性や過剰な免疫応答を示し，破骨細胞により破壊された歯槽骨においては再生能の低下や治癒機転の阻害が認められることも多い．根尖病変を有する感染根管歯では，根尖部歯根表面に吸収を認めることが多く[1]，高度な歯周病を併発している場合には外傷的原因も加わり，根尖部セメント質に剥離が認められることもある[2]．

③ 高齢者の根管における解剖学的特徴

　髄室の狭窄，根管の狭窄は高齢者の歯内治療にとっては最も考慮すべき点である．加齢による根管口周囲の第二象牙質添加は，天蓋や髄床底に加え髄室の近遠心，頬舌側壁にも目立つようになり，根管口は内側に移動し根管の彎曲度が増すことになる（図17）．天蓋は，咬合面や切縁の咬耗ならびに種々の外的刺激に起因した第三象牙質の添加も伴って，髄床底へ極めて接近していることが多い．また，歯根露出や楔状欠損あるいは tooth wear による実質欠損も第三象牙質添加の原因となる（図18）．60歳代までの歯髄腔には，加齢に伴う全体的な狭窄傾向が認められるが，70歳代以降では，歯頸部付近に加わる外的刺激の増加により，根管口周辺あるいは歯冠部で狭窄が進む傾向がある[3]．

　高齢者における咬耗等を補償する生理的な歯の萌出は，根尖部セメント質の添加を招き，セメント質の厚みは成人の数倍となる．したがって，根管治療の目安にする根尖狭窄部は，解剖学的根尖から遠ざかることとなる．また，セメント質の添加で根尖孔の位置が大きく変化することもあり，根尖部における強度な彎曲根管の原因ともなる．

④ 高齢者における根管治療

　根管治療用器材の発展は著しく，手術用顕微鏡，電気的根管長測定器，NiTi ロータリーファイル，超音波チップなどは，解剖学的問題により難度が増した高齢者の根管治療には特に有効である．最も影響する解剖学的問題は歯髄腔容積の減少であり，歯髄腔の狭

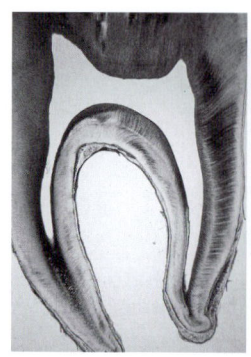

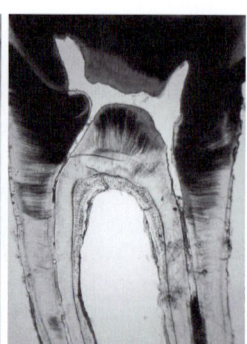

若年者　　　　　　高齢者
図17　高齢者の歯髄腔壁に認められる第二象牙質の添加
（鶴見大学歯学部口腔解剖学講座所蔵）

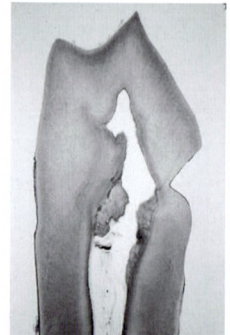

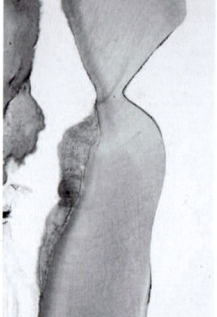

図18　歯頸部の実質欠損に反応した根管口付近の第三象牙質の添加
（鶴見大学歯学部口腔解剖学講座所蔵）

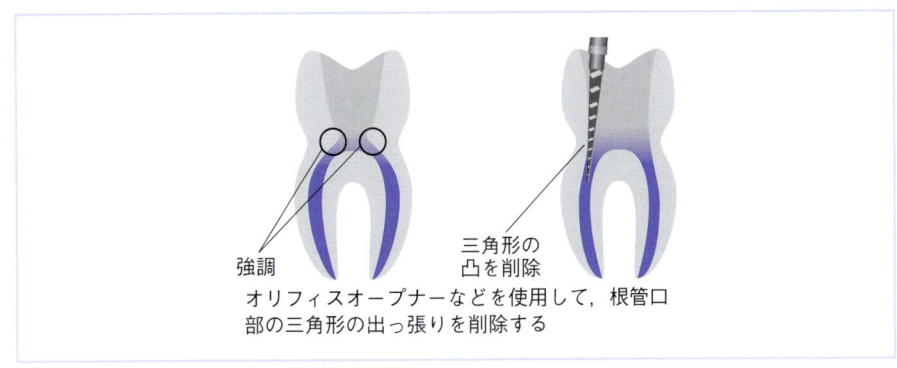

図19 根管へのアプローチを直線的に行うための髄室壁と根管口の処理

（図内ラベル）
- 強調
- 三角形の凸を削除
- オリフィスオープナーなどを使用して，根管口部の三角形の出っ張りを削除する

窄は治療経過にも大きく影響する．

　髄室壁に添加した第二象牙質あるいは第三象牙質は endodontic triangle ともよばれ，根管口を覆い隠し根管の彎曲度を増すため，根管治療開始時に同部を削除する必要がある．石灰化が進んだ根管口は，超音波チップ，エンド探針，色素剤を併用して探索する．ゲイツドリル，ピーソーリーマーあるいはオリフィスオープナーを用いて，根管上部を髄室壁に沿って直線的に形成することで，根管切削器具の容易な根管への挿入が可能となる．根管への直線的アプローチは，特に彎曲傾向にある根管の処置に有効である（**図19**）．変位した可能性のある根尖狭窄部までの作業長を確認し，穿通を確認する．根管中央部から根尖部にかけての彎曲部には，NiTi ロータリーファイルなどを用いて解剖学的根管形態に沿った拡大，形成を行うことが肝要である．

　無菌的処置が強く求められる根管治療においては，ラバーダム防湿は必須である．複雑な根管の処置には数十分以上を要するが，高齢者にとっては開口の保持に加え，ラバーダム装着自体が負担になることもある．あらかじめ治療時間を決め，ラバーダム装着により体調変化を見落とさないために，透明ラバーを使用するなどの工夫が必要である（**図20**）．

　骨粗鬆症薬服用者に対し，BP関連顎骨壊死を懸念して，抜歯をはじめとした外科的処置を避ける傾向があるが，根尖膿瘍や歯根嚢胞等の根尖病変も顎骨壊死の局所的リスクファクターである．抜歯を回避するとの理由で，未治療や不完全な治療の根尖性歯周炎罹患歯が放置されている例にしばしば遭遇する．炎症性根尖病変周囲ではBPが強集積し，骨代謝作用は抑制される[4]．要根管治療歯の長期にわたる放置は，炎症の拡大から顎骨壊死を引き起こす可能性も大きい．本来は抜歯となる歯を保存するならば，再感染や重感染に十分に注意し，早期に確実な歯内治療を施す必要がある．

（細矢哲康）

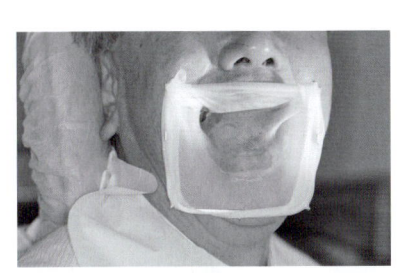

図20 透明ラバーを用いたラバーダム防湿

2 歯の欠損への対応

1―義歯補綴の考え方

① 高齢者の欠損の特徴

＊3：p.452参照.

　口腔衛生意識の高まりや8020運動の推進により，高齢者でも残存歯数は大幅に増加している[1]＊3．しかしながら，高齢者では，両側臼歯部に咬合支持のないものが大多数を占めている．残存歯数の増加は，また，高齢者において歯周病を抱えた歯の増加を引き起こしている．欠損に対しては，2005（平成17）年から2011（平成23）年にかけて，全部床義歯患者の割合は減少しているが，部分床義歯患者の割合は中年では減っているものの，高齢者では増加している．ただし，高齢者の人口が増えている[2,3]ため，患者数でみると，

＊4：p.453参照.

部分床義歯患者はほぼ変わらず，高齢者では増加している＊4．全部床義歯患者では，やや減少しているが，85歳以降では増加している＊4．こういった患者では，顎堤の吸収も大きく，いわゆる難症例になりやすい．

　したがって，高齢者では残存歯数は増えているものの，義歯の需要は減っておらず，歯周病を有する部分床義歯患者の増加と，難症例の全部床義歯患者が増えていることに注意が必要である．さらに認知症をはじめ，さまざまな疾患をもっていることも治療の妨げになりやすい．

② 義歯の機能と高齢者

　義歯が口腔内で十分に機能するためには，以下の三つが重要である[2]．

a．義歯の質

　義歯自体は精度よく，患者の口腔内に適合していることが必須である．適応力が低下している高齢者だからこそ，より良質な義歯が必要である．この詳細に関しては補綴関連の書籍が参考となる．

b．患者の機能

　摂食嚥下機能は加齢により低下しやすい[4,5]．これを完全に防止することは困難であるが，生活習慣の改善（口腔清掃，正しい食習慣）や全身の健康管理によりある程度の抑制は可能である．さらに，良好な歯科治療や衰えた機能のリハビリテーションにより咀嚼機能の低下を防ぐことは，私たち歯科医師の責務である．また，栄養のバランスを崩さずに，適切な食形態・咀嚼難易度の選択を行う栄養指導も重要である．

　高齢者には口腔乾燥が多い．加齢により唾液腺は老化する[6]が，刺激時唾液量はそれほど低下しないといわれている．しかし，高齢者は複数の疾患をもっており，服用薬剤が多いため，その副作用としての口腔乾燥が多くなる．口腔乾燥があると，う蝕・歯周病・粘膜疾患のリスクが高まるだけでなく，義歯の維持が低下する．また，粘膜も弱くなり，義歯性潰瘍を生じやすくなる．服用薬剤の変更は困難なことも多く，対症療法が必要な場合もある．口腔乾燥に対するセルフケア（表3）を行ったうえで，原因疾患別の対応（表4）が必要となる．

表3 口腔乾燥に対するセルフケア

- 薬に頼らない生活
- 会話を活発に，表情豊かに，よく噛む
- 軽い運動で自律神経を活発に
- ストレスをためない
- 十分な水分の摂取，刺激物を避ける
- 口腔のケア，お口の体操
- 口腔の保湿（口腔湿潤剤の塗布）
- 唾液腺マッサージ

表4 原因別対処法

原因	対処法
全身疾患	全身疾患の治療（医科との連携）
薬の副作用	主治医と治療薬の変更，減量，中止を相談
唾液腺障害	唾液分泌を促進する薬剤の服用＋人工唾液
口呼吸	口呼吸の治療
嗜好品過剰摂取	カフェイン・アルコール・ニコチンの摂取指導
水分摂取量の不足	栄養指導・飲水指導・補液
不十分な咀嚼	幼児期からよく噛む習慣をつける，補綴処置
ストレス・心因性	神経内科への紹介
原因不明	受診の都度，訴えの傾聴，共有を重ねる

さらに，高齢者がもっている多くの疾患は，義歯治療上も問題になる．義歯性口内炎を発症しやすい場合もある．また運動麻痺があると，義歯の着脱が困難になるので，装着しやすく，撤去しやすくなるような工夫も必要である．

C．患者の環境

患者が普段，誰が準備したどのような食事をしているかについて的確に把握し，食品選択の指導を適切に行うことも重要である．

夜間の義歯の扱いに関しては，う蝕・歯周病・義歯性口内炎の予防の観点からは夜間の義歯撤去は有効と考えられる．しかし，顎堤吸収の防止にはあまり効果がないといわれている[3,7]．一方，咬合接触歯が少ない症例では，残存歯の咬合性外傷や咬傷の予防には夜間の義歯装着がよい場合もある．通常使用の義歯ではなく，別に夜間用義歯を使うことも推奨されている[8]．

要介護の状態では，義歯の管理は自分では困難である．施設や介護者に働きかけて，少しでも十分な義歯の取り扱いができるようにすることも必要である．義歯の取違防止の点から，「義歯への名入れ」も考慮してもよい．

義歯には，たとえ清掃を行ってきていても，石灰化物が沈着することがある（図21）．この歯石様沈着物の存在は，表面の粗造化を生じ，舌感不良を生じるだけではなく，デンチャープラークの除去も困難にする．さらには義歯床の不適合を生じ，疼痛を引き起こすこともある．したがって，歯科医院での専用の義歯洗浄剤を用いた定期的な歯石様沈着物の除去と，再沈着の予防のために，歯科医師や歯科衛生士による義歯管理指導が重要となる[5]．

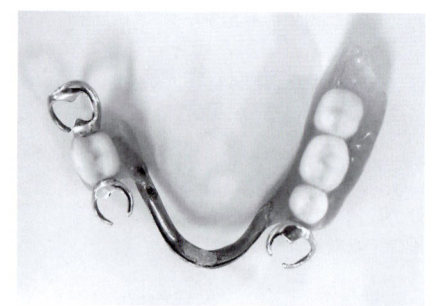

図21　歯石様沈着物（リンガルバーへの付着）

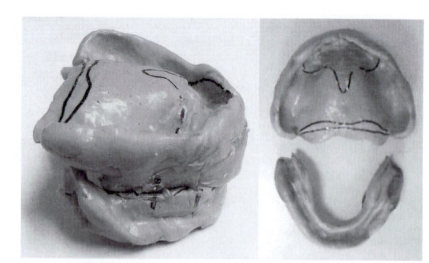

図22　複製義歯による咬座印象

③ 高齢者の義歯治療方針

　　高齢者は，順応性が低下しているので，まったく新しい義歯は受け入れにくい場合が多い．したがって，調整，修理，増歯，リラインで済む場合には，新製は避ける場合もある．新製する場合には，旧義歯を参考にして，設計を行うことが必要である．むやみに咬合挙上を行うなどで，口腔環境を大きく変えないほうがよい．複製義歯（図22）を用いた咬座印象で義歯を新製すると，旧義歯のよい点を活かして，悪い点を改善した義歯を製作することができる．また，レジン床に刻みを入れて，着脱用に指が引っかかりやすいようにすることも有効な場合がある．

　　高齢者は手の巧緻性が低下していたり，認知症・寝たきりになる可能性も考慮して，着脱が容易で，シンプルな設計にしておく．不潔域をなるべく少なくしておくことも重要である．

　　また，義歯の破折や抜歯になることも考えられるので，再製ではなく修理・増歯で済むような設計にしておくとよい．メタルフレームを用いた部分床義歯よりも，レジン床義歯のほうが装着感は悪いものの，修理しやすい．

　　予後が良好ではない残存歯は，歯冠を切断し，オーバーデンチャーにすることもある．

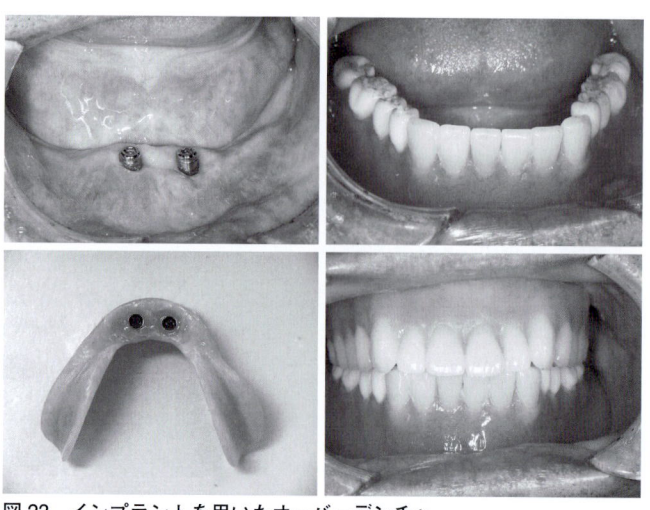

図23　インプラントを用いたオーバーデンチャー

義歯がシンプルになるだけでなく，万一抜歯になっても，義歯をそのまま使用し続けることが可能である．

インプラントも広く臨床応用されてきている．高齢だからという理由だけでは禁忌とならないが，全身状態，局所状態，精神的状態，経済的状態と，余命のバランスを考えることが重要である[10]．大がかりな固定式のインプラント補綴は，要介護になった場合の対応が困難であるので，オーバーデンチャータイプ（図23）が使いやすい．

（佐藤裕二）

2─クラウン・ブリッジの考え方

① 歯質の加齢変化

加齢現象は緩慢に進行し，自覚的にも他覚的にもいわゆる衰えとして捉えられるようになる．筋肉の線維数が減少あるいは萎縮すると，筋力が低下する．また，感覚受容器の萎縮，喪失，分布頻度の低下などにより，圧覚，痛覚等の感覚が鈍化する傾向にある．高齢者の補綴処置においては，こうした口腔の感覚能と運動能の低下への対応が必要となる．また，固定性装置による補綴処置では，摂食，咀嚼，嚥下を困難にしないような歯冠形態の付与，欠損歯数増加への対応，可撤性義歯との共存など，若年者とは異なる因子を考慮する必要がある．硬組織である歯質にも加齢変化があり，その特徴を表5に示す[1]．

エナメル質は加齢により透明性が低下する．これは，微細構造の変化，切縁付近の透明性の高い歯質が咬耗により消失することなどが原因である（図24）．エナメル質の亀裂に色素が侵入すると，ヘアーラインとよばれる着色を生じる（図25）．隣接歯の補綴処置を行う場合，技工の段階で当該歯にヘアーラインを付与することがある．ヘアーラインの付与はステインとよばれる濃い色の材料が用いられ，陶材，コンポジットレジンともに適用可能である（図25）．エナメル質におけるフッ素含有量は経年的に増加し，歯の色が暗く変化するとされている．そのため，高齢者の歯冠修復においては，シェードガイドの最も暗い色でも対応できず，前装材料にステインをレイヤリングする場合もある．

象牙質においては，第二象牙質の形成により根管処置が困難となることが予想される反面，象牙細管の狭窄と封鎖は，知覚を鈍麻させる．そのため，麻酔なしで象牙質を切削

表5 歯冠補綴処置に関連する歯質の加齢変化

エナメル質		
周波条他の微細構造消失	→	ブラッシング，酸蝕，咬耗等に由来
透明性の低下	→	構造の変化，切縁付近の咬耗等に由来（図24）
表面に亀裂が増加	→	歯の破折，色調変化，ヘアーラインの発生（図25）
フッ素含有量の経年的増加	→	色調変化
象牙質		
第二象牙質の形成	→	変色，透明感の消失
象牙細管の狭窄，閉鎖	→	象牙質の知覚を鈍麻
	→	接着材の接着性能に影響

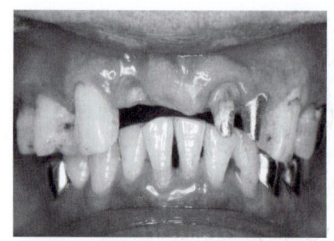

図24 透明性の消失，咬耗，歯肉退縮および歯の挺出等の所見を示す下顎前歯歯列（65歳男性）

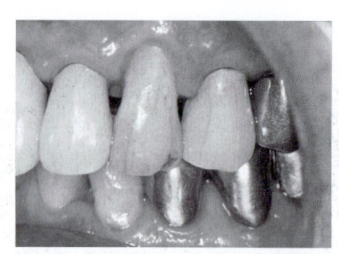

図25 上顎犬歯に存在する複数のヘアーラインと，隣接する小臼歯の前装用コンポジットレジンに付与されたヘアーライン（65歳男性）

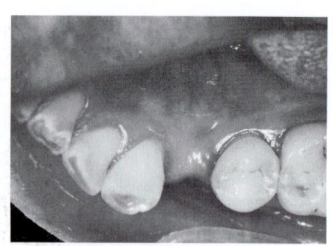

図26 下顎前歯から大臼歯にかけての咬耗（61歳男性）（松村ほか，2001.[2]）

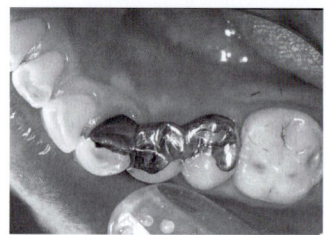

図27 支台歯の咬耗部をできるだけ避けて装着された接着ブリッジ（61歳男性）（松村ほか，2001.[2]）

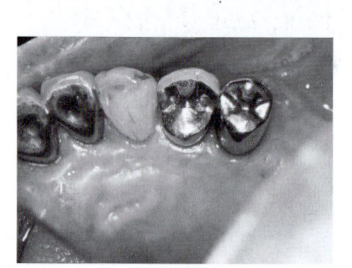

図28 犬歯尖頭の咬耗と，平坦化した構造の第一小臼歯咬合面（65歳男性）

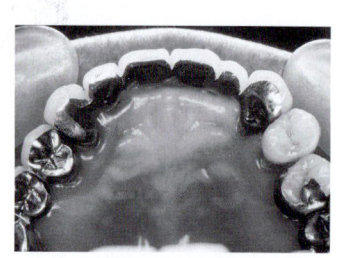

図29 上顎前歯に装着された金銀パラジウム合金製の前装ブリッジ（松村ほか，2011.[3]）装着3年後，右側犬歯支台装置と側切歯ポンティックとの連結部に咬耗痕を生じている（65歳女性）．

しても痛覚がない症例もある．歯髄腔の狭窄は，生活歯前装冠の支台歯形成における露髄の危険性を減少させる．

② 咬　耗

　エナメル質の咬耗は経年的に蓄積する（図24）．隣接面の咬耗により，歯は近心に移動し，歯列の長さが5mm以上短縮することがある[1]．咬耗の原因は咀嚼，ブラキシズム，生理的変化，臼歯の多数歯欠損，食品，飲料などとされる．

　切歯の切縁は咬耗により唇舌的幅径が増加する（図26，27）[2]．犬歯尖頭は咬耗により楕円形に近い形で拡大する（図27，28）．下顎大臼歯と切歯は上顎より咬耗が多く，小臼歯は上顎のほうが多いとされている[1]．高齢者の口腔内は臨床的に顎間距離が短くなった印象を与えるが，咬耗による咬合高径の低下は見かけほど多くない．

　咬耗は材料の表面性状によっても影響される．同じ成分でも表面が粗造であると対合歯を摩耗させるため，咬合調整時には仕上げ研磨を徹底することが肝要である（図29〜31）[3]．図29の症例は，ダイヤモンド微粒子含有の研削材でコンポジットレジンの表面を滑沢化したところ，対合歯の咬耗は少なくなった．

　高齢者の天然歯列は，咬耗により象牙質が露出してくる可能性が高い．こうした歯列の対合歯が陶材焼付冠の陶材である場合，定期的な咬合の調整が不可欠である．長期間咬合調整を行うと，部位によってはコーピング金属の露出もありうる．接着ブリッジのような咬合面に自然歯と補綴材料が混在する症例では，金属材料を金銀パラジウム合金，前

表6 高齢者の咬耗と臨床的対応

歯冠部表面が粗造で，対合歯が咬耗	→	研削，研磨器材による滑沢化
切縁，尖頭，咬合面象牙質の咬耗	→	当該部象牙質陥凹部のコンポジット修復
天然歯の多い咬耗歯列の補綴処置	→	定期的咬合管理，陶材以外の材料を使用
	→	咬合面構成時の平坦化
う蝕がない咬耗歯の補綴処置	→	接着ブリッジの応用*

*歯質側の接着面はエナメル質であることが必要

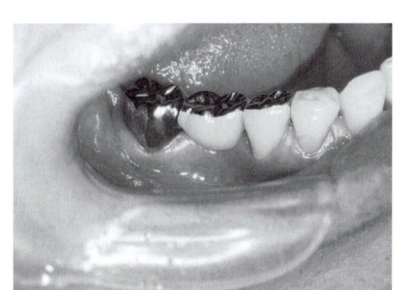

図30 咬耗部の対合歯にあたる下顎犬歯尖頭のコンポジットレジン修復（松村ほか，2011.[3]）

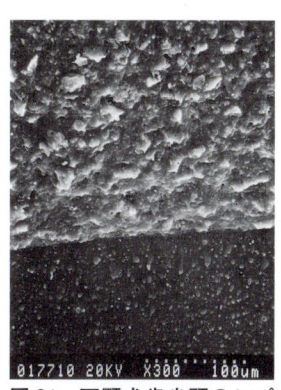

図31 下顎犬歯尖頭のレプリカ電子顕微鏡写真（松村ほか，2011.[3]）
上部が粗造化したコンポジットレジン表面．

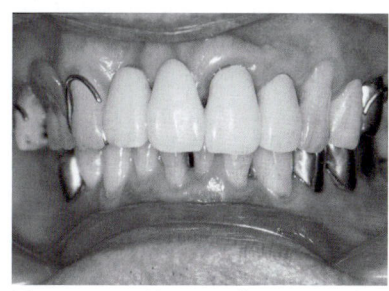

図32 エマージェンスプロファイルを再現した上顎前装ブリッジの前歯部（65歳男性）

装材料を前装用コンポジットレジンとすると，咬耗にもある程度対応できる（図27）[2]．

③ 歯の挺出

高齢者においては，セメント質，歯根膜が歯に付着しているため歯周組織を含む歯の咬合面方向への挺出がしばしば見受けられる（図24）．歯の挺出が顎間距離減少の一因ととらえれば，咬耗が起きても，咬合異常を誘発するとは限らないことも理解できる．以上から，見かけ上は低位咬合であっても，適切な挙上量の設定が困難であることも多い．

咬耗のある歯列においては，教科書的な解剖学的形態の付与を行わず，むしろ歯列とのアンバランスを避けた平坦な咬合面の構築が求められる．図28の症例では，第一小臼歯前装冠の咬頭を低くし，小窩裂溝も目立たない構造としている．

④ 歯肉の退縮

高齢者の歯列では，歯周組織の退縮に伴い歯根が露出することが多い（図25）．歯髄腔の狭窄は前装冠の支台歯形成に有利と記載したが，歯肉退縮による歯根の露出は，歯根断面積の減少に伴う軸面歯質形成量の増加につながる．したがって，歯根が露出した歯の歯冠修復においては，歯根面まで形成するか，歯肉縁上のフィニッシュラインとするかをあらかじめ決定する．

根面を含む形成を行った場合は，歯冠部と歯根部が細長いS状のカーブを描く構造（エマージェンスプロファイル）となるよう，歯の形態を構築する（図32）．このことで，歯間乳頭部が大きく空くことを患者に説明し，歯間ブラシによる清掃指導を徹底する．前歯部

表7 高齢者の支台歯形成と歯冠補綴における臨床的対応

歯肉退縮	→	歯根断面積の減少	→	軸面歯質形成量の増加	→	細い支台歯
			→	歯根部に至る形成	→	歯冠＋歯根形態のクラウン
			→	歯肉縁上での形成	→	クラウン＋露出歯根
歯冠形態と色調			→	エマージェンスプロファイルの再現		
			→	歯頸部付近の特性化，ステインの使用による立体感		

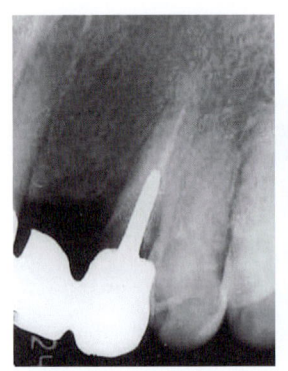

図33 歯肉縁下う蝕により抜歯に至った上顎犬歯のエックス線写真（77歳男性）

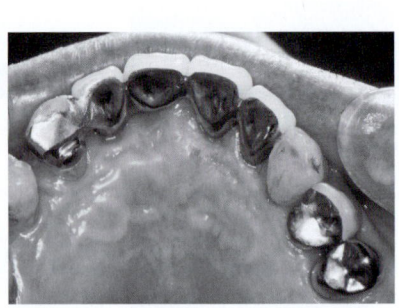

図34 上顎前歯ブリッジの偏側型ポンティックと右側犬歯に接着された基底結節レストシート（65歳男性）

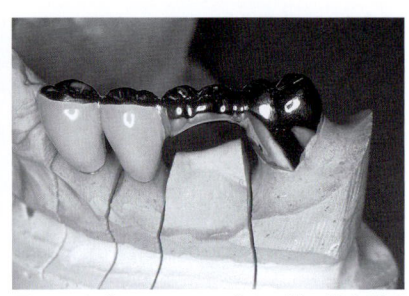

図35 臼歯4ユニットブリッジの離底型ポンティック

頸部の歯間空隙を嫌う場合は，有歯肉型のポンティックを採用することもあり，その場合は固定性ではなく可撤性のブリッジとなる．

⑤ 高齢者における固定性補綴装置

高齢者は全身的抵抗力の低下，唾液分泌量の減少など，う蝕抑制という観点においては悪条件が多い．これに加えて，高齢者の補綴処置では，高齢者になる以前に装着した装置の再製作もしばしば経験する．二次う蝕が歯肉縁下に達し，抜歯となる症例（図33）は多く，ブラッシングを行う巧緻性の低下も影響している．前歯ブリッジにおいては鼓形空隙を広く設定し（図32），基底面を偏側型（図29，34）とすることで，清掃性が向上する．下顎臼歯ブリッジにおいては，清掃性に優れた離底型ポンティックの応用が推奨される（図35）．

健常な成人の歯科治療に比して，小児，障害者，高齢者，有病者に対する歯科治療は配慮すべき点が多い．高齢者に対しては，治療中に誤嚥と誤飲の防止などにも細心の注意が必要である[1]．

⑥ 可撤性義歯装着の前準備

近い将来，可撤性装置を装着する可能性の高い患者に対しては，クラウン・ブリッジの補綴処置において，前準備をしておく必要がある．義歯の支台歯となる歯の支台装置には，ガイドプレーンとレスト座を付与しておく．たとえば図34のブリッジは，右側犬歯の舌側に支台装置を接着しているが，遠心に存在する小臼歯の抜歯が予想されるため，あらかじめ犬歯に基底結節レストシートを付与している．

⑦ 装着後管理

　高齢者においては，口腔乾燥，不十分な口腔清掃などが原因で，二次う蝕発生頻度が高くなる傾向にある[4]．そのため，固定性補綴装置を装着した患者に対しては，頻度の高いメインテナンスとリコールが必要である．

（松村英雄）

3 軟組織に関連する疾患

1―炎症（膿瘍，蜂窩織炎，菌血症，敗血症）

　日常臨床で遭遇することの多い口腔内病変は，う歯，歯周病を起因とする顎炎をはじめとした炎症性疾患がほとんどである．また，さまざまな口腔粘膜疾患も炎症性病変と関連していることが多い．特に，これが高齢者では全身疾患やそれに伴う治療・投薬などにより，局所症状が重症化および遷延しやすいことがある．また，顎口腔は，消化器であるとともに呼吸器の特性を有しているため，炎症が口底から咽頭間隙，縦隔など広範に及ぶと，気道狭窄，縦隔炎などの重篤な継発症を生じ，死に至る危険性もある．このため，早期に適切な診断を行い，適切に処置を行う必要がある．

① 口腔領域の炎症性疾患の原因と症状

　ほとんどが，う蝕，歯周病，智歯周囲炎，抜歯後感染など歯性感染症である．まれに副鼻腔炎，扁桃炎，逆流性食道炎，ウイルス感染なども関連する．

　特に下顎智歯，大臼歯部からは顎下隙，翼突下顎隙に炎症が波及しやすく，腫脹，発熱，発赤を伴い，しばしば開口障害をきたす．また，下顎前歯部・小臼歯部からは舌下隙やオトガイ下隙に炎症が波及しやすく，しばしば舌運動障害を起こす．口底部は，それぞれの組織間隙に交通路をもつため，病巣は短期間で容易に広範となるので要注意である（図36）．また，上顎部では歯性上顎洞炎，鼻腔炎などを継発することがある．

② 診断のポイント，医療面接（問診），視診，触診の役割

a. 医療面接

　病状の初発時期，経過，疼痛・腫脹の部位および程度，開口障害，呼吸困難などの有無，摂食嚥下障害を確認し，併せて，基礎疾患の有無および服薬内容を聴取する．しかし，高齢者では，明らかな局所的な炎症症状を確認できないこともあるため要注意である．

b. 視　診

　まず外表面を観察し，顔面頬部，頸部の腫脹，発赤の程度，開口障害の有無を確認したあと，口腔内に移り，歯槽部・歯肉，う蝕，動揺歯，歯周病の程度，舌，口底，扁桃，咽頭後壁の状態を確認する．また，舌の運動障害や嚥下障害の有無も併せて確認する（図37）．

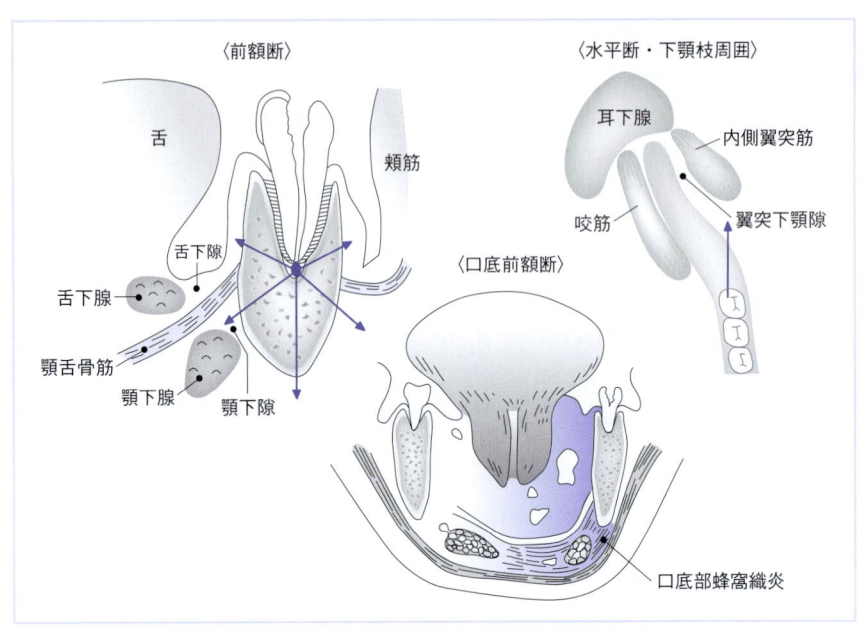

図36　下顎大臼歯根尖病巣からの炎症の波及路（→：炎症の波及方向）
歯性感染症から炎症の波及する方向を示す（上2点）．下顎内側，口底側に及ぶと重篤化する．
口底部の組織を示す（下）．

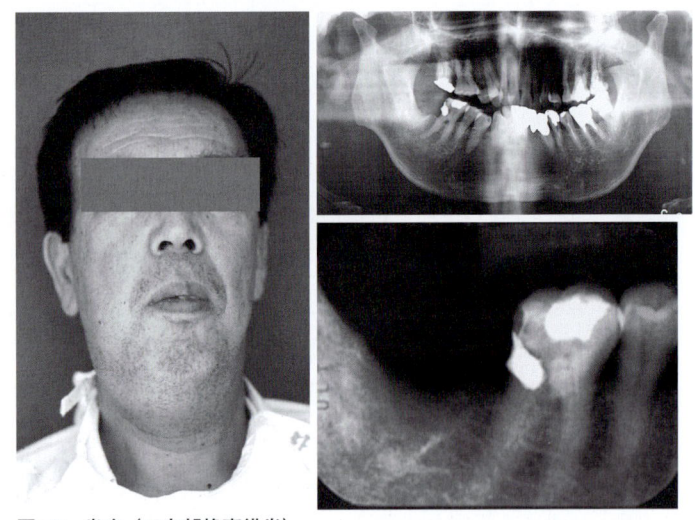

図37　炎症（口底部蜂窩織炎）
7┘抜歯後感染，口底部，顎下隙に及ぶ蜂窩織炎を呈している．

c. 触　診

腫脹部位の熱感，圧痛，波動の有無，病巣の範囲を確認する．ガス産生を疑う場合は握雪感，捻発音の有無，リンパ節の腫脹，圧痛などを確認する．

d. 臨床検査

白血球数・分画，CRP，AG比，血沈などの炎症性検査，関連する各種生化学検査などを行う．これに加え，体温，血圧，脈拍数，呼吸数などの臨床的なバイタルサインの確認を行うこと．

e. 画像検査

まず，歯性感染巣の部位と範囲を確認するため，パノラマエックス線写真，デンタルエックス線写真，各種頭頸部単純撮影，CT撮影などが有用である．特にCT画像は，炎症の波及している部位の特定に有用であり，気道狭窄の有無，ガス産生の有無などが確認しやすい．また，造影検査を併用することにより，膿瘍と蜂窩織炎の鑑別が容易となる．また，必要であれば胸部エックス線検査を行い，縦隔炎や肺炎の有無も確認する．

f. 細菌学的検査

起炎菌の同定を行い，適応する抗菌薬を選択する．しかし，一般的には細菌同定には時間を要し，救急対応には即していない．歯性感染症の場合，*Streptococcus* 属や嫌気性菌による混合感染であることが多い．当然，薬物アレルギーの有無，現在服用中の薬剤との相互，相反作用を掌握しておく必要がある．

③ 治療の流れ

a. 周術期管理

必要に応じて，医科主治医と連携する．処置中は生体モニター，すなわち，SpO_2，血圧計，心電図を設置し，必要に応じて呼吸モニターも使用する．全身状態を把握しながら処置を進める．なお，CT画像により，気道狭窄を認める場合は，気管内挿管や気管切開を考慮する．

b. 抗菌薬の術前投与

起炎菌を想定し，一般的に口腔内細菌に感受性をもつ，ペニシリン系，セフェム系などを用いる．可能であれば静脈内投与が望ましい．処置開始前より開始し，早期に抗菌薬成分の血中内濃度を上げておくとよい（術前投与）．なお，抗菌薬投与のため静脈投与ルートを確保しておくと，術中の補液が可能となるばかりでなく，緊急時対応も迅速に行える利点がある．

c. 消炎手術

穿刺吸引を行い，膿瘍腔，蜂窩織炎の場所と範囲を特定し，切開排膿を行って消炎に努める（図38）．洗浄は，まずは生理食塩液で行い，炎症巣からの排出物の色，性状など

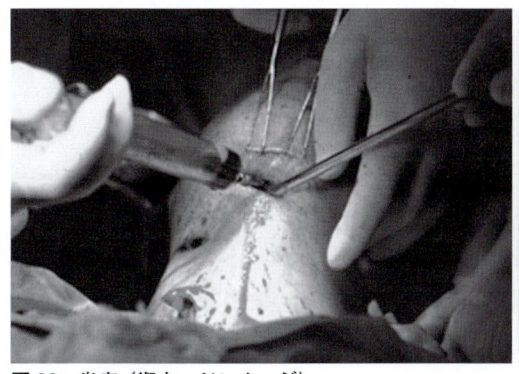

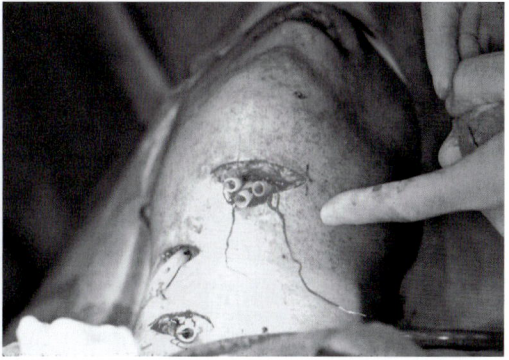

図38 炎症（術中・ドレナージ）
口底部，頸部外皮切開による消炎手術．炎症巣は広範に及んでいるため，口底，顎下隙，側咽頭隙，胸鎖乳突筋前縁部を開放した．

を確認する．その後，イソジンなどの消毒液を用いる．CT画像などからガスの産生を認める場合は，その貯留層まで開放し，ガス産生および貯留を防止する．高齢者の場合，排膿がないこともしばしばみられる．しかし，開放創にすることは治癒に結びつくので，明らかな膿瘍形成を認めなくても，減圧を目的に切開を行う場合がある．

④ 菌血症・敗血症の場合

a. 菌血症

菌血症は，菌が血中より検出されるが，臨床上問題となる症状が発症していないことが多い．血液培養により確定診断される．しかし，検出率がやや低いため，細菌DNAの増幅検出する方法がとられている．一般的に，顎炎，蜂窩織炎，肺炎，腹膜炎，腸炎などの炎症巣から，細菌，およびその外毒素が血液中に侵入して発症する．また，褥瘡部や血管カテーテル留置部の感染なども原因となる．

b. 敗血症

敗血症は，感染が原因となった全身性炎症反応症候群（systemic inflammatory response syndrome；SIRS）と定義されている．現在では，その診断には，必ずしも血液培養で起炎菌が同定される必要はなく，

①体温<36℃または>38℃，②脈拍>90回/分，③呼吸数>20回/分または$PaCO_2$<32 mmHg，④白血球数>12,000/mm^{3}または<4,000/mm^{3}または桿状核球>10%のうち，少なくとも2項目以上を満たした状態で判断される．

臨床的には，悪寒，戦慄，呼吸促進を示し，血管拡張に伴い血圧が低下して心拍出量が増加する．これを放置しておくと，重症敗血症となり，生命予後は極めて悪くなる．

敗血症は，高齢者，糖尿病，肝疾患，腎疾患，膠原病などの基礎疾患を有している場合やがん化学療法中，およびステロイド薬，免疫抑制薬などの投与を受けている場合に危険性が高いといわれている．

治療は，感染源の除去と十分な抗菌薬の投与を行う．重症例では，循環不全の改善のため，補液，昇圧薬の投与，大量の副腎皮質ステロイドの投与などを行い，急性血液浄化療法などを選択する．なお，呼吸管理も必要となる場合があるので，敗血症を疑ったらただちに集中治療室ICU設備のある施設に転院させることが重要である．

⑤ 将来に向けた展望

口腔領域に発症する炎症性疾患は，そのほとんどが，口腔内常在菌が原因となっている．この常在菌群は，適正な状態で保たれていれば全身の健康増進にも寄与しヒトにとっても有用なものであるが，異常に増殖したことや，宿主側の免疫応答の不備などが加わり，臨床上の問題が発生している．現在，高齢者医療では，口腔ケアを通じて口腔の健康管理を行うことの重要性が広く認識されていることからも，今後，歯科医療従事者は，重篤な感染症を予防する意味でも歯科医療を通じて口腔の健康管理に努め，国民の健康増進に役立つことが求められている．

〔外木守雄〕

2―腫瘍および腫瘍類似疾患

① 腫　瘍

　腫瘍とは，組織を構成する細胞が何らかの原因によって自律性に無制限に分裂・増殖し，異常で過剰に増大するものをいう．さらに腫瘍は悪性と良性に分けられる．

　発生組織の由来で，歯原性腫瘍（odontogenic tumors）と非歯原性腫瘍（non-odontogenic tumors）に分けられる．さらに組織母地より上皮性腫瘍（epithelial tumors）と非上皮性腫瘍（non-epithelial tumors）に分類される．上皮性腫瘍は，口腔粘膜上皮を構成する扁平上皮に由来する腫瘍と腺上皮に由来する唾液腺腫瘍に分類されている．非上皮性腫瘍は，WHOでは軟組織腫瘍（soft tissue tumors）に分類され，さらに骨などの硬組織に由来する腫瘍は，骨腫瘍と骨に関連したその他の疾患分類のなかで骨原性腫瘍，非腫瘍性骨疾患，その他の項目で細分類され，その他メラニン産生系（色素系）腫瘍，起源不明の腫瘍，分類不詳の腫瘍，腫瘍類似の疾患に分類されている．

　一方，形状は囊胞でも再発が多くまた悪性化の可能性があるため，2005（平成17）年のWHO分類における歯原性腫瘍の組織分類で囊胞が腫瘍に変わったものがあり，歯原性角化囊胞（odontogenic keratocyst）は角化囊胞性歯原性腫瘍（keratocystic odontogenic tumor）に，また石灰化歯原性囊胞（calcifying odontogenic cyst）は歯原性石灰化腫瘍（calcifying odontogenic tumor）に名称が変更した．

② 腫瘍類似疾患

　臨床的には腫瘍を疑わせる腫脹や硬結を示すものがあり，これらは真の腫瘍とは異なるため，腫瘍類似疾患に分類されている．エプーリス，義歯性線維腫，骨増生，線維性骨異形成症，組織球症などが挙げられる．義歯性線維腫は無歯顎の高齢者に特有の疾患である．

a．義歯性線維腫

　義歯床の刺激により接触した粘膜に生じる線維性の増殖物である．いわゆる線維腫と臨床像や病理像は近似するが，義歯による刺激で生じたものに特化してつけられる病名

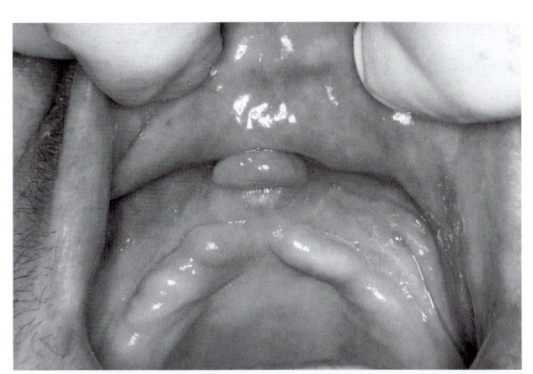

図39　上顎前歯部歯肉頬移行部に発生した義歯性線維腫
義歯床縁の刺激により一部潰瘍を随伴している．

である．局部義歯，総義歯にかかわらず，発症する可能性がある．

　表面は健常粘膜で被覆されており，弾性を伴う限局した腫瘤である．多くは義歯の床縁に一致して出現し，刺激により潰瘍を形成することがある（図39）．

　外科的切除を要するが，原因となっている義歯の調整も必要である．

　病理像としては膠原線維と線維芽細胞から構成されており，細胞成分に富むもの（soft fibroma）と線維成分に富むもの（hard fibroma）とが存在する．一般に，細胞成分に富むものは軟らかく，線維成分に富むものは比較的硬い臨床像を呈する．

（潮田高志）

b．前癌病変[*5]（白板症，紅板症）

　WHO（世界保健機関）では，前癌病変を正常組織よりも癌を発生しやすい形態学的に変化した組織と定義し，該当疾患として白板症，紅板症などが挙げられている．発生の危険性が有意に増加した一般的状態を前癌状態といい，口腔扁平苔癬が挙げられる．

　白板症とは，口腔粘膜にみられる境界明瞭な白色を呈する病変の総称である．みた目は「なめし皮」が貼りついた均一型，凸凹で斑な不均一型，そして紅斑部分と混在したものとに分かれる．口内炎のように疼痛はなく，病変が白色以外はまったくの無症状．口腔内どこでも発症するが，好発部位は口角粘膜，頰粘膜，舌が多く，次いで口蓋，口底，歯肉となる．大多数は30歳以降に発症し，年齢とともに増加し，男性に多い傾向がある．発生原因には喫煙，飲酒などの生活習慣による粘膜の劣化，不適合な義歯や補綴物による粘膜刺激などが挙げられる．この病変の3〜5%が癌化する．白板症は，口腔粘膜を覆っている上皮のうち，一番表層の角化層が厚くなり起こる．この角化層は角化細胞の最終産物であり，この角化細胞に形態の変わった細胞（異型性）が出現して癌化へと進む．すべてが癌化するわけでなく，また癌化はすみやかに起こらず通常5〜10年という長い時間を経て変化する．治療法としては，ビタミンAの服用，ステロイド薬の塗布，刺激因子の除去などがあるが，局所切除が最も有効な方法である．手術標本の病理組織検査は必須である．小さな病変は切除生検する[*6]．

　紅板症は紅色肥厚症ともいわれ，舌，歯肉に好発し，その他の口腔粘膜にも発症する．鮮紅色でビロード状，表面は平滑な病変．境界は明瞭なものが多いが，もとの粘膜色と区別がつきにくい．WHOでは「臨床的に，組織学的に他のあらゆる疾患の特徴にも該当しない，燃えるような赤色斑」と定義されている．初発症状として多くの症例で刺激痛が認められるが，何ら症状のないものもある．一般的に50歳代以上に多く，高齢者が全体の80%を占めるといわれているが，最近では20〜30代女性の報告もある．紅板症の50%以上が癌化すると報告されているので，安易に長期的に観察しない．病理組織学的には通常重層扁平上皮の異形成を生じており，基底細胞の過形成と極性消失，N/C比増加，滴状型の上皮突起形成，核分裂像・核濃染の増加，細胞間結合低下などがみられる．白板症の場合，上皮組織に角化亢進を起こしているのに対し，紅板症は角化を欠く．薬物療法による根治療法は不可能で，外科的切除が第一選択となる．刺激痛や接触時痛を訴える場合が多いため，投薬の目的はこれらの症状を一時的に緩和する対症療法となる（図

[*5]：前癌病変
前癌病変，前癌状態という言葉は，2007年にWHO, Wamakulasuriyaの論文で，potentially malignant disorders of oral mucosa「口腔粘膜の潜在性悪性疾患」という語句に変更された．海外のジャーナルでは，precancerという記載では論文はacceptされない傾向にある．(J Oral Pathol Med, 36：575-580, 2007)

[*6]：切除生検
部分的な生検を行わず，病変を一塊として切除し，標本は食パンを切るように作製して悪性所見の有無を診断する．

[*7]：「癌」「がん」についてはp.400参照．

図40 舌にできた白板症（均一型）

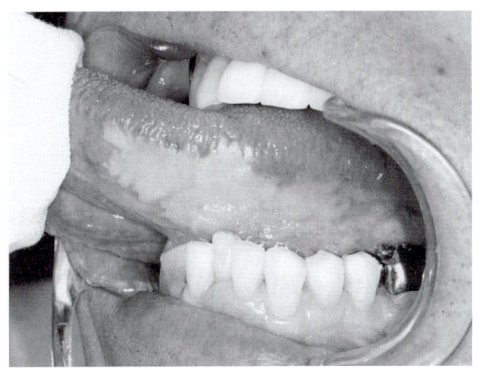

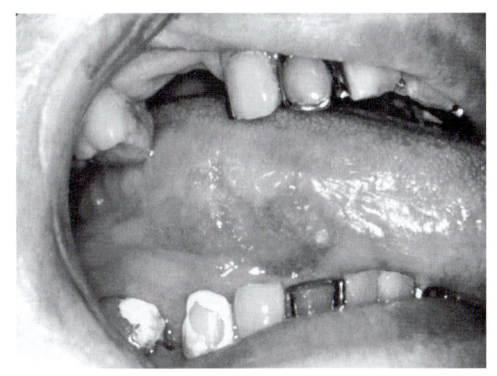

図41 舌にできた紅板症

40, 41).

③ 良性腫瘍（線維腫, 脂肪腫, 血管腫）

　口腔粘膜上皮下の結合組織から発生する良性腫瘍には線維腫, 脂肪腫, 血管腫などがある.

　線維腫は, 口腔では発生頻度の高い間葉系良性腫瘍である. 線維性結合組織に由来する腫瘍であるが, 口腔内では過形成が多く（刺激性線維腫）, 真の腫瘍はまれである. 好発部位は舌, 口唇, 頰粘膜, 歯肉, 好発年齢は30～50歳である. 表面粘膜は正常かつ平滑, ポリープ状であり, 自発痛, 圧痛はみられない. 誤咬, 咬癖あるいは歯冠修復物や義歯床縁の慢性機械的刺激によるものは刺激性線維腫, 特に義歯床縁の刺激によるものを義歯性線維腫とよぶ. 病理組織所見では密に増生する膠原線維束が多数の毛細血管や炎症性細胞を伴いながら不規則に交錯し, 周囲との境界は不明瞭である. 治療としては原因の除去および切除術が有効である. 再発は少ない（**図42**）.

　脂肪腫は, 口腔内に発生することは比較的まれであるが, 脂肪組織がある場所であればどこからでも発生する. 成熟した脂肪細胞の増殖からなる腫瘍で, 周囲組織とは線維性被膜により明瞭に境界される. 組織学的には, 腫瘍内部が結合組織索で分葉状に分かれていることが多い. 脂肪組織内に線維組織を多く含むものを線維脂肪腫, 血管を多く含むものを血管脂肪腫, 粘液腫様組織を多く含むものを粘液脂肪腫という. 好発年齢では中

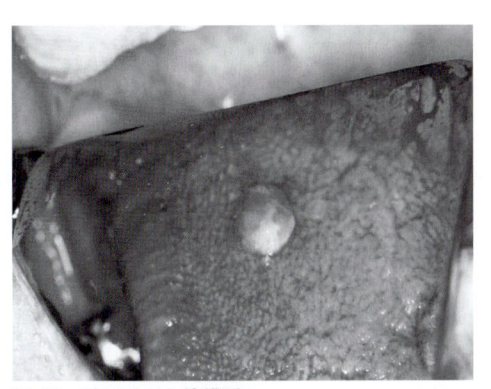

図42 舌にできた線維腫

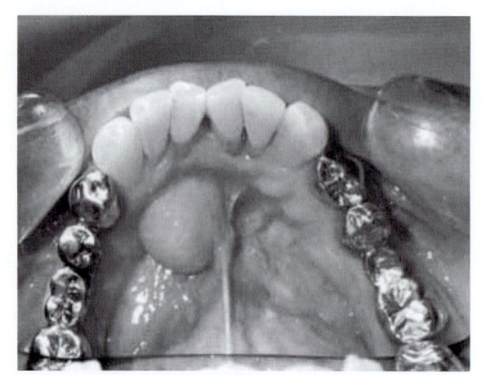

図43 口底にできた脂肪腫

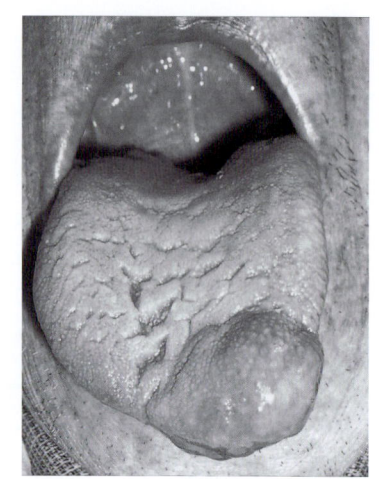

図44 舌にできた血管腫

年以降の女性に多い．好発部位は舌，頰部，歯肉，口底の順と報告されている．弾性軟，孤立性の腫瘤状を呈し，腫瘤の形状は類球形，ポリープ状（球形で有茎性），大きいものでは分葉状となる．境界は明瞭，増殖により被覆する口腔粘膜（上皮）が薄くなるため，内部の脂肪組織の色が透過して黄色味を帯びてみえる．手術的に切除し，再発も少ない（図43）．

　血管腫は血管組織の増殖により発生する良性非上皮性腫瘍であり，組織型から単純性，海綿状，蔓状，そして良性血管内皮腫等に分けられる．ほかに，過誤腫や反応性の血管増殖や拡張により腫瘤が形成された真の腫瘍ではないものもあり，血管性母斑や蔓状血管腫はこれに属する．口腔内での発生頻度は良性腫瘍のなかではかなり高い．発育は緩慢，柔軟性，無痛性の凹凸不正な腫脹．特徴は「色」で，組織成分が血管と血液であるため色調が一般に暗紫色ないし赤色を呈する．ガラス板で圧迫すると表面の色調が退色する．ときに静脈石とよばれる結石を伴うことがあり，エックス線写真で石灰化物（多数）として写る．三叉神経支配領域に沿って血管腫が生じるSturge-Weber（スタージ・ウェーバー）症候群もある．切除が可能であれば外科的切除が有効．しかし血管腫が複雑に深部に入り組んだ血管組織から構成されている場合は大量出血するので梱包療法，凍結外科，レーザー治療，栓塞療法などを選択する（図44）．

（柴原孝彦）

④ 口腔がん（肉腫および口腔への転移性腫瘍含む），白血病・悪性リンパ腫

a. 口腔がん（口腔癌；oral cancer）

1）定義等

　「口腔がん」とは口腔を原発する悪性腫瘍に対する呼称名で，「がん」は一般名，「癌」は診断名として使われている．「口腔癌」は本来は扁平上皮癌や腺癌などの上皮性悪性腫瘍（癌腫；carcinoma of oral cavity）のみならず，肉腫や悪性リンパ腫など口腔を原発としたすべての悪性腫瘍が含まれるが，口腔原発悪性腫瘍の90％以上が病理組織学的に扁平上皮癌が占めるため，「口腔癌」を口腔に原発した上皮性悪性腫瘍として扱う場合があ

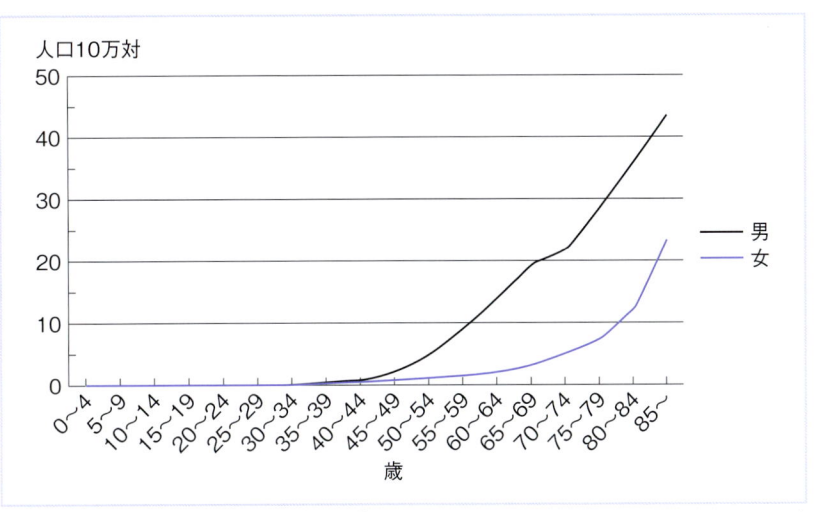

図45 年齢別口腔・咽頭悪性腫瘍死亡率　　(独立法人国立がん対策情報センター, 2009年)

る.

　口腔癌は原発部位別に舌癌,口底癌,上下歯肉癌,硬口蓋癌,頬粘膜癌に分けられる.わが国における原発部位別発生頻度は,日本頭頸部癌学会の集計(2002年)では,舌が最も多く60.0％,次に下顎歯肉11.7％,口底9.7％,頬粘膜9.3％,上顎歯肉6.0％,硬口蓋3.1％の順である.米国では舌35.2％,口底28.0％,上下顎歯肉10.4％,硬口蓋8.9％,頬粘膜2.9％と報告されている.口腔癌の病理組織学的診断別発生頻度は,日本TNM分類委員会による449人を対象とした報告では扁平上皮癌92.7％,腺癌0.7％,腺様嚢胞癌3.3％,粘表皮癌2.4％,未分化癌0.2％,その他0.7％で,扁平上皮癌が最も多い.
　わが国における口腔癌の発生頻度は全癌のほぼ1％で,頭頸部癌が全体の4％を占める.口腔癌の発生年齢は中高年層に多く,50歳から60歳代においてピークがみられる.男女比は3：2と男性に多く,人口の高齢化に伴って口腔癌の発生頻度も増加しつつある(**図45**).

2) 前癌病変と前癌状態(WHO, 1997)
　　p.398参照.

3) 肉腫(sarcoma)
　肉腫は上皮下組織に発生由来する非上皮性悪性腫瘍である.線維肉腫,粘液肉腫,平滑筋肉腫,横紋筋肉腫,脂肪肉腫,血管肉腫,軟骨肉腫,骨肉腫などがある.以前はリンパ肉腫は肉腫に含まれていたが,病態や治療反応が肉腫とは大きく異なるために,後述の悪性リンパ腫に独立して扱われている.癌腫の多くがリンパ性転移をするのに対して,肉腫は血行性転移が多い.好発年齢は若年層に多く高齢者には少ない特徴がある.

4) 悪性黒色腫(malignant melanoma)
　悪性黒色腫は,腫瘍細胞内にメラニン色素顆粒を含有する極めて悪性度の高い腫瘍であり,皮膚,粘膜に発症する.早期に所属リンパ節,遠隔臓器である全身に転移しやすいため一般的に予後不良である.転移はリンパ行性が50％,血行性が約20％である.口腔

に発生する悪性黒色腫の好発年齢は50歳以上で,高齢者にも多く発生する.性差はない.

b. 白血病,悪性リンパ腫

血液のがんは,白血病,悪性リンパ腫,多発性骨髄腫などがあり,そのなかで最も発生率が高いのが悪性リンパ腫である.わが国において,年間12,000人前後が発生すると報告されている.

1) 白血病(leukemia)

白血病は骨髄性とリンパ性に分類され,さらに癌細胞の増殖形式により急性と慢性に分類される.白血病の好発年齢は,生後から9歳まで発生率が高く,10代から30代では比較的少なく,45歳を過ぎると発生率が高まって年齢を重ねるほど発生率が高くなる2峰性を呈する.

2) 悪性リンパ腫(malignant lymphoma)

正常リンパ組織の構成細胞に由来する悪性腫瘍を総括した病名である.Hodgkin(ホジキン)病(Hodgkinリンパ腫)と非Hodgkinリンパ腫(non-Hodgkin lymphoma:NHL)に分けられる.また,リンパ球の発生や分化過程や機能的および免疫学的性状に基いて,B細胞性リンパ腫とT細胞性リンパ腫とに区別される.B細胞性リンパ腫は予後が比較的良好であるが,T細胞性リンパ腫の予後は不良である.

Hodgkin病(Hodgkin's disease)は,Reed-Sternberg(RS)巨細胞の出現が特徴の進行性のリンパ性疾患で,頻度は圧倒的に非Hodgkinリンパ腫が多い.好発年齢は30歳ごろから徐々に罹患率が上がり,55歳以上で年齢とともに急激に増加し,他のがんと同様に高齢になるほど好発する.治療は化学療法,放射線療法が有効で,化学療法,特に分子標的薬による治療の導入により,生存率は向上している.Hodgkin病の発生年齢はゆるやかな2峰性分布を示し,第1のピークは青年期(20歳代)にあり,第2のピークは壮年期(50歳代以降)にある.男女比はほぼ2対1で男性に多い.

3) 骨髄異形成症候群(myelodysplastic syndrome:MDS)

骨髄異形成症候群は,急性白血病に進展しやすい前白血病的性格と治療不応性の末梢血球減少を示す後天的造血障害である.造血幹細胞異常症の一つで,質的に変異した異常な一幹細胞から異常クローンの血球がつくられ,この血球は形態異常(異形成)のみならず分化や機能の欠陥があり,骨髄内で十分に成熟できずに死滅しやすい.急性白血病化または白血病化しなくてもいわゆる骨髄不全すなわち感染や出血がMDSの予後を左右する.好発年齢は高齢者に多く,50歳代以降が70%以上を占める.

c. 発癌機序

発癌機序(発癌機構,発癌過程)は,動物を用いた発癌実験結果からも多段階的発癌(multistep)説が支持されている.すなわち,論理的には癌が発生するにはおよそ3段階があり,これらは①イニシエーション(initiation)とよばれる初発段階,②プロモーション(promotion)とよばれる促進段階,さらに③プログレッション(progression)とよばれる増殖段階を経て発癌と増殖を経て,それぞれの増殖段階には遺伝子異常が関与すると考えられている.近年,免疫組織学的診断法および遺伝子学的診断方法の発展と確立

に伴い，発癌や癌の浸潤・転移の分子メカニズムが明らかにされつつある．抑制に関連する因子と促進に関連する因子のバランスの上に生体の恒常性は維持されているが，いったんこれらのバランスが分子レベルで乱れたときに発癌や癌の浸潤・転移が起こるといわれている．特に癌は遺伝子病といわれていて，ヒト癌促進遺伝子とP53遺伝子などのヒト癌抑制遺伝子が発癌に大きくかかわっている．また染色体転座により，融合遺伝子・融合転写因子の形成，癌遺伝子の活性化，癌抑制遺伝子の不活化が生じ発癌に至ることが示されている．

癌の浸潤転移形式には，①リンパ行性，②血行性，③経管腔転移があり，また転移の過程として，①原発巣からの癌細胞の遊離，②脈管内移入，③脈管内移動，④標的臓器での定着・増殖の段階的プロセスがあり，それぞれの過程で癌関連遺伝子がかかわっていると考えられている．

癌遺伝子のかかわりが明らかになると同時に，口腔癌ではまだ発癌遺伝子は明らかではないが，家族性発生や重複癌などの発生が問題となっている．

d．重複癌，口腔多発癌

重複癌（multicentric cancer）は異なる二つ以上の臓器に腫瘍が発生したものをいい，多発癌は同一臓器内に複数個の腫瘍が発生した場合をいう．重複癌については，癌そのものの発生学機序から遺伝子病の一つといわれ，癌治療後に別の臓器に新たに癌が発生し，これを二重癌，三重癌などと呼称する．さらに，同一家系内に発生する家族性が問題となっている．

口腔多発癌（multicentric oral cancer）とは，口唇粘膜を含む口腔内に発生した複数の

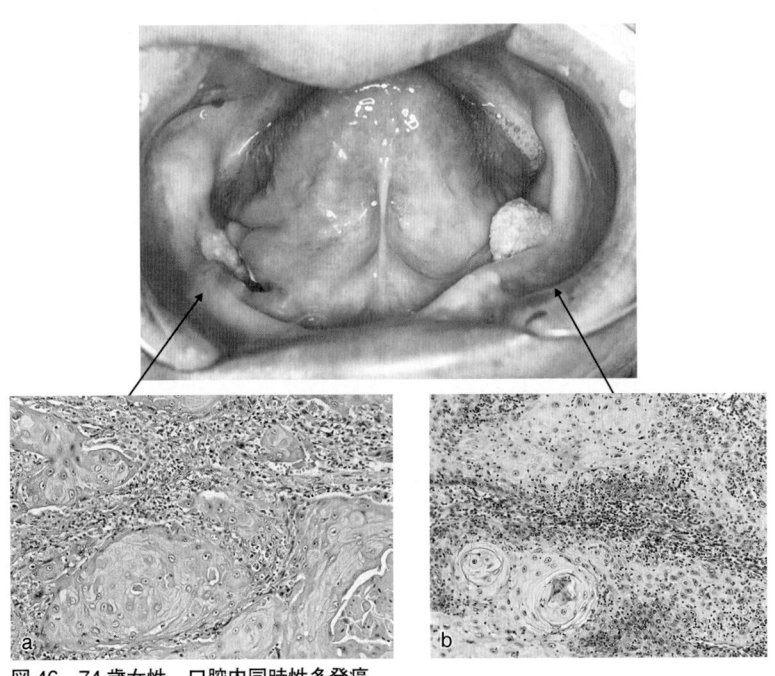

図46　74歳女性．口腔内同時性多発癌
a：扁平上皮癌，b：疣贅癌

同一組織型原発悪性腫瘍である（**図46**）．診断基準として，各腫瘍の組織学的検索により腫瘍と非腫瘍粘膜との境界，および腫瘍の周囲組織への浸潤像を観察し，①解剖学的に転移および浸潤性腫瘍が否定されるもの，②明らかに臓器固有の粘膜上皮が発生母地と考えられるもの，③腫瘍同士が病理組織学的に上皮および上皮下において連続性を認めないものなどの条件を満たすものを口腔粘膜多中心性発生と呼称する．癌発生の時期はその診断日をもって癌発生とし，先発癌の診断および治療期間中に後発癌が発見されたものを同時性癌，それ以外の時期に発生したものを異時性癌とよぶ．前駆病変としての白板症や，先発癌切除断端周囲の上皮異形成の存在は多中心性発癌のリスクファクターである．

　一方，癌治療によっても後発癌が生じることがある．化学療法や放射線療法自体によっても二次癌が発癌することが知られている．これらの癌に対しては，綿密な経過観察を行い，早期に低侵襲の手術によって切除することが肝要である．年齢とともに二次，三次癌の発生頻度が増加すると考えられる．

e．転移性癌（metastatic cancer）

　口腔原発悪性腫瘍の転移は，鎖骨より下，頭蓋底より上の臓器に転移することを遠隔転移（distant metastases）とよび，頸部所属リンパ節転移とは区別される．一方，腹部などの口腔以外の臓器から原発した悪性腫瘍が顎口腔領域へ転移するものを転移性癌（metastatic oral cancer）とよぶ．この腫瘍の原発臓器は胃，食道，直腸などの消化器や，

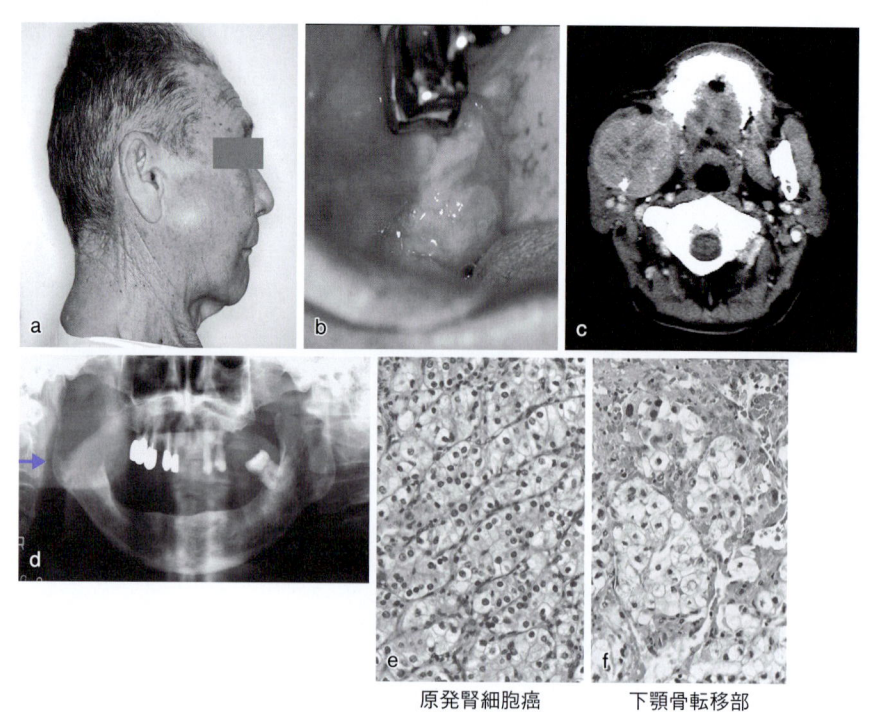

図47 a〜f　75歳，男性．下顎骨転移性癌
右側頰部の腫瘤と下顎枝にエックス線透過像がみられ（dの矢印），病理組織学的に同じ組織型で，原発腎細胞癌が転移したと判断．

（e：原発腎細胞癌　f：下顎骨転移部）

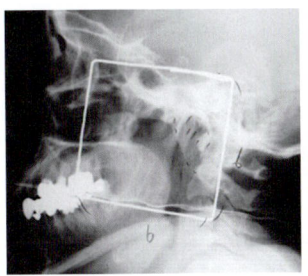

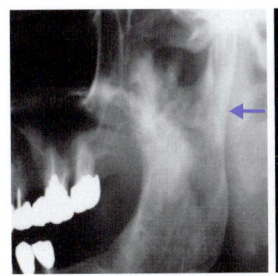

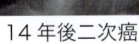

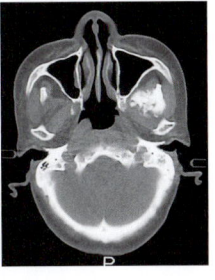

図48 62歳，女性．
第一癌である上咽頭腫瘍（扁平上皮癌）に対してリニアック外照射80Gy照射．14年後左側下顎枝に腫瘍が発生．生検による病理組織学的診断は骨肉腫で，照射野とも一致しているため放射線誘発癌と診断．

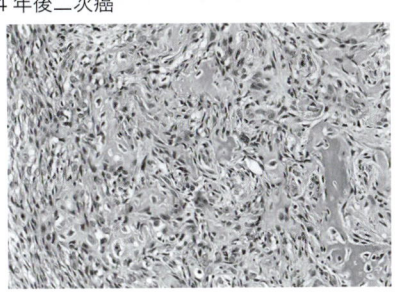

呼吸器，特に肺や乳部原発腫瘍が多く，顎口腔領域への転移部位は上下歯肉や顎骨内が多い（図47 a〜f）．転移性腫瘍の頻度は全癌の1〜2％である．

顎口腔への転移性癌の診断基準は，①組織学的にも臨床的にも確認された原発腫瘍が口腔外に存在すること，②転移腫瘍と認められる口腔腫瘍が存在すること，③この両者に病理組織学的類似性が認められること，④原発腫瘍と転移腫瘍が近接在する場合には，その間には明らかな境界があって直接の浸潤がないこと，⑤口腔内に原発腫瘍が過去に存在しなかったことなどで，同時性あるいは異時性重複癌との鑑別が必要である．

f．放射線誘発癌（radiation induced cancer）

口腔癌に対する放射線治療のあと，この放射線治療によって発生する悪性腫瘍を放射線誘発癌とよぶ．この二次癌の多くは肉腫である．診断基準として，①放射線照射野に組織学的またはエックス線学的に悪性所見がないこと，②放射線照射野と肉腫発生部位が一致していること，③放射線照射から肉腫発生まで比較的長期の潜伏期間が存在すること，④組織学的に悪性腫瘍であることが証明されることなどである（図48）．重複癌との鑑別が重要である．今後第一癌が放射線療法によって消失しても，年齢を重ねると二次癌発生の危険性がある．

（又賀　泉）

3―口腔粘膜，皮膚疾患

① 口腔カンジダ症

a．高齢者と口腔カンジダ症

年齢とともに免疫能が低下することにより，日和見感染症である口腔カンジダ症の発症も増加する．高齢者ではADL低下，併存疾患や薬剤服用，義歯の使用，唾液量減少が口

腔カンジダ症発症の危険因子となる．

b．口腔カンジダ症の自他覚症状

　自覚症状では接触や熱・食品などによる疼痛，場合により味覚障害の原因となっている．他覚所見では拭って取れる粘膜の白苔・白斑，粘膜の発赤，びらんや潰瘍がみられる．

c．高齢者に多くみられる口腔カンジダ症の病型

1）偽膜性カンジダ症（図49）

　頰粘膜，口蓋，舌背部を中心に白色の苔状物が点状にみられるタイプで，白苔（白斑）はガーゼや綿球などで容易に剝離できる．病変は口腔内のどこにでも発症するが，歯肉には珍しいとされている．

2）紅斑性（萎縮性）カンジダ症（図50）

　硬口蓋や舌，歯肉などに暗赤色の紅斑やびらん形成がみられるタイプで，義歯床下粘膜にみられる発赤もこのタイプの口腔カンジダ症である．接触や食物の刺激により疼痛を生じたり，出血がみられることがある．非カンジダ性の口内炎とよく間違われることがある．

d．口腔カンジダ症の診断と治療

　高齢者の口腔内にカンジダ症特有の自他症状（疼痛，発赤，白苔・びらん・潰瘍）を有する場合，臨床診断として口腔カンジダ症と診断することができる．この診断に基づき，治療を開始する．確定診断には病変部位を擦過し，培養してカンジダを確認するか，検鏡して菌糸を確認する．治療は抗真菌薬の投与を行う．ミコナゾールゲルは形状がゲル状であるため，口腔粘膜に薬剤を塗布して使用することが多い．アムホテリシンBシロップはシロップ剤であるので，内服せずに含嗽して使用することが多い．イトラコナゾールシロップは，他の2剤に比べ優れた血中移行を示す．アムホテリシンBシロップはほとんど血中移行しないためほとんど副作用がない．ミコナゾールゲルやイトラコナゾールシロップには併用禁忌や注意薬が少なくないので注意する．また，口腔内や義歯を清潔に保ち，保湿に心がけるなどの予防も重要である．

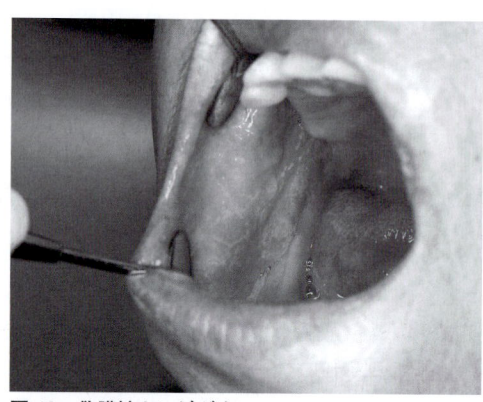

図49　偽膜性カンジダ症

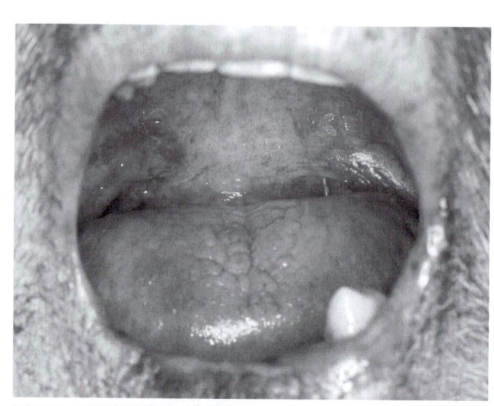

図50　紅斑性カンジダ症

② 口腔扁平苔癬

a. 口腔扁平苔癬とは

　口腔扁平苔癬は，口腔粘膜の角化異常を伴う慢性炎症性疾患である．中高齢の女性に多くみられる．最も典型的な状態は，左右頬粘膜に網状白斑として現れ，場合により発赤やびらん・潰瘍形成を伴う．ほかにも，舌縁部や歯肉に発生することもある．自覚症状としては刺激痛や口の荒れを認めることが多い．一般的に慢性経過をとり，寛解と再発を繰り返す．また，網状型（図51）は自然治癒も期待できるとされるが，紅斑型（図52）では治療に難渋することが多い．一部，悪性化することもある．原因は不明であるが，歯科金属による接触性粘膜炎（アレルギー），C型肝炎ウイルスへの感染，免疫異常や精神的ストレス，内分泌異常の関与が考えられている．近年では，金属，薬物，移植片対宿主病などと関連した病変は口腔扁平苔癬と分け，口腔扁平苔癬様病変とよばれるようになってきている．

b. 口腔扁平苔癬の鑑別診断

　口腔カンジダ症や白板症との鑑別が必要となる．網状型白斑では口腔カンジダ症とは異なり，擦過しても剥離できない．また，口腔扁平苔癬では網状型白斑が基本であるが，白板症では網状型白斑はまれである．紅斑型やびらん・潰瘍型では口腔カンジダ症との鑑別が重要であるが，両者が合併していることも非常に多い．口腔粘膜に発赤やびらん・潰瘍を認めた場合には，まずは口腔カンジダ症やその合併を疑うことが重要である．

c. 口腔扁平苔癬の治療

　治療は，副腎皮質ステロイド含有軟膏の塗布が基本となる．前述したように，紅斑型やびらん・潰瘍型では口腔カンジダ症を合併していることが多い．真菌検査を行い，口腔カンジダ症の合併を認めた場合には，その治療から開始する．また，副腎皮質ステロイド含有軟膏での治療中に突然，症状の悪化を認めた場合には口腔カンジダ症の合併を疑う必要がある．適切な治療を行っているにもかかわらず，悪化を認める場合には悪性化を疑い，専門診療科への対診を行う必要がある．

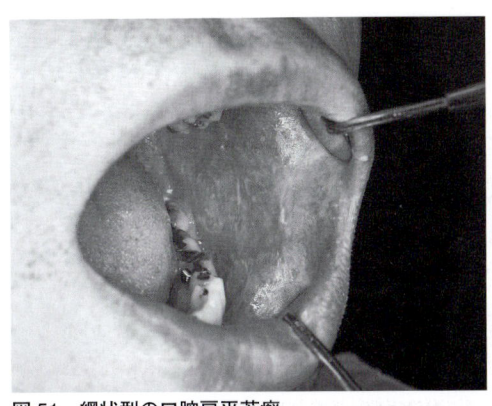

図51 網状型の口腔扁平苔癬 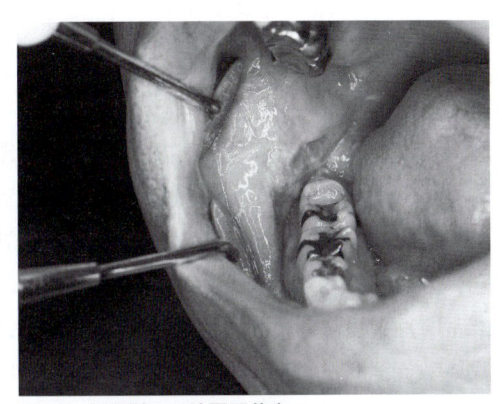　　　　**図52** 紅斑型の口腔扁平苔癬

③ 義歯性口内炎，口角炎，口角びらん

a．義歯性口内炎（図53）

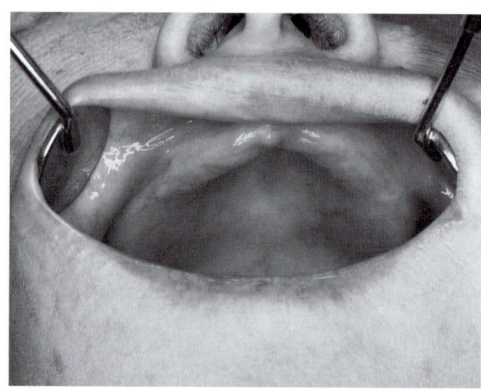

　義歯性口内炎は義歯使用者の床下粘膜にみられる粘膜炎で，カンジダによって起こされることが知られている．義歯性口内炎が発症する理由として，①義歯表面や義歯安定剤にカンジダが付着しやすいこと，②義歯を使用することにより自浄性が低下すること，③カンジダの発育条件は他の細菌に比べ至適pHや至適温度が低いが，義歯を装着することでその条件が揃うこと，④適合の悪い義歯を使用して粘膜が傷つけられることにより，カンジダが付着しやすくなること，などが考えられている．多くは紅斑性（萎縮性）カンジダ症の病型を示している．レジンアレルギーや義歯による潰瘍と間違われることが多いので注意が必要である．口腔乾燥症が存在すると症状が増悪する．治療はミコナゾールゲルを1日4回，それぞれにつき十分な量の薬剤を義歯粘膜面に塗布し，通常どおり使用させると，義歯床下粘膜の病変のみならず，口腔内全体の病変にも効果がみられる．この方法だと口腔内全体に塗布する手間が省けることとともに唾液の多い患者や義歯に付着したカンジダにも有効である．しかし，疼痛の強い患者では症状を悪化させる可能性があるので，イトラコナゾールシロップの使用を考慮する．また，義歯洗浄の励行の指導や不適合な義歯の調整を行う．義歯洗浄剤は可能であれば抗真菌作用のあるものなどを使用するのが効果的である．頻回に再発する場合には義歯の新製も考慮する．

b．口角炎・口角びらん（図54）

　左右の口角部（まれに片側）が割れて発赤やびらんを呈した状態である．胃腸障害やビタミン不足，口内炎とよく間違われるが，口角炎や口角びらんの直接の原因はカンジダの感染によるものがほとんどである．カンジダ増殖の全身的な要因として糖尿病やビタミンB_2欠乏，鉄欠乏性貧血などが挙げられている．また，局所的な要因としてはさまざまな原因による流涎の増加や咬合位の低下により常に口角部皮膚が湿っている状態が挙げられる．治療は口角炎では病変局所にミコナゾールゲルを塗布して使用することが多い．しかし，カンジダは口角部のみに存在しているわけではなく，原因となっているカンジダは口腔内に由来しているため，口腔内にも薬剤を応用する必要がある．

（岩渕博史）

図53　義歯性口内炎

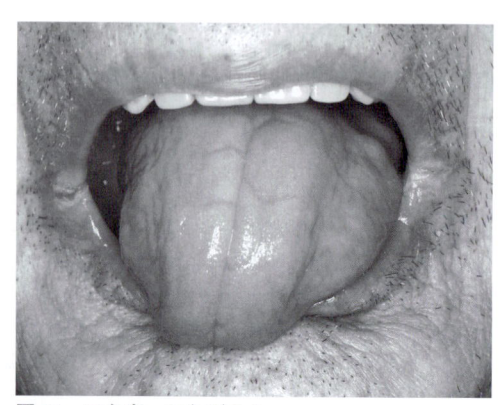

図54　口角炎・口角びらん

④ 口唇疱疹，帯状疱疹

a. 口唇疱疹（図55）

ヒトヘルペスウイルスに属する単純疱疹ウイルス（herpes simplex virus-1；HSV-1）の再感染により発症する．ウイルスは三叉神経節に潜在し，何らかの原因で活性化されると再感染が生じる．ウイルスの活性化は，疲労，感冒，紫外線などで生じ，中年の女性に多くみられる．

症状としては，口唇あるいは口唇に近接した皮膚に集簇した小水疱を認める．水疱はすぐに破れてびらんとなり，1週間から10日程で治癒する．

診断は，経過や肉眼所見より行うことが可能である．確定診断のため，小水疱やびらんからウイルスを分離する方法や血液検査にて抗体価の測定を行う．

治療は，安静，栄養補給とともに抗ウイルス薬の外用もしくは内服を行う．

b. 帯状疱疹（図56）

過去に水痘に罹患した水痘・帯状疱疹ウイルス（varicella zoster virus；VZV）の抗体を保有している患者に発症する．誘因として，過労，栄養不良，放射線治療，手術，免疫抑制薬や抗がん剤の投与などがあり，ウイルスの再活性化や再感染が生じて発症する．

症状としては，前駆症状として神経痛様の疼痛，全身倦怠感，発熱がある．発疹は，丘疹，小水疱，痂皮の経過をたどり，2～3週間で治癒する．口腔領域では，三叉神経の第2枝，第3枝に発疹を生じる．発疹の発症部位には神経痛が残存することがある．特に高齢者の場合，痛みが長く残ることがあり，帯状疱疹後神経痛という．また，顔面神経膝神経節が障害されると顔面神経麻痺，耳介部の水疱，耳鳴り，難聴，めまいなどの内耳障害を生じ，Ramsay-Hunt症候群とよばれる．

診断は，通常，経過や肉眼所見により診断は容易である．確定診断のため血液検査での抗ウイルス価の上昇や蛍光抗体法によるウイルスの検出を行う場合がある．

治療は，抗ウイルス薬の内服や点滴静注が行われる．帯状疱疹後神経痛に対しては，抗うつ薬，抗てんかん薬，星状神経節ブロック（SGB）などが行われる．神経麻痺に対してビタミンB_{12}の内服，ステロイド薬の投与，SGBなどが行われる．

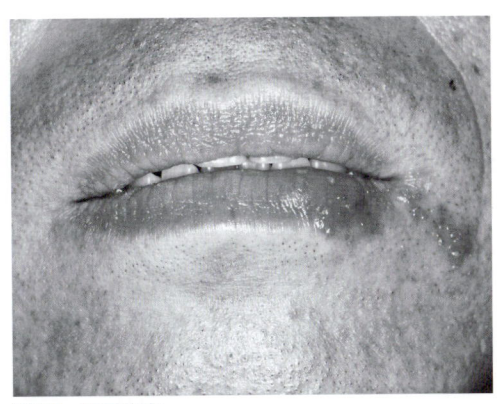

図55 口唇疱疹

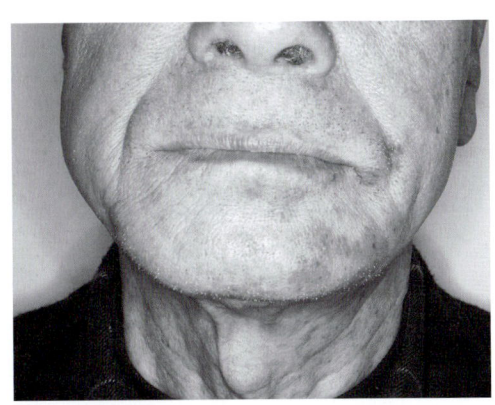

図56 帯状疱疹

⑤ アフタ，褥瘡性潰瘍

a. アフタ（図57）

アフタとは，直径数mmの境界明瞭な類円形の有痛性潰瘍である．アフタの周囲には，紅暈という発赤を伴う．症状を繰り返す場合は，再発性アフタとよばれる．

アフタが発症する原因は不明であるが，細菌やウイルス感染，アレルギー，精神的ストレス，他の全身疾患と関連して発症する場合もある．

症状としては，直径数5〜10mmほどのアフタを単発性もしくは多発性に認める．

診断は，アフタが単発性か多発しているかを確認する．単発性の場合は，1〜2週間で治癒することが多い．再発する場合はベーチェット病（図58）も疑い眼症状，結節性紅斑や外陰部潰瘍などの有無について他科に診察依頼を行う．口腔内に多発性に有痛性のアフタを認め発熱を伴う場合は，単純疱疹の初感染である疱疹性歯肉口内炎も疑う．

治療は，ステロイド軟膏の塗布が基本となる．アズレンスルホン酸ナトリウムのうがい薬や錠剤も使用される．ウイルスが原因の場合は，抗ウイルス薬の軟膏や内服を行う．消化器症状，眼症状や皮膚症状などを併発する場合は各専門医へ紹介する．

b. 褥瘡性潰瘍（図59）

圧迫や摩擦などの機械的な刺激のために，局所の循環障害が生じる炎症を伴う潰瘍をいう．

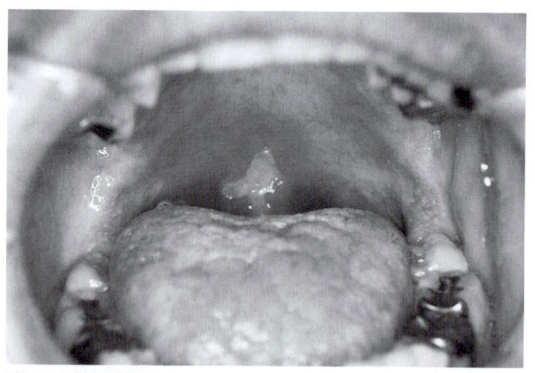

図57 軟口蓋のアフタ

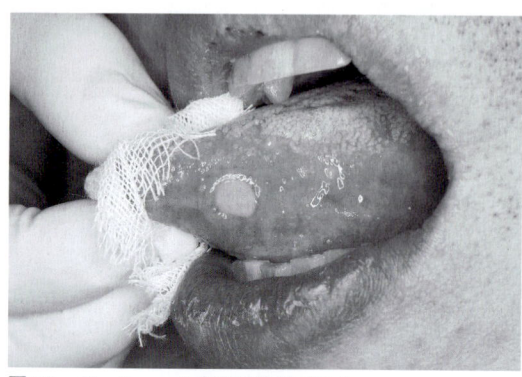

図58 ベーチェット病の再発性アフタ

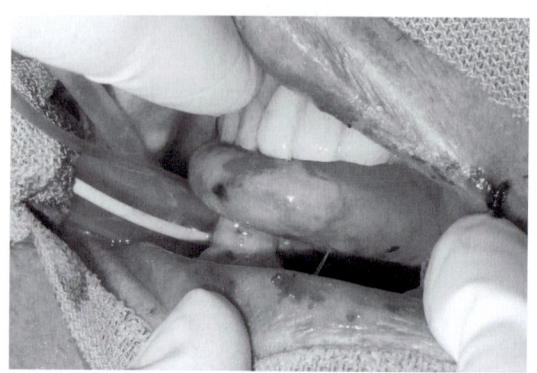

図59 人工呼吸器管理中に発症した褥瘡性潰瘍

原因としては，歯の鋭縁，歯列不正，不適合補綴物，誤咬，ブラキシズム，オーラルジスキネジアなどがあげられる．症状には，歯の鋭縁，義歯や矯正用装置の不適合部に一致した孤立性，有痛性の潰瘍を認める．

診断に際しては，歯や補綴物などの機械的刺激の有無を確認する．

治療は，歯の鋭縁，不適合義歯などの原因の除去を行う．症状が強い場合には，ステロイド軟膏の塗布やアズレンスルホン酸ナトリウムの含嗽などを行う．また，原因を除去したあと1〜2週間しても症状が改善しない場合は，悪性疾患との鑑別のために精査が必要になる場合がある．

（浮地賢一郎）

⑥ 舌の疾患（舌炎他）

a．外傷性舌炎

歯の鋭縁や補綴物破損部への舌の接触，歯間部に挟まった食片を舌尖で除去するくせなどで舌尖部や舌側縁部にみられる．口腔乾燥があると舌表面の自浄作用や潤滑作用が低下して発症しやすい．高齢者にみられるオーラルジスキネジア（口腔不随意運動）では舌各部に起こる．

b．平滑舌に伴う舌炎（貧血によるもの）

Plummer-Vinson（プランマー・ビンソン）症候群にみられる鉄欠乏性貧血の舌炎と，巨赤芽球性貧血（悪性貧血）によるハンター舌炎は，ともに舌乳頭の萎縮による平滑舌がみられる．鉄欠乏性貧血は小球性低色素性貧血で，高齢者では栄養障害，痔疾や消化管出血の精査が必要である．ハンター舌炎は同じく舌の灼熱感，異常感覚，味覚障害を認める．赤血球のDNA合成障害による大球性正色素性貧血である．胃潰瘍や胃がんでの胃切除患者も同様な症状がみられる．図60では，健康な者の舌背と比較して示した．

c．アフタを伴う舌炎

再発性アフタやベーチェット病で，舌にもアフタがみられる．再発性アフタは原因不明であるが，高齢者では消耗性疾患，ビタミンB不足，疲労，ストレスなどが考えられる．

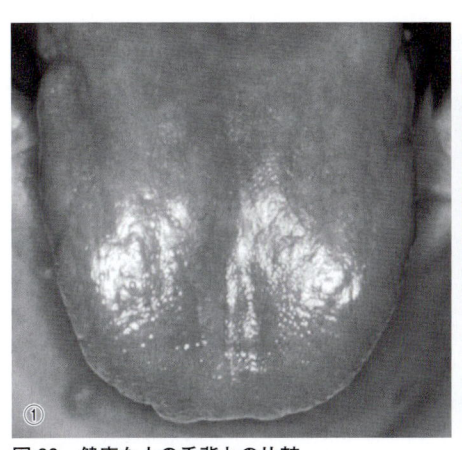

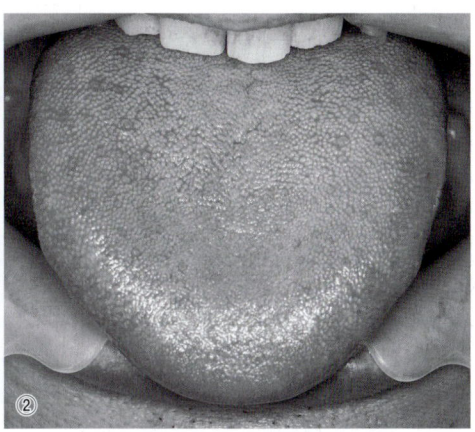

図60 健康な人の舌背との比較
①平滑舌は舌乳頭が萎縮している．②健康な者の舌背には全面に舌乳頭がみられる．

歯の鋭縁や咬傷による損傷も誘因となる．Behçet（ベーチェット）病は，粘膜，皮膚，眼，外陰部および全身の臓器（中枢神経病変，腸管病変，血管病変）に急性炎症を反復する難治性の全身性炎症性疾患である．高齢者では比較的少ないが，約90％以上の患者で再発性アフタが初発するので，舌にもみられる[*8]．

*8：p.410 参照.

d. ウイルスや真菌の感染による舌炎

水痘・帯状疱疹ウイルスは初感染のあと，脳神経，脊髄神経節に潜伏する．高齢者では，体力の低下したときに帯状疱疹が発症する．真菌感染では舌カンジダ症が多い．高齢者では軟食や咀嚼機能の低下があり，さらに口腔乾燥が伴うと自浄作用が低下して舌背は汚れる．要介護者などの口腔清掃不良者や免疫低下者は発症しやすい．後述の溝状舌や毛舌があるとカンジダ菌の感染が起こりやすい．治療は抗真菌薬（局所塗布，含嗽，内服）を用いる[*9]．

*9：p.405 参照.

e. 溝状舌

舌背に多数の溝がみられる．先天的なものが多いが，加齢も関係する．溝内に汚れがたまると炎症を起こし疼痛が出るので，舌粘膜の湿潤を維持し，舌ブラシでの清掃が炎症の予防になる（図61）．

f. 黒毛舌，白苔（白毛舌）

舌背中央部の糸状乳頭が著しく延び毛髪状にみえる（毛舌）．表層が黒褐色に着色し，喫煙や汚れによりさらに黒くなったのが黒毛舌という．菌交代症や慢性胃腸障害に併発する．毛舌に口腔カンジダ症が発症すると，白苔（白毛舌）となる．毛舌の汚れは食事や含嗽では取れず，疼痛や口臭や味覚障害を起こす．舌ブラシによる舌背の清掃だけでなく，背景となる胃腸疾患やカンジダ症の治療が必要である．

g. 正中菱形舌炎

舌背正中後方1/3に菱形の乳頭欠落部を認める．乳頭の形成異常，舌発生時の無対結節の残存といわれている．高齢者にもみられるが特に治療は必要ない．高齢者や要介護者では，カンジダ症の合併がみられる（図62）．

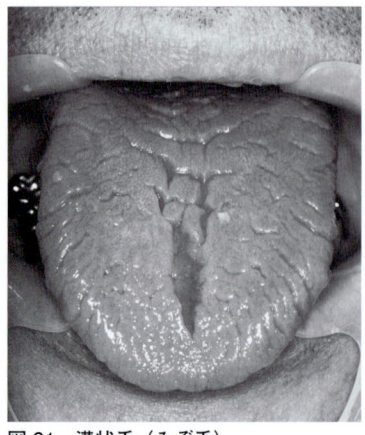

図61　溝状舌（みぞ舌）

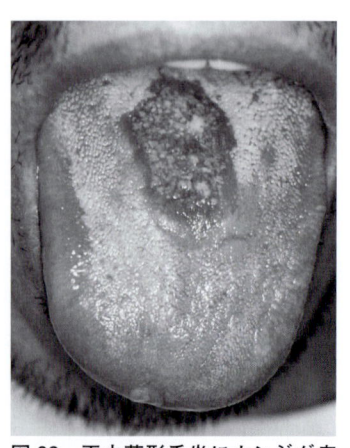

図62　正中菱形舌炎にカンジダ症合併

*10：口腔水分計ムーカス（株式会社ライフ）や唾液湿潤度検査紙エルサリボ（ライオン歯科衛生研究所）は，口腔の湿潤度測定に使用する．

*11：ガムテストは，刺激時唾液分泌量の測定法である．10分間ガムを噛み，全唾液をコップに出して量を測定し，10 mL以下は分泌量低下を疑う．

h．地図状舌（移動性舌炎）

高齢者によくみられるが，疼痛がなければ治療の必要はない．舌背，舌側縁，舌尖部にいろいろな大きさの円形あるいは半円形の淡紅色の病変がみられ，地図状の斑紋となる．淡紅色部は白色帯状の縁どりがある．毎日病変の部位と形が変化するため移動性舌炎ともよばれている．紅斑部は糸状乳頭が消失しており，刺激痛があることが多い．歯の鋭縁など刺激となる原因は除去し，香辛料の強い食事は避ける．

i．口腔（歯科）心身症による舌痛症，口腔乾燥症

舌痛や口腔乾燥を訴えるが，前述した舌炎等の他覚的症状が認められない場合である．舌の乾燥があれば，舌痛や味覚障害の原因になるので，口腔水分計ムーカス*10，エルサリボやガムテスト*11で鑑別する．

（山根源之）

4 硬組織に関連する疾患

1―老年性骨折

歯科口腔外科領域において，顎骨骨折は一般的に若年者で男性に多い[1]とされている．しかし超高齢社会といわれる現在，高齢者における骨折がわが国では問題となっている．同じ骨折という外傷疾患ではあるが，若年者と高齢者とでは性格が異なる．受傷原因や骨折部位，骨折状態において両者の間では明らかな違いがあるとの報告が散見[2~6]され，特に高齢者では男女ともに生活環境が同様になるため，男女間における受傷率の差が減少していることについても言及している[2~4,6,7]．高齢者の受傷原因として多くは転倒[2~7]によるものだが，さまざまな転倒リスクの因子を挙げれば，視覚障害や身体虚弱，Parkinson（パーキンソン）病やパーキソニズムによる平衡感覚の衰えなど数多い．屋外だけではな

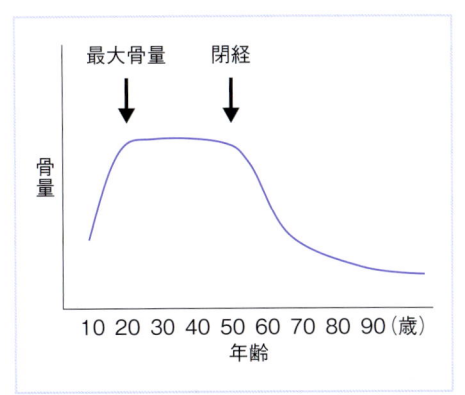

図63 骨量の経年的変化（鈴木，2004.[8]）
閉経に伴うエストロゲンの急激な減少に伴い，閉経後10年ほどの間に骨量は著しく減少する．

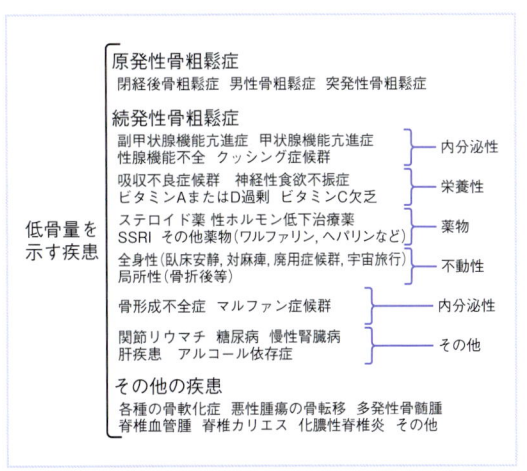

図64 低骨量を示すおもな疾患（折茂ほか，2001.[9]）
骨粗鬆症に起因する疾患にもさまざまな種類があり，また他の低骨量を示す疾患と鑑別診断が必要になってくる．

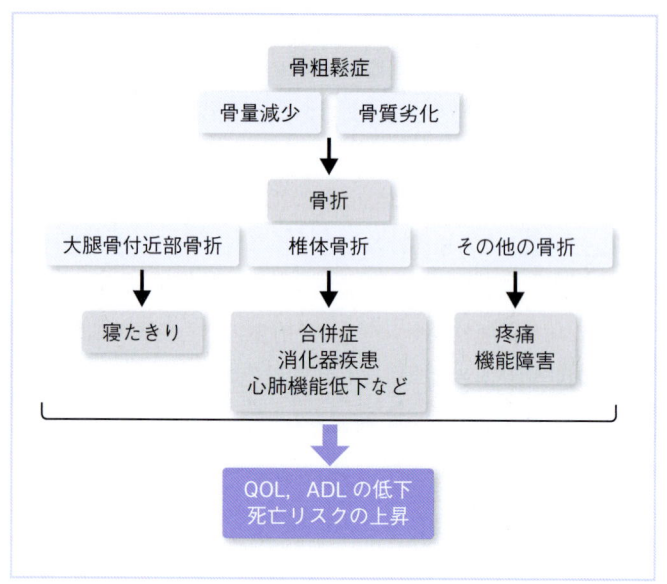

図65　骨粗鬆症の臨床像（骨粗鬆症の予防と治療ガイドライン作成委員会編,2011.[10]）
骨折が直接的，あるいは間接的にQOLやADLを低下させ，死亡リスクの上昇に深くかかわっている．

く，室内における転倒事故の件数も無視できないものとなっている[2,4]．また，体内水分量の低下や閉経後の女性に多い（図63）[8]とされる骨粗鬆症による骨の脆弱化も忘れてはならない．WHOでは，骨粗鬆症とは低骨量（図64）と骨組織の微細構造の異常を特徴とし，骨の脆弱性が増大し，骨折の危険性が増す疾患のことをいう．つまり骨密度や骨質の低下のみを指しているのではなく，骨折と深いかかわりをもつ疾患が骨粗鬆症（図65）ともいえる．BRONJ[*12]が臨床家を悩ませている昨今，BP製剤については他項[*12]にゆずるが，骨粗鬆症を予防する意義は大きい．特に骨密度が最も増加する思春期に適正な運動が重要であるという．しかし，中高年になっても適正なカルシウムおよびビタミンDの摂取や運動で骨密度の低下を遅らせることはできる．

　骨折がもたらす影響もまた，若年者と高齢者とではまったく違う意味をもつ．高齢者における代表的な大腿部等の骨折と寝たきりの状態とは直接的に結びつかないというイメージをもつ者も多いが，ADLの低下や長期の入院は年齢によってはQOLのみならず，その後の人生を奪ってしまう大きな原因となる．

*12：p.418参照．

2─高齢者の顎顔面骨折

① 受傷部位

　高齢者の受傷部位をみると，上顎骨単独での受傷は圧倒的に少なく，下顎骨単独かまたは上下顎併発が多い．これは，若年者における顎骨骨折の原因がスポーツ事故や殴打によるものとは異なり，高齢者では転倒によるものが多いためである．特に関節突起部の

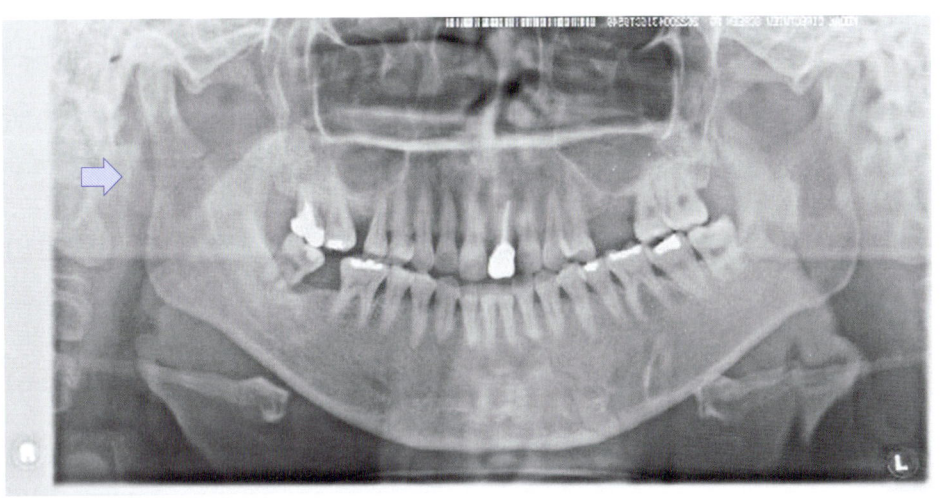

図66 関節突起部の骨折(パノラマ写真)
右側関節突起部の骨折.下顎切痕から下顎枝後方にかけて骨折線が認められる.また本症例では,下顎骨体部骨折も認められる.

介達骨折(**図66**)が顕著で[2,6],文献によっては同部位と下顎前歯部以外の骨折がなかったとする報告もある[6].しかし形成外科領域の顎顔面骨骨折では下顎骨骨折の頻度が多少低いとの報告もあり[11],病院の規模や専門分野により症例数や内容が偏ることは大いに考えられる.

また,有歯顎者と無歯顎者では,骨折部位が異なってくる.有歯顎者に比べ無歯顎者は歯が欠損し歯槽骨萎縮を起こしているため,下顎骨体部の骨折が多い[2,4,5].

② 病的骨折

病的骨折(pathological fracture)とは,囊胞や腫瘍により歯槽骨が吸収され薄くなることで起こる骨折である.

③ 骨折の予防

「歯を残す」ことによりさまざまな食物を摂取し,丈夫な骨の形成に必要なビタミンやミネラルを補給することが望ましい.同時に「歯を失わない」ことで歯槽骨萎縮を回避し骨折のリスクを下げることも重要である.

(大木秀郎)

3—顎関節脱臼（luxation of the temporomandibular joint）

顎関節は関節包，関節靱帯，関節結節等により下顎頭の異常過剰運動を制限しているが，顎関節脱臼は生理的範囲を超えた外力により下顎頭が下顎窩より脱出または転位し，復位しない状態をいう．

症例のほんどが前方脱臼であり，それ以外は転倒等による関節突起骨折に伴う前内方脱臼が多い．後方脱臼では神経や血管の損傷を伴うことが多く，放置すると顎関節強直症を生じることもある．関節面が相互にまったく接触していない場合を完全脱臼といい，一部が接触を保っている場合を不完全脱臼（亜脱臼）という．高齢者では関節結節の摩耗により開口時に下顎頭が関節結節を越えて大きく前方に移動し，閉口筋のみでは関節窩に復位しないが徒手により整復可能な場合も亜脱臼に含める．脱臼状態が1週間以内の場合は新鮮脱臼といい，それ以上持続すると陳旧性脱臼という．脱臼後3〜4週経過すると周囲組織の器質的変化により徒手整復は困難になる．陳旧性脱臼は脳血管障害や認知症等の意識障害や施設入居者で無歯顎者や筋力の著しく低下した高齢者に多い．何らかの原因による偶発的な場合を単純性脱臼といい，関節包全体が緩んで脱臼が容易に起こり頻回繰り返す場合を習慣性脱臼といい，口腔粘膜の損傷（**図67**）や変形性顎関節症を起こすことがある．

高齢者の顎関節脱臼は，関節包の弛緩による関節包内脱臼で解剖学的および機能的な加齢変化によるもので非外傷性脱臼がほとんどである．転倒や転落等の外傷による外傷性脱臼では骨折，関節円板の損傷，関節包，靱帯および筋肉の損傷，周囲骨組織や顎顔面軟組織の損傷を伴うことが多く，より重篤な症状を呈することがある．

原因は，加齢により関節窩が浅くなり下顎頭が平坦化して相対的に過膨隆となった関節結節や関節包，関節靱帯，関節円板後部組織の弛緩と伸展が素因となって発生する．また，脳血管障害や認知症の患者に多くみられることから，筋緊張異常や不随意運動（オーラルジスキネジア）等の錘体外路症状による咀嚼筋の協調不全と考えられる．誘因は欠伸（あくび），歯科治療時の過度の開口，長期間の臼歯部欠損，大臼歯部の咬頭干渉，交叉

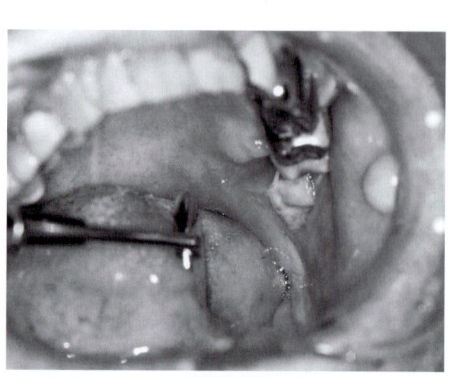

図67　脱臼による口腔粘膜の損傷　　　　　図68　両側性顎関節脱臼

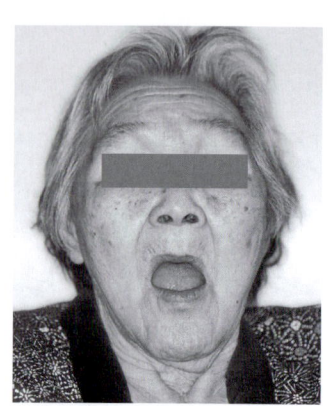

咬合等の咬合不全，関節突起部の骨折等がある．また，脳血管障害，脳腫瘍，てんかん，精神疾患，Parkinson（パーキンソン）病等の全身疾患やフェノチアジン系抗精神病薬の服用等がある．

　症状は両側性では閉口不能となり下顎は前下方偏位して前方突出感が強く，顔面高が延長して面長を呈する（図68）．両側鼻唇溝は消失し，摂食嚥下障害，流涎，関節部疼痛を認める．両側耳珠前方部の陥凹と関節結節前方頬骨下部に隆起を触知し，両側臼歯部の早期接触，開口，咬合不全等がみられる．片側性では下顎の健側への偏位，交叉咬合，患側の鼻唇溝の消失等がみられる．エックス線写真では下顎頭が関節窩から逸脱して関節結節の前上方にみられる（図69）．

　治療は，新鮮脱臼では疼痛や機能障害が持続するので，できるだけ早期に整復して一定期間の固定をする必要がある（図70）．徒手整復が困難な場合は，笑気吸入鎮静法，静脈内鎮静法，関節腔内局所麻酔，全身麻酔等を併用して整復する．高齢者の場合は脱臼による摂食嚥下障害により栄養障害や誤飲・誤嚥等を起こすことがあり，早急に整復する必要がある．

　新鮮脱臼の徒手整復には，患者の前方より下顎骨体部を下方に押し下げる Hippocrates 法（図71）と患者の後方から同様の操作を行う Borches 法（図72）がある．整復後は弾力包帯やオトガイ帽を用いて一定期間固定し，再脱臼を防止する必要がある．陳旧性脱臼

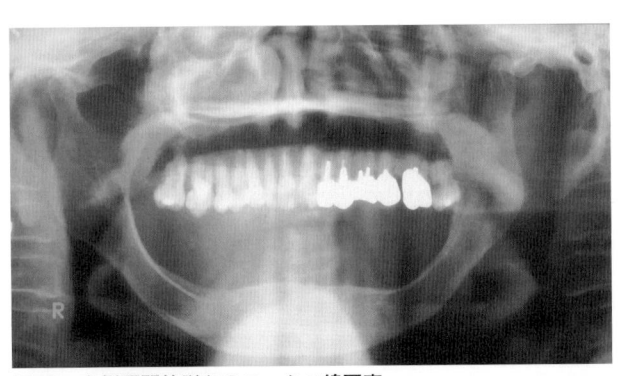

図69　左側顎関節脱臼のエックス線写真

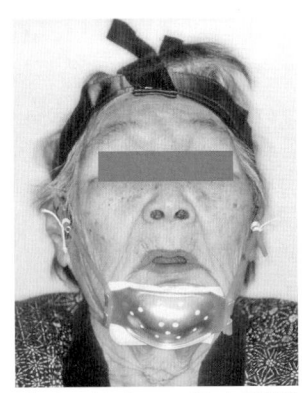

図70　チンキャップによる固定

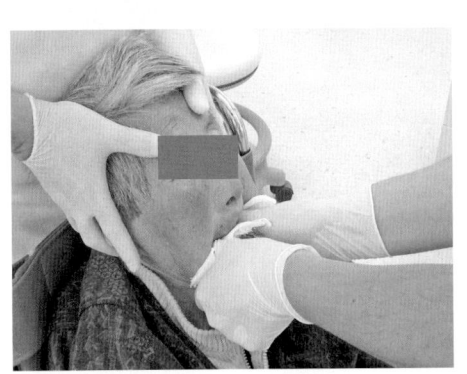

図71　Hippocrates 法による整復

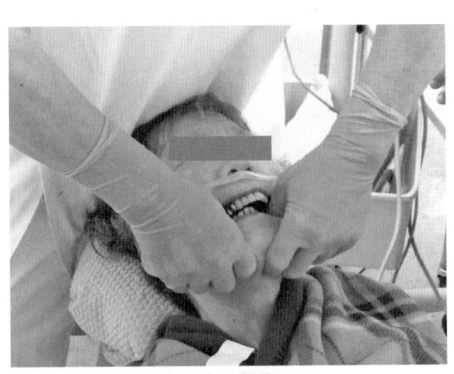

図72　Borches 法による整復

で徒手整復が困難な場合は下顎頭の運動抑制法，下顎頭の運動平滑化法，咀嚼筋の再調整法等の観血的整復術を行う．高齢者の場合は施設等で長期間脱臼が見過ごされて経過する場合も多く，全身状態を考慮して早期に整復・固定する必要がある．今後さらに認知症や脳血管障害後の後遺障害により意志疎通が十分に行えない患者が増加し，家庭内や施設内において脱臼が放置されることが十分に予測されることから，いかに早期にこれらの患者を発見して治療するかが大きな課題である．

（高井良招）

4─BP製剤関連顎骨壊死，顎骨骨髄炎

ビスフォスフォネート（bisphosphonate；BP）製剤は，骨粗鬆症，腫瘍骨転移，骨ページェット病，高カルシウム血症，多発性骨髄腫，骨形成不全症例に適応される．同剤の有害事象にBP製剤関連顎骨壊死（bisphosphonate-related osteonecrosis of the jaw；BRONJ[*13]）がある[1]．顎骨壊死は破骨細胞のアポトーシスを誘導するBP製剤に限らず，RANKLを抑制するデノスマブなどの骨代謝調整薬（bone-modifying agents；BMA）においても発症し，2014（平成26）年に骨再吸収阻害薬，血管新生阻害薬に関連するMRONJ（medication-related osteonecrosis of the jaws）と名称を変更することが提唱された．

顎骨壊死は抜歯，歯周炎，義歯褥瘡などを契機に発症する．BP製剤投与が短期でも顎骨壊死が発症することがあり，長期でも慎重な医療管理が行われている例での発症は少ない[3]．

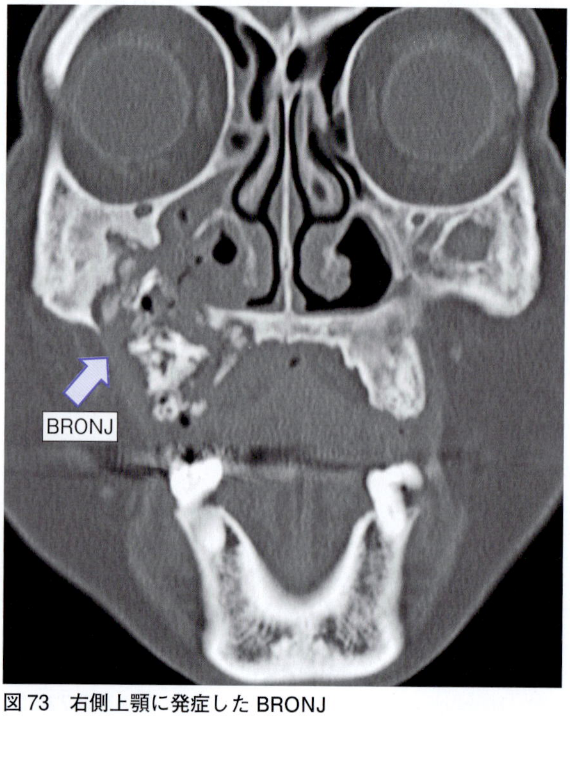

*13：BRONJとMRONJ
AAOMS（米国口腔外科学会）より，2009年にposition paperとして出されたBRONJが2014（平成26）年にupdateされMRONJと名称が変更された．

図73　右側上顎に発症したBRONJ

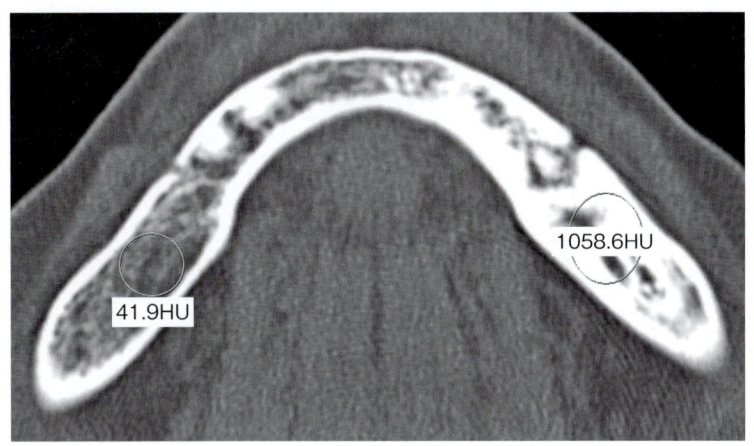

図74 左側下顎に発症した BRONJ
ハンスフィールド単位（Hounsfield unit；HU）は右側に比べ，高値であり，広範に骨硬化性変化が存在する．

　顎骨壊死の予防として同剤開始前に抜歯などの治療を完了し，その後の口腔の清潔を保つ必要がある．関連製剤開始後の歯科手術では同剤の投与期間，適応などの医療情報を収集，患者への十分な説明を行う．骨粗鬆症例では同剤休薬後に歯科観血処置を実施する．腫瘍骨転移例では腫瘍管理を優先する．
　顎骨壊死発症例（図73）に対しては口腔の清潔を保ち，残存歯の保存治療，ポビドンヨードでの含漱を行う．経過中，疼痛，膿瘍が発症すれば必要に応じて鎮痛薬，抗菌薬の投与や，ドレナージを行う．BP製剤休薬があれば腐骨は分離する．分離には数か月から1，2年を要する．顎骨壊死では骨露出部周囲に広範に骨硬化性変化（図74）が発症する．手術を適応する場合，骨硬化領域の血管系は乏しいと見込めば切除端の設定は慎重を要する．
　BP製剤を口腔に保持すると強い口内炎を発症する．

（山口雅庸）

5 神経疾患

1─三叉神経痛（特発性，帯状疱疹後神経痛），三叉神経麻痺

① 三叉神経痛（特発性，帯状疱疹後神経痛）

　三叉神経痛とは三叉神経の支配領域に起こる痛みのことで，特発性（本態性）と症候性（仮性）に分けられる．
　特発性三叉神経痛の男女比は1：1.5～2といわれ，女性に多い．発症年齢は50歳代以降が多いとされている．一般に遺伝性はないが，まれに家族性の報告がある．国際頭痛分類第2版の特発性三叉神経痛の診断基準を表8に示す．三叉神経痛の疼痛の特徴は，
　①突然顔面に生じる，えぐられるような，突き刺されるような耐えがたい痛みである．

表8 特発性三叉神経痛の診断基準（日本頭痛学会（新国際分類普及委員会）・厚生労働科学研究（慢性頭痛の診療ガイドラインに関する研究班）共訳，2004.[2]）

A. 三叉神経分枝の支配領域の一つまたはそれ以上の部位の発作性の痛みが数分の1秒〜2分間持続し，かつBおよびCを満たす．
B. 痛みは以下の特徴のうち少なくとも1項目を有する．
　1. 激痛，鋭い痛み，表在痛または刺痛
　2. トリガー域から発生するか，またはトリガー因子により発生する
C. 発作は個々の患者で定型化する．
D. 臨床的に明白な神経障害は存在しない．
E. その他の疾患によらない．

表9 症候性三叉神経痛の診断基準（日本頭痛学会（新国際分類普及委員会）・厚生労働科学研究（慢性頭痛の診療ガイドラインに関する研究班）共訳，2004.[2]）

A. 三叉神経分枝の支配領域の一つまたはそれ以上の部位に1秒〜2分間持続する発作性の痛みで，うずく痛みが発作間欠期に持続する場合もあれば持続しない場合もあり，かつBおよびCを満たす．
B. 痛みは以下の特徴のうち少なくとも1項目を有する．
　1. 激痛，鋭い痛み，表在痛または刺痛
　2. トリガー域から発生するか，またはトリガー因子により発生する
C. 発作は個々の患者で定型化する．
D. 血管性圧迫以外の原因病変が特殊検査または後頭蓋精査（あるいはその両方）により証明されている．

② 疼痛の持続時間は短く，数秒から数十秒の発作性の痛みであり，発作間欠期がある．
③ 痛みの持続時間は通常1〜2分であるが10〜20分にわたって続くこともある．重症例では，断続的に続く激しい痛みのために体を動かせなくなる．
④ 疼痛部位は三叉神経の第2枝領域が最も多く38.1%を占め，次いで第3枝が35.2%，第2・3枝合併が14.9%，第1・2枝合併が5.3%で，第1枝領域に限局するのはまれで，4.7%である．片側が多く，両側性の場合は3〜5%で多発性硬化症など中枢性疾患の関与を考慮すべきである．
⑤ 75〜80%の症例で疼痛発作誘発領域（trigger zone）が存在する．trigger zoneは，口の周囲や鼻翼，頬などに多く，顔を洗う，歯を磨く，髭を剃る，食事をするなどの日常動作で容易に疼痛発作が誘発される．
⑥ 発作間欠期には神経学的検査では異常を認めない．有痛性の発作後は，痛みを誘発できない不応期が存在することが多い．
⑦ ときに唾液分泌，流涙，鼻汁，疼痛部の発赤などの自律神経症状を伴う．
⑧ 有痛性発作時には，罹患側の顔面筋攣縮を誘発することがある．
⑨ 2〜3%に舌咽神経痛など他の神経痛との合併がみられる．
⑩ 腫瘍などが原因となることの多い症候性三叉神経痛では，三叉神経知覚領域の他覚的な感覚障害や脳神経症状などの神経学的診察での異常所見が多い．

国際頭痛分類第2版による症候性三叉神経痛の診断基準を**表9**に示す．

症候性三叉神経痛は，特発性三叉神経痛の特徴の多くを有しているが，症候性三叉神経痛では三叉神経感覚領域に感覚低下や異常感覚を認める．角膜反射の減弱や他の脳神経症状を伴うなど他覚的神経症状が認められることが多い．特に比較的若年者に生じた場合や，発作の持続時間が長く，発作間欠期が短い場合，trigger zoneを欠いたり，痛み

が拍動性や深在性である場合には，症候性三叉神経痛を考える．その原因疾患は多岐にわたるが，なかでも10%前後が腫瘍によって生じると考えられており，MRI・CTなどの画像診断による検索が必須である．

　特発性三叉神経痛の発生機序について，その病因の多くは血管による三叉神経の圧迫によって生じると考えられている．三叉神経は，頭蓋内小脳橋角部において脳幹から出て，神経髄鞘が中枢性髄鞘から末梢性髄鞘に移行するが，三叉神経を圧迫している血管の多くは上小脳動脈で，脳底動脈や前下小脳動脈が圧迫している例もある．三叉神経痛が中年以降の年齢に多く発生するのは，この年代では動脈硬化性の変化が進行して動脈の蛇行・屈曲が強くなり，三叉神経起始部での神経の圧迫が生じやすくなるためと考えられている．神経の圧迫が原因の場合は，手術により血管や腫瘍による圧迫を除去する．このほか，定位放射線治療，三叉神経ブロックなどの対症療法がある．

　診断は特徴的な臨床症状に基いて行われる（表8, 9）．特発性三叉神経痛の治療的診断として，消炎鎮痛薬が無効でカルバマゼピン（carbamazepine）が有効である場合には，三叉神経痛である可能性が高い．局所麻酔薬を用いた三叉神経末梢枝ブロックによって疼痛の消失がみられる場合，確定診断となりうる．症候性三叉神経痛を疑う場合は，脳MRI・CTなどの画像診断を加え器質的疾患の有無を検索する必要がある．

　三叉神経痛の診断は，おもに病歴から特徴的な痛みの訴えを正確に把握することによって行われる．副鼻腔炎や片頭痛，頸部神経痛，帯状疱疹後疼痛，顎関節部の痛み，側頭動脈炎などは，疼痛部位や持続的な痛みである点などが鑑別の要点である．舌咽神経痛は，しばしば三叉神経第3枝の痛みとの鑑別が問題になる．舌咽神経痛の場合は，食事時の咽頭の動きで誘発されることが特徴となる．最も鑑別に難渋するのが非定型顔面痛であり，三叉神経痛に特有の痛みを訴えることもまれではない．心因的な要素も大きい痛みであり，しばしば痛みの部位が移動したり，カルバマゼピンが有効ではなく，抗うつ薬などの向精神薬が有効な場合がある．

② 三叉神経麻痺

　三叉神経麻痺は，外傷および物理的刺激により生じることが多い．歯が喪失した下顎

■高齢者の帯状疱疹

　帯状疱疹ウイルスによる接触または飛沫感染，小児期に初感染の場合は水痘として発症するが，高齢者など免疫低下のみられる者の再感染，または再燃では帯状疱疹となる．神経の走行に沿って皮疹がみられ，激痛を伴う．肋間神経が好発部位であるが，顔面に生じ，顔面神経麻痺を伴うことがある．治療には抗ウイルス薬であるアシクロビルを用いる．高齢者では皮膚症状が治癒したのち，罹患領域に帯状疱疹後神経痛が残ることが多いので，発症後はできるだけ早期に抗ウイルス薬を投与することが望ましい．

（渡邊　裕）

骨は，大臼歯部では舌側と唇側上部より徐々に吸収が起こるため，歯槽弓の面が外方に広がり，歯槽頂線は外方に移動していく．このため，オトガイ孔は頰側から顎堤上面の義歯支持領域に移動する．このように顎堤の高さと顎骨に付着する筋肉の付着部が同一平面に近くなると，義歯が不安定になってくる．このような症例ではオトガイ神経が義歯により圧迫を受けオトガイ神経麻痺を生じるようになる．また，過度に吸収した下顎骨は骨折しやすく，オトガイ孔部より後方で骨折した場合，三叉神経麻痺を生じることになる．診断では，

① オトガイ孔の位置や骨折の有無をエックス線写真で確認する．
② 補綴診査時にオトガイ孔と予想される部位を手指で圧迫し，疼痛やしびれの有無を確認し，リリーフ処置を行う．また，義歯の設計などに注意する．

智歯の抜歯等による下顎管の損傷が原因の三叉神経麻痺の治療では，神経再建手術のほか，ビタミン B_{12} や副腎皮質ホルモンの投与など内科的治療と星状神経節ブロックなどが行われる．

高齢者や糖尿病患者の場合，痛みを感じにくく，また訴えることが困難であることも多いことから，義歯等によるオトガイ孔の圧迫が長期にわたり麻痺を生じさせることもある．早期の場合は，圧迫を除けば徐々に回復することもあるが，経過が長い場合は神経が変性・挫滅している可能性もあり，完全回復が困難になる場合もあり，注意が必要である．

2─顔面神経麻痺（末梢性，中枢性）

① 末梢性顔面神経麻痺

末梢性顔面神経麻痺のうち，特発性のものを Bell 麻痺という．発病率は人口10万人あたり年20〜30名で，一側性顔面神経麻痺の60〜75％を占め，性差はなく，すべての年齢で発症するが40歳代が最も多い．ほとんど完全回復するが，高齢，高血圧，味覚障害，耳以外の痛み，顔面筋の完全麻痺などがある場合は予後不良となる．

Bell 麻痺の原因の多くは，単純ヘルペスウイルス1型の再活性化に関連して発症すると考えられている．この感染による顔面神経の浮腫と炎症細胞浸潤，そして脱髄が病態の主体である．また，神経炎によって生じる浮腫は顔面神経管内で二次的に神経損傷を生じさせる．外科的治療法は，神経管内の浮腫による二次的神経損傷を防ぐ目的で行われる．

顔面の筋の診察では，眉を上げてできる額のしわを観察する．できない人の場合には，正面を注視させ，視点を上方に上げさせ額のしわを観察する．麻痺側ではしわが寄らないか浅くなる．眼輪筋の評価は目を閉じさせる．重症の場合には閉眼できず眼瞼裂があき，虹彩部が上転して白目となる Bell 現象がみられる．笑筋と大頬骨筋は「イー」をつくる動作をみる．口輪筋は口笛を吹く，あるいは頰をふくらませる．安静開眼状態では，麻痺側顔面は健側に比べて，額のしわが浅く，眼瞼裂が大きく，瞬きが弱く，口角下垂，鼻唇溝消失，眼瞼下垂などがみられる．生活動作では，閉眼が不十分になると乾燥性結膜炎となり，眼球結膜の充血を生じて兎眼（麻痺性兎眼）となる．麻痺側の口角から口中の空気

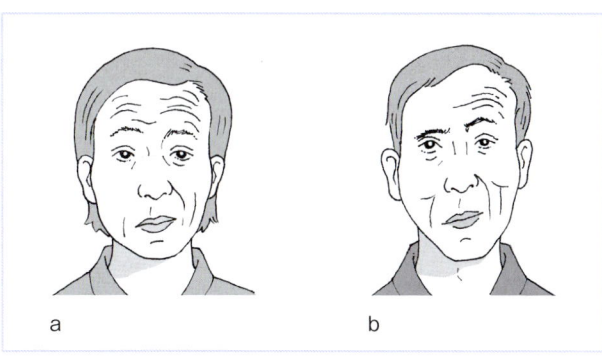

図 75 末梢性顔面神経麻痺と中枢性顔面神経麻痺の鑑別
(von Mathias Bähr, et al., 2009.[5]) を参考に作成)
末梢性では半側顔面全体に麻痺がみられるが,中枢性では下部顔面の麻痺に比べて額部の麻痺は軽度である.
(a:中枢性顔面神経麻痺, b:末梢性顔面神経麻痺)

が漏れてしゃべりにくくなり,食物,特に液体が漏れて食べにくくなる.

中枢性顔面神経麻痺との鑑別は,末梢性では半側顔面全域で麻痺が明らかであるが,中枢性では下部顔面の麻痺に比べて上部の麻痺は軽度である.前額部のしわ寄せが最もよくわかり,中枢性の麻痺では眼と口には麻痺が明らかなのに前額部のしわは左右差がなく鑑別が可能である.また,中枢性の場合には無意識な表情と意図的に表情をつくったときとで麻痺に差があることがあり,中枢での神経経路の違いを反映していると考えられる(図75).

そのほか,Bell 麻痺では麻痺側の聴覚が過敏となり音が大きく聞こえる.これはアブミ骨筋麻痺により鼓膜の緊張が増すためである.中間神経の麻痺は,麻痺側の涙腺,唾液腺の分泌低下と舌前 2/3 の味覚障害を起こす.中枢性の麻痺ではこれら中間神経の麻痺症状は伴わない.Bell 麻痺の約半数に耳介あるいは顔面の痛みやしびれを伴う.また,遅発性の症状として,病的共同運動が起こることがある.たとえば,瞬きをすると麻痺側の口角が不随意に動く,食事の際に涙が出るなどである.また,障害部位近くの神経に異所性興奮が起こると麻痺側顔面に不随意な筋痙攣が起こる.

Bell 麻痺の急性期治療として経口副腎皮質ホルモンおよび抗ウイルス薬の使用が推奨されている.このほか,星状神経節ブロック,鍼灸の効果,高圧酸素療法,外科治療などがあるが,Bell 麻痺はそのほとんどが自然回復し,副腎皮質ホルモンなど内科的治療によって改善率はさらに向上するため,治療法として選択されることは少ない.

表10 顔面神経の検査
- 顔面の表情筋の検査:前額のしわ寄せ,閉眼,口唇の動き,広頸筋の収縮
- 涙分泌の検査:Schirmer 法
- アブミ骨筋反射:アブミ骨筋反射が低下すると,聴覚過敏がみられる
- 味覚検査:舌前 2/3 の味覚の左右差を調べる.電気味覚検査
- 顎下腺分泌検査:左右顎下腺の Wharton 管から分泌される唾液の分泌量を左右比較する
- 筋電図検査:静止状態および筋緊張状態の筋電図を記録する.耳下部の顔面神経幹を刺激電極で刺激して反応性の放電を記録する

症候性の末梢性顔面神経麻痺の原因には，ウイルス感染のほかに顔面神経の経路に発生する腫瘍，手術後遺症，外傷，中耳炎，糖尿病，サルコイドーシス，Sjögren症候群，Guillain-Barré症候群，Lyme病，アミロイドーシスなどがある．そのうちGuillain-Barré症候群，Lyme病，アミロイドーシスは両側性の麻痺であることが多い．脳幹の髄内病変でも末梢性顔面神経麻痺を起こすことがあり，多発性硬化症などが多い．ウイルス感染では，帯状疱疹ウイルス（Ramsay-Hunt症候群），EBウイルス，サイトメガロウイルス，HIVなどが知られている．

Ramsay-Hunt症候群はBell麻痺の次に多い末梢性顔面神経麻痺の原因疾患である．皮疹に先行して顔面筋の麻痺を発症することもあり，またBell麻痺と比べて重症で後遺症を残しやすく，抗ウイルス薬による早期の治療開始が重要である．

② 中枢性顔面神経麻痺

前額部の筋は，顔面神経からは核上性に両側性支配を受けているが，その他の表情筋は対側の皮質からのみ支配されている．そのため，片側性脳卒中のときには前額筋は麻痺がない（図75）．これに対して，核性あるいは末梢性障害のときには同側のすべての顔面表情筋の麻痺が生じる．顔面神経運動核は脳の中心前回や間脳，大脳基底核からの支配を受けており，これらの部分が脳卒中などで障害されると，表情欠乏症，無表情症となる．また，ジスキネジア症候群（顔面痙攣，顔面ジスキネジア，顔面スパズムなど）がみられることもある．

3 オーラルジスキネジア

ジスキネジアとは，運動障害や運動異常のことを示す．オーラルジスキネジアは主として舌，顔面，口腔周囲の筋に不随意性，痙攣性の運動障害を生じるもので，食事や歯科治療中の協力が困難になることもある．種々の臨床像を示すが，激しい不随意運動があっても食物摂取や会話など日常生活にあまり障害がないことも多く，軽度の場合には本人が自覚していないこともある．反対に重度の場合には，咀嚼・嚥下障害，異常な咬耗，顎関節障害の原因にもなる．

オーラルジスキネジアが義歯の安定を著しく阻害し，また，義歯床下組織に大きな負担をかけ，難治性の褥瘡性潰瘍を形成することもある．定型抗精神病薬や抗パーキンソン病薬の長期服用により発現することがあるため，発現者には服薬歴の確認を行う．また，不適切な義歯を長期にわたって使用することで，オーラルジスキネジアの発現を誘発するともいわれている．

定型抗精神病薬や抗パーキンソン病薬による治療歴のない高齢患者のなかに，特発性（原因不明）ジスキネジアが5％存在し，定型抗精神病薬や抗パーキンソン病薬の投与を受けている患者の31％にオーラルジスキネジアが発症したとの報告がある．加齢はオーラルジスキネジア発症の最も大きな危険因子であるとされ，オーラルジスキネジアの有効な治療法はなく，定型抗精神病薬や抗パーキンソン病薬中止後も持続することがある．

高齢者におけるオーラルジスキネジアの原因の多くは，遅発性ジスキネジアであること

が多い．これは定型抗精神病薬や抗パーキンソン病薬が原因である錐体外路症状の一つであり，服用期間が長い場合や高齢者において，手や足だけでなく口腔にも発現しやすいことが報告されている．定型抗精神病薬服用開始から数年間の遅発性ジスキネジアの年間有病率は3～5％で，服用期間が長くなると発現率が増し，有病率は20～25％になるといわれている．

一般的に，一度遅発性ジスキネジアが出現すると症状が消退することは難しく，治療は困難とされる．

治療法としては，第一に可能な限り定型抗精神病薬の減量や中止をし，非定型精神病薬に変更する．さらに抗コリン薬の減量や中止を行う．改善しない場合，遅発性ジスキネジアを標的にした積極的な薬物治療を開始するというのが一般的である．欧米の多くの報告では，抗精神病薬のクロザピンへの切り替えが推奨されている．

一方，オーラルジスキネジアの治療として原因薬剤でもある定型抗精神病薬が有効であるという報告もある．またドパミン受容体遮断薬が有効との報告もあるが，さらに重篤な遅発性ジスキネジアを引き起こす可能性があるため，十分な注意を要するとされている．

ジスキネジアは神経内科および精神科などでの専門的治療が必要であり，治療開始から治癒まで長期間を要することが多い．高齢者の場合，咀嚼障害により食事摂取量が減り，体重の減少など，低栄養につながる可能性も多いことから，ジスキネジアがあっても歯科医師が摂取可能な食事形態を検索指導し，必要な食事量を確保するため食事摂取方法の指導等を多職種と連携して継続的に行う必要がある．

（渡邊　裕）

■オーラルジスキネジアの発生機序

発生機序は明らかになっていないが，抗精神病薬の長期服用によって黒質線条体のシナプス後膜ドパミン受容体の感受性が亢進するという，ドパミン受容体過感受性説が提唱されている．これは抗精神病薬によってドパミン受容体が長期間遮断された結果，代償的に受容体の数が増加し，通常レベルのドパミン刺激でもその効果が過剰に認められるというものである．また近年，ドパミンD2受容体に対する脳内の薬物結合率が錐体外路症状発現の重要な因子であることが報告されている．その他の仮説に，線条体黒質のGABA作動性投射神経の機能が低下しドパミン機能が亢進するという説や，線条体のコリン系神経路の変性によるという説，フリーラジカルが脂質過酸化反応を通して線条体の神経細胞を損傷させるという説がある．

咀嚼運動の基本的パターンの運動指令は下位脳幹だけで形成されており，線条体は下位脳幹のパターン発生器に出力を送って，その活動を変調しているといわれていることから，咀嚼や舌運動にジスキネジアが生じると推測されている．

（渡邊　裕）

文　献
1．歯および歯周病
1—根面う蝕
1) 厚生労働省：平成28年歯科疾患実態調査結果の概要．www.mhlw.go.jp/toukei/list/dl/62-28-01.pdf（2018年2月2日検索）
2) Bignozzi I, Crea A, Capri D, et al.：Root caries：a periodontal perspective. J Peridont Res, doi：10.1111/jre.12094. 2013.
3) Takano N, Ando Y, Yoshihara A, et al.：Factors associated with root caries incidence in an elderly population. Community Dent Health, 20(4)：217-222, 2003.
4) Banting DW, Ellen RP, Fillery ED：Prevalence of root surface caries among institutionalized older persons. Community Dent Oral Epidemiol, 8(2)：84-88, 1980.
5) Fejerskov O, Nyvad B：Pathology and treatment of dental caries in the aging individual；Geriatric Dentistry, P Holm-Pedersen and H Loe, ed, Munksgaard, Copenhagen, 238-262, 1986.
6) Gluzman R, Katz RV, Frey BJ, et al.：Prevention of root caries：a literature review of primary and secondary preventive agents. Spec Care Dentist, 33(3)：133-140, 2013.
7) 特定非営利活動法人日本歯科保存学会編：う蝕治療ガイドライン．第2版，永末書店，京都，114-120, 2015.

2—歯周病
1) 吉江弘正，伊藤公一，村上伸也，他編：臨床歯周病学，第2版，医歯薬出版，東京，2-25, 2017.
2) 財団法人ライオン歯科衛生研究所編：歯周病と全身の健康を考える―新しい健康科学への架け橋，医歯薬出版，東京，2004.
3) 厚生労働省：平成28年歯科疾患実態調査結果の概要．www.mhlw.go.jp/toukei/list/dl/62-28-01.pdf（2018年2月2日検索）
4) 武井典子：日常の場における口腔ケアの対象となる分類．渡邉　誠，岩久正明監著，歯科衛生士のための高齢者歯科学，永末書店，京都，226-231, 2005.
5) Armellini D, von Fraunhofer JA：The shortened dental arch：a review of the literature, J Proshtet Dent, 92：531-535, 2004.

3—咬耗・摩耗（tooth wear）と歯の破折
1) Lambrechts P, Braeme M, Vuylsteke-Wauters M, et al.：Quantitative in vivo wear of human enamel. J Dent Res, 68(12)：1752-1754, 1989.
2) Papagianni CE, van der Meulen MJ, Naeije M, et al.：Oral health-related quality of life in patients with tooth wear. J Oral Rehabil, 40(3)：185-190, 2013.
3) Addy M, Shellis RP：Interaction between attrition, abrasion and erosion in tooth wear. Monogr Oral Sci, 20：17-31, 2006.
4) Winocur E, Gavish A, Voikovitch M, et al.：Drugs and bruxism：a critical review. J Orofac Pain, 17(2)：99-111, 2003.
5) Mehta SB, Banerji S, Millar BJ, et al.：Current concepts on the management of tooth wear；part2. Active restorative care 1：the management of localized tooth wear. Br Dent J, 212(2)：73-82, 2012.
6) Abekura H, Tokuyama H, Hamada T, et al.：Comfortable zone of the mandible elevated by the constant stimuli method. J Oral Rehabil, 23：330-335, 1996.
7) http://www.8020zaidan.or.jp/m/03.html
8) Santos-Filho PC, Verissimo C, Raposo LH, et al.：Influence of Ferrule, Post system, and length on biomechanical behavior of endodontically treated anterior teeth. J Endod, 40(1)：119-123, 2014.
9) Santos AF, Meira JB, Tanaka CB, et al.：Can fiber posts increase root stresses and reduce fracture? J Dent Res, 89(6)：587-591, 2010.
10) Jacobs R, Van Steenberghe D：From osseoperception to implant-mediated sensory-motor interactions and related clinical implications. J Oral Rehabil, 33(4)：282-292, 2006
11) Brägger U, Aeschlimann S, Bürgin W, et al.：Biological and technical complications and failures with fixed partial dentures（FPD）on implants and teeth after four to five years of function. Clin Oral Implants Res, 12(1)：26-34, 2001.
12) 澤瀬　隆，尾関雅彦：インプラントと天然歯の共存を考える補綴治療計画．日補綴会誌，6(2)：142-166, 2014.

4—歯内療法
1) 下川公一：高齢者の歯内療法への対応．日本歯科医師会雑誌，60(3)：231-238, 2007.
2) 岡野弘幸：臨床的にセメント質剝離が疑われた症例群に対する考察．日本口腔健康医学会誌，21(2)：187-191, 2000.

3) 和田陽子, 辻本恭久：エイジングと歯髄腔の容積変化. 歯界展望, 117(1)：5-7, 2011.
4) 別所和久, 西元めぐみ, 浅井啓太, 他：ビスフォスフォネート製剤投与患者に対する歯内療法の注意点. 日本歯科評論, 73(5)：67-79, 2013.

2. 歯の欠損への対応

1―義歯補綴の考え方

1) 厚生労働省：平成23年度 歯科疾患実態調査. http://www.mhlw.go.jp/toukei/list/62-23.html
2) 厚生労働省：平成17年人口動態統計（確定数）の概況. http://www.mhlw.go.jp/toukei/saikin/hw/jinkou/kakutei05（Accessd 29/6/2014）
3) 厚生労働省：平成23年人口動態統計（確定数）の概況. http://www.mhlw.go.jp/toukei/saikin/hw/jinkou/kakutei11（Accessd 29/6/2014）
4) 福井智子, 菊谷 武, 田村文誉, 他：機能時垂直性口唇圧と年齢との関係. 日摂食嚥下リハ会誌, 9(3)：265-271, 2005.
5) 佐藤裕二：デンチャーの違和感・不具合, 患者の機能低下を忘れていない？, QDT, 39：538-550, 2014.
6) Gueiros LA, Soares MS, Leão JC：Impact of ageing and drug consumption on oral health. Gerodontology, 26(4)：297-301, 2009.
7) 馬場一美, 塚崎弘明, 笛木賢治, 他：義歯管理に関する臨床的エビデンス. 日歯会誌, 66(8)：6-16, 2013.
8) 馬場一美, 葭澤秀一郎, 酒井拓郎：パーシャルデンチャーを基本とした欠損補綴の新しい戦略（第2回）. The Quintessence, 32(8)：1687-1698, 2013
9) 日本老年歯科医学会：診療室における義歯洗浄と歯科衛生士による義歯管理指導の指針（案）. 2013. http://www.gerodontology.jp/file/info/130626/guideline.pdf
10) 日本口腔インプラント学会編：口腔インプラント治療指針. http://www.shika-implant.org/publication/dl/456590-1-1-2012.pdf（Accessd 28/7/2014）

2―クラウン・ブリッジの考え方

1) 小正 裕, 権田悦通：高齢者における口腔の変化と問題点. 植松 宏, 稲葉 繁, 渡辺 誠編, 高齢者歯科ガイドブック, 医歯薬出版, 東京, 121-123, 2012.
2) 松村英雄, 熱田 充：新世紀の歯科診断と歯科治療 接着. 日歯医学会誌, 20：25-31, 2001.
3) 松村英雄, 小泉寛恭：高齢者にやさしい歯冠修復材料とその選択. 高橋英登編. 高齢者にやさしい歯冠修復・欠損補綴治療, ヒョーロン・パブリッシャーズ, 東京, 148-155, 2011.
4) 下山和弘, 櫻井 薫, 深山治久, 他編：日本老年歯科医学会監修 高齢者歯科診療ガイドブック, 口腔保健協会, 東京, 100, 2010.

3. 軟組織に関連する疾患

1―炎症（膿瘍, 蜂窩織炎, 菌血症, 敗血症）

1) 外木守雄：老年医学update 2008-09, メジカルビュー社, 東京, 2008.
2) 外木守雄, 他：改訂第3版 歯科のための内科学, 南江堂, 東京, 2010.
3) 永野広海, 他：プライマリケア医が深頸部感染症を見つけるためのポイント. JOHNS, 25：1602-1607, 2009.
4) 池田弘人：深頸部感染症における合併症への対応. JOHNS, 25(11)：1677-1679, 2009.
5) 大渡凡人：全身的偶発症とリスクマネージメント 高齢者歯科診療のストラテジー, 医歯薬出版, 東京, 2012.

2―腫瘍および腫瘍類似疾患

② 腫瘍類似疾患（b. 前癌病変）～③ 良性腫瘍

1) Barnes L, Eveson JW, Reichart P, et al.：Pathology & genetics, head and neck tumors. International Agency for Research on Cancer（IARC）Press, Lyon, 283-327, 2005.
2) 石川悟朗, 秋吉正豊：口腔病理学Ⅱ, 第2版, 永末書店, 京都, 462-481, 1982.
3) 野間弘康, 瀬戸皖一：標準口腔外科学, 第3版, 医学書院, 東京, 203-221, 2011.
4) 内山建志, 大関 悟, 近藤壽郎, 他編著：サクシンクト口腔外科学, 第3版, 学建書院, 東京, 214-313, 2011.
5) 石川達也, 内田安信, 他：口腔外科・病理診断アトラス, 医歯薬出版, 東京, 180-299, 1992.
6) Kramer IRH, Pindborg JJ, et al.：World Health Organization International Classification of Tumors, 2nd ed, Springer-Verlag, Berlin, 1992.
7) 津島文彦, 桜井仁亨, 佐藤 昌, 他：日口外誌, 59：691-698, 2013.

④ 口腔がん, 白血病・悪性リンパ腫

1) Barnes L, Eveson J, Reichart P, et al., ed.：World Healthy Organization classification of tumours, pathology and genetics of tumours of the head and neck. International Agency for Research on Cancer, Lyon, 2005.
2) 日本口腔腫瘍学会口腔癌治療ガイドライン作成ワーキンググループ, 日本口腔外科学会口腔癌治療ガイド

ライン策定委員会:科学的根拠に基づく口腔癌治療ガイドライン 2009 年度版.金原出版,東京,2009.
3) 日本口腔腫瘍学会学術委員会「口腔癌取扱い指針」ワーキンググループ:舌癌取扱い指針ワーキング・グループ案.第1版,口腔腫瘍,17(1):13-85, 2005.
4) 日本口腔腫瘍学会学術委員会「口腔癌治療ガイドライン」ワーキンググループ:下顎歯肉癌取扱い指針ワーキング・グループ案.第1版,口腔腫瘍,19(2):37-124, 2007.

3−口腔粘膜,皮膚疾患
① 口腔カンジダ症
1) 岩渕博史:口腔カンジダ症の原因.中川洋一,上川善昭,岩渕博史著,臨床・介護ですぐ対応 知っておきたい!口腔カンジダ症,永末書店,京都,2013.

④ 口唇疱疹,帯状疱疹
1) 山根源之,草間幹夫 編著:日本歯科評論増刊 最新 チェアーサイドで活用する口腔粘膜疾患の診かた,40-49, 2007.
2) 飯塚忠彦,吉武一貞 編:口腔外科学,第7版,金芳堂,京都,212-213, 2010.
3) 内山健志,大関 悟,近藤壽郎,他編著:カラーアトラス サクシンクト口腔外科学,第3版,学研書院,東京,148-150, 2011.

⑤ アフタ,褥瘡性潰瘍
1) 山根源之,草間幹夫 編著:日本歯科評論増刊 最新チェアーサイドで活用する口腔粘膜疾患の診かた,56-61, 2007.
2) 草間幹夫 監修,神部芳則,出光俊郎著:日常診療に役立つ 全身疾患関連の口腔粘膜病変アトラス,医療文化社,東京,212-213, 2011.

⑥ 舌の疾患(舌炎他)
1) 下野正基,野間弘康,山根源之編:口腔外科・病理診断アトラス,医歯薬出版,東京,1992.
2) 山根源之:口腔粘膜疾患.祖父江逸郎監修,井形昭弘他編,長寿科学事典,医学書院,東京,2003.
3) 山根源之,草間幹夫編:最新チェアーサイドで活用する口腔粘膜疾患の診かた,ヒョーロン・パブリッシャーズ,東京,2007.

4.硬組織に関連する疾患
1−老年性骨折
1) 桐山 健,吉賀浩二:顎顔面骨折症例の臨床統計的観察.口科誌,44:201-206, 1995.
2) 井出聖子,高橋喜浩,佐伯真紀,他:65歳以上高齢者における下顎骨骨折の臨床的検討.老年歯学,21:297-298, 2006.
3) 塩谷健一,田中信幸,鈴木和彦,他:高齢者における顎顔面骨骨折の臨床的検討.日口外誌,41:210-213, 1995.
4) 伊藤直人,平塚博義,永井 格,他:高齢者における顎顔面骨々折40症例の臨床的検討.老年歯学,8:72-77, 1993.
5) 山本一彦,今井裕一郎,杉浦 勉,他:高齢者の顎顔面骨折に関する臨床的検討.老年歯学,15:260-263, 2001.
6) 山村哲生,高久勇一朗,笠原清弘,他:若年層と比較した高齢者における顎骨骨折の臨床的検討.老年歯学,26:25-30, 2011.
7) 飯塚 敦,塚本剛一,佐々木朗,他:無歯顎・多数歯欠損下顎骨骨折症例の検討.口科誌,47:239-243, 1998.
8) 鈴木隆雄:骨量の自然史と骨粗鬆症,骨折の予防戦略.日臨床,62(増2):225-232, 2004.
9) 折茂 肇,林 泰史,福永仁夫,他:原発性骨粗鬆症の診断基準(2000年度改訂版).日骨代謝会誌,18(3):76-82, 2001.
10) 骨粗鬆症の予防と治療ガイドライン作成委員会編:骨粗鬆症の予防と治療ガイドライン,ライフサイエンス出版,東京,2011.
11) 佐々木朗,小林清司,石原吉考,他:過去11年間当教室における顎顔面骨骨折の臨床統計的研究.日口科誌,38:268-276, 1989.

4−BP製剤関連顎骨壊死,顎骨骨髄炎
1) 厚生労働省医薬食品局:医薬品・医療機器等安全性情報 No.272 ビスホスホネート系薬剤による顎骨壊死・況と対策について.厚生労働省医薬食品局,2010.
2) ビスフォスフォネート関連顎骨壊死検討委員会:ビスフォスフォネート関連顎骨壊死に対するポジションペーパー(改訂追補2012年版).J Bone Miner Metab, 28:1-7, 2012.
3) Ruggiero SL, Dodson TB, Fantasia J, et al.: American Association of Oral and Maxillofacial Surgeons Position Paper on Medication-Related Osteonecrosis of the Jaw-2014 Update. J Oral Maxillofac Surg, 72:1938-1956, 2014.
 (http://www.aaoms.org/images/uploads/pdfs/mronj_position_paper.pdf)

4) 山口雅庸：顎骨骨髄炎（ビスフォスフォネート系薬物による）薬'12/'13 歯科疾患名から治療薬と処方例がすぐにわかる本，クインテッセンス，東京，40-41, 2012.

5．神経疾患

1—三叉神経痛（特発性，帯状疱疹後神経痛），三叉神経麻痺

 1) 黒岩義之，山口滋紀，平田和彦，他，日本神経治療学会治療指針作成委員会：標準的神経治療 三叉神経痛．神経治療学，27：105-132, 2010.
 2) 日本頭痛学会（新国際分類普及委員会）・厚生労働科学研究（慢性頭痛の診療ガイドラインに関する研究班）共訳：国際頭痛分類 第2版，国際頭痛学会・頭痛分類委員会，日本頭痛学会，2004.
 3) 野間弘康，佐々木研一編集：下歯槽神経麻痺，医歯薬出版，東京，162-166, 2007.

2—顔面神経麻痺（末梢性，中枢性）

 1) 辻　貞俊，橋本隆男，岡田和将，日本神経治療学会治療指針作成委員会，他：標準的神経治療 Bell 麻痺．神経治療学，25：169, 171-85, 2008.
 2) Bell C：Communication of the Royal Society, 1821.
 3) Alberton DL, Zed PJ：Bell's palsy：a review of treatment using antiviral agents. Ann Pharmacother, 40：1838-1842, 2006.
 4) 村上信五：特発性顔面神経麻痺（Bell 麻痺）．日本臨牀，64（Suppl 3）：276-280, 2006.
 5) Hunt JR：On herpetic inflammations of the geniculate ganglion. A new syndrome and its complications. J Nerv Ment Dis, 34：73-96, 1907.
 6) von Mathias Bähr, Michale Frotscher：Neurologisch-topische Diagnostik：Anatomie-Funktion-Klinik, Thieme, New York, 2009.

3—オーラルジスキネジア

 1) 須佐千明，三串伸哉，尾崎研一郎，他：長期間の抗精神病薬服用によって生じたオーラルジスキネジアの1例．老年歯科医学，26：91-95, 2011.
 2) 仁王進太郎，竹内啓善，澤田法英，他：[統合失調症薬物治療のエッセンス] 主な錐体外路症状の紹介，またその対応について．Progress in Medicine, 29：1285-1292, 2009.
 3) 濱村貴史，黒田重利：[非定型抗精神病薬の副作用とその対策] 錐体外路症状発症とその対策．Schizophrenia Frontier, 4：166-172, 2003.
 4) 田村友一：不随意運動症の最近の治療 遅発性ジスキネジア．神経治療学，11：327-333, 1994.
 5) Rana AQ, Chaudry ZM, Blanchet PJ：New and emerging treatments for symptomatic tardive dyskinesia. Drug Des Devel Ther, 7：1329-1340, 2013.

II 老年歯科医学（高齢者歯科医学）の実際

6 それぞれのステージにおける歯科の役割

1 急性期診療への参画

1―急性期病院とは

わが国は2014（平成26）年の医療介護総合確保推進法のなかで，高齢社会に対応することを目的に医療需要に応じて病院の機能を明確化し，きめ細かいリハビリテーションや在宅支援のための医療体制拡充を目指すため，病床機能報告制度（病棟を機能別に4分類する新制度）を導入した[1,2]．それぞれの医療機関が看護師数や手術件数などの現況を踏まえて病棟を4種類のいずれかに分類し，都道府県に報告することで都道府県が人口構造や病院機能必要量を割り出し，機能分化を踏まえたうえでの「地域医療構想」を策定することが目的である[3]．

それまでの医療体制では，高齢者医療に適した病床が不足している一方で，数が多い重症患者や救急患者向けの病床では，リハビリテーションなど在宅復帰に向けた支援体制に乏しいという課題が指摘されていた．そのため病棟ごとに「高度急性期」「急性期」「回復期」「慢性期」に分類し，過剰とされる重症患者向けの病床を減らし，地域の実情に合わせた転換を推進している．この分類は医療資源投入量（構造設備，人員配置等）や病床稼働率，地域の医療需要などが判断要素となっている．

この病床の機能分化を推進していくための体制のなかで，「高度急性期」病院の定義は「特に高度な医療を担う」，また「急性期」病院は「手術や救急患者に対応する」もの，とされている．「病床機能報告制度」においては，高度急性期機能については，「急性期の患者に対し，状態の早期安定化に向けて，診療密度が特に高い医療を提供する機能」と定義され，また急性期機能については「急性期の患者に対し，状態の早期安定化に向けて医療を提供する機能」と定義されている．具体的には，病床機能報告制度において，高度急性期機能に該当する病棟の例として，救命救急病棟やICU，HCU等が例示されている．

このように機能分化した医療体制のなかで，高度急性期，急性期病院での医療に参画する歯科医師の役割を整理して述べる（以下，高度急性期，急性期をまとめて急性期と表記する）．

2―急性期病院の役割

高齢者の多くは，加齢による治癒機能の低下，複数の慢性疾患の併存，さらに既往疾

患によるADL低下を有している．そうしたなかで，急性期医療や維持期医療などの医療モデルと地域における生活モデルの境界を形成している事象が入退院である．往々にして入退院を契機に社会とのつながりや歯科医療との関係性が断たれてしまい，適切な時期に適切な歯科医療を授受できないケースが生じる．つまり，医療サービス対象者の多くを占める高齢者は，機能分化した医療体系，すなわち「短期に医療サービスを可能な限り効率的に提供するシステム」に最もなじまない対象ともいえる．対応策として在宅医療の普及，推進を強調している「地域医療構想」のなかで，これからの地域における効率的・効果的な医療提供体制を確保する一つの取り組みとして，「地域」をキーワードとしたケアシステムである地域包括ケアシステムが，地域に導入されつつある．急性期医療においては，高齢者がいずれ地域に戻っていくことを想定した支援をする必要がある．

このような背景を踏まえて，高齢者医療における急性期医療の役割は「急性期における医療提供と，維持期・回復期もしくは地域医療に適切に橋渡しをする」役割である．その要件を「①病院内での役割」と「②地域のなかでの役割」に整理して考える．

① 病院内での役割

急性期病院内では，他の診療科，検査科等があるなかでの歯科医師の役割が求められる．

a. 要求されるスキル

急性期疾患（炎症，骨折等）や高度医療が必要な疾患（悪性腫瘍等）で歯科受診する患者のみならず，他の診療科を受診した急性期の患者に対する歯科的対応を求められる．先に述べたように高齢患者は複数の疾患をもつことが多く，ひとたびどれかの疾患が急性症状を示すと全身状態の悪化により他の疾患の状態も悪化することが少なくない．そうした状況で歯科疾患が悪化し，他科医師に診断を求められた際には，緊急性の程度の判断や，他科医療の必要性との優先順位の判断を要求される．同時に，歯科的対応の優先順位が高いケースであっても，治療方法の選択の際に全身状態の判断を要求される．全身状態やQOLを考慮すると第一選択でなく第二選択，第三選択を選択する必要性にも迫られるため，勇気をもって撤退する決断力が要求される．その際，患者や患者家族，他科医師，看護師他医療スタッフに説明し理解を得る技能，また必要があれば適切に指導する技能が求められる．

b. 可能な診療

構造設備，人員配置等，医療資源の豊富な急性期病院では，歯科医師の技量によっては高度で侵襲の大きい外科治療が可能である．歯科病棟のある病院ならば，有病高齢患者の歯科疾患に対し入院下の歯科治療も行われる．一方で他科や病棟と連携をとって免疫不全状態など高リスクな高齢患者の歯科治療が行われることもある．免疫不全状態やICU・HCUの高度医療ユニットでは口腔清掃や摂食機能訓練等の診療も依頼される．また病院内の医師や薬剤師，看護師，栄養士，理学療法士，言語聴覚士，作業療法士，検査技師，メディカルソーシャルワーカー等，他職種との有機的な連携を行い，高齢患者への包括的対応が可能である．

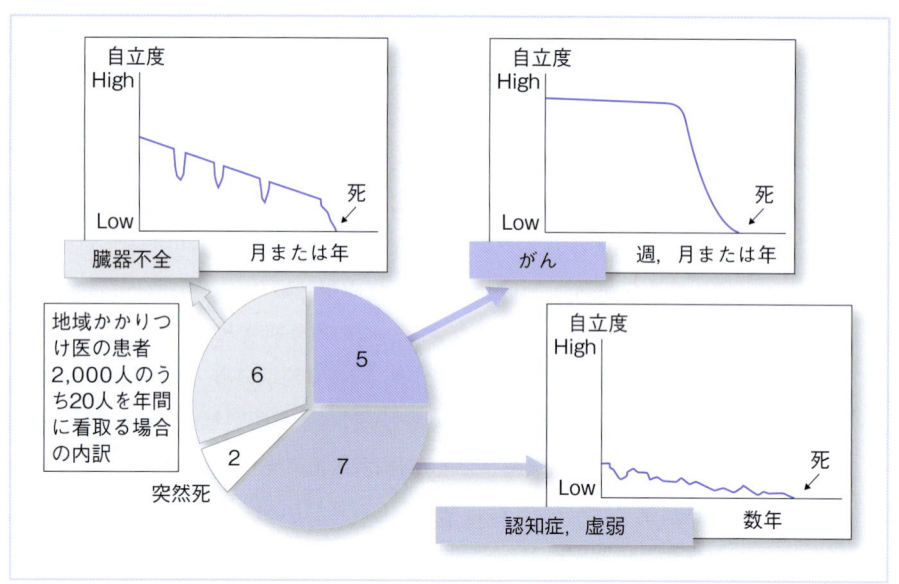

図1 疾患別自立度の低下の経緯

c. 必要とされる知識の整理

　急性期病院を受診している高齢患者に対しては，加齢医学の概要を把握し，健康な成人と高齢者の身体・心理的相違点，機能変化を十分に踏まえた診療が不可欠である．健常成人と高齢者の生化学的検査（血液，尿など），生理学的検査（呼吸機能，心電図など）等の基準値は少なからず異なり，十分な経験と相違点の理解のうえで歯科治療の可否を判断する必要がある．また医科カルテを読み解き，ディスカッションを行うために略語や疾患・医療技術の知識，基本的な画像検査の理解が適宜必要である．

　また高齢者の機能低下の様相を理解して歯科治療を選択する必要性がある．高齢者の自立機能低下の様相には大きく分けて「①悪性腫瘍型」「②臓器不全型」「③認知症・虚弱型」の3型があるといわれており[*1]（図1），①悪性腫瘍型では急性期病院に受診・入院するのは悪性腫瘍による急激な身体状況の悪化から終末期にかけてである．一方で②臓器不全型ではたびたび訪れる急性転化の時期に急性期病院を受診・入院するが，治療が奏功すれば多少の機能障害があってもまた地域生活に戻る可能性がある．また③認知症・虚弱型では緩やかな機能低下が一定期間継続した結果終末期を迎えることになるので，併存疾患の急性転化を契機に急性期病院を受診・入院するが，入院期間が長いほどより一層の機能低下が起こることが予想される．これら3型の概要を把握することは，急性期病院における歯科治療内容を適切に選択することに寄与する．逆をいえばこれらを把握しないままに歯科治療を進めることは何らかの問題を抱えることにもなりかねない．

*1：p.134 参照．

② 地域のなかでの役割

　急性期病院は地域の中核病院としての機能があり，地域のなかでの役割を果たすことが求められる．

a. 要求されている要素

　前述のように機能分化が推進されていることで，歯科疾患に関しても地域の歯科診療所との機能分化が必要である．特に全身管理を要する高齢患者に関しては，急性期病院での歯周外科や抜歯等の外科処置などの全身管理下のハイリスクな歯科治療が期待されている．一方で全身管理を必要としない補綴治療等は地域の歯科診療所に依頼するなどの配慮が必要である．

　また，要介護状態のために歯科診療所への通院が困難な高齢患者は，地域医療においては訪問診療によって対応するが，全身管理下の処置が必要である場合には急性期病院との連携が必要になる．そうした際にも全身状態やADL，社会的環境に配慮し入院下で確実な処置を行うことも必要である．併存疾患を多数もつ高齢患者の炎症性疾患や外傷性疾患は，著しく全身状態を悪化させることがあるため，緊急入院を要する場面も少なくない．地域のバックベッドとしての要素も果たすべき機能として忘れてはならない．いずれにしても，急性期病院と診療所の医療連携は，歯科医師同士の信頼関係によって成り立つ関係である（図2）．

b. 必要とされる知識

　地域医療機関との連携を有機的に行う際には，医療機関ごとの機能の相違点を十分に把握したうえで，急性期病院の役割を判断し役割を果たす必要がある．したがって地域医療機関（地域の歯科診療所）と急性期病院の求められている患者からのニーズの違い，および医療機関としての機能の違いを把握し，地域連携のために医学的判断と社会的都合の整合性をとり，期待に応える柔軟性が必要である．また地域包括ケアシステムの支援を受ける高齢患者に対して適切な社会的連携が欠かせないので，地域の社会基盤（地域インフラストラクチャー；医療，介護，福祉，インフォーマルサービス等），地域包括ケアシステムの把握をする必要がある．急性期病院においてはメディカルソーシャルワーカーが

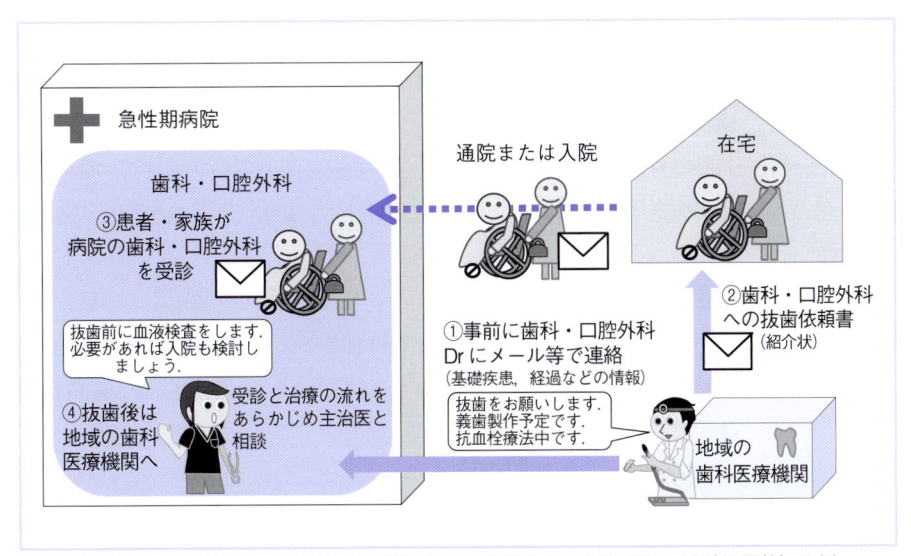

図2　急性期病院の歯科・口腔外科と歯科診療所の連携診療（在宅患者の外科処置等）の例

勤務していることが少なくないが，歯科医師としても，高齢患者が退院後どのような生活を送るかを想定のうえで治療内容を選択するべきである（必要があれば直接連携する）．

超高齢社会に対応するために医療サービスの体系はスピード感のある変化を遂げている．こういったなか，医療の本質は変わらないものの，社会が医療に求める内容は時代とともに変遷していることを医療従事者は理解することが求められており，歯科医療従事者も同じである．

> OECD における急性期病床（acute care beds）は，現在次のように定義されている．
> 【周産期（産科）医療，非精神疾患治療，傷害に対する治療，外科手術，非精神疾患や傷害の症状の緩和（ただし終末期緩和ケアを除く），非精神疾患や傷害の応急処置，非精神疾患や傷害による合併症を防ぐといった機能のうち1つ以上を有する病床】を含むもの
> 〈※ 2006（平成18）年までは，平均在院日数が 18 日以内の治療に用いられる病床を急性期病床の定義としていたが，2007（平成19）年以降 SHA（A System of Health Accounts）に準拠した上記定義に変更された．〉

（平野浩彦，枝広あや子）

2 回復期・周術期における役割

高齢者においては，病気やけがの治療に際してリハビリテーションが重要となる場面が頻繁に発生する．すなわち，周術期・急性期に続いて，回復期のリハビリテーションが行われることになる．周術期・急性期においては，機能的観点の関与も含めて局所的ならびに全身的に影響を及ぼす感染対策としての介入，ならびに円滑な栄養摂取に関連する介入が特に重要な一面をなし，回復期においてはこれに加えてリハビリテーションの比重が増えることになる．周術期ならびに回復期において歯科が適正に介入しなければ，残存歯や義歯の状態が不適切な状態となってしまうことも多い．急性期や回復期を通じて口腔内環境が崩壊しないように随時ケアが継続された状態と，放置されたままで崩壊傾向を示す口腔に対して維持期に入る頃になって歯科的処置に着手するのとでは，人的，経済的な負担が大きく異なるのみでなく，患者本人の全身状態への影響も大きく異なる．

1—周術期口腔管理

がんや臓器移植手術，心臓血管外科等への手術療法，化学療法ならびに放射線療法に関連して発生する口腔有害事象や原疾患による不快症状は，歯科治療やケアによって予防・軽減が可能なものがある（図3）．

① 手術療法

手術療法では，創部感染や術後肺炎のリスクを軽減できる．特に頭頸部がん，呼吸器・消化器領域のがんや心臓血管外科手術の手術では，治療開始前から治療後まで周術期口

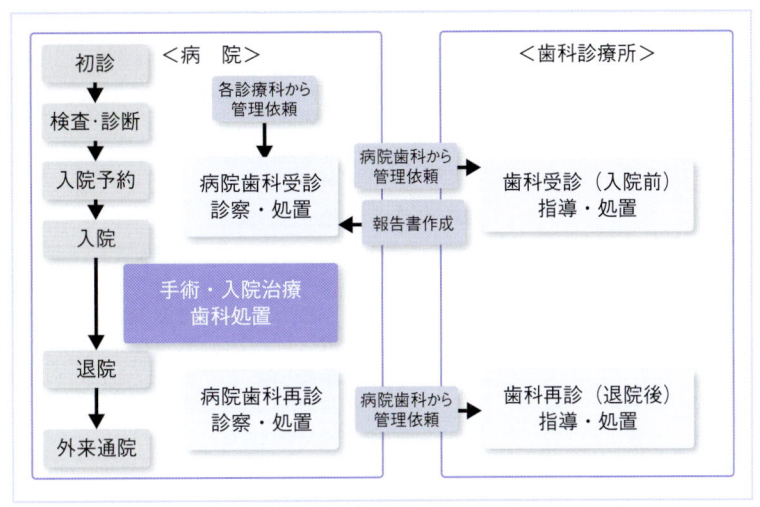

図3　病院（歯科あり）と地域歯科診療所間の医科歯科連携の流れの例

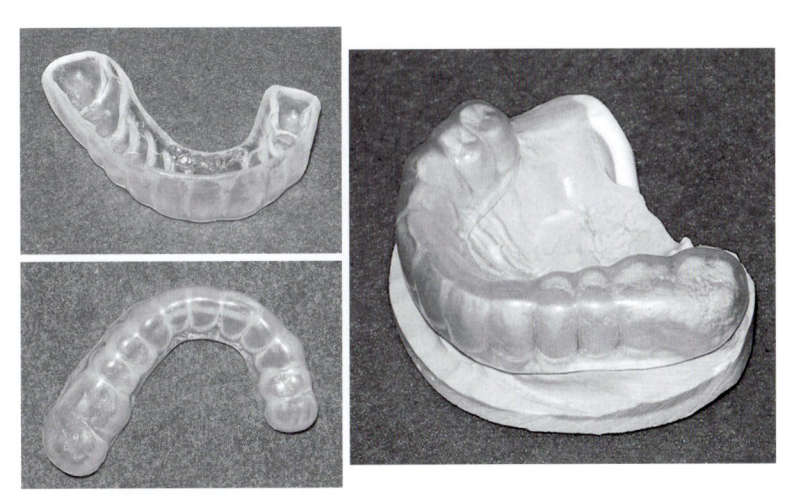

図4　歯の損傷防止用プロテクター

腔管理を行うことが推奨される．また，手術に向けて口腔内環境の整備を行うことも広義での周術期として含めた考え方もある．

　術前：①歯周病検査，②歯石除去，③歯科衛生実地指導，④歯科処置（う蝕処置・歯周病処置・抜歯など）によって口腔内の細菌数を減少させて正常細菌叢とすることで，創部感染ならびに術後肺炎の予防を行う．また，全身麻酔時の挿管処置に伴う歯の損傷を回避するために前歯の固定やプロテクター（**図4**），術後の粘膜保護プロテクターの製作を行う．

　術後～退院：病院内の医療スタッフが中心となり，術後の口腔内評価や口腔ケアを行う．頸部郭清や移植手術が行われた患者では，自身による口腔ケアが困難であるので経口摂取開始までは口腔粘膜を中心としたケアを行う[1~3]．

表1 がん化学療法による口腔有害事象

病名	病因・病態
口腔粘膜炎	薬剤による直接作用 好中球の減少に伴う局所感染（二次的作用）
味覚障害	味蕾細胞の障害 唾液の減少
口腔乾燥症	唾液腺の障害
口腔出血	骨髄抑制による血小板減少 肝障害による凝固因子の不足
感染症	ヘルペス性口内炎（単純ヘルペス） カンジダ性口内炎（カンジダ菌）
歯性感染症	重症う蝕 歯周炎の急性増悪
知覚過敏症	末梢神経障害

表2 口腔粘膜炎の対処

	処置	注意事項
口腔内清潔保持	柄がストレートでヘッドの小さい歯ブラシ 刺激の少ない歯磨き粉	粘膜炎の部位を避けるように清掃する
口腔内保湿	生理食塩水 市販の洗口液は等張に調整して使用する	抗がん剤治療期間中（粘膜炎の有無にかかわらず），2〜3時間おきに行う
疼痛コントロール	非ステロイド性抗炎症薬やアセトアミノフェン 重症の場合は医療用麻薬	食事30分前に服用する

② 化学療法

　口腔粘膜は高い細胞回転速度，多様な細菌叢，口腔の正常機能による外傷などによって，化学療法による直接的および間接的な毒性作用に対して非常に感受性が高く，口腔有害事象の発症頻度も高く症状も多様である（**表1**）．

　口腔粘膜炎：がん化学療法で発症頻度が高く，一般的な抗がん剤治療の約40％に口腔有害事象が生じる（頭頸部がんで口腔が照射野に含まれる場合は100％）．経口摂取を困難にしたり，敗血症を併発したりする場合もある[4]．口腔粘膜炎に対しては対処療法が主体となるが，その基本は①口腔内清潔保持，②口腔内保湿，③疼痛コントロールである（**表2**）[5]．

③ 放射線療法

　放射線療法による口腔有害事象は，口腔がん，中咽頭がんなどの頭頸部がん患者に発症し，重症で不可逆性の変化がほとんどである．治療開始2週後で発症する口腔粘膜炎は，重大な障害でがん治療の継続に影響する．

　口腔乾燥：放射線による唾液腺組織の線維化，脂肪変性，腺房萎縮などが原因となる．耳下腺の漿液性腺房は粘液性腺房よりも放射線感受性が強く，唾液減少とともに粘稠な唾液になり，症状は半永久的に続く．市販の保湿剤（ジェル，スプレー，洗口液など）を頻回使用するか，水分補給によって口腔内を湿らせるのが一般的である．

う蝕：唾液分泌が減少して自浄作用，唾液の免疫作用が働かなくなり，口腔内の pH が酸性になり歯頸部や隣接面う蝕が増加する．う蝕予防のためにフッ化物の歯面塗布が推奨されるが，実際のところフッ化物入りの歯磨剤や洗口液による対応になる．

骨壊死：放射線治療後の二次的に起こる虚血と骨組織の線維化が原因であり，照射野の抜歯が最大の誘発因子と考えられている．口腔粘膜の欠損，顎骨の露出，二次的感染による瘻孔形成，排膿が特徴的な所見である．痛みや周囲粘膜の発赤が長い場合には洗浄処置，含嗽で経過観察を行い，急性化した場合には抗菌薬を投与する．

2─回復期口腔管理

急性期が過ぎ，30日～180日が回復期に相当する．医学的には安定した状態であることが多く，身体の活動能力の回復に重点が置かれるもので，この時期が機能的な回復が最も期待できる時期といえる．回復期の口腔健康管理に際しては，下記の点に留意する必要がある．

① 急性期からの情報を適切に収集し活用する．
② 必要とされる口腔機能管理と口腔衛生管理を担当・指導する．
③ 口腔機能の回復に必要とされる口腔環境の回復を行う．
④ 口腔機能回復の重要性ならびに維持に必要とされる具体的手法を患者および家族に教育し，実施可能となるように回復期を通じて継続的指導を行う（維持期を視野に入れておく）．
⑤ 維持期に向けて必要な情報を提供する．

これらのうち，①および⑤に関する情報収集については，図5に例を示すように口腔ケ

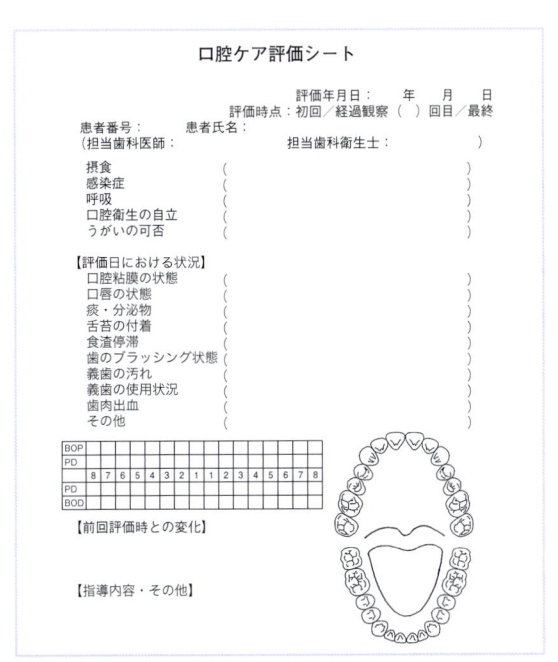

図5 口腔ケア評価シートの一例

ア・アセスメントに関する評価用紙を用いて行うことが望ましく，また情報提供については p.292, 293 に示すような地域連携クリティカルパス等にその情報を盛り込むことによって他職種との連携に情報を活用することが望ましい[6]．②については口腔の状態はもちろんのこと，頸部・体幹・上肢をはじめ，姿勢の維持や口腔機能の保持に関連する全身機能との関連にも十分に配慮する必要がある．したがって，回復期における口腔管理については，ST（言語聴覚士），OT（作業療法士），PT（理学療法士），介護・看護担当職種等の関連職種との連携を十分にとりながら行うことが重要である．③に関しては，口腔由来の感染源を恒常的に減少させること，個々の歯が長期に安定する状態を目指すことのみでなく，この時期にまだ達成されていない場合には，咬合・咀嚼を安定して確保できることを視野に入れた歯科的介入を行うことが重要である．健康余命の延伸には，咀嚼能力の確保が重要である[7,8]．また④については，維持期が在宅で行われる場合には特に家族を含めて指導を行うことが重要である．

（原　哲也，皆木省吾）

3 End of life stage（終末期）における歯科のかかわり

　以前は人生の最後の時期に行われる医療やケアを「終末期医療」や「ターミナルケア」という用語で表現していた．近年，Dr. Kathleen M Foley が 1999 年に提唱したエンド・オブ・ライフケア（end of life care）という用語が国際学会を中心に使われ始めている．End of life care は，「人生の終焉は誰にでも訪れ，終焉の原因（死因）が病気のことが多く，しかも原因となる最近の病気の多くは長い経過をとる．そのような最期の日々の痛みや苦しみが十分に治療され，本人が望むとおりに過ごせるよう支援すること[1]」であると定義されている．2007（平成 19）年に厚生労働省の検討会によって出された『終末期医療の決定プロセスに関するガイドライン』においても，「終末期とは，がんの末期のように，予後が数日から長くとも 2〜3 か月と予測ができる場合，慢性疾患の急性増悪を繰り返し予後不良に陥る場合，脳血管疾患の後遺症や老衰など数か月から数年にかけ死を迎える場合がある．患者の状態を踏まえて，医療・ケアチームの適切かつ妥当な判断によるべき事柄である」とされている．つまり，基本的には死期が近いと予想される状態であるが，患者のもつ疾患がこれ以上回復せず，症状を医療によってコントロールしている状態を含んでいる．広い意味では，慢性疾患や回復不能な疾患をもっているケースを含み，要介護高齢者全般や認知症をもつ患者なども含まれると考えられる．近年のわが国における歯科医療の方向性として，在宅における訪問診療は増加の一途にある．これからの開業歯科医師は何らかの形で，訪問診療や要介護高齢者歯科医療にかかわることが予想されるので，エンド・オブ・ライフケアにおける歯科医療のあり方は，かかわるすべての歯科医師が考えるべき問題なのである．

1―口腔ケアの起源

"Oral care"を創設し,世界で初めて口腔ケアを解説した書を出版したのは,コロンビア大学歯学部教授(当時)のAustin H. Kutscherであるとされる.Austin H. Kutscherは,まったくケアされていない終末期患者の悲惨な口腔内の状況に驚き,口腔ケアの重要性を広く知らせる必要性を感じたと述べている.口腔ケアはこのようなend of life stageにおける医療の原点である死生学より発生したと考えられている[2].このことからも,end of life stageにおける歯科医療の提供は,治療中心というよりも,口腔ケアを施すことによって,患者の快適性を中心に考えることが重要であるといえる.もちろん,疼痛を伴う急性疾患の治療は躊躇せず行われるべきであるが,いったんは経過を観察し,機会をみて治療を行うという対応が望まれるのではないだろうか.

2―End of life stage(終末期)における口腔トラブル

① 歯のトラブル

口腔ケアの重要性が知られるようになったものの,在宅療養中,入院,施設入所中に十分な口腔ケアが受けられず,う蝕が多発し,その多くが残根状態である患者も少なくない.う蝕により歯が鋭利になっている場合には,削合により鋭利な部分を落とすことや,光重合レジンなどで充填を行い,舌や粘膜の受傷(図6)を防止する必要がある.また,重度の歯周病のため動揺(図7)がひどくなっていたりする場合には,これらの処置を優先する.比較的早期から経過をみるようにしないと,動揺が極度になってから診察を依頼され,抜歯までの間に脱離・誤飲してしまうケースもある.End of life stage(終末期)では,抜歯が選択されることが多くなるが,抜歯の可否について主治医の了承を得るのはもちろんのこと,家族にも了承を得ることが必要である.特に施設入所中の患者などでは,家族が長期間来院せず,その間に患者の前歯がなくなっているのに気づき驚かれるケースもあり,そのことによるトラブルもある.トラブルを回避するためにもどのような抜歯でも,家族に連絡し,了解を得ることを心がける必要がある.

② 義歯のトラブル

歯のトラブルと同様に多いのが,義歯のトラブルである.義歯の破損や人工歯の脱離な

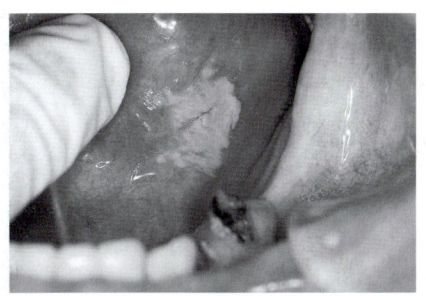

図6 う蝕歯による舌の潰瘍

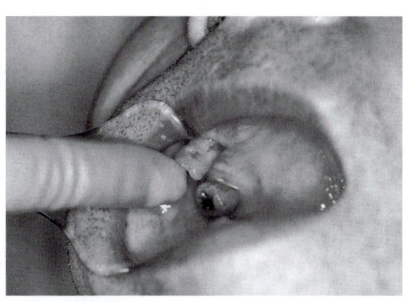

図7 動揺歯

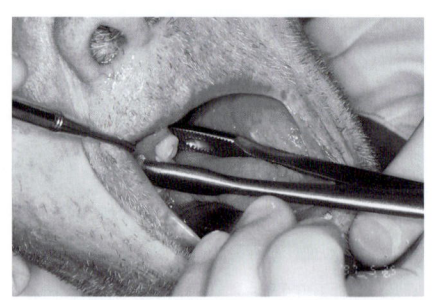

図8　全部床義歯を誤飲してしまった症例

ど通常のトラブルから，義歯を誤飲してしまうケース（図8）や，認知症のある患者では異食により義歯の一部を食べてしまうこともある．End of life stage になって義歯を新しく製作することは，術者側のテクニックだけでなく，患者側の機能面も十分に評価しなくてはならない．患者の意識レベル，認知症の進行，口腔機能の障害など，義歯が使用できるレベルかどうか，しっかり見極めてから義歯の製作・調整などを行わないと，患者が義歯を使用してくれないばかりか，義歯を入れることによって食行動が減退することもある．また，患者本人の状態だけでなく，患者の周囲環境によっても，義歯が使用できる状況にあるかどうか見極めることが重要である．総義歯のように着脱が簡単な義歯ならばよいのであるが，部分床義歯のように複雑な形態をしていると着脱時の痛みから装着を拒否されるケースもある．義歯を装着することも，複雑な場合は困難なことも多く，周囲環境のよし悪しで義歯が使用できなくなるケースもある．特に終末期の患者では，全身状況の悪化から多少の変化によって食事量が変わることもあり，できるだけ大きな変化を与えることのないよう，注意する必要がある．義歯トラブルに関しては，看護・介護者と十分に話し合い，周囲環境に合致した適切な方法を選択すべきである．

③ 口腔粘膜のトラブル

　End of life stage（終末期）では，口腔内が乾燥しているケースが多い（図9）．口腔粘膜の乾燥は，疾病を誘発しやすい．たとえば，終末期に呼吸状態が悪くなり，換気量を増やすために口呼吸になり，口腔粘膜の乾燥から口腔内が不潔になってしまうことなどが頻繁にみられる．経管栄養や胃瘻などの非経口摂取である終末期患者では，口腔乾燥の改

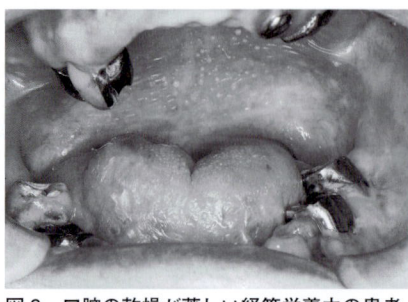

図9　口腔の乾燥が著しい経管栄養中の患者　　**図10　口腔カンジダ症**

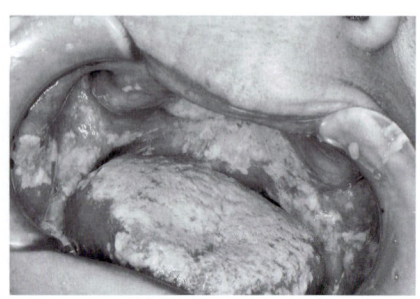

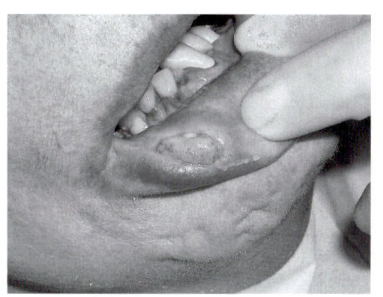

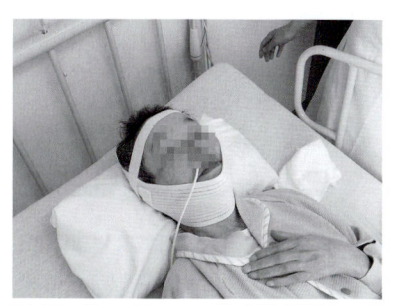

図11　口唇の咬傷　　　　図12　フェイシャルバンド使用例

善を目標とする口腔ケアを行うことを第一選択とするケースが多い．口腔乾燥が亢進すると，口腔内の汚染も亢進する．そのために発生するのが口腔カンジダ症である（図10）．口腔カンジダ症自体は強い症状は示さない．しかし，口腔内にカンジダが繁殖することによって，混合感染を誘発し，誤嚥性肺炎など重篤な疾患に罹患する危険性が高まる．さらにカンジダ菌の芽胞は血小板とほぼ同じ大きさのために血行移行性が高く[3]，移行先で繁殖して重篤な内臓真菌症を発症することが知られている．口腔カンジダ症を未然に防ぐには，抗真菌性をもった口腔保湿剤を使用して，口腔の湿潤を保つことを行うほか，早期に口腔カンジダ症を発見し，治療することが必要である．

End of life stage にある患者で意識障害などがあり，口腔周囲のコントロールができなくなった患者などでは，残存歯で噛み込んでしまい口腔粘膜に傷をつけてしまう場合（図11）や，挺出した歯が，対向する歯槽堤に食い込んでしまうような状態になることもある．このような場合は当該歯を削合・抜歯するなどの処置を行う．

④ 顎関節のトラブル

End of life stage にある患者で「顎関節脱臼を起こす患者」も対応に苦慮するケースが散見される．健常な頃から習慣性に脱臼する傾向があった人は特になりやすいと考えられるが，そのような傾向がなかった人でも，認知症や脳血管障害などで，口腔機能のコントロールが効かなくなると習慣性に顎関節脱臼を繰り返すことがある．特に認知症が重度になり，自制ができなくなったようなケースでは，顎関節脱臼を整復しても，自ら脱臼させてしまい固定が困難なケースもある．そのような場合は顎関節が脱臼することによって経口摂取が不可能になるばかりではなく，舌根の沈下により気道閉塞の危険も増加する．

顎関節脱臼を発見した場合には，呼吸状態を確認し，気道閉塞しにくいように，側臥位や座位を保持させて，医師・歯科医師による顎関節整復術を実施する．実施後，フェイシャルバンド等で顎関節を固定し（図12）様子をみる．固定しても頻繁に脱臼を繰り返す場合は，その度に整復を実施する．残念ながら強力に固定する方法はない．

（阪口英夫）

4 死への立ち合い──高齢患者の容態急変時の救急対応と連携について

1─高齢患者の容態急変に対する歯科医師としての対応と他科との連携

以下の項目については，歯科医師として常に対応可能なことが求められる．

① 嚥下困難，呼吸困難，頸部腫脹，嗄声（反回神経麻痺）に対する緊急対応．
② Mendelson（メンデルソン）症候群に対する緊急対応．
③ 気道の異物および異物の誤飲・誤食に対する緊急対応．
④ 電解質異常に対する緊急対応．
⑤ 血圧低下に対する緊急対応．
⑥ 高血圧性脳症（高血圧緊急症）に対する緊急対応．
⑦ 経皮的動脈血酸素飽和度（SpO_2：サチュレーション）の急激な低下に対する緊急対応．
⑧ 低体温症に対する緊急対応．
⑨ 低血糖・低血糖発作に対する緊急対応．
⑩ 痙攣発作に対する緊急対応．
⑪ 呂律不良，片麻痺などに対する緊急対応．
⑫ 嘔吐，急性腹症に対する緊急対応．
⑬ 肝性昏睡・肝性脳症に対する緊急対応．
⑭ 発熱（熱発）に対する緊急対応．
⑮ 脱水に対する緊急対応．
⑯ ショック・循環不全に対する緊急対応．
⑰ 起坐呼吸に対する救急対応．
⑱ 致死性不整脈に対する救急対応（電気的除細動など）．
⑲ 他科との連携．

容態急変時の初期対応の基本は，バイタルサインを基本にした全身の観察により緊急度，重症度の判断を迅速に行い，治療の優先順位を決定することにある．特に高齢者の容態急変時初期にはバイタルサインの変動が少ないことも多々あるが，そこに重症度の高い危険な疾患が隠れていて迅速な対応が必要なことも多いので，注意が必要である．

2─バイタルサインの概略と重症度，危険度判断の指標

図13に，バイタルサインの概要を示す．また，表3の主訴・症状，経過，バイタルサイン，ポイントなどから高い重症度・危険度・緊急度を判断したら迅速に連携，救急搬送をする必要がある．

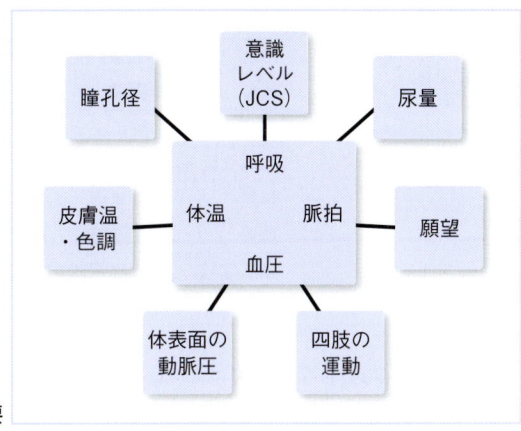

図13 バイタルサインの概要

表3 バイタルサインからの重症度・危険度の判断の指標（*青字は歯科が特に重要）

疾患	主訴・症状	経過	バイタルサイン	ポイント
脳出血・脳梗塞	めまい，嘔気・嘔吐，頭痛．	突然発症，突然死あり．	血圧の上昇（高血圧）など．	構語障害，振戦，眼振などの症状．
くも膜下出血	激しい頭痛，嘔気，嘔吐．	突然発症，突然死あり．	突然のショック状態，頻脈，徐脈など．	局所症状がないことが多い．
急性心筋梗塞	左前胸部の圧迫感や絞扼感，灼熱感．左下顎・頸部のシビレ感や放散痛．左肩・左上腕などの放散痛など．	突然発症することもあるが，必ずしも突然とは限らない．突然死あり．	特に変化のないこともあるが，突然のショック状態，頻脈，徐脈などもある．	冷汗，脂汗，嘔気，左背部痛や呼吸苦，左下顎痛や左側歯痛などの訴えも稀ではない．
急性大動脈解離	裂けるような痛み，胸背部痛，頸部・咽頭部への放散痛．疼痛の移動性あり．	突然発症，突然死あり．	高血圧，急激なショック状態．	通常は激痛だが，サイレントなものもある．腹痛，腰痛を訴えることもある．
虚血性大腸炎	突然の激しい腹痛，時に上腹部痛・心窩部痛	突然発症，突然死あり．	血圧の低下，急激なショック状態．	通常，腹部全体の激痛．虚血性心疾患と混同しやすいこともあるので注意が必要．

3—終末期での急変への対応

① 嚥下困難，咳嗽，嗄声（反回神経麻痺），呼吸困難，頸部腫脹

仮性クループ（急性声門下喉頭炎）や甲状腺悪性腫瘍の腫大化に伴う頸部圧迫症状などを疑う．頸部圧迫を避けるため起坐位や Trendelenburg（トレンデレンブルグ）体位など患者にとって呼吸のしやすい体位で安静を保持し，専門医（耳鼻咽喉科）に腫大の状況（頸部エコー検査など）などを含めた救急対応を至急依頼し救急搬送する．窒息を避けることが重要である．

② Mendelson（メンデルソン）症候群

激しい嘔吐後，吐物に含まれる胃酸（強酸 pH 2.0〜2.5 以下）を誤嚥し重度な肺炎を起こす病態（表4）．全身麻酔下における手術後に起こることが多いが，高齢者の終末期にも起こりうるので注意が必要である．発症すると予後不良で致死率が高いため日頃の予防

表4 Mendelson症候群と誤嚥性肺炎の比較

項目／疾患	Mendelson症候群	誤嚥性肺炎
機序	胃液	口腔内貯留物
病態	酸による急性肺傷害	細菌による炎症反応
リスク因子	意識障害	嚥下障害，消化管運動障害
年齢	若年者，高齢者	高齢者
徴候	意識障害，呼吸器症状	下肺野の異常陰影
臨床症状	呼吸困難など	肺炎症状など．早期診断が困難

が大切となる．事前のH_2ブロッカー服用などが予防となる場合もあるので事前に医科主治医と連携しておく必要がある．激しい嘔吐後は嘔吐と軽視せずリスクを避けるため救急対応病院と連携を取り迅速に救急搬送する必要がある．

③ 気道の異物および異物の誤飲・誤食に対する救急対応について

高齢者では，義歯の誤飲などがみられる．主気管支，右側気管支に多い（右側気管支のほうが左側気管支より分岐角が小さいため）．救急対応は上腹部を圧迫し，急激に気道内圧を高めるハイムリック法（Heimlich法）や背部叩打法（back blow法）などによる異物喀出を試みる．餅や大き目の固形物は医学的ではないが掃除機による吸引も有効という意見もある．異物の誤食・誤飲と誤嚥とは区別が必要である．誤食・誤飲とは，飲食物以外の物が消化管に入ることであり，誤嚥とは空気以外の物が気道に入ることである．食道異物は気管・気管支異物に比して緊急度は比較的低いが，ボタン電池の誤飲などは緊急を要する．体温計などの無機水銀は経過観察でよいとされている．緊急の際は右下側臥位（昏睡体位もしくは昏睡位）をとらせる．呼吸・心臓が正常に動いている患者で，意識がない場合，昏睡体位をとらせ，気道を開放して舌根沈下を防ぐようにする．ただし，頭頸部を伸展させるため，脊髄損傷の患者には注意が必要で原則として昏睡位は避ける．

④ 電解質（Na, Cl, K, Ca, Pなど）の著しい変化

心不全患者や末期腎不全患者（必ずしも人工透析医療を受けているとは限らない）などにおいて突然の動悸，重度不整脈，重度麻痺などを訴えた場合，低カリウム血症を疑う必要がある．トマトジュースなどを飲ませてみて動悸や不整脈が治まったり，楽になった場合，低カリウム血症であったことが推測できる．ただし，日頃からその患者の血液検査報告書をみておき，Cr，BUN，e-GFR，K等の検査数値をみておき腎機能低下や電解質数値を通して患者の全身状態をおおまかにでも把握しておく必要が大前提にある．さらに，長期にわたるジギタリス製剤（心不全治療薬）服用患者の低カリウム血症にも注意が必要である．ただし，高カリウム血症も完全に除外できないので電解質の異常を疑った場合には迅速に救急病院に搬送する必要がある[*2]．

*2：血清カリウム基準値：3.5〜5.0 mEq/L

⑤ 血圧低下

低血圧の基準値は収縮期血圧100 mmHg以下，拡張期血圧50 mmHg以下であるが，全身状態や救急処置までの時間などを考えて早めの対応が重要である．収縮期血圧80 mmHg以下，拡張期血圧40 mmHg以下になったら危険である．救急処置としては昇

圧薬投与や補液などが必要となる．補液はうっ血性心不全以外では必須であるが，不可能な場合は水分摂取と両下肢の挙上で応急措置を行い循環器科のある医療機関へ救急搬送する（うっ血性心不全では肺うっ血を起こしている可能性が高いので，補液は肺うっ血およびうっ血性心不全を増悪させる可能性があるので基本的には避ける必要がある）．

⑥ 高血圧脳症（高血圧性緊急症）

急激な血圧上昇により臓器障害を起こしたり，脳血管の血圧変動に対する脳循環の自動調節機能が限界となる病態である．日常の家庭血圧のレベルによっても異なるが通常，収縮期血圧が180～200 mmHg以上に上昇すると脳の血管まで拡張して頭痛，気分不快，嘔気などを訴える．さらに脳血管破裂（脳出血など）の危険性が高まってくるので緊急の対応が必要である．基本的には安静保持，さらに頭部挙上または起坐位とする場合もある．高血圧症の有無，降圧薬内服の有無，発症前の血圧などの情報も重要である．さらに日頃，事前の診察にて血液検査データの血清アルブミン（Alb）値（基準値BCG法3.8～5.3 g/dL：栄養状態の指標）などは把握しておく必要がある．高齢者で食欲低下による低アルブミン血症（一般的には3.0 g/dL以下）の患者で著しく血清アルブミン値が低い患者では血管が脆弱になっていることを予知しておかなければならない．収縮期血圧が200 mmHg以上などの状態で血清アルブミン値が3.0 g/dL以下の低栄養が疑われる患者は，脳出血の危険度が高いことを認識し迅速な対応が求められる．ただし，過剰な降圧は，脳や心臓の虚血を誘発し，さらに腎機能を悪化させる危険性があるので注意が必要である．歯科医師としてまず行うべき救急処置は，頭部挙上，安静保持と動脈血酸素飽和度の測定・酸素投与などである．うっ血性心不全が疑合われる場合には，起坐位など患者が呼吸しやすい体位を取らせる．肺水腫が疑われる場合では，不用意に仰臥位にしないなどが体位のポイントである．迅速な循環器内科専門医への受診が必要とされる．

医科的にはさらに末梢静脈路確保と心電図モニター，連続血圧測定，動脈血酸素飽和度などの測定も行う．降圧薬は静脈内投与とし，24時間かけてひとまず150～160 mmHg/100～110 mmHgくらいを目標に徐々に血圧を下げる．

⑦ 経皮的動脈血酸素飽和度（SpO_2：サチュレーション）の急激な低下

喘息発作，急性肺炎，COPDの急性増悪などを疑う．事前に患者の喫煙の有無などは把握しておく必要がある．酸素投与しながら救急搬送する．

酸素投与量 L/分はSpO_2が93～94％以上維持可能な量を投与することが目安となる（SpO_2適正値は約94～98％）．

⑧ 低体温症（表5）

体温低下により起こる全身障害をいう．通常，35℃以下に体温が低下した場合を低体温症と考える．誘因としては高齢者の低栄養，疲労，アルコール酩酊，薬剤服用，甲状腺機能低下症，糖尿病などで生じやすい．本来は深部体温計（温度センサー付膀胱留置カテーテル，直腸温測定カテーテルなど）を用いた体温測定が基準となるが，体温計での腋窩体温測定でおおむね診断可能である．

呼吸不安定であれば，ただちに気管挿管などによる蘇生を開始する必要があるので，仮

表5 低体温症の分類

	軽度低体温症	中等度低体温症	高度低体温症
体温	35～32℃	32～28℃	28℃以下
症状	ふるえ，末梢血管収縮による血圧上昇，心拍数上昇，高血糖，運動失調など．	ふるえは止まることが多い．不整脈，低血糖，利尿，循環血液量減少，心拍出量低下，心拍数低下，血圧低下，代謝性アシドーシス，低血糖，血液凝固障害，意識レベル低下など．	昏睡状態となる．心室細動，心停止に至るリスク大．

死状態であっても救急病院への救急搬送が必要である

⑨ 低血糖状態*3 および低血糖発作

*3：医原性低血糖
糖尿病薬服用やインスリン注射に伴うインスリン過剰状態が最多であるので患者の加療状態を把握しておくことは重要である．

糖尿病患者が動悸，冷汗，皮膚温低下などを訴えたらまず，低血糖状態を疑い意識障害がなければ，糖類を経口摂取させる（**表6**）．経口摂取が不可能だったり，早期の血糖値回復が必要な場合，医科では50％ブドウ糖液 20 mL×2本（40 mL）をゆっくり経静脈投与（IV）することが基本となる．5分後血糖再検査を行う．

歯科医師としては，激しい痙攣発作などで経口摂取が不可能な場合は糖類を口唇や歯肉に多めに塗りつけ，よびかける．意識回復があったら糖類を経口摂取させる．低血糖は片麻痺などの症状を認めることもあり，高血糖状態よりも迅速な対応が求められる．臨床の場では度々遭遇するため注意が必要である．

表6 低血糖症状とその対応

a) 空腹感，あくび，悪心など⇒低血糖時の初期サイン．血糖値 70 mg/dL 以下の可能性あり．
b) 無気力，倦怠感など⇒血糖値 50 mg/dL 以下の可能性あり．
c) 動悸（頻脈），ふるえ，冷汗，顔面蒼白など⇒血糖値 40 mg/dL 以下の可能性あり．
d) 意識レベル低下，意識消失，四肢痙攣発作など⇒血糖値 20～30 mg/dL 以下の可能性あり．
e) 死に至る危険性大きい⇒血糖値 10～20 mg/dL 以下．

緊急対応＝意識消失，痙攣発作などで経口摂取不可能な場合，歯科医師としての迅速な対応は砂糖類を口唇や歯肉に多めに塗りつける．少しでも意識が回復したら声掛けしよびかけに応答するようであれば誤嚥に注意しながら砂糖類を経口摂取させることで危機を乗り越えられる可能性が高い．

⑩ 突発性の痙攣発作

てんかん発作では，開口保持，気道確保，酸素投与を行う．低血糖発作などを疑ったら安静保持，砂糖類投与，酸素投与と同時に緊急搬送を行う．

⑪ 突然の呂律不良，片麻痺，片側の脱力，顔面の変形

脳卒中（脳梗塞，脳出血，くも膜下出血），虚血性脳血管疾患（脳梗塞，脳塞栓，脳血栓）などを疑い，安静を保持する．神経内科，脳神経外科などと連携し，迅速な救急搬送が必要．Bell麻痺などの末梢性神経障害では，片麻痺や片側の脱力はまず起こらない．

⑫ 突然の嘔吐と急性腹症（激しい腹痛）

腸閉塞（ireus），虚血性大腸炎（ischemic colitis）などを疑い，緊急に消化器内科・同外科などへの救急搬送が必要．緊急性が高い疾患である．

腸閉塞は腹部の激痛と嘔吐などで疑いをもち，緊急性を要する．虚血性大腸炎は突然

の激しい腹部および上腹部痛（心窩部痛と区別がつかず虚血性心疾患などと間違いやすい）を呈する．特徴は血圧低下があることである．急性腹症にも血圧測定は忘れずに行う必要があり，収縮期血圧が著しく低下している場合は虚血性大腸炎も疑わなければならない．虚血性大腸炎も非常に緊急性を要する病態で迅速な救急搬送が必要である．参考のために，急性腹症で推奨される初期輸液は等張性輸液（ハルトマン液，乳酸リンゲル液，生理食塩液）であり，広く用いられている．この初期輸液は，ショック合併時の最優先事項である循環動態を安定させる際にも用いられることが多い．

⑬ 肝性昏睡・肝性脳症

肝性昏睡とは肝機能が低下し代謝失調を呈した結果，アミノ酸代謝異常などが起こり血中あるいは脳内にアンモニア（本来は肝臓で除去される）などの毒性物質が蓄積し（血中ケトン体上昇），脳の機能に異常をきたす病態をいう．臨床的には軽い精神症状を呈する状態から昏睡に至るまでのすべての過程を肝性脳症と判断する必要がある．肝性脳症は脳症状として発現するが，誘因は肝臓にある．意識障害の軽いうちに肝性脳症の発症を見逃さず，肝性昏睡に至らないうちに早期に救急対応が必要である．急性肝不全をきたす疾患としては劇症肝炎，肝硬変末期，進行した肝細胞癌などが代表的疾患である．

肝性昏睡の誘因としては便秘，下痢，消化管出血，感染症，敗血症，鎮痛剤，脱水，利尿剤常用，電解質異常，出血，ショックなど多彩である．基礎疾患に肝障害があり肝機能が低下している高齢者の慢性の常習的便秘には要注意である．意識障害としては指南力低下（日時，曜日，場所などの認識低下），計算力低下，書字の拙劣（自分の名前などが書けない）などが顕著になる．歯科医師として見逃してはならないのは肝不全，腎不全には独特の口臭があり，肝不全患者の場合も肝性口臭といわれる独特の甘酸っぱい口臭がある．肝不全に伴う症状として視診において重要な症状は，羽ばたき振戦，黄疸，クモ状血管腫，手掌紅斑などが代表であり，その他，腹水，吐血，下血，過呼吸などがみられる．歯科医師としての肝性昏睡・肝性脳症の緊急処置としては，気道確保，酸素投与などをしながら救命救急あるいは消化器内科（特に，肝臓専門医）のある地域基幹病院への迅速な救急搬送が必要である．

⑭ 発熱（発熱が主徴で即刻生命の危険がある疾患の場合）

体温は生理的に日内変動し，午前2～4時頃に最適となり，午後2～6時頃に最高となるようなリズムが一般的である．腋窩や口腔内などの体温が通常体温の指標となるが，直腸温が42℃以上の場合は体温調節機能が破綻している可能性が明らかなので，冷却，安静保持にて迅速な救急搬送が必要となる．

⑮ 脱 水

体液変動が著しい急性病変であり，頻度が高い物は「脱水症」と「急性出血」である．特に出血がなく，皮膚温が冷たく，口腔内乾燥，さらに頸静脈怒張がみられなければまず脱水症を疑う．血液一般検査ではHb上昇，Ht上昇などが通常はみられる．

脱水症は経口摂取不足や発汗など何らかの原因により体液量が減少・欠乏した状態であり，ほとんどの場合，Na喪失を伴う．生命維持の観点からも，緊急の補液か水分の経

口摂取が優先される．脱水が高度でショック状態に陥っている場合は酸素投与などが必要な場合もある．腎保護など全身状態の保護，恒常性の速やかな回復などを考慮して救急搬送が求められる．

⑯ ショック・循環不全

急激な血圧低下により収縮期血圧（SBP）が70〜80／mmHg台以下でかつ四肢末梢の冷汗，意識レベルの低下などが認められた場合はショックも視野に入れて対応する必要がある．ショックは急性の全身性循環障害で，臓器の機能維持に必要な血液循環が得られない結果起こる重篤な病態を伴う症候群で迅速な対応が求められる（表7）．

緊急処置としてはまず3人以上の人員確保と同時に気道確保（①舌根沈下による気道閉塞の防止，②アナフィラキシーショック時の呼吸困難の防止など）を行う．同時に酸素投与．ここまでは歯科医師も行う必要がある．次に静脈路確保・輸液開始などにつながる緊急対応が必要になるため，歯科医師としては気道確保・酸素投与と同時にスタッフに救急搬送の手配を指示するとういう迅速な対応が必要である．

この際，気管内挿管にこだわらず開口保持や気管へのチューブ挿入などを試みる（体表面から解剖学的には気管→食道の順に位置していることは認識しておく必要がある）．

最悪の場合は，手もとにあるゲージの一番太い注射針を複数本気管に穿刺し，救急搬送での時間を稼ぐという判断も考慮する．

ショック状態の際には，循環動態を安定させることを最優先とする．

表7 ショック指数の算出

Shock Index＝脈拍数（回／分）／収縮期血圧（mmHg）　　（基準値＝0.5）
（例）たとえば成人で：脈拍120回／分で収縮期血圧60 mmHgであればショックインデックスは2.0となり，出血量は2,000 mLと推定できる．当然，緊急で輸血が必要となる．

⑰ 起坐呼吸

臥位安静時の息切れや呼吸困難など寝ているのに呼吸が苦しくなり，上体を起こし前かがみに座ると（起坐位）苦しさが少し楽になる状態（起坐呼吸）は，うっ血性心不全の場合が考えられるので迅速な医科との連携（おもに循環器内科）と対応が求められる．歯科医師としては起坐位保持，動脈血酸素分圧測定・酸素投与などの緊急対応が求められる．

⑱ 致死的不整脈に対する緊急対応（電気的除細動など）

上室性もしくは心室性に起こった頻脈性不整脈を正常な洞調律に復帰させることを除細動という．

a. 除細動には「薬物的除細動」と「電気的除細動」がある．
b. 電気低除細動は心室細動（VF）にも有効とされる．
c. 電気的除細動器（AED）によりカウンターショックを与える．
d. 通常，除細動は致死的不整脈に対して使用される．
e. 除細動に絶対的禁忌はない（しかし，ジギタリス中毒による頻脈性不整脈，洞不全

症候群，反復性・非持続性不整脈，甲状腺機能亢進症などの相対的禁忌がある）．
f. 心室細動の患者の生存率は除細動が1分間遅れる毎に7〜10％低下していくといわれる．自動体外除細動器（AED）の使用を理解し1次救命処置を迅速に施行し，同時に病診連携，救急搬送への移行が重要である．

（佐々木裕芳）

〈臨終に際して〉

　死とその過程を述べるということは簡単なことでない．医師法第20条のただし書きの規定により，「診療継続中の患者が24時間内に死亡した場合には，再度診察しなくても診断書を交付できる」とある．医療にかかわるものは，医学の概念にのみとらわれて患者をみてはいけない．すなわち，病気があって医学が生まれ，病人のために医療があるのである．真理を探究する医学研究の成果はすみやかに患者に恩恵となって還元されなければならない．また，権威だけが一人歩きしてはならない．

　ただし，その医学と医療の恩恵にあずかれないときは誰にでも平等にやってくるのは自然の摂理である．

　『死とは短い一瞬ではなくそこには長い過程がある．長い過程があったその人にとって「死」は特定の瞬間ではない』と，2004年に亡くなった精神科医のエリザベス・キューブラー・ロスは説く．その人の死への過程がたどれないと，死という事実があるだけになる．大都会では死はますます孤独であり，個人的な人生の終末ではなくなりつつある（推計によると東京では2035年に65歳以上の独居老人は100万人を超えると見積もられている）．

振る舞い

　「死への立ち合い」に際して，医師，歯科医師という立場で振舞うことが求められる．患者のいろいろな状況を考え臨終（死期）が近いとき，それに立ち会う医療者は落ち着き，患者にも家族にも優しく，思いやりをもって接しなければならない．疼痛管理が必要なケースなどもあるが，多くの場合，寄り添い，語りかけ，精神的に支えることが欠かせない．だから，「言葉」が重要となる．ときに言葉も薬である．

　余談になるが，「死の瞬間」とか「死ぬ瞬間」という難題に対して有名な本があり，一読に値する[8]．これは，上述のエリザベス・キューブラー・ロスの著作である．1965年シカゴ大学ビリングズ病院で「死とその過程」に対するセミナーを開始し世界的に有名になった．

「死」への距離感

　患者と自分達とでは「死」への距離感が違うと感じることがある．死亡診断書を書き終わり，ふと感じることがある．さっきまで生きていた人の存在がなくなる．自分自身も死ぬときがくると考えるが間近とは思えない．しかし，終末期の患者にとっては身近な現実である．終末期の患者と自分達とは「死」への距離感が違うのである

「死」への立ち合い，の具体例について触れてみる

　モニターでバイタルサイン（前述）を確認→自発呼吸の有無確認→聴診上心停止の有無確認→多くは散瞳している瞳孔にペンライトを当て対光反射の有無確認．

(死の3徴候)
1. 心臓拍動の停止
2. 自発呼吸の停止
3. 瞳孔の対光反射の消失(脳機能の不可逆的停止)

(佐々木裕芳)

文 献

1. 急性期診療への参画
1) 厚生労働省:病院機能報告. http://www.mhlw.go.jp/stf/seisakunitsuite/bunya/0000055891.html
2) 厚生労働省:地域における医療及び介護の総合的な確保を推進するための関係法律の整備等に関する法律の概要. http://www.mhlw.go.jp/file/06-Seisakujouhou-10800000-Iseikyoku/0000056678.pdf
3) 厚生労働省:病床機能報告制度と地域医療構想(ビジョン)の策定. http://www.mhlw.go.jp/file/06-Seisakujouhou-10800000-Iseikyoku/0000056680.pdf

2. 回復期・周術期における役割
1) Mori H, Hirasawa H, Oda S, et al.:Oral care reduces incidence of ventilator-associated pneumonia in ICU populations. Intensive Care Med, 32:230-236, 2006.
2) Wren SM, Martin M, Yoon JK, et al.:Postoperative pneumonia-prevention program for the inpatient surgical ward. J Am Coll Surg, 210:491-495, 2010.
3) 太田洋二郎:がん治療による口腔合併症の実績調査及びその予防法の確立に関する研究. 厚生労働省 がん研究助成金報告集, 15-23, 2003.
4) Sonis ST:Mucositis as a biological process:a new hypothesis for the development of chemotherapy-induced stomatotoxicity. Oral Oncol, 34:39-43, 1998.
5) 厚生労働省:重篤副作用疾患別対応マニュアル 抗がん剤による口内炎, 2009.
6) 那須郁夫:咀嚼能力の向上は健康余命を延伸する. 日補綴会誌, 4:380-387, 2012.
7) 那須郁夫, 斎藤安彦:全国高齢者における健康状態別余命の推計, とくに咀嚼能力との関係について. 日公衛誌, 53:411-423, 2006.
8) 木村年秀:医師に知って欲しい高齢者歯科の知識 8 地域連携クリティカルパスによる口腔管理. Geriat Med, 49(5):551-555, 2011.

3. End of life stage (終末期) における歯科のかかわり
1) Sasaki T:Study on the concept formation of end-of-life care and its changes. 静岡県立大学短期大学部研究紀要, 26, 2012.
2) 阪口英夫:口腔ケアの歴史. 日口腔ケア会誌, 12(1):5-14, 2008.
3) 上川善昭:口腔ケアに必要な口腔カンジダ症の基礎知識. 日口腔ケア会誌, 4(1):17-23, 2010.

4. 死への立ち合い——高齢患者の容態急変時の救急対応と連携について
1) 日本医師会学術企画委員会編:症状からアプローチするプライマリケア, 医歯薬出版, 東京, 2011.
2) 鈴木荘一:地域医療の実際, 永井書店, 大阪, 2006.
3) 徳田安春:バイタルサインでここまでわかる, カイ書林, 東京, 2010.
4) 山内常男:ことばもクスリ, 医学書院, 東京, 2011.
5) 日野原重明:看とりの愛, 春秋社, 東京, 1994.
6) 小林国男:エキスパートナース 救急マニュアル, 東京, 照林社, 2015.
7) 有賀 徹, 他編:実践 救急医療, 昭林社, 東京, 2006.
8) Elisabeath Kubler Ross:死ぬ瞬間 (On Death and Dying), 中公文庫, 東京, 2001.
9) 日本救急医学会監修:救急研修標準テキスト, 医学書院, 東京, 2005.
10) 相川直樹, 堀 進悟 編:救急レジデントマニュアル, 第5版, 医学書院, 東京, 2013.
11) 大塚敏文, 益子邦洋:当直医救急マニュアル (First Aid Manual), インターメディカ, 東京, 1995.

付

資料

高齢者の歯科疾患の状況

資料：厚生労働省「平成23年歯科疾患実態調査結果（図6, 7）」「平成28年歯科疾患実態調査結果の概要」

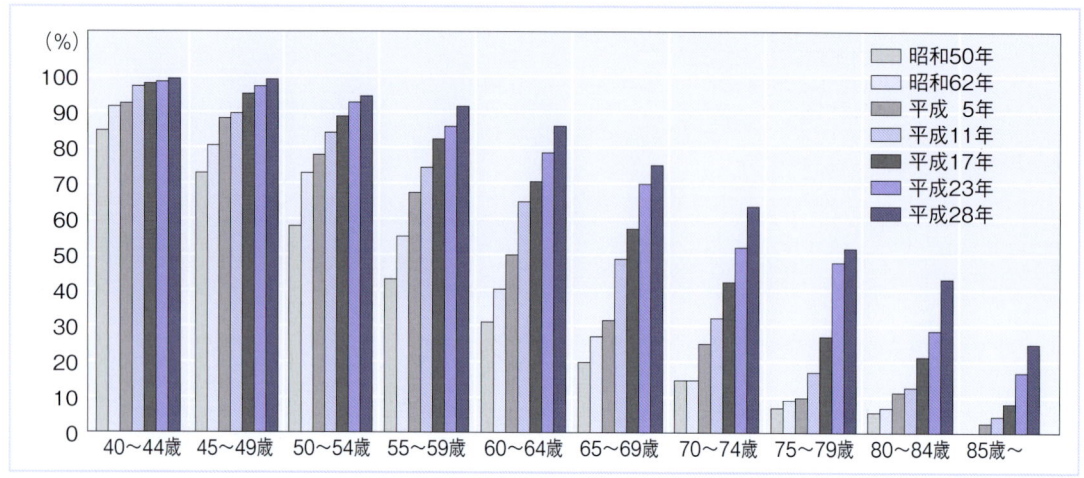

図1　年齢別20歯以上ある人の割合　昭和62年以前は85歳以上という年齢階級がない．

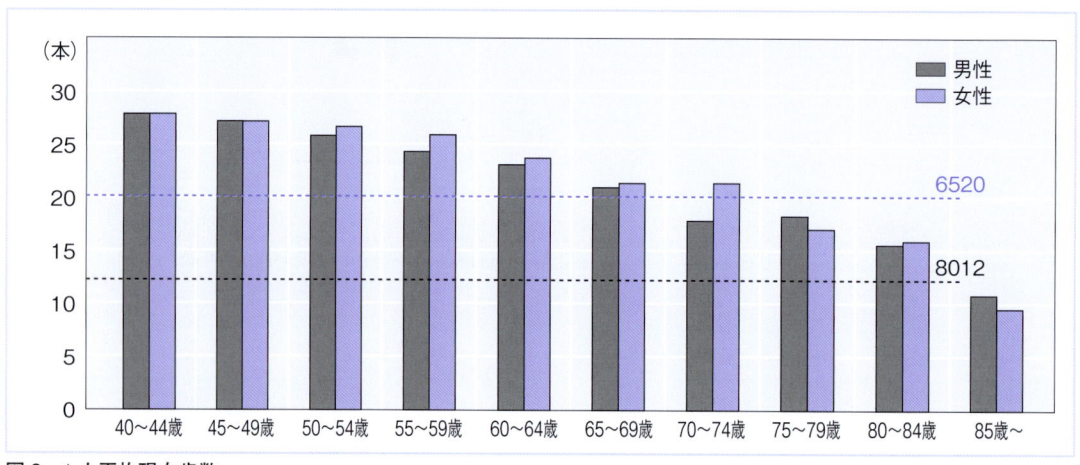

図2　1人平均現在歯数

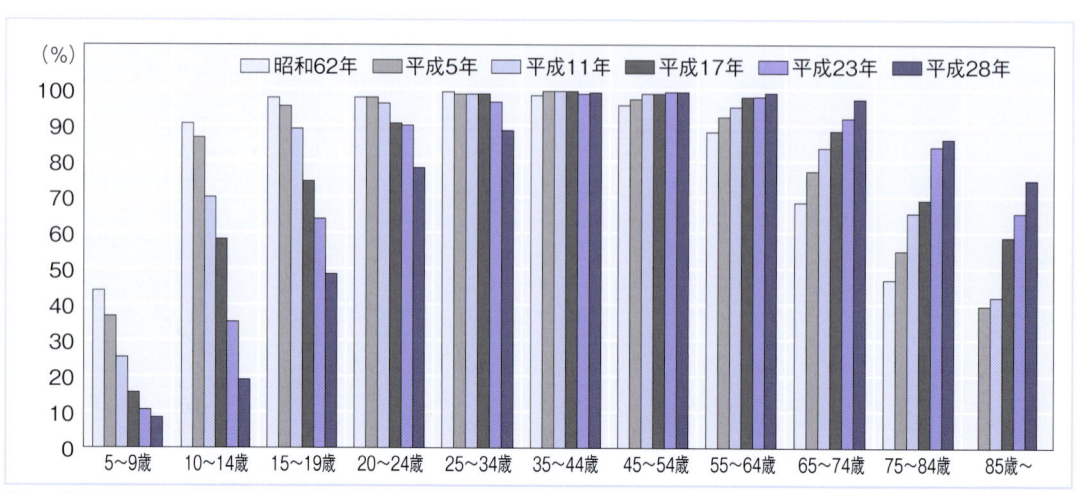

図3　現在歯に対してう歯をもつ者の割合の年次推移5歳以上，永久歯
注）平成5年以前，平成11年以降では，それぞれ未処置歯の診断基準が異なる．

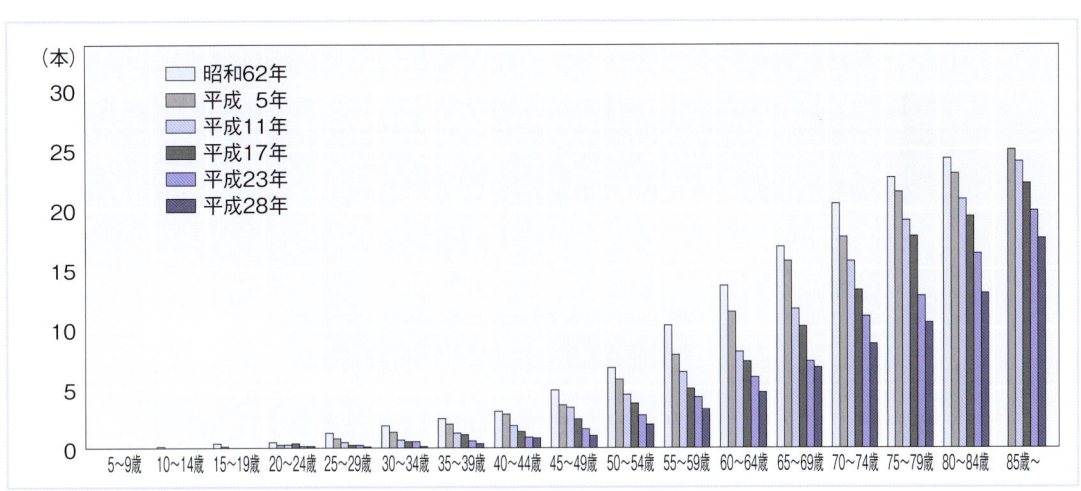

図4 1人平均喪失歯数の年次推移 5歳以上，永久歯
注）昭和62年は，80歳以上で一つの年齢階級としている．

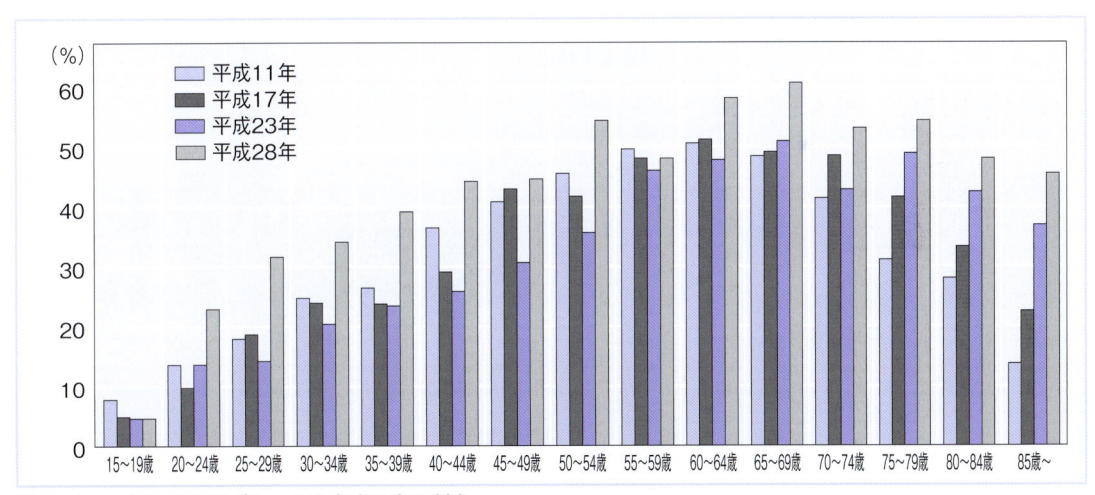

図5 4 mm以上の歯周ポケットを有する者の割合
注1）平成11と平成17年以降では，1歯あたりの診査部位が異なる．注2）被調査者のうち対象歯をもたない者も含めた割合を算出した．

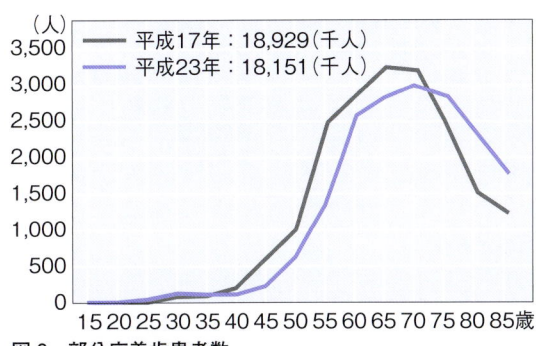

図6 部分床義歯者数
平成17年・23年歯科疾患実態調査と平成17年・23年人口動態統計等から作成

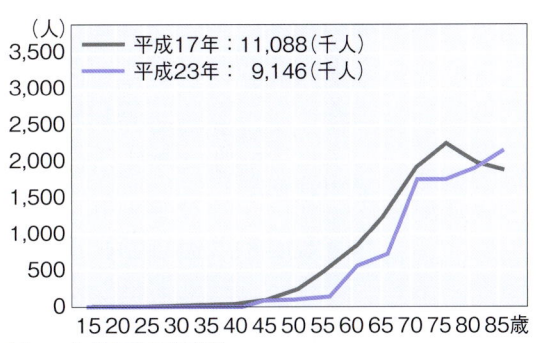

図7 全部床義歯患者数
平成17年・23年歯科疾患実態調査と平成17年・23年人口動態統計等から作成

資料 高齢者の歯科疾患の状況

■口腔ケアという用語について

　口腔ケアという用語は，一般から医療職まで高頻度に用いられていて，世の中での認知度も高いが明確な定義がない．したがって，使用する者によってその意味するところが異なっている．ケアという言葉のもつ意味から，口腔ケアのニュアンスが当初の意味から徐々に拡大されはじめ，たとえばあるテレビ放映の場では，口腔ケアは「虫歯・歯周病治療，歯石除去，食べる機能回復」とされた．明確な定義がなく汎用されたことにより，歯科医療職と他

口腔健康管理			
口腔機能管理	口腔衛生管理	口腔ケア	
		口腔清潔等	食事への準備等
項目例		項目例	
う蝕処置 感染根管処置 口腔粘膜炎処置 歯周関連処置* 抜歯 ブリッジや義歯等の処置 ブリッジや義歯等の調整 摂食機能療法 　　　　　　　など	バイオフィルム除去 歯間部清掃 口腔内洗浄 舌苔除去 歯石除去等 　　　　　　　など	口腔清拭 歯ブラシの保管 義歯の清掃・着脱・保管 歯磨き 　　　　　　　など	嚥下体操指導（ごっくん体操など） 唾液腺マッサージ 舌・口唇・頬粘膜ストレッチ訓練 姿勢調整 食事介助 　　　　　　　など

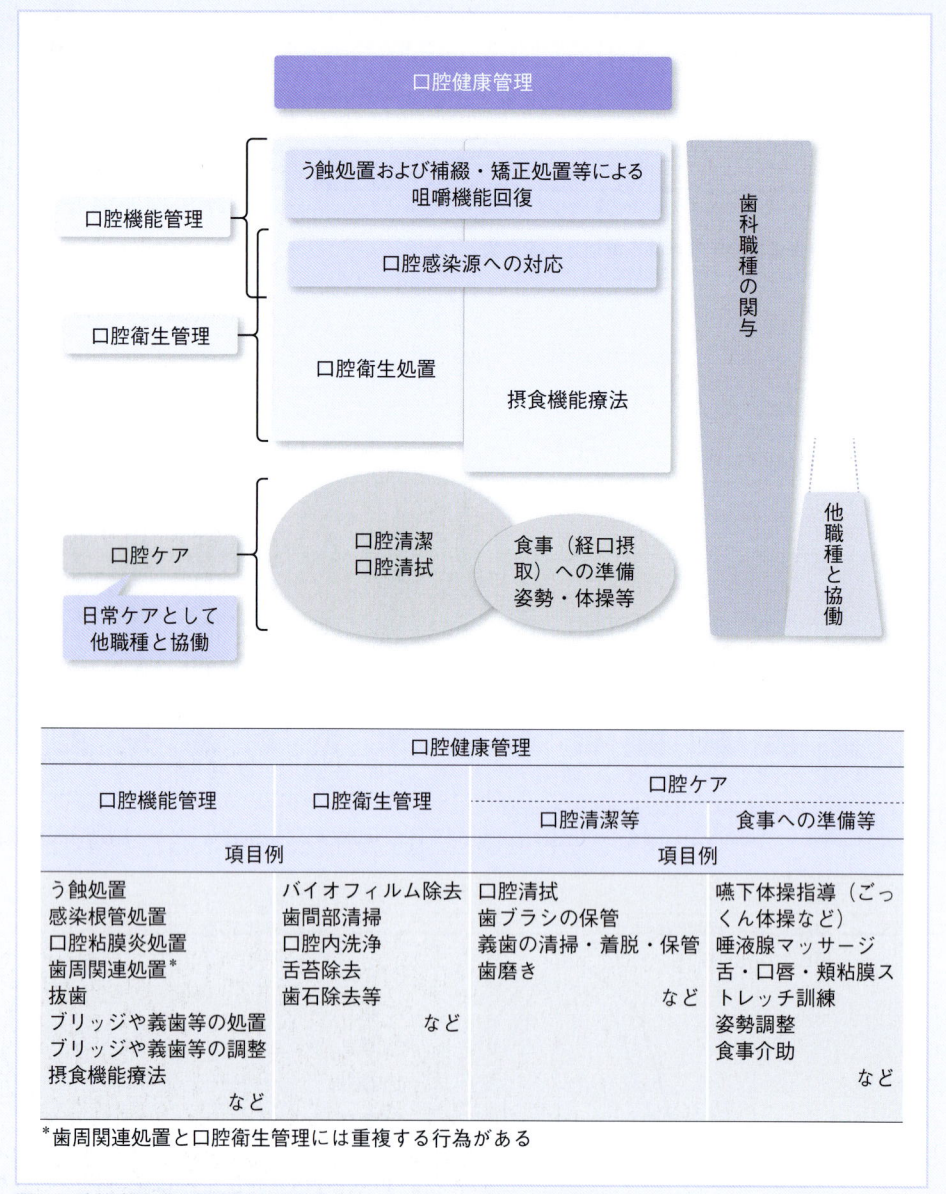

*歯周関連処置と口腔衛生管理には重複する行為がある

図　口腔健康管理の概念（日本歯科医学会，「口腔ケア」に関する検討委員会，2015）

の医療関連職との間に，用語に対する理解に齟齬を生じる可能性もある．

　広範囲の意味をもつ「いわゆる口腔ケア」は，歯科医師の関与度等から判断し，関与度の強い「口腔機能管理」と「口腔衛生管理」および歯科医療関係者だけではなく他職種や一般の人々も行う「口腔ケア」に分けられる．「口腔衛生管理」には，歯科医師や歯科衛生士が行うバイオフィルム除去，歯間部清掃，口腔内洗浄，舌苔除去，歯石除去等が含まれる．また「口腔機能管理」には，う蝕処置，感染根管処置，補綴歯科治療，摂食機能療法等が含まれる．「口腔ケア」には，口腔清掃，歯ブラシの保管，義歯の清掃・着脱や保管，歯磨き，嚥下体操指導，唾液腺マッサージ，食事介助等が含まれる．したがって「口腔ケア」とは，他職種含めて実施する日常ケアとしての口腔清掃等や食事を取るための姿勢等への配慮を含めた準備をさす．なお，歯科治療の一環で「口腔機能管理」と「口腔衛生管理」には重複する内容が含まれる．

（櫻井　薫）

老年歯科医学 教育基準　2015.7.31版

一般社団法人　日本老年歯科医学会

大項目	中項目	小項目
■老年歯科医学概論		
Ⅰ．老年歯科医学概論	1．老年歯科医学の範疇	
	2．口腔保健とヘルスプロモーション	1）口腔保健とヘルスプロモーション 2）健康日本21 3）全身と口腔の健康
	3．老年者（高齢者）の特性	1）老年症候群（認知機能の特性も含む） 2）老年者の薬物動態
	4．老年者の心理学	1）認知機能 2）個性と適応 3）中途障害の心理 4）死の受容
	5．老年者の行動科学	1）行動科学の特性と阻害要因 2）コミュニケーション形成とその阻害要因 3）社会参加とコミュニティー・オーガニゼーション 4）受療パターン（医科と歯科に分けて記述）
	6．老年者の栄養管理	1）高齢者の食生活・栄養確保と健康状態 2）咀嚼機能と栄養 3）栄養摂取とその問題点（評価について概説）
	7．老年者の疫学	1）老年者の全身疾患 2）死因と寝たきり状態 3）老年病
	8．老年者の医療倫理	1）患者の権利 2）医師の職業倫理 3）医学研究の倫理 4）個人情報の保護 5）リビングウィル 6）緩和ケア（Pariative care） 7）終末期ケア（End of Life Care）
	9．老年者の医療経済	1）国民医療費 2）歯科医療費
	10．人口統計	1）高齢化率（老年人口率） 2）人口構造 3）老年人口 4）老年化指数 5）健康寿命と平均寿命
Ⅱ．社会保障と医療・保健・福祉	1．老年者と法制度	1）社会保障 2）医療・保健・福祉に関する法制度 　老人福祉法，高齢者医療確保法，介護保険法，健康増進法，歯科口腔保健法（歴史的背景と概要）
	2．老人福祉法	1）老人福祉制度の仕組み 2）在宅福祉 3）施設福祉 4）高齢者向けの生活施設

大項目	中項目	小項目
II. 社会保障と医療・保健・福祉	3. 高齢者医療確保法	1) 老人医療 2) 高齢者医療確保法
	4. 介護保険法	1) 介護保険制度の仕組み 　(1) 介護認定 　(2) 介護給付と予防給付 　(3) 要介護 　(4) 要支援 　(5) 非該当（地域支援事業の介護予防事業） 2) 介護給付 　(1) 在宅サービス 　　〈1〉居宅療養管理指導, 在宅介護型施設も含む 　(2) 施設サービス 　　〈1〉介護老人福祉施設（特養） 　　〈2〉介護老人保健施設（老健） 　　〈3〉介護療養型医療施設（療養病床など） 　(3) 地域密着サービス 3) 予防給付 　(1) 在宅サービス 　(2) 地域密着型サービス 4) 地域支援事業 　(1) 特定小売者施策 　(2) 一般高齢者施策
	5. 関連法	1) 健康増進法 2) 歯科口腔保健法 3) 食育基本法 4) その他
	6. 医療・保健・福祉職種	1) 連携の形態 2) 医療職種（歯科医師、医師等も） 　(1) 歯科医師, (2) 歯科衛生士, (3) 歯科技工士, (4) 医師, (5) 薬剤師, (6) 看護師等, (7) 放射線技師, (8) 臨床検査技師, (9) 理学療法士, (10) 作業療法士, (11) 言語聴覚士, (12) 管理栄養士, (13) その他の医療職 3) 介護・福祉職種 　(1) 社会福祉士, (2) 介護福祉士, (3) 精神保健福祉士, (4) 訪問介護員（ホームヘルパー）, (5) 介護支援専門員（ケアマネジャー）, (6) その他
III. 加齢と老化	1. 生物学的加齢変化	1) 加齢と老化（定義） 2) 老化の仮説 3) 細胞レベルでの老化 4) 個体レベルでの老化
	2. 全身的加齢変化	1) 脳神経系 2) 筋肉系 3) 骨格系 4) 循環器系 5) 呼吸器系 6) 泌尿器系 7) 消化器系 8) 内分泌系 9) 生殖器系 10) 免疫系
	3. 知的機能の加齢変化	1) 知的機能 2) 心理的因子

大項目	中項目	小項目
Ⅳ. 口腔に関連した加齢と老化	1. 歯	1) エナメル質 2) 象牙質 3) 歯髄
	2. 歯周組織	1) セメント質 2) 歯根膜 3) 歯槽骨
	3. 口腔粘膜	
	4. 唾液腺	1) 唾液腺 2) 唾液
	5. 顎骨・筋と顎関節	1) 顎骨 2) 筋肉系 3) 顎関節
	6. 舌	
	7. 咽頭・喉頭	
	8. 感覚 ※生理機能と関連して記述	1) 体性感覚 2) 特殊感覚（味覚も含む）
	9. 機能	1) 摂食嚥下機能 2) 咀嚼機能 3) 発語機能

■老年歯科医学各論

大項目	中項目	小項目
Ⅰ. 老年（高齢）患者の臨床評価と診療方針の決定	1. 老年（高齢）患者に対する歯科診療の進め方	1) 診療の流れ 2) 医療面接 3) POS（SOAP等も含む）
	2. 医療情報の収集	1) 照会状 2) 全身疾患 3) 臨床検査 4) ADL 5) QOL
	3. 全身の評価	1) 全身状態 2) 栄養評価 3) 認知機能 4) 服用薬剤 5) その他の問題点
	4. 口腔の評価	1) 摂食・咀嚼・嚥下・舌運動 2) 発音・構音 3) 審美 4) 味覚
	5. 医療情報の分析と問題点抽出	1) プロブレムリスト 2) 歯科的問題点 3) 全身的条件 4) その他の諸条件
	6. 診療計画の立案	1) 診療方針 2) インフォームドコンセント 3) 診療計画の決定 4) 多職種連携（チーム医療）
Ⅱ. 高齢者歯科の臨床	1. 歯および歯周組織の疾患	1) 齲蝕（根面齲蝕も含む） 2) 破折と摩耗・咬耗 3) 歯髄・根尖性疾患 4) 歯周病

大項目	中項目	小項目
II．高齢者歯科の臨床	2．歯の欠損への対応	1）義歯補綴 2）クラウンブリッジ 3）インプラント・その他
	3．軟組織に関連する疾患	1）炎症 2）腫瘍および腫瘍類似疾患 　（1）義歯性線維症 　（2）前がん病変 　（3）良性腫瘍 　（4）口腔がん 　（5）白血病・悪性リンパ腫 3）口腔粘膜・皮膚疾患 　（1）口腔カンジダ症 　（2）口腔扁平苔癬 　（3）義歯性口内炎，口角びらん，口角潰瘍 　（4）口唇疱疹，帯状疱疹 　（5）アフタ，褥そう性潰瘍 　（6）舌炎
	4．硬組織に関する疾患	1）骨折 2）顎関節脱臼 3）BP製剤関連顎骨壊死，顎骨骨髄炎
	5．神経疾患	1）三叉神経痛 2）顔面神経麻痺 3）オーラルディスキネジア
	6．口腔粘膜・唾液腺等の疾患	1）口腔粘膜疾患 2）唾液腺疾患 3）口腔乾燥症（ドライマウス） 4）味覚障害 5）発音障害
	7．周術期の歯科処置	1）周術期口腔機能管理 2）周術期専門的口腔衛生処置 3）歯科治療（歯周治療も含む）と管理
	8．薬剤	1）薬物投与の作用・副作用 2）高齢者慢性疾患に投与される薬物（漢方薬も含む） 　（1）全身疾患に対する薬物 　（2）口腔疾患に対する薬物
	9．リハビリテーション	1）発音・構音 2）その他
	10．歯科疾患予防とメインテナンス	1）齲蝕の予防 2）歯周病の予防 3）その他の歯科疾患の予防 4）治療処置後のメインテナンス
III．歯科治療時の管理	1．歯科医療の質と安全の確保	1）医療安全 2）感染予防
	2．歯科医療における安全管理	1）高齢者における全身的偶発症の予防 2）バイタルサイン 3）モニター管理 4）全身的偶発症とリスクマネジメント
	3．介護技術	1）移乗・車いす操作 2）治療時の介護

大項目	中項目	小項目
Ⅲ. 歯科治療時の管理	4. 全身疾患	1) 循環器疾患 2) 神経疾患 3) 代謝・栄養疾患 4) 肝・胆・膵疾患 5) 腎・尿路疾患 6) 血液・造血器疾患 7) 呼吸器疾患 8) リウマチ性疾患，アレルギー性疾患，免疫不全 9) 内分泌疾患 10) 精神疾患 11) 消化管疾患 12) その他の疾患
Ⅳ. 訪問診療・緩和ケア	1. 訪問診療の制度および体制	1) 訪問診療の制度的基盤 2) 病診連携 3) 医科歯科連携 4) 他職種との連携
	2. 歯科訪問診療	1) 訪問診療の意義と目的 2) 訪問診療の場と対応 3) 訪問診療用器材
	3. 歯科訪問保健指導	1) 医療としての訪問歯科衛生指導 2) 居宅療養指導と訪問歯科衛生指導
	4. 口腔健康管理	1) 口腔衛生管理 2) 口腔機能管理 3) 口腔ケア
	5. 緩和ケア	1) 歯科診療 2) 口腔健康管理
Ⅴ. 摂食嚥下リハビリテーション	1. 摂食嚥下リハビリテーション総論	1) 摂食嚥下障害とは 2) 社会的背景（胃瘻問題など） 3) 摂食嚥下機能の発達と加齢 4) 成人の摂食嚥下リハビリテーション 5) 小児の摂食嚥下リハビリテーション
	2. 摂食嚥下と関連する解剖・生理	1) 解剖 　(1) 脳・神経 　(2) 口腔，鼻腔，咽頭，喉頭，食道の構造 　(3) 摂食嚥下に関する筋，神経 2) 生理 　(1) 摂食嚥下の5期モデル 　(2) 摂食嚥下のプロセスモデル 　(3) 嚥下のメカニズム，中枢機構 　(4) 咀嚼・嚥下・呼吸の協調運動
	3. 摂食嚥下障害の原因と病態	1) 摂食嚥下に関与する諸因子 　・唾液，栄養，呼吸，姿勢，発声，構音 2) 摂食嚥下障害の原因 　(1) 機能的疾患 　(2) 器質的疾患 　(3) 心理的疾患 　(4) 薬剤の副作用 3) 摂食嚥下障害の病態 　(1) 喉頭内侵入，誤嚥 　(2) 不顕性誤嚥 　(3) 口腔内残留，咽頭残留

大項目	中項目	小項目
V. 摂食嚥下リハビリテーション		(4) 重症度分類 (5) 摂食嚥下障害の合併症
	4. 摂食嚥下障害の評価，診断	1) スクリーニングテスト 　(1) 質問票 　(2) RSST，MWST，FT，咳テスト，頸部聴診 　(3) その他の評価法 2) 嚥下内視鏡検査 　(1) 概要，必要物品 　(2) 検査法，合併症とその対策 　(3) 正常所見と異常所見 　(4) 小児に対する嚥下内視鏡検査 3) 嚥下造影検査 　(1) 概要，必要物品 　(2) 検査法，合併症とその対策 　(3) 正常所見と異常所見 　(4) 小児に対する嚥下造影検査 　(5) 嚥下内視鏡検査との比較
	5. 摂食嚥下障害への対応	1) 口腔健康管理 　(1) 口腔衛生管理 　(2) 口腔機能管理 　(3) 口腔ケア 2) 間接訓練 　・進め方，手技 3) 直接訓練 　(1) 進め方，手技 　(2) 体位，姿勢の調整 4) 食事介助 　(1) 食事場面の観察 　(2) 食事形態の調整 　(3) 姿勢，介助法，自助具，食器 5) 治療的アプローチ 　(1) PAP，PLP 　(2) その他の補綴装置 　(3) 手術的治療 　(4) 薬物療法 6) リスク管理 　(1) 誤嚥への対応 　(2) 窒息，嘔吐への対応

　　　　　　　一般社団法人　日本老年歯科医学会
　　　　　　　　理事長　櫻井　薫（東京歯科大学老年歯科補綴学講座）
　　　　　　　教育問題検討委員会
　　　　　　　　委員長　柿木保明（九州歯科大学生体機能学講座老年障害者歯科学分野）
　　　　　　　　副委員長　川良美佐雄（日本大学松戸歯学部顎口腔機能治療学講座）
　　　　　　　　委　員　伊藤加代子（新潟大学医歯学総合病院口腔リハビリテーション科）
　　　　　　　　委　員　大渡凡人（東京医科歯科大学大学院医歯学総合研究科高齢者歯科学分野）
　　　　　　　　委　員　小笠原正（松本歯科大学障害者歯科学講座）
　　　　　　　　幹　事　阪口英夫（医療法人永寿会陵北病院歯科診療部）

索引

あ
アイスマッサージ……343
悪性黒色腫……401
悪性新生物……12
悪性貧血……107, 411
悪性リンパ腫……115, 205, 402
アスピリン喘息……193
アダムス・ストーク発作……81
アテローム……84
アテローム血栓性脳梗塞……85
アパシー……129
アフタ……410
アミロイド……52
アルコール性肝障害……93
アルツハイマー型認知症……132, 201, 361
アルドステロン……54
アレルギー性肝障害……93
アンギオテンシン……104
安静時狭心症……74
安静時唾液……59, 235, 236
安全管理体制……144
安定狭心症……74

い
医学の問題点の評価……182
易感染性……244
息こらえ嚥下……346
閾値上検査……232
異型狭心症……74
維持期……272
異時性癌……404
異時性重複癌……405
異常タンパク蓄積説……50
移植片対宿主病……407
一次救命処置……187
一次性サルコペニア……178
一過性脳虚血発作……85, 192
移動性舌炎……413
イトラコナゾールシロップ……406, 408
イベントレコーダ……74
医療情報（収集・分析）……182, 187, 288
医療保険……33
医療面接……182
胃瘻……313
色変わりチューインガム……223
インスリン（分泌指数）……53, 93, 94
咽頭嚥下……302
咽頭期……301
咽頭細菌……247
院内感染対策……195
院内肺炎……194
インプラント……249

う
ウイルス性肝炎……91, 195
植え込み型除細動器……73, 81, 82
うつ……200
うま味……231
運動負荷試験……74
運動負荷心筋シンチグラフィー……74

え
栄養管理……174, 355
栄養サポートチーム……4, 148, 265
栄養状態……310
栄養法……313
栄養補給法……28
エストロゲン……54, 125
エナメル質……57, 389
エラー破綻説……49
エリスロポエチン……104
嚥下機能獲得期……314
嚥下サポートチーム……4
嚥下障害……178, 179
嚥下食……311
嚥下性無呼吸……302
嚥下造影……148, 218, 266, 319
嚥下造影用装置……148
嚥下体操……339
嚥下調整食分類……312
嚥下内視鏡検査……148, 218, 267, 321
嚥下反射……245
嚥下反射促通手技……168
エンド・オブ・ライフケア……134

お
老い……2
往診……269
嘔吐……446
オーバーデンチャー……389
オーラルジスキネジア……356, 411, 424
お薬手帳……184
押しつぶし機能獲得期……314
オトガイ棘……59
オトガイ神経麻痺……422
オノン……193

か
下位運動ニューロン障害の鑑別……85
開口訓練……342
開口量……350
開口力……318
介護計画……42
介護サービス計画……43
介護サービス事業者……46
介護支援専門員……42, 45, 151, 273
介護相談員……45
介護福祉士……45
介護負担……264
介護保険……34, 42
介護予防（事業）……44
介護療養型医療施設……159
介護療養病床……262
介護老人福祉施設……159, 262, 277, 279, 281
介護老人保健施設……159, 262, 277, 281
外傷性舌炎……411
咳嗽反射……245
改訂水飲みテスト……266, 316
外的環境因子……168
回復期……434

回復期口腔管理……437
回復期病院……265, 277
界面活性剤……253
外来高血圧……187
下顎運動……225
化学療法……360, 436
顎関節……304
顎関節脱臼……416
顎骨……58
顎骨骨髄炎……207
顎舌骨筋線……59
過酸化水素水……254
仮性球麻痺……305, 353
仮性口臭症……240
仮性認知症……129
下腿周囲長……169
片麻痺……446
顎骨壊死……207
活動性根面病変……375
可撤性義歯……392
可動域訓練……168
可動域制限……359
仮面高血圧……68
カルバマゼピン……421
加齢……2
加齢黄斑変性症……205
加齢性筋肉減少症……56
加齢性難聴……206
加齢性白内障……205
加齢変化……51
簡易栄養状態評価……172
簡易喫食率調査法……170
簡易食物摂取状況調査……170
肝炎……194
感音性難聴……56
感覚障害……359
眼窩前頭皮質……229
環境改善アプローチ……212
間欠的経管栄養法……313
間欠的経口腔食道経管栄養法……174, 366
眼瞼下垂……422
肝硬変……93, 194
カンジダ……408
肝疾患……90
肝性脳症（昏睡）……447
間接訓練……168, 339
関節リウマチ……126, 208
感染性心内膜炎……83
完全脱臼……416
含嗽剤……250, 252
肝代謝性……195
冠動脈CT……74
冠動脈造影検査……74
冠動脈攣縮……72
顔貌……61
顔面肩甲上腕型筋ジストロフィー……308
顔面神経……229
顔面神経麻痺……409, 422
癌抑制遺伝子……403

冠攣縮……74

き

キーパーソン……264
気管カニューレ……361
気管支喘息……87, 193
起坐呼吸……448
義歯性口内炎……408
義歯性線維腫……397, 399
義歯洗浄剤……255, 408
器質的欠損……359
器質の障害……304
義歯補綴……386
気道過敏性試験……88
気道の確保……187
機能的……305
機能的自立度評価表……365
揮発性硫黄化合物……241
気分変調症……131
基本健康診査……39
基本チェックリスト……44
偽膜性カンジダ症……406
脚ブロック……52
逆流性食道炎……53
急性冠症候群……72
急性期診療……430
急性期病院……265, 277, 286, 430
急性腎炎症候群……105
急性心筋梗塞……72
急性心不全……76
急性腎不全……105
急性白血病……113, 205
急性腹症……446
吸啜……314
球麻痺……306, 353
胸骨圧迫……187
狭心症……73, 74, 189
虚弱……66, 134
虚弱高齢者……44
巨赤芽球性貧血……107, 108, 411
居宅サービス……43
筋委縮性側索硬化症……307, 357
筋強直性筋ジストロフィー……308
菌血症……393
筋ジストロフィー……308
筋力負荷訓練……168

く

くさび状欠損……58
グミゼリー……223
くも膜下出血……87, 191, 192
クリティカルパス……146, 294
グループホーム……37, 38, 262
車いす……152
クレアチニン……104
クレアチンキナーゼ……73
クロルヘキシジン……253

け

ケアカンファレンス……151
ケアハウス……37
ケアプラン……42, 43
ケアマネジャー……42, 45, 151, 290
経管栄養法……153
経口移行加算……163
経口摂取準備期……314

経口副腎皮質ホルモン……423
経済的アプローチ……212
経腸栄養……174
経鼻経管栄養（法）……174, 313
経皮的冠動脈形成術……73
経皮的動脈血酸素飽和度……78, 184
経皮内視鏡的胃瘻造設術……175
軽費老人ホーム……37, 43
頸部回旋位……346
痙攣発作……446
血圧低下……444
血液疾患……106, 204
結核……11
血管腫……399, 400
血管性認知症……132, 201, 363
血管性母斑……400
結晶性知能……54
血小板減少性紫斑病……204
血漿副甲状腺ホルモン濃度……65
血清アルブミン値……166, 169
血清クレアチニン値……55
血栓性血小板減少性紫斑病……122
血中BNP値……79
血中インスリン濃度……94
血友病……124
限界集落……9
健康寿命……16
健康障害……143
健康手帳……39
健康日本21……19
健康保険法……32
健康余命……328
言語聴覚士……143
言語聴覚療法……143
原生セメント質……57
検知閾値……232
原発性骨粗鬆症……125, 207

こ

抗VEGF療法……206
降圧薬……70
抗ウイルス薬……409, 423
高LDLコレステロール血症……98
構音訓練……168
口角炎……408
口角下垂……422
口角びらん……408
口渇……236
後期高齢者……6
後期高齢者医療広域連合……39
後期高齢者医療制度……41
抗凝固薬……85, 147
抗菌薬……147
口腔衛生管理……4, 272
口腔がん……359
口腔カンジダ症……234, 405
口腔乾燥（感・症）……234, 236, 413
口腔期……300
口腔機能維持管理（体制）加算……161
口腔機能管理……4, 212, 245, 272, 279
口腔機能管理計画……279
口腔機能訓練……174
口腔機能向上……168
口腔機能低下……4

口腔ケア……150, 243, 272, 439, 454
口腔健康管理……279
口腔湿潤剤……250, 251
口腔多発癌……403
口腔内微生物……243
口腔粘膜……60
口腔粘膜炎……263
口腔扁平苔癬……398, 407
口腔扁平苔癬様病変……407
高血圧症……66, 187
高血圧脳症……445
抗血小板療法……189
抗血栓療法……189, 191
高血糖……196
膠原病……127, 205
咬合三角……216
咬合接触状態……226
咬合の評価……215
咬合力……227
抗コリン薬……425
高次脳機能……54
口臭……239
口臭恐怖症……240
口臭検査法……241
口臭の国際分類……240
溝状舌……412
甲状腺ホルモン……54
抗真菌薬……406
口唇・舌・頬のマッサージ……340
口唇プロテクター……280
口唇閉鎖圧……350
口唇疱疹……409
厚生年金法……33
咬断能力……223
好中球……106
好中球減少症……106
公的扶助……35
行動科学……239
喉頭侵入……303
高トリグリセライド血症……98
高尿酸血症……101
抗パーキンソン病薬……424
紅板症……398
紅斑性（萎縮性）カンジダ症……406, 408
後腹側内側核小細胞部……229
高プロラクチン血症……199
咬耗……58, 380, 390
抗リン脂質抗体症候群……72
高齢化率……6
高齢者医療確保法……39
高齢者虐待防止法……38
高齢発症RA……208
誤嚥……12, 245, 361
誤嚥性肺炎……65, 163, 179, 245, 248, 250
誤嚥のスクリーニング……316
ゴールドプラン……42
呼吸器疾患……87, 193
呼吸曲線測定法……87
呼吸の確認……187
国際頭痛分類……420
国民皆年金……40
国民皆保険……33, 40

国民健康保険法……33, 40
黒毛舌……412
孤束核……229
骨髄……107
骨髄異形成症候群……55, 115, 204, 402
骨粗鬆症……125, 207, 414
コルチゾール……54
混合能力……223
根面う蝕……373

さ

再灌流療法……73
細菌性肺炎……194
罪業妄想……129
再生不良性貧血……109
最大呼気流量（計）……87, 350
在宅……268
在宅医療……247, 262, 269
在宅酸素療法……193
在宅療養支援歯科診療所……145
再発性アフタ……410, 411
サブスタンス P……200, 245
サルコペニア……56, 147, 178, 203, 212, 365
酸化ストレス説……49
残気量……53
三叉神経……409, 419
三叉神経末梢枝ブロック……421
三叉神経麻痺……419, 421

し

シームレスケア……265, 290
死因……11
歯科医療事故防止対策委員会……149
歯科インプラント……382
歯科外来診療環境体制加算……144
視覚障害……205
歯科訪問診療……269
糸球体濾過率……105
シクロオキシゲナーゼ……193
刺激時唾液……235, 236
思考……127
自己免疫疾患……127
自殺……14
四肢筋肉量……203
脂質異常症……98
歯周組織……58
歯周病……197, 377
茸状乳頭……228
視床味覚野……229
自食準備期……314
歯髄……57
ジスキネジア……424
肢体型筋ジストロフィー……308
市中肺炎……194
シックサイナス症候群……83
児童委員……46
自動体外除細動……187
児童福祉法……33
歯内療法……382
歯肉の退縮……391
篩分法……221
死亡原因……11
脂肪腫……399
ジメチルサルファイド……241

社会福祉……35
社会福祉協議会……46
社会福祉士……45
社会福祉事業法……33
社会福祉法人……46
社会保険……33
社会保障……29
社会保障審議会……35
シャント……198
習慣性顎関節脱臼……59
自由行動下血圧測定……68
周術期……434
周術期口腔機能管理……286, 434
重症筋無力症……308
重複癌……403
終末期……134, 249, 272, 438, 443
主観的包括的栄養評価……172
腫瘍……397
腫瘍類似疾患……397
循環器疾患……187
循環不全……448
準備期……300
上位運動ニューロン障害……85
照会状……185
消化器疾患……194
症候性三叉神経痛……420
上行大動脈解離……72
少子化……8
上室性期外収縮……52, 82
静脈石……400
消滅可能性都市……9
上腕周囲長……169
ショートステイ……37
食具食べ機能獲得期……314
食事指導……143
褥瘡性潰瘍……410
褥瘡対策チーム……287
食道期……302
食品粉砕能……221
除細動……80
ショック……448
自立……16
自立高齢者……142
腎機能……55
心気妄想……129
真菌感染……412
心筋梗塞……72, 190
心筋トロポニン……73
シングレア……193
神経・筋疾患……307
神経難病……355
神経変性疾患による認知症……361
神経麻痺……409
心原性脳塞栓症……85
人工呼吸器関連肺炎……194
進行性神経疾患……355
人工的水分・栄養補給法……136
人工透析……198
心疾患……12
腎疾患……103
心室期外収縮……81

心室細動……72, 81
心室頻脈……81
真性口臭症……240
心静止……81
真性多血症……110
人生の質……27
振戦……356
新鮮脱臼……416
心臓型脂肪酸結合タンパク……73
心臓突然死……73
心臓ペースメーカ……82
心臓弁膜症……83
身体機能障害……143
身体障害者福祉法……33
心電計……189
伸展マッサージ……168
腎排泄性……198
心不全……76
腎不全……198
心ペーシング……81
心房細動……52, 81
心房粗動……82
心理的アプローチ……212
診療方針……273

す

錐体外路障害……85
錐体外路症状……199, 356
錐体路障害……85
水痘……412
水痘・帯状疱疹ウイルス……409
随伴症状……131
スクリーニングテスト……266
スタージ・ウェーバー症候群……400
スタンダードプリコーション……195
ステロイドカバー……205
ステント……189
スパイロメトリー……87
スポンジブラシ……255
すりつぶし機能獲得期……314

せ

生活習慣……99
生活の質……27, 137
生活保護法……33
生産年齢人口……8, 9
星状神経節ブロック……409, 422, 423
精神疾患・精神障害……308
精神神経疾患……199
精神保健福祉士……45
生体情報モニター……147
生体モニター……189
正中菱形舌炎……412
成年後見制度……38
生命倫理4原則……138
生理的老化……48
咳テスト……318
舌圧測定……219
舌圧低下……167
舌咽神経……229
舌咽神経痛……420, 421
舌炎……234, 411
舌カンジダ症……412
舌機能……167
舌機能の評価……216

舌訓練……340	第二セメント質……57	統合失調症……127, 199
赤血球……107	第二象牙質……57	洞徐脈……83
赤血球増加症……110	大脳皮質味覚野……229	疼痛発作誘発領域……420
摂取可能食品……225	唾液……234	糖尿病……93, 196
摂食嚥下障害……61, 147, 266, 299, 316, 350	唾液腺……59, 234	糖尿病性網膜症……206
摂食・嚥下能力グレード……350	唾液分泌速度……235, 236	糖尿病治療薬……97
摂食嚥下リハビリテーション……4, 143	唾液分泌量……304	頭部挙上訓練……342
摂食機能療法……286, 315	多職種連携……247, 265, 277, 290, 334	洞不全症候群……52, 83
切除生検……398	脱水……447	動脈血ガス分析……78
舌接触補助床……212, 329	多発性硬化症……307	動脈血酸素分圧……78
舌痛症……413	多発性骨髄腫……118	動脈血酸素飽和度……78, 445
舌のサルコペニア……167	短期入所サービス……43	動脈血二酸化炭素分圧……78
舌表面湿潤度……251	短期入所生活介護……37	動脈硬化……98
セネストパチー……128	単純疱疹（ウイルス）……409, 410	兎眼……422
セメント質……57	タンパク架橋説……50	特定健康診査……39
線維腫……399	**ち**	特発性血小板減少性紫斑病……122
前癌病変状態……398	地域医療連携……265	特発性三叉神経痛……419, 420
前期高齢者……6	地域支援事業……43	特発性三叉神経痛の診断基準……420
前虚弱……66	地域包括ケアシステム……45, 270, 290, 433	特別養護老人ホーム……37
先行期……299	地域包括支援センター……44	徒手整復……418
全口腔法……232	地域連携……290	独居高齢者……142
全身疾患……2	地域連携クリティカルパス……265, 292	突然変異説……49
全身疾患との関連……182	チームアプローチ……265, 334	ドパミン受容体……199
全身性エリテマトーデス……205	チーム医療……265	ドパミン受容体遮断薬……425
全身的偶発症……334	地図状舌……413	ドライマウス……236, 238
前頭側頭型認知症……134, 361	中核症状……131	努力嚥下……346
前頭側頭変性症……201	中心静脈栄養……153	**な**
全肺気量……53	中枢性顔面神経麻痺……424	内視鏡装置……148
腺房細胞……59	超音波検査……218	内的環境因子……168
前立腺肥大……55	聴覚障害……206	内分泌疾患……196
そ	長寿医療制度……41	**に**
双極性障害……131	重複癌……403	肉腫……401
造血器腫瘍……112	調理指導……143	二次性高血圧……67
早世予防……19	直接訓練……344	二次性サルコペニア……178
早朝高血圧……71	治療的アプローチ……212	二次性赤血球増加症……110
早老症……49	陳旧性顎関節脱臼……59	二質問法……200
続発性骨粗鬆症……125, 207	陳旧性脱臼……416	二重エックス線吸収測定法……56
咀嚼……302	**つ**	二重癌……403
咀嚼機能……328	通院困難者……6	二次予防事業……44
咀嚼機能の評価法……221	通所介護……37, 43	日常生活支援総合事業……44
咀嚼筋筋電図……226	通所サービス……43	日常生活動作……17, 24, 134, 366
咀嚼訓練……347	通所リハビリテーション……43	ニトログリセリン錠……190
咀嚼能率……221	痛風……101	ニフェジピン……189
咀嚼能力……328	蔓状血管腫……400	尿酸……101
た	**て**	尿失禁……55
ターミナルステージ……134	低 HDL コレステロール血症……98	尿素……104
第 1 期移送……302	低アルブミン血症……195	任意事業……44
第 2 期移送……302	低栄養……143, 166, 366	妊娠糖尿病……94
退院時カンファレンス……287	定型抗精神病薬……424	認知閾値……232
体幹角度調整……345	低血糖……196, 197, 446	認知期……299
体感幻覚……128	デイサービス……37	認知症……131, 159, 201, 358, 361
大血管障害……197	低体温症……445	認知症高齢者日常生活自立度判定基準……159
代謝性疾患……93, 196	テーストディスク法……231	認知症の随伴症状……160
代謝調節説……50	テストステロン……54, 125	**ね**
体重減少率……166, 169	鉄欠乏性貧血……107, 108, 411	寝たきり……16
代償的アプローチ……212	デュシャンヌ型筋ジストロフィー……308	寝たきりゼロへの 10 か条……27
帯状疱疹……409, 421	転移性癌……404	寝たきり老人……366
帯状疱疹ウイルス……412, 424	電解質……444	ネフローゼ症候群……105
帯状疱疹後神経痛……409, 419	電解質異常……442	粘液脂肪腫……399
帯状疱疹後疼痛……421	電気味覚検査……230	年金……34
退職者医療制度……41	**と**	ネンネンコロリ……19
第二次味覚野……229	頭頸部屈曲……346	

の

- 脳萎縮……53
- 脳血管疾患……12, 191
- 脳血管障害……84
- 脳血栓……192
- 脳梗塞……84, 191, 192
- 脳出血……86, 191, 192
- 脳塞栓……192
- 脳卒中……191
- 脳卒中後遺症……353
- 膿瘍……393
- ノーマライゼーション……21

は

- パーキンソン病……307, 413
- ハートビル法……22
- 肺炎……12, 193, 194, 245
- 肺炎予防……243
- 肺活量……53, 90
- 肺気腫……88
- 敗血症……393
- バイタルサイン……182, 188, 332, 333, 442
- 排尿困難……55
- 廃用症候群……244, 245, 364
- 白衣高血圧……68, 187
- 白苔……412
- 白内障……205
- 白板症……398
- 白毛舌……412
- 播種性血管内凝固……72, 123
- 長谷川式簡易知能スケール改訂版……133
- パチニ小体……56
- 発癌機序……402
- 白血病……113, 204, 402
- 発熱……447
- 歯の色……58
- 歯の喪失……60
- 歯の挺出……391
- 歯の破折……381
- バリアフリー……21
- バルーン拡張法……343
- パルスオキシメータ……184, 189
- バンゲード法……315
- 汎血球減少……109
- ハンター舌炎……411
- 反復唾液嚥下テスト……266, 317

ひ

- ピークフローメータ……87
- 鼻咽腔閉鎖不全……341
- 被害妄想……127
- 非活動性根面病変……375
- 非感染性疾患……20
- 微小妄想……129
- 鼻唇溝消失……422
- 非ステロイド性抗炎症薬……193
- ビスフォスフォネート……126, 147, 207
- ビタミン B_{12}……422
- 必要エネルギー量……173
- 非定型顔面痛……421
- 非定型肺炎……194
- ヒト癌促進遺伝子……403
- 非Hodgkinリンパ腫……116, 402

- 肥満……169
- 標準予防策……195
- 病的老化……2, 48
- 日和見感染症……405
- 貧血……55, 107, 204
- 貧困妄想……129
- ピンピンコロリ……19

ふ

- 不安定狭心症……73, 74
- 不安定プラーク……72
- フードテスト……220, 266, 317
- フェイシャルバンド……357
- フェノール誘導体……254
- フォーダイス斑……60
- 不完全脱臼……416
- 福祉用具貸与……43
- 副腎皮質ホルモン……422
- 副腎由来アンドロゲン……54
- 福山型筋ジストロフィー……308
- 不顕性誤嚥……245
- 浮腫……195
- 不随意運動……356
- 不整脈……79
- プッシング訓練……341
- 不応期……420
- ブラキシズム……357
- ブランマービンソン症候群……411
- フリーラジカル説……49
- プリング訓練……341
- プリン体……101
- フレイル……167
- ブローイング……168, 341
- プログラム説……49
- プロセスモデル……217, 299, 302
- プロブレムリスト……275
- 分泌型免疫グロブリンA……60

へ

- 平滑舌……411
- ベーチェット病……410, 411
- 扁平上皮癌……400

ほ

- 崩壊集落……9
- 蜂窩織炎……393
- 包括的支援事業……44
- 房室ブロック……52, 83
- 放射線誘発癌……405
- 放射線療法……360, 436
- 疱疹性歯肉口内炎……410
- 訪問介護……37, 43
- 訪問介護員……46
- 訪問看護……43
- 訪問サービス……43
- 訪問診療……152, 262, 269, 274, 277
- ホームヘルパー……46, 151
- ホームヘルプサービス……37
- ホジキンリンパ腫……116
- 捕食機能獲得期……314
- 発作性上室性頻脈……82
- 哺乳反射……314
- ポピュレーションアプローチ……7
- ホワイトアウト……322
- 本態性高血圧……67

ま

- マイスナー小体……56
- マクロファージ……72
- マクロライド系抗菌薬……195
- 抹消静脈輸液……153
- 末梢性顔面神経麻痺……422
- 麻痺性兎眼……422
- 摩耗……58, 380
- 慢性DIC……205
- 慢性気管支炎……88
- 慢性骨髄性白血病……114
- 慢性糸球体腎炎……105
- 慢性腎臓病……105
- 慢性心不全……76
- 慢性閉塞性肺疾患……53, 88, 193

み

- ミオグロビン……73
- 味覚……60, 304
- 味覚検査法……230
- 味覚受容器……228
- 味覚障害……228, 232, 423
- 味覚神経……229
- 味覚伝導路……229
- 味覚のメカニズム……228
- ミコナゾールゲル……406, 408
- 味細胞……60
- 味蕾……60, 228
- 民生委員……46

む

- 無顆粒球症……106
- ムチン……60

め

- 迷走神経……229
- メチルメルカプタン……241
- 滅裂思考……127
- メトトレキセート……208
- めまい……206
- 免疫異常説……50
- 免疫疾患……204
- 免疫能の低下……55
- メンデルソン症候群……443

も

- 妄想……127
- 網膜静脈閉塞症……205, 206
- モニタリング……333, 334

や

- 薬物性肝障害……93
- 薬物性腎障害……105
- やせ……169

ゆ

- 有郭乳頭……228
- 有料老人ホーム……38, 43
- ユニバーサルデザイン……22

よ

- 要介護……66
- 要介護者……267
- 溶血性尿毒症症候群……123
- 溶血性貧血……110
- 養護老人ホーム……37
- 葉酸……109
- 要支援・要介護高齢者……141
- 葉状乳頭……228
- ヨウ素化合物……252

予防……182
予防給付……43

― ら ―

ラクナ梗塞……85, 192
ランゲルハンス島……93

― り ―

リウマチ疾患……208
リクライニング位……345
リスク管理……149, 182, 332
リハビリテーション（医療）……212, 274,
　334, 354
リビングウイル……28
リポフスチン……52
硫化水素……241
流動性知能……54
良性腫瘍……399
良性発作性頭位めまい症……206
緑内障……206
リン酸化タウ……54
リンパ球減少……107

― れ ―

冷圧刺激法……342
レニン……54, 104
レビー小体型認知症……132, 201, 361
連合弛緩……127

― ろ ―

老化……2
老化学説……49
老化制御……50
労作性狭心症……74
老人医療費無料化……40
老人性白内障……205
老人福祉法……36
老衰……12
老年期うつ……129, 199
老年疾患……64
老年症候群……64
老年人口割合……6, 7
老年性骨折……413
濾紙ディスク検査……231

― 数字 ―

1型糖尿病……94, 196
1秒率……90
2型糖尿病……94, 196
3世代同居……12
3大悪性造血器疾患……55
5基本味質……228
5期モデル……299
12誘導心電図……72, 74
8020運動……244

― ギリシャ文字 ―

αシヌクレイン……54
βアミロイド……54

― A ―

ADL……134, 339, 366
ADLの改善……272
AED……187
AHN……136, 137
ALS……307, 357

Alzheimer型認知症……201, 361

― B ―

Becker型筋ジストロフィー……308
Bell麻痺……422, 423
BLS……187
BMI……166, 169, 365
Borches法……417
BPSD……131, 160
BP製剤……414
B型肝炎……91
B細胞性リンパ腫……402

― C ―

carbamazepine……421
Ca拮抗薬……189
chin down……346
CKD……105
COPD……53, 88, 193
COX……193
CPR……187
C型肝炎……92

― D ―

DMARDs……127
Duchenne型筋ジストロフィー……308
DXA法……56

― E ―

EAT-10……316
Eichnerの分類……215

― F ―

face scale法……214
FAST……85, 201
FIM……24, 366
frailty……134
FT……317

― G ―

glass scale法……214

― H ―

HbA1C……95, 196, 197
Hippocrates法……417
Hodgkinリンパ腫……402
Holter心電図……74
HOMA-IR……94
HSV-1……409

― I ―

ICT……151
interdisciplinary team……334
IOE……175

― J ―

JCS……333

― K ―

Killip分類……79
K-point刺激法……168

― L ―

Lewy小体型認知症……201, 361
likert scale法……214

― M ―

MDS……402
medically complex patients……182
Mendelsohn手技……168
Mendelson症候群……443

MNA……172
MTX……208
multidisciplinary team……334
MWST……316

― N ―

NCD……20
NGSP値……196
NGチューブ……361
NST……4, 148, 265, 287, 336
numerical rating scale法……213
NYHA心機能分類……79

― P ―

P53遺伝子……403
$PaCO_2$……53, 78
PaO_2……53, 78
PAP……212, 329
Parkinson病……307, 356
PEG……175, 313
Plummer-Vinson症候群……411
PRP……189
PT-INR……191

― Q ―

QOL……27, 137, 270, 277

― R ―

Ramsay-Hunt症候群……409, 424
RPP……189
RSST……317

― S ―

SaO_2……78
SGA……172
SGB……409
Shaker Exercise……168, 342
SpO_2……78, 184
SST……4
stage II transport……299
STEMI……72
Sturge-Weber症候群……400
ST上昇型急性心筋梗塞……72

― T ―

thermal-tactile stimulation……168, 342
tooth wear……380
transdisciplinary team……334
trigger zone……420
T細胞性リンパ腫……402

― U ―

US……218

― V ―

VAP……194
VE……218, 267, 321
ventricular fibrillation……72
verbal rating scale法……214
VF……218, 267, 319
visual analogue scale法……213
VT……72
VZV……409

― W ―

Wallenberg症候群……306

― X ―

xerostomia……236

【編著者略歴（＊編集主幹）】

森戸　光彦＊
 1971 年　東京医科歯科大学歯学部卒業
 1971 年　鶴見（女子）大学歯学部助手（歯科補綴学）
 1976 年　鶴見大学歯学部講師
 1985 年　鶴見大学歯学部助教授
 1996 年　鶴見大学歯学部教授（高齢者歯科学）
 2013 年　鶴見大学名誉教授
 e-mail：morito-m@tsurumi-u.ac.jp

山根　源之
 1970 年　東京歯科大学卒業
 1974 年　東京歯科大学大学院歯学研究科修了（歯学博士）
 1996 年　東京歯科大学オーラルメディシン・口腔外科学講座主任教授
 1996 年　東京歯科大学市川総合病院歯科・口腔外科部長
 1998 年　東京歯科大学市川総合病院副病院長
 2006 年　東京歯科大学口腔がんセンター長併任
 2011 年　東京歯科大学名誉教授

櫻井　薫
 1978年　東京歯科大学卒業
 1982年　東京歯科大学大学院歯学研究科修了(歯学博士)
 1982年　東京歯科大学歯科補綴学第一講座講師
 1984年　米国タフツ大学歯学部に留学（～1986年まで）
 1993年　東京歯科大学歯科補綴学第一講座助教授
 1997年　東京歯科大学歯科補綴学第一講座教授(主任教授)
 2008年　東京歯科大学有床義歯補綴学講座主任(講座名変更により)
 2015年　東京歯科大学老年歯科補綴学講座主任(講座名変更により)

羽村　章
 1979 年　日本歯科大学歯学部（現生命歯学部）卒業
 1983 年　日本歯科大学大学院歯学研究科修了
 1983 年　日本歯科大学歯学部歯科補綴学教室第 2 講座助手
 1995 年　日本歯科大学附属病院高齢者歯科診療科助教授
 2003 年　日本歯科大学附属病院総合診療科・心療歯科診療センター教授
 2013 年　日本歯科大学生命歯学部高齢者歯科学教授

下山　和弘
 1979 年　東京医科歯科大学歯学部卒業
 1983 年　東京医科歯科大学大学院歯学研究科歯科補綴学専攻修了
 1983 年　東京医科歯科大学歯学部附属病院医員
 1984 年　東京医科歯科大学歯学部助手
 1991 年　東京医科歯科大学歯学部附属病院講師
 2000 年　東京医科歯科大学大学院助教授
 2004 年　東京医科歯科大学歯学部教授

柿木　保明
 1980 年　九州歯科大学歯学部卒業
 1980 年　産業医科大学附属病院歯科口腔外科
 1981 年　国立療養所南福岡病院歯科（1988 年から同医長）
 2005 年　九州歯科大学摂食機能リハビリテーション学分野教授
 2010 年　九州歯科大学附属図書館長，口腔保健学科長（併任）
 2013 年　九州歯科大学副学長・附属病院長，歯学科老年障害者歯科学分野（分野名変更）

| 老年歯科医学 | ISBN978-4-263-45789-4 |

2015年10月 5 日　第 1 版第 1 刷発行
2019年 2 月20日　第 1 版第 5 刷発行

編著者	森戸　光彦	山根　源之
	櫻井　　薫	羽村　　章
	下山　和弘	柿木　保明

発行者　　　　　　　　　　　白石　泰夫

発行所　医歯薬出版株式会社

〒113-8612　東京都文京区本駒込 1-7-10
TEL. (03)5395-7638(編集)・7630(販売)
FAX. (03)5395-7639(編集)・7633(販売)
https://www.ishiyaku.co.jp/
郵便振替番号　00190-5-13816

乱丁，落丁の際はお取り替えいたします　　　印刷・教文堂／製本・皆川製本所
© Ishiyaku Publishers, Inc., 2015. Printed in Japan

本書の複製権・翻訳権・翻案権・上映権・譲渡権・貸与権・公衆送信権（送信可能化権を含む）・口述権は，医歯薬出版㈱が保有します．
本書を無断で複製する行為（コピー，スキャン，デジタルデータ化など）は，「私的使用のための複製」などの著作権法上の限られた例外を除き禁じられています．また私的使用に該当する場合であっても，請負業者等の第三者に依頼し上記の行為を行うことは違法となります．

JCOPY ＜出版者著作権管理機構　委託出版物＞
本書をコピーやスキャン等により複製される場合は，そのつど事前に出版者著作権管理機構（電話 03-5244-5088，FAX 03-5244-5089，e-mail：info@jcopy.or.jp）の許諾を得てください．